Fisiologia do Exercício na Criança

Fisiologia do Exercício na Criança

SEGUNDA EDIÇÃO

Thomas W. Rowland, MD

Baystate Medical Center

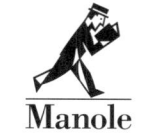

Manole

Título do original em inglês: *Children's Exercise Physiology - second edition*
Copyright © Human Kinetics. Todos os direitos reservados

Tradução: Maria Salete Tilelli

Revisão científica: Rodrigo Luiz Vancini
　　　　　Doutorando do Departamento de Fisiologia pelo programa de pós-graduação em Farmacologia –
　　　　　Universidade Federal de São Paulo/Centro de Estudos de Fisiologia do Exercício.
　　　　　Mestre em Ciências pela Universidade Federal de São Paulo

Revisão: Depto. editorial da Editora Manole

Editoração eletrônica: Luargraf Serviços Gráficos Ltda. – ME

Capa: Depto. de arte da Editora Manole

Dados Internacionais de Catalogação na Publicação (CIP)
(Câmara Brasileira do Livro, SP, Brasil)

Rowland, Thomas W.
Fisiologia do exercício na criança / Thomas W.
Rowland ; [tradução Maria Salete Tilelli]. --
2. ed. -- Barueri, SP : Manole, 2008.

Título original: Children's exercise physiology
Bibliografia
ISBN 978-85-204-2600-5

1. Capacidade motora em crianças - Aspectos
fisiológicos 2. Crianças - Desenvolvimento -
Aspectos fisiológicos 3. Exercícios físicos para
crianças - Aspectos fisiológicos I. Título.

| | CDD-612.044083 |
| 08-03707 | NLM-QT 255 |

Índices para catálogo sistemático:
1. Exercício pediátrico : Fisiologia humana :
Ciências médicas 612.044083
2. Fisiologia do exercício pediátrico :
Ciências médicas 612.044083

1ª edição brasileira – 2008

Direitos em língua portuguesa adquiridos pela:
Editora Manole Ltda.
Av. Ceci, 672 – Tamboré
06460-120 – Barueri-SP – Brasil
Fone: (11) 4196-6000
Fax: (11) 4196-6021
www.manole.com.br
info@manole.com.br

Impresso no Brasil
Printed in Brazil

SUMÁRIO

PREFÁCIO

As últimas décadas têm testemunhado um interesse crescente na maneira como as crianças se exercitam. Os profissionais da saúde querem saber como torná-las mais ativas. Treinadores buscam meios que sejam seguros e eficazes para preparar jovens atletas. Médicos e especialistas em reabilitação buscam informações sobre como o exercício pode ser usado para tratar crianças com problemas cardiopulmonares e musculoesqueléticos.

Esse interesse pelo exercício na juventude tem gerado um volume crescente de material de pesquisa que indica aspectos únicos da fisiologia do exercício no ser humano em crescimento. Este livro oferece uma visão geral sobre as informações mais atuais nesse assunto. Ele se esforça, porém, para não somente descrever o momento atual da fisiologia do exercício na criança, mas também onde ela poderá chegar. Essas novas direções são apresentadas no contexto das questões que surgiram durante pesquisas em adultos e em animais, mas que geralmente não são discutidas na literatura pediátrica. Essas perspectivas representam novas oportunidades para a obtenção de conhecimento em relação àquilo que faz com que as crianças sejam diferentes dos adultos.

Como pode ser esperado de qualquer nova abordagem, deve-se antecipar que este livro promoverá mais perguntas do que respostas. A limitada quantidade de princípios estabelecidos nestas páginas, de fato, pode ser embaraçosa para o leitor que estiver em busca de informações definitivas baseadas em evidências. O autor não se desculpa por essa ambigüidade científica (pois, afinal, não é sua culpa). Nossa compreensão atual de vários aspectos relacionados à fisiologia do exercício na criança é incompleta – o que torna esse campo frustrante e ao mesmo tempo um desafio excitante.

Um grande número de influências explica as respostas fisiológicas ao exercício durante o crescimento das crianças. É apropriado que esse livro comece, nos três primeiros capítulos, com uma fundamentação das mais óbvias: o aumento do tamanho corporal e os efeitos hormonais da puberdade. Com uma sólida compreensão desses determinantes, os aspectos do desenvolvimento e as adaptações ao treinamento das aptidões aeróbia e anaeróbia, e também da força muscular, podem ser mais bem entendidos.

Algumas ressalvas tradicionais para a revisão da fisiologia do exercício na criança precisam ser reafirmadas. Um entendimento básico da fisiologia do exercício – mais especificamente, da fisiologia do exercício na criança – pelo leitor é presumido. Detalhes sobre a metodologia dos testes em crianças, por exemplo, são amplamente ignorados. Similarmente, dado à amplitude do conteúdo, nenhum esforço foi feito no sentido de promover uma visão mais completa de todos os tópicos. Em cada capítulo, o leitor é direcionado a revisar artigos que oferecem discussões mais aprofundadas.

Este livro se restringe quase que exclusivamente à fisiologia da criança saudável. A forma como as respostas ao exercício diferem em crianças com doenças crônicas ou jovens atletas são tópicos fundamentais, mas são discutidos em outras publicações. O foco desta obra está baseado em informação científica, da qual áreas aplicadas da medicina clínica e do treinamento desportivo podem ser derivadas. Deve-se reconhecer que essa base de dados é limitada a crianças que têm idade suficiente para serem testadas de forma efetiva (i. e., normalmente acima dos 9 ou 10 anos) e que, na maioria dos casos, estejam dispostas a serem recrutadas para estudos que envolvam exercício físico. Enquanto um número crescente de estudos inclui garotas, a maior parte de nossa base de informação descreve as respostas ao exercício em garotos. Infelizmente, poucas pesquisas nesse campo são representativas no que diz respeito à população pediátrica total. Ao contrário, muitas informações *normativas* refletem um subsistema de indivíduos motivados, mais velhos, geralmente do sexo masculino.

O leitor é advertido, também, que tirar conclusões no que se refere às relações entre causa e efeito na fisiologia do exercício na criança é particularmente perigoso. No processo normal de maturação, um grande número de variáveis se altera concomitantemente. O quanto uma é causada por outra, ou mesmo a forma como estão mutuamente relacionadas a um terceiro fator, é geralmente obscura. De fato, o desenvolvimento de métodos para definir a direção de "setas" causais permanece como um dos maiores desafios desse campo.

O autor tentou manter uma certa consistência nas definições utilizadas ao longo desse trabalho, mas, reconhecidamente, não o fez de maneira compulsiva. O termo *criança* se refere, geralmente, a um indivíduo pré-púbere, ao contrário de *adolescente*, um jovem que já tenha ao menos iniciado o processo de puberdade. Os termos *fisiologia do exercício na criança (ou pediátrico)* e *fisiologia do exercício desenvolvimental* são considerados sinônimos. As interpretações diferentes dos termos $\dot{V}O_2pico$ e $\dot{V}O_2máx$ para descrever a aptidão aeróbia são explicadas no Capítulo 5. Ao descrever estudos individuais, a terminologia utilizada pelos respectivos autores foi respeitada. Em outras discussões, o termo $\dot{V}O_2máx$ é utilizado, com um pedido de desculpas aos semânticos puristas que podem considerar esse como subversivo.

Este livro é direcionado a um público variado que inclui estudantes, prestadores de serviço na área de saúde, professores de educação física, profissionais da saúde pública, cientistas do exercício e administradores esportivos. Ele foi planejado para servir como uma fonte de referência útil e como um livro didático para cursos envolvendo a ciência do exercício na criança. Para isso, cada capítulo inclui objetivos e questões para discussão, além de um glossário acrescentado ao final do livro.

CRÉDITOS

Figura 7.10 Reimpressa, com permissão, de T.W.Rowland e T.A. Rimany, 1995, "Physiological responses to prolonged exercise in premenarcheal and adult females," Pediatric Exercise Science 7: 183-191.

Figura 8.1 e 8.2 Reimpressas, com permissão, de C.R. Taylor, N.C. Heglund e G.M.º Maloiy, 1982, "Energetics and mechanics of terrestrial locomotion:I. Metabolic energy consumption as a function of speed and body size in birds and mammals," J.Exp. Biol. 97:1-21 e adaptada de K. Schmidt-Nielsen, 1984, "Scaling: Why is animal size so important?" (Cambridge: Cambridge University Press), 165-181. Reimpressa com a permissão de Cambridge University Press.

Figuras 8.3 e 8.4 Reimpressas, com permissão, de T.W.Rowland et al., 1987, "Green. Physiological responses to treadmill running in adult and prepubertal males," International Journal of Sports Medicine 8:292-297.

Figuras 8.6 e 8.7 Reimpressas, com permissão, de J.M. Workman e B.W. Armstrong, 1963, "Oxygen cost of treadmill walking," Jornal of Applied Physiology 18:798-803.

Figuras 8.8 e 8.9 Reimpressas, com permissão, de B. Schepeus, P.A. Willems e G.A. Cavagna, 1998, "The mechanics of running in children," Journal of Physiology 509:927-940.

Figura 8.10 Reproduzida com permissão, de T.W. Rowland, 1990, "Mechanical efficiency during cycling in prepubertal and adult males," International Journal of Sports Medicine 11:452-455.

Figura 8.11 Reimpressa do Journal of Electromyogry and Kinesiology, Vol. 7, G. Frost et al., "Cocontraction in three age groups of children during treadmill locomotion," 179-186, Copyright © (1997), com permissão de Elsevier.

Figura 8.13 Reimpressa, com permissão, de L.M. Webber et al., 1989, "Serum creatine kinase activity and delayed onset muscle soreness in prepubescent children: A preliminary study," Pediatric Exercise Science 1:351-359.

Figura 9.1 Reimpressa, com permissão, de E. Van Praagh, 2000, "Development of anaerobic function during childhood and adolescence," Pediatric Exercise Science 12:150-173.

Figura: 9.2 Reimpressa, com permissão, de R.C. Bailey, 1995, "The level and tempo of children's physical activities: An observational study," Medicine and Science in Sports and Exercise 27:1033-1041.

Figures 9.4 e 9.5 Reimpressas, com permissão, de E. Doré, 2000, "Dimensional changes cannot account for all differences in short-term cycling power during growth," International Journal of Sports Medicine 21:360-365.

Figuras 9.6a e b Reimpressa, com permissão, da American Alliance for Health, Physical Education, Recreation, and Dance, 1976, AAHPERD youth fitness test manual Washington, DC, 19-20.

Figura 9.7 Adaptada, com permissão, de H. Hebestreit, B. Staschen e A. Hebestreit, 2000, "Ventilatory threshold: A useful method to determine aerobic fitness in children?" Medicine and Science in Sports and Exercise 32:1964-1969.

Figuras 10.1 e 10.2 Reimpressas com permissão, de C.J.R. Blimkie e D.G. Sale, 1998, "Measuring maximal short-term power output during growth." Em Pediatric anaerobic performance, editado por E. Van Praagh (Champaign, IL: Human Kinetics), 195. 205.

Figura 10.3a, b e c Reimpressas, com permissão, de S. Jaric, D. Ugarkovic e M. Kukolj, 2002, "Evaluation of methods for normalizing muscle strength in elite and young athletes," Journal of Sports Medicine and Physical Fitness 42: 141-151.

Figura 10.4 Reimpressa, com permissão, de C. M. Neu, 1002, "Influence of puberty on muscle development at the forearm," American Journal of Physiology, Endocrinology, and Metabolism 283:E103-E107.

Figura 10.5 De C. Patten, G. Kamen e D.M. Rowland, "Adaptations in maximal motor unit discharge rate to strength training in young and older adults," Muscle and Nerve 24:542-550, Copyright © (2001, John Wiley and Sons, Inc.). Reimpressa com permissão de John Wiley & Sons, Inc.

Figura 10.6 Reimpressa, com permissão, de H. Kanchisa, 1995, "Strength and cross-sectional area of knee extensor muscles in children," European Journal of Applied Physiology 68:402-405. Copyright © Springer-Verlag.

Figura 10.7a e b Reimpressas, com permissão de H. Hebestreit et al., 1996, "Plasma metabolites, volume and electrolytes following, 30-s high intensity exercise in boys and men," European Journal of Applied Physiology 72:566-569.

Figura 10.8 Reimpressa, com permissão, de C.J.R. Blinkie e D.G. Sale, 1998, "Strenght development and trainability during childhood." Em Pediatric anaerobic performance, editado por E. Van Praagh (Champaign, IL: Human Kinetics), 209. Informação de T. Fukunga e Y. Kawakami.

Figura 10.9 Reimpressa, com permissão, de L.M. Webber et al., 1989, "Serum creatine kinase activity and delayed onset muscle soreness in prepubescent children: A preliminary study," Pediatric exercise science 1:351-359.

Figura 11.2a e b Reimpressa, com permissão, de J.C. Osmun, A.E. Mikesky e P.R. Surburg, 1994, "Neuromuscular adaptations following prepubescent strength training," Medicine and Science in Sports and Exercise 26:510-514.

Figura 11.4 Reimpressa, com permissão, de T.W. Rowland e A. Boyajian, 1995, "Aerobic response to endurance training in children," Pediatrics 96:654-658.

Figura 11.5a Reimpressa com permissão, de G. Koch e L. Rocher, 1977, "Plasma volume and intravascular protein masses in trained boys and fit young men," Journal of Applied Physiology 43:1085-1088.

Figura 11.7 Reimpressa, com permissão, de S. Nottin, 2002, "Central and peripheral cardiovascular adaptations to exercise in endurance-trained children," Acta Physiol. Scand. 175:85-92.

Figura 11.8 Reimpressa, com permissão, de D.M. Cooper, 1994, "Effect of growth hormone suppression on exercise training and growth responses in young rats," Pediatric Research 35:223-227.

Figura 12.1 Reimpressa, com permissão, de B. Falk, 1992, "Sweat gland response to exercise in the heat among pre-, mid-, and late pubertal boys, "Medicine and Science in Sports and Exercise 24:313-319.

Figura 12.2 Reimpressa, com permissão, de F. Meyer, 1992, "Sweat electrolyte loss during exercise in the heat: Effects of gender and maturation," Medicine and Science in Sports and Exercise 24:776-781.

Figura 12.3 de S.D.R. Galloway e R.J. Maughan, 1995, "Effects of ambient temperature on the capacity to perform prolonged exercise in men," Journal of Physiology 489:35-36.

Figura 12.4 Reimpressa, com permissão, de B. Nielsen et al., 1990, "Muscle blood flow and muscle metabolism during exercise and heat stress," Journal of Applied Physiology 69: 1040-1046.

Figura 12.5a e b Reimpressa, com permissão, de J. Gonzalez-Alonso et al., 1997, "Dehydratation markedly impairs cardiovascular function in hyperthermic endurance athletes during exercise," Journal of Applied Physiology 82: 1229-1236.

Figura 12.6 Reimpressa do Journal of Thoracic and Cardiovascular Surgery, Vol. 44, T. Cooper, V.L. Williams, and C.R. Hanlon, "Cardiac and peripheral vascular responses to hyperthermia induced by blood stream heating," 667-673, Copyright © (1962), com permissão da American Association for Thoracic Surgery.

Figura 12.7a e b Reimpressa com permissão, de Jokinen et al., Pediatrics, Vol. 86, Página 285, Copyright © 1990.

Figura 12.10 Reimpressa, com permissão, de A.M. Rivera Brown et al., 1999, "Drink composition, voluntary drinking, and fluid balance in exercising, trained, heat acclimatized boys," Journal of Applied Physiology 86: 78-84.

Figura 13.2 Adaptada, com permissão, de O.Bar-Or e D.S. Ward, 1989, "Rating of perceived exertion in children." Em Advances in Pediatric sport science, Volume 3 Biological Issues, editado por O. Bar-Or (Champaign, IL: Human Kinetics), 153.

Figura 13.3 Reimpressa, com permissão, de M. Weise et al., 2002, "Pubertal and gender-related changes in the sympathoadrenal system in healthy children," The Journal of Clinical Endocrinology and Metabolism 87: 5038-5043. Copyright © 1980, 1996, 2000 e 2002. The Endocrine Society.

Figura 13.4 Reimpressa, com permissão, de T.W. Rowland et al., 1996, "Plasma norepinephrine responses to cycle exercise in boys and men," International Journal of Sports Medicine 17:22-26.

Figura 13.5 Reimpressa, com permissão, de H. Ohuchi et al., 2000, "Heart rate recovery after exercise and cardiac autonomic nervous activity in children," Pediatric Research 47:334.

Figura 13.6 Reimpressa, com permissão, de T.W. Rowland, 1990, Exercise and children's health (Champaign, IL: Human Kinetics), 35.

INTRODUÇÃO

Os Desafios da Fisiologia do Exercício na Criança

"Somente Deus sabe.
Deus faz Seu plano.
A informação está indisponível aos mortais."

Paul Simon, "Slip Slidin´ Away"

A fisiologia do exercício na criança é bastante complexa. Sua característica essencial é certamente a de reconhecer os processos de *mudança*. Da mesma forma, como os aspectos cognitivo, psicossocial, somático e quase todos os outros aspectos biológicos que se pode imaginar, os fatores fisiológicos que definem a locomoção durante a infância estão em contínuo estado de evolução.

Compare as características fisiológicas de um adolescente de 12 anos com as que esse mesmo jovem possuía quando tinha apenas 5 anos. Ele é agora mais alto e pesado com certeza, e apresenta maior consumo máximo de oxigênio, capacidade anaeróbia, força muscular, economia de corrida, potencial aeróbio, ventilação minuto, débito cardíaco, volume sistólico, eficiência ventilatória etc. De fato, apenas algumas medidas da função fisiológica não mudaram (freqüência cardíaca máxima e eficiência mecânica dos músculos, por exemplo). A fisiologia pediátrica é dinâmica, e as crianças não podem ser simplesmente consideradas adultos em miniatura. Conseqüentemente, todas as informações relacionadas às respostas fisiológicas ao exercício físico em crianças e pré-adolescentes devem ser consideradas nesse contexto de permanente mudança.

O fisiologista do exercício para crianças é desafiado ainda mais ao observar que diferentes crianças infelizmente não demonstram a mesma *taxa* de mudança durante os anos de crescimento e desenvolvimento. Existem aquelas que atingem a maturação biológica precoce e outras tardiamente, tais como as crianças A e B exemplificadas na Figura I.1, nas quais diferenças individuais em variáveis como a força muscular e a velocidade na idade de 8 anos não predizem valores aos 13.

O que determina essas variações na taxa de maturação biológica são diferenças hereditárias interindividuais (geneticamente determinadas), o que faz com que uma criança seja mais apta do que outra, mesmo quando o tamanho corporal e o nível de desenvolvimento biológico são equivalentes. A criança C na Figura I.1 é "privilegiada" e sempre poderá levantar mais carga e sustentá-la por mais tempo do que a criança A.

Será visto mais adiante neste livro que a complexidade criada por essas variações nos padrões fisiológicos durante o crescimento pode ser composta pela influência de variáveis extrínsecas. As mudanças na composição corporal, no nível habitual de atividade física, assim como um período de treinamento físico, podem potencialmente modificar a forma ou deslocar as curvas de desenvolvimento.

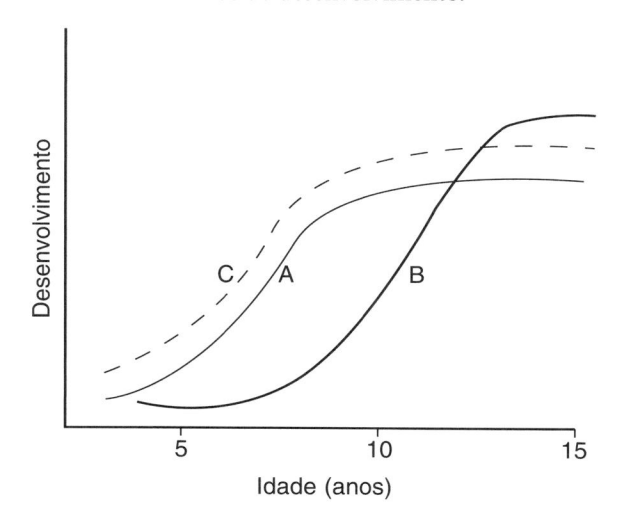

▶ FIGURA I.1   Efeitos do tempo de maturação biológica e da aptidão física inata sobre o desenvolvimento fisiológico e de desempenho. Criança A, maturação precoce; criança B, maturação tardia; criança C, naturalmente mais apta.

Alterando as Curvas de Desenvolvimento Fisiológico

Os fisiologistas do exercício para crianças têm o desafio de não apenas descrever os padrões de mudança nas variáveis fisiológicas no decorrer do tempo, mas também de explicar os fatores determinantes desses padrões, que ocorrem de forma simultânea ou independente. É, também, de grande interesse saber até que ponto essas curvas podem ser influenciadas por fatores extrínsecos, talvez mais particularmente o papel da atividade física e do treinamento esportivo.

Agora o nível de complexidade se torna ainda mais profundo. Suponha-se que quiséssemos saber se um período de doze semanas de treinamento resistido poderia alterar o $\dot{V}O_2$máx em um grupo de crianças de 10 anos de idade. Seria preciso estruturar esse estudo para que fossem oferecidos resultados válidos (i. e., intensidade, duração e freqüência apropriadas de exercício), mas como tais resultados poderiam ser interpretados? Suponha-se então que o nível de $\dot{V}O_2$máx aumentasse 10% no grupo treinado, quando comparado ao grupo controle não treinado. Isso significa que o treinamento simplesmente causaria um aumento no nível do desenvolvimento biológico, sem, contudo, alterar o nível de maturação (aumento progressivo na curva A da Figura I.1)? Ou o treinamento alteraria a taxa de desenvolvimento do $\dot{V}O_2$máx (deslocamento de B para A) sem nenhuma implicação no nível final da aptidão aeróbia? Ou, esse aumento no $\dot{V}O_2$máx proporcionado pelo treinamento indepede da taxa de desenvolvimento biológico (deslocamento de A para C)?

Os mecanismos pelos quais a aptidão aeróbia melhorou em resposta ao treinamento poderiam (ou não) depender de qualquer um dos três efeitos precedentes. O $\dot{V}O_2$máx melhorará com o treinamento em todas as três situações, pelo aumento do tamanho do coração e do volume sistólico, contudo, talvez isso ocorra por razões diferentes, dependendo de como o desenvolvimento biológico for influenciado. Será que o hormônio do crescimento circulante ou fatores cardíacos anabólicos locais aumentam o tamanho do coração? Ou esse aumento é secundário à resposta primária do aumento do volume plasmático, talvez como conseqüência dos níveis aumentados das proteínas plasmáticas? Ou poderia estar ocorrendo um aumento no tônus parassimpático, com bradicardia de repouso e conseqüentemente um aumento no tamanho da câmara ventricular diastólica esquerda? Isto é, o estímulo → resposta genética → expressão fenotípica poderia se relacionar com a maneira pela qual a curva de desenvolvimento do $\dot{V}O_2$máx está se alterando.

O mesmo tipo de problema surge quando levamos em consideração uma questão raramente levantada: Qual é o objetivo de colocar uma criança em um programa intensivo de treinamento desportivo? Uma criança normalmente melhorará seu tempo em corridas de velocidade de 45 metros

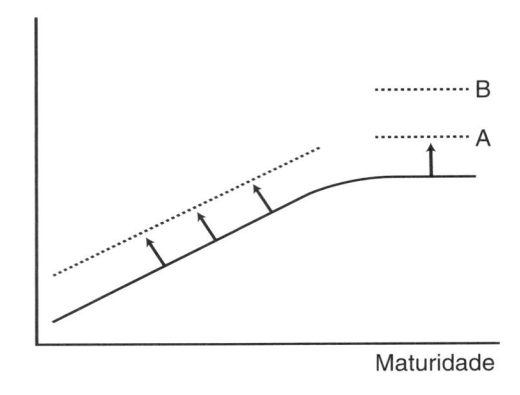

▶ FIGURA I.2 Possíveis resultados do treinamento físico em crianças (ver o texto para maiores informações).
Reimpresso com permissão de T.W. Rowland, 2001.

ao longo dos anos mesmo sem qualquer treinamento especial. Se uma criança fosse colocada em um programa de treinamento de corrida de velocidade, associado a um trabalho pliométrico e de treinamento resistido, que objetivo estaríamos tentando atingir?

Suponha que a curva contínua da Figura I.2 represente a melhora normal na velocidade de corrida com a idade em uma criança não-atleta até a maturidade. Digamos que o treinamento realizado por um indivíduo já maduro aumentasse o desempenho para o nível A. Com o treinamento da criança estamos presumivelmente tentando deslocar a curva de desenvolvimento para a esquerda (i. e., melhor performance na mesma idade). Mas com que propósito? Para onde esse deslocamento da curva, por meio do treinamento, nos conduzirá? Ao nível A? Ou será que o treinamento de corrida de velocidade precocemente realizado pela criança elevará o desempenho definitivamente para o nível B?

Essa pergunta traz implicações importantes. Se tudo que esse treinamento possibilita é o deslocamento da curva para a esquerda, sem qualquer melhora no desempenho na maturidade, será que ele realmente traz algum benefício para a criança? Se o treinamento esportivo precoce não faz nada mais do que acelerar o processo para que criança atinja seu limite genético pré-determinado, faria mais sentido concentrar os esforços em treinamentos relacionados a capacidades elementares, estratégias, treinamento educacional e atividades lúdicas, em vez de submeter a criança a tarefas árduas que poderiam ocasionar lesões ou até uma possível desistência precoce da prática esportiva.

Ontogenia e Filogenia

As mudanças fisiológicas testemunhadas durante o crescimento de uma criança são *ontogenéticas*: alterações que ocorrem durante o desenvolvimento de um indivíduo de um estado biológico de imaturidade para o de maturidade. As diferenças que podem ser verificadas em uma criança dos 5 até os 12 anos são os efeitos da *ontogenia*. Espera-se que essas alterações reflitam a interação de fatores genéticos e ambientais, que influenciam no crescimento e no desenvolvimento funcional dos sistemas biológicos.

As diferenças entre dois indivíduos biologicamente maduros, por outro lado, são explicadas por meio da *filogenética*. Os fatores determinantes dessas diferenças não são, na maior parte, aqueles que influenciam a taxa de mudança, mas sim aqueles que especificam certas características estáticas de tamanho e função dentro dos limites estabelecidos pelo padrão genético de uma pessoa. (A capacidade genética de um adulto de melhorar sua aptidão física com treinamento é um bom exemplo de uma exceção). Se as diferenças filogenéticas, em termos de tamanho, são, por si só, importantes para o entendimento da fisiologia do exercício (e será visto no Capítulo 1 que elas realmente são), pode-se esperar que as crianças em crescimento também sejam influenciadas por esses fatores. Pode ser difícil, de fato, distinguir as influências filogenéticas das ontogenéticas nas respostas fisiológicas ao exercício físico durante o crescimento.

Por exemplo, a relação entre o consumo de oxigênio e o tamanho corporal nos mamíferos adultos de diferentes espécies é tal que o $\dot{V}O_2$ absoluto em repouso relaciona-se com a massa corporal por meio do expoente 0,75. Esse é um expoente derivado filogeneticamente que deve ser explicado por algum mecanismo que influencie a taxa metabólica e o tamanho de animais biologicamente maduros, incluindo os seres humanos. Considerando que animais jovens apresentam diferentes tamanhos durante o crescimento, pode-se esperar que esse mesmo mecanismo filogenético possa ser aplicado. Ainda assim, a *mudança* no $\dot{V}O_2$ e em seus determinantes durante o crescimento de uma criança pode gerar (o que de fato ocorre) um expoente de classificação derivado ontogeneticamente diferente. Isso será discutido no Capítulo 1, no qual será visto que as diferenças entre os expoentes de classificação ontogenética e filogenética no que diz respeito às variáveis fisiológicas podem fornecer uma melhor percepção dos determinantes fisiológicos em crianças em crescimento.

Determinantes do Desenvolvimento Fisiológico

A grande quantidade de fatores que contribuem para o desenvolvimento fisiológico durante a infância pode ser dividida entre aqueles que são relacionados ao aumento do tamanho corporal e outros que têm sido tradicionalmente considerados como independentes do tamanho. Os primeiros são geralmente óbvios e normalmente de fácil quantifi-

cação: à medida que o coração cresce, também cresce o volume sistólico máximo, o débito cardíaco e o consumo de oxigênio. Com o aumento da área de secção transversa dos músculos, a criança se torna mais forte.

Quase todos os fatores afetados pelo aumento do tamanho corporal seguem as curvas apresentadas na Figura I.3 para ambos os sexos. Durante a primeira infância, um aumento progressivo e quase linear pode ser observado, com os valores médios sendo ligeiramente mais altos para os meninos do que para as meninas. Na puberdade, a influência dos hormônios sexuais no crescimento somático causa uma aceleração nos meninos (em razão dos níveis crescentes de testosterona circulante) e uma estagnação nas meninas, quando atingem a maturidade sexual. Quando as variáveis fisiológicas são relacionadas ao tamanho corporal, logicamente os padrões de desenvolvimento na Figura I.3 são alterados. O método mais apropriado de se relacionar valores e dimensões corporais será discutido no Capítulo 1.

Os fatores independentes do tamanho, por outro lado, demonstram uma variedade de padrões de mudança durante a infância. A freqüência cardíaca máxima, a contratilidade miocárdica e os níveis de hemoglobina sangüínea permanecem estáveis. A pressão sangüínea e a capacidade do metabolismo glicolítico aumentam. Algumas variáveis independentes do tamanho, como a freqüência respiratória, são facilmente reconhecidas e mensuradas. O controle de outras variáveis, como o impulso neural, responsável pelo aumento da força muscular, é difícil e sua influência sobre a expressão fenotípica é vastamente conjectural.

Como discutido no Capítulo 1, as variáveis independentes do tamanho relacionadas ao tempo (p. ex., a freqüência cardíaca e a freqüência respiratória) podem não ser afinal independentes das dimensões corporais. Há evidências de que o tem-

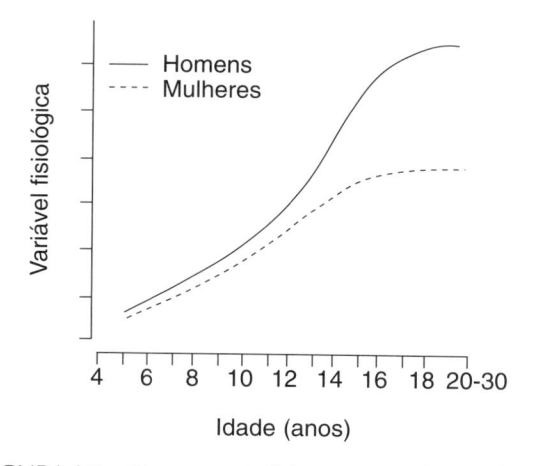

▶ FIGURA I.3 Curvas protótipicas para o desenvolvimento fisiológico e aptidão para o desempenho em meninos e meninas, tipicamente observadas para o tamanho e força musculares, aptidão aeróbia ($\dot{V}O_2$máx), e também para o tamanho do coração e dos pulmões.

po fisiológico está diretamente relacionado à massa corporal e de que todas as funções temporais são similares nesse aspecto.

Os fisiologistas do exercício para crianças procuram reconhecer os efeitos recíprocos e o aumento relativo do tamanho corporal e também dos fatores independentes do tamanho para qualquer resultado fisiológico. Para o débito cardíaco máximo, o produto da freqüência cardíaca e do volume sistólico máximos, isso é razoavelmente simples. Variáveis independentes do tamanho como, por exemplo, a freqüência cardíaca máxima, não mudam com a idade, enquanto fatores dependentes do tamanho, como o volume sistólico máximo, dependem e são, portanto, inteiramente responsáveis pelo aumento no débito cardíaco máximo. (A *razão* pela qual a natureza escolheu esse padrão particular permanece obscura.)

Em outras formas de aptidão as contribuições e também a interação entre o tamanho e os fatores independentes do tamanho não são claras. O aumento da força com a idade é predominantemente um reflexo do aumento no tamanho dos músculos, porém uma *análise alométrica* indica que essa explicação não justifica inteiramente o aumento de força durante a infância. Um completo entendimento da natureza da pequena, porém presumivelmente importante influência dos fatores independentes do tamanho no desenvolvimento da força muscular em crianças permanece um desafio.

Os fatores independentes do tamanho são mais úteis no desenvolvimento da aptidão anaeróbia, como indicado com a realização do *teste de cicloergômetro de Wingate*. De fato, comparando-se o aumento nos valores absolutos do pico de potência anaeróbia com os expressos de forma relativa à massa corporal em quilogramas, pode-se sensatamente concluir que tanto o aumento do tamanho muscular como os fatores independentes do tamanho contribuem (cada um deles) com 50% do desenvolvimento da aptidão anaeróbia nas crianças.

O Princípio da Simorfose Desenvolvimental

Taylor e Weibel introduziram a idéia de que, em qualquer sistema fisiológico, a capacidade funcional de nenhum componente deve exceder a capacidade de qualquer outra parte do sistema (1). Esse é o princípio da simorfose, que defende a idéia de que não faz sentido que uma parte do sistema biológico tenha capacidade funcional superior ao sistema como um todo. De um ponto de vista Darwiniano, não há qualquer impulso evolucionário que leve a isso.

Como resultado, pode-se sugerir que durante o crescimento ontogenético, nenhum componente do sistema deveria se desenvolver mais rápido que o sistema como um todo. Não faz sentido que os pulmões se desenvolvam em tamanho ou funcionem mais rapidamente que o coração, ou mesmo que o coração cresça e se torne uma bomba mais efetiva que a real necessidade do corpo em um determinado tamanho e funcionalidade. Deve-se então esperar que os componentes do sistema fisiológico, tais como o sistema de distribuição de oxigênio, desenvolvam-se em conjunto. De fato, esse parece ser o caso: o tamanho do coração de uma criança está estritamente relacionado à sua massa corporal magra, e os expoentes de classificação ontogenética para o coração e os pulmões são similares.

Esse conceito levanta algumas questões interessantes, no que diz respeito à coordenação dos fatores determinantes da capacidade fisiológica entre os diferentes tipos de aptidão. Será que a simorfose desenvolvimental é verdadeira entre os sistemas responsáveis pela aptidão aeróbia e anaeróbia? Isto é, será que os fatores independentes do tamanho, que contribuem para a aptidão anaeróbia, desenvolvem-se na mesma razão que o tamanho do músculo, o que contribui para o $\dot{V}O_2$máx, força e desempenho no teste de Wingate? A observação de que valores absolutos para os diferentes tipos de aptidão (aeróbia, anaeróbia e de força) aparecem intimamente associados durante o crescimento, como será discutido nos capítulos seguintes, sugere que sim.

Essas observações sustentam a validade da simorfose no desenvolvimento dos determinantes da fisiologia do exercício durante o crescimento das crianças. Mais ainda, elas nos levam a uma nova questão: se esses fatores ocorrem simultaneamente, isso não indicaria que todos funcionam de fato sob a direção do mesmo fator (ou fatores) controlador inerente? Como discutido no Capítulo 1, tal fator que oferece homogeneidade no desenvolvimento biológico deve, de alguma forma, estar conectado ao tamanho corporal, e essa influência no controle do desenvolvimento homogêneo deve afetar não somente os fatores mais óbvios relacionados à dimensão (p. ex., volume sistólico cardíaco), mas também aquelas variáveis que estão associadas ao tempo (p. ex., freqüência cardíaca). Conseqüentemente, a complexidade, assim como o desafio e a emoção, da fisiologia do exercício na criança continua a crescer.

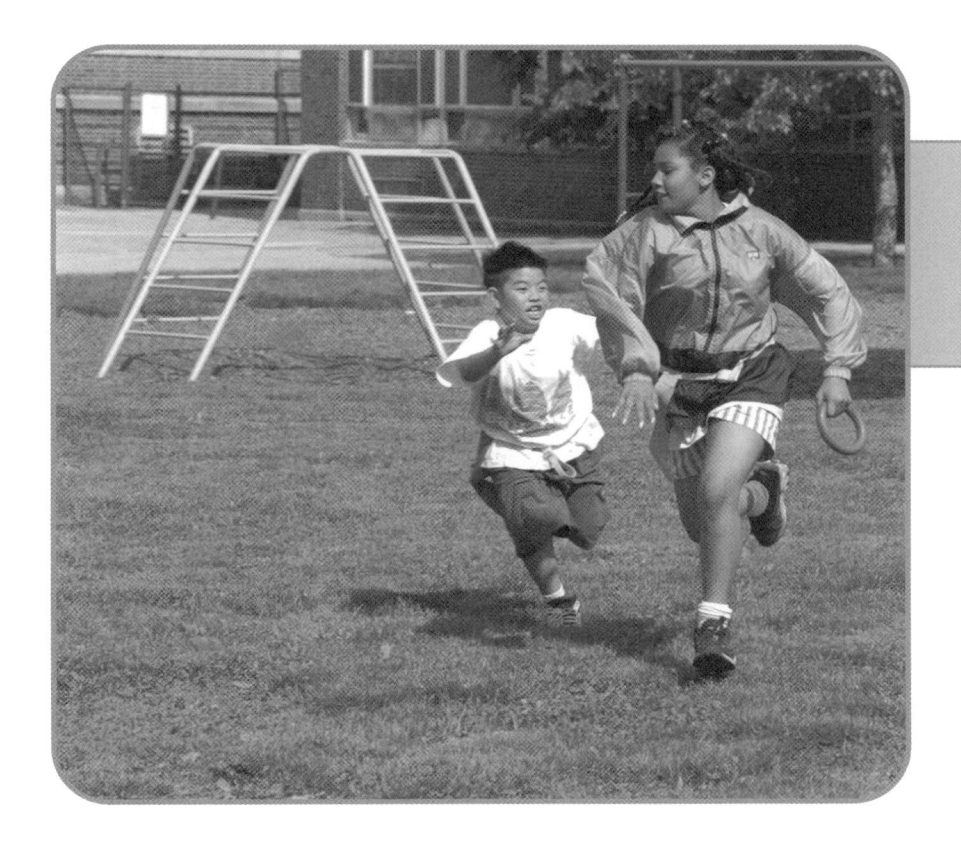

A Importância do Tamanho Corporal

> *"Pois ele, em escala geométrica, poderia ter o tamanho de cântaros de cerveja".*
>
> Samuel Butler (1663)

▶ *Neste capítulo serão discutidos:*

- os efeitos do tamanho corporal sobre as funções fisiológicas;
- os meios apropriados de demonstrar as variáveis fisiológicas relativas ao tamanho corporal.

Os adultos são maiores que as crianças. Crianças mais velhas são maiores que crianças mais novas. E para o estudioso do exercício pediátrico, o tamanho é muito importante. De acordo com a faixa etária de interesse em nosso estudo, um rapaz de 18 anos pesa 70 quilogramas, e uma criança de 5 anos pesa 20 quilogramas. As medidas de altura são respectivamente 1,75 e 1,15 m, e as superfícies corporais são de 1,85 e 0,80 m². Portanto, durante o período compreendido entre essas idades, o peso varia em um fator de 3,5, a altura em 1,5, e a superfície em 2,3, o que equivale às ordens de magnitude de $10^{0,54}$, $10^{0,18}$ e $10^{0,36}$, respectivamente.

Considerando essas diferenças de tamanho, uma criança pequena e um jovem adulto não são completamente similares quanto à geometria. Ou seja, os diferentes segmentos corporais não são proporcionais ao tamanho total dos corpos. Suas formas também são diferentes e a importância dessas diferenças será analisada mais tarde neste mesmo capítulo. As pernas de uma criança mais nova, por exemplo, são mais curtas em relação à sua altura, comparando-se com pessoas mais velhas. Esses dados tornam-se evidentes quando comparamos a altura de uma pessoa nas posições sentada e de pé, que é de aproximadamente 68% no nascimento e decai para 50% na maturidade. A cabeça é relativamente grande em crianças pequenas e a relação entre a largura dos ombros e quadris (razão bicristal-biacromial), em indivíduos do sexo masculino diminui na puberdade em 7% (17, pp. 39-65). Essas diferenças, em termos de proporcionalidade, são bastante exageradas no início da infância e, aos 10 anos, as crianças já se tornaram geometricamente similares aos adultos.

Este capítulo discute como as variáveis fisiológicas, em crianças durante o repouso e em exercício, estão relacionadas a essas variações de tamanho corporal. A primeira seção foca a maneira pela qual as diferentes associações entre a função fisiológica e as dimensões corporais podem aumentar nosso conhecimento em relação (a) aos mecanismos pelos quais as dimensões corporais influenciam na aptidão fisiológica e (b) as diferenças nas características fisiológicas entre indivíduos de tamanhos diferentes. Considerando a progressão do tamanho corporal das crianças enquanto estão em crescimento, essas considerações podem ajudar a explicar as alterações fisiológicas durante o desenvolvimento biológico.

A segunda parte discute o dilema de como expressar melhor as variáveis fisiológicas no que diz respeito ao tamanho corporal. Esse é normalmente um aspecto importante e crítico com relação à fisiologia do exercício pediátrico, pois o estabelecimento de normas sobre as variáveis de tamanho corporal é necessário se quisermos comparar de forma exata os fatores fisiológicos entre os grupos ou longitudinalmente nos mesmos indivíduos. A experiência tem demonstrado a importância de se utilizar um mecanismo apropriado para se atingir esse objetivo, uma vez que a utilização de meios impróprios, no controle dessas variáveis fisiológicas para o tamanho corporal, pode produzir resultados equivocados e conseqüentemente nos levar a conclusões erradas.

Tamanho e Função: Lições da Alometria

Na primavera de 1927, Sir Julian Huxley estudou o tamanho de ovos de pássaros. Ele estava particularmente intrigado pelo fato de que os pássaros menores tendiam a botar ovos maiores que os pássaros maiores (15). Sem dúvida, uma galinha maior produz ovos maiores. Um ovo normal de avestruz pesa 1.700 g, em contraste com o ovo de um beija-flor, que na balança pesa 0,6 g (um fator de $10^{3,5}$). Porém, considerando que a massa corporal de um avestruz adulto (113.380 g) é maior que a de um beija-flor (3,6 g), a proporção da massa do ovo em relação à massa corporal da ave é de 0,015 para o primeiro e de 0,167 para o segundo. Portanto, proporcionalmente à massa corporal adulta, o tamanho de um ovo de beija-flor é onze vezes maior que o de um avestruz. Subseqüentemente, pesquisadores que consideraram o peso de ovos de pássaros de diferentes tamanhos conseguiram construir uma equação matemática para esse fenômeno:

$$M_{ovo} = 0,198 M_{adulto}{}^{0,77}$$

em que *M* representa a massa em gramas (8). Essa equação mostra que a massa do ovo aumenta concomitantemente com aumento da massa corporal de uma fêmea adulta, mas a razão do aumento do tamanho do ovo é maior do que a da fêmea que o produziu. Sendo assim, o ovo e seu tamanho são muito importantes. O ovo deve possuir em sua casca de cálcio todos os nutrientes, minerais e água, necessários para o crescimento do feto durante o período de incubação (27). A própria casca deve ser grande e porosa o suficiente para permitir a troca adequada de oxigênio e dióxido de carbono e ainda promover a remoção de umidade de seu interior. Portanto, Huxley e outros pesquisadores sugeriram que os filhotes de pequenos pássaros, antes do nascimento, têm uma necessidade maior de suporte metabólico em seus corpos em comparação aos filhotes de pássaros maiores.

Essa história está entre os primeiros exemplos do uso da *alometria* (que significa "de outras e de diferentes medidas") no estabelecimento das relações entre uma variável (neste caso, o tamanho do ovo) com a massa corporal (de pássaros adultos). É também uma das primeiras ilustrações sobre como tal observação pode ser usada para se entender diferenças fisiológicas (p. ex., na taxa metabólica) entre animais. Veremos neste livro como o ajuste exato das variáveis fisiológicas, em relação ao tamanho corporal, por meio de princípios alométricos, é importante para o entendimento das alterações nas respostas das crianças ao exercício durante o crescimento.

Entendendo a Alometria

A alometria é um método de demonstrar matematicamente até que ponto uma variável (seja ela fisiológica, anatômica ou temporal) está relacionada a uma unidade de tamanho corporal, normalmente da massa corporal, à medida que o tamanho aumenta. A massa corporal tem sido tradicionalmente utilizada como uma unidade de tamanho por biólogos, pela facilidade pela qual pode ser mensurada e também pela dificuldade em definir a altura em animais de morfologias tão diversas como uma truta, uma girafa e um beija-flor.

A análise ou classificação alométrica é descrita pela equação:

$$Y = aM^b$$

em que Y é a variável a ser relacionada com a massa M, e a é o coeficiente de proporcionalidade. O expoente b é muito importante, uma vez em que esse fator crescente indica a extensão e a direção da relação entre as mudanças na variável Y e a massa corporal. Se Y aumenta em proporção direta à massa corporal, então $b = 1$. Esse tipo de relação é observado, por exemplo, entre o tamanho do coração e o aumento da massa corporal em mamíferos adultos. Se $b = 0$, então a massa corporal não tem efeito sobre Y, ou seja, a variável é independente da massa corporal. Por exemplo, a freqüência cardíaca máxima não se altera com o aumento da massa corporal durante a infância, portanto $HR_{máx} \sim M^{0,0}$.

Se Y aumenta concomitantemente com o aumento da massa corporal, mas em um ritmo inferior, então b será maior que 0, porém menor que 1, como na relação entre o tamanho dos ovos de pássaros e a massa corporal das fêmeas que os produzem, conforme já mencionado. Um valor de b superior a 1 demonstra que a variável aumenta em ritmo mais rápido que o aumento da massa (p. ex., a massa do esqueleto relaciona-se à massa corporal total de animais adultos). Se Y diminui à medida que a massa aumenta, então b será negativo. O declínio na freqüência de passadas, à medida que as crianças crescem em tamanho é um exemplo desse tipo de relação.

O expoente b pode nos fornecer informações sobre como a razão entre Y/M se altera quando M aumenta. A equação alométrica para o $\dot{V}O_2$ em repouso para animais é:

$$\dot{V}O_2 \text{ em repouso} = 0,19M^{0,75}$$

indicando que valores absolutos de consumo de oxigênio em repouso são maiores em animais de grande porte. Se o expoente é menor que 1, os animais menores têm um $\dot{V}O_2$, relativo à sua massa corporal, mais alto que os animais maiores. É possível visualizar isso de forma mais clara dividindo os dois lados da equação pela massa corporal (ou $M^{1,00}$):

$$\dot{V}O_2 \text{repouso por kg} \sim M^{0,75}/ M^{1,00} = M^{-0,25}$$

O expoente b é agora negativo, indicando que o $\dot{V}O_2$ em repouso relativo à massa corporal diminui enquanto a massa aumenta. Isso quer dizer que um rato tem um $\dot{V}O_2$ por quilograma em repouso que é bem maior que o de uma vaca.

O coeficiente de proporcionalidade a fornece informações relativas ao valor real na relação entre Y e M. Por exemplo, considere a equação derivada em animais adultos para $\dot{V}O_2$máx absoluto:

$$\dot{V}O_2\text{máx} = 1,94M^{0,79}$$

Observe que essa equação é quase idêntica àquela para $\dot{V}O_2$ em repouso, exceto pelo fato de o coeficiente a ser agora 1,94, quando anteriormente era 0,19 na equação do estado de repouso. Essas duas equações mostram que o $\dot{V}O_2$ durante o exercício máximo aumenta na mesma proporção que a massa corporal, como acontece durante o período de repouso. A diferença em a indica que o $\dot{V}O_2$ durante o exercício máximo é dez vezes maior que o do repouso.

A equação alométrica é também utilizada em um grupo de dados por meio do uso de transformações logarítmicas de valores individuais de Y e massa, para criar uma equação linear:

$$\log Y = \log a + b \log M$$

Nesta fórmula, que é linear, b demonstra um ângulo de inclinação, enquanto a é o interceptor de Y. A Figura 1.1 demonstra como valores diferentes de b indicam a relação das mudanças em Y sobre a massa, quando apresentada de forma linear.

É importante reconhecer que os expoentes alométricos somente caracterizam a relação entre as mudanças entre Y e o tamanho do corpo descritivamente, sem levar em consideração os mecanismos envolvidos nessa associação. Como Calder já enfatizava, "As equações alométricas são descrições empíricas e nada mais do que isso... na medida em que relacionam alguns aspectos quantitativos da fisiologia animal, forma, ou história natural com a sua massa corporal, geralmente na ausência de teoria ou conhecimento da causa" (8, p. 28).

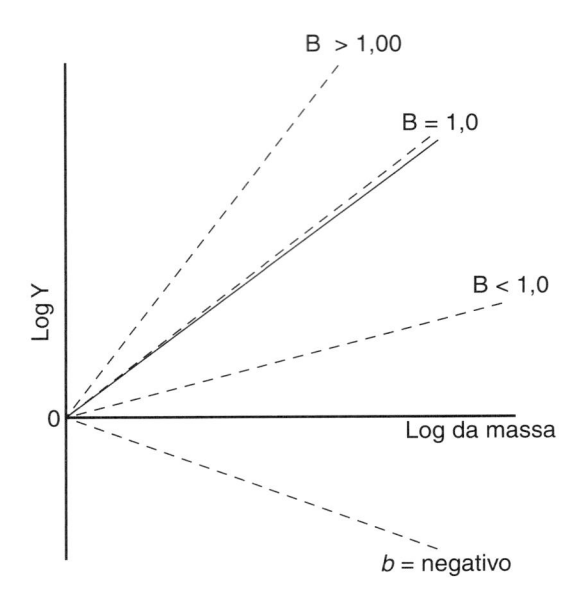

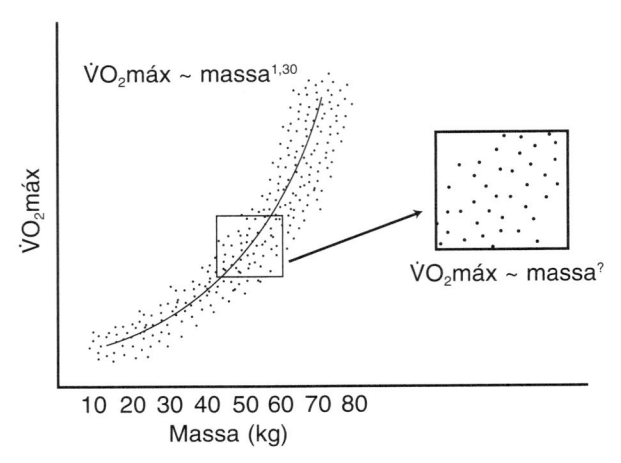

> ► FIGURA 1.2 Como as diferenças limitadas no tamanho em uma população de indivíduos podem ofuscar as verdadeiras relações alométricas.
> Reimpresso com permissão de T.W. Rowland 1998.

> ► FIGURA 1.1 Como os diferentes valores de classificação do expoente *b* para a massa indicam a relação de *Y* com *M*. A linha sólida é a linha de identidade.

Em estudos sobre as grandes populações de animais de portes variados, o expoente de classificação *b* descreve a relação proporcional de uma variável *Y* em relação a diferentes tamanhos corporais. Mas tal relação, de fato, não pode ser evidenciada em todos os subsistemas de informação. Por exemplo, a equação alométrica em mamíferos para a taxa metabólica de repouso (P_{met}) é:

$$P_{met} = 70M^{0,75}$$

Porém, animais de pequeno porte, como o musaranho, demonstram um expoente *b* de 0,23.

Os expoentes de classificação oferecem informações sobre as relações entre as variáveis e mudanças no tamanho corporal de uma população. Enquanto os expoentes podem se diferenciar nos subsistemas, a relação geral representada pelos expoentes é presumivelmente ditada por algum mecanismo físico, fisiológico ou bioquímico. Seu valor fundamental é o de servir como explicação para as diferenças observadas na relação variável–massa.

É necessário também enfatizar que a transformação logarítmica e a análise alométrica dos resultados para uma pequena faixa de tamanhos corporais, particularmente para um número limitado de indivíduos, podem não oferecer uma visão exata da verdadeira relação entre uma variável e a massa corporal. Esse possível erro precisa ser reconhecido especialmente na análise alométrica da fisiologia e das variáveis anatômicas em crianças, nas quais a ordem de magnitude da diferença de tamanho é de cerca de $10^{0,30}$, em contraste com aquela em estudos sobre animais de grande porte, geralmente $10^{4,0}$.

A Figura 1.2 ilustra essa dificuldade. O expoente de classificação *b* para o $\dot{V}O_2$máx, em um pequeno subsistema de tamanho variável, pode não refletir a relação observada em indivíduos com um limite de variação maior no tamanho.

Tem sido argumentado que a simples regressão linear das informações não transformadas pode ter o mesmo valor que a análise alométrica na representação da relação variável–massa, quando os limites de variação da massa corporal são pequenos (8). Quanto menor a variação em tamanho, maior a probabilidade de essa questão ser verdadeira. Como será discutido mais adiante, a manipulação aritmética da classificação de expoentes alométricos também pode permitir uma percepção das relações não obtidas por meio da análise de regressão.

Uso da Alometria

O modelo alométrico provou ser uma ferramenta bastante útil para biólogos comparativos, que enfrentam a difícil tarefa de comparar fenômenos fisiológicos em animais de tamanhos tão diversos. O século passado testemunhou a publicação de um vasto número de equações alométricas relacionando a massa corporal a variáveis que englobam o diâmetro da traquéia de um pássaro ($M^{0,39}$) até o período de fertilização de espermatozóides ($M^{0,18}$). Alguns deles podem ser considerados como sendo apenas interessantes. Como será discutido adiante, o tempo pode servir como uma variável nas equações alométricas, e a extensão da vida dos animais em anos (t_{vida}) é expressa como:

$$t_{vida} = 11,6M^{0,20}$$

Calder observou que, felizmente, os seres humanos são excluídos desse processo matemático, pois, do contrário, aqueles com idade superior a 27 anos – ou seja, $11,6(70 \text{ kg})^{0,20}$ – já teriam morrido (8).

Outras relações empiricamente derivadas da análise alométrica já ofereceram combustível para grandes controvérsias biológicas. Por exemplo, já foi verificado por meio de uma equação demonstrada anteriormente que a taxa metabólica de repouso em animais que variam de tamanho – de camundongos a elefantes – relaciona-se à massa corporal pelo expoente 0,75. Porém, isso não é o que "deveria ser." A temperatura do núcleo corporal é similar em todos os mamíferos, e a perda de calor corporal se dá pela área de superfície da pele. Dessa forma, a taxa metabólica de repouso deveria estar relacionada à área de superfície corporal – chamada *regra da superfície* – que, pela teoria da dimensionalidade, é equivalente a $M^{0,67}$. No esforço de reconciliar essas diferenças em expoentes derivados de modo teórico e empírico, várias explicações têm sido apresentadas, inclusive a dissimilaridade geométrica, os artefatos estatísticos, a similaridade elástica, a influência da gravidade, as mensurações inapropriadas da área de superfície corporal, e assim por diante. Em geral, essas explicações têm sido consideradas, como Blaster concluiu, como "particularmente não convincentes" (5, p. 146).

Enquanto equações simples relacionando uma única variável ao tamanho têm sido valiosas, a força da abordagem alométrica está na capacidade de combinar matematicamente duas equações para se obter um panorama sobre uma variável adicional. Antes de demonstrar esse conceito, é útil revisar a regra algébrica básica para a manipulação de expoentes:

$$(X^a)(X^b) = X^{(a+b)}$$
$$X^a/X^b = X^{(a-b)}$$
$$(X^a)^b = X^{ab}$$

Como essas manobras matemáticas são úteis? Suponha-se que o objetivo é saber o efeito das mudanças no tamanho corporal na extração periférica de oxigênio ou na diferença arteriovenosa de oxigênio (difAVO$_2$). O consumo de oxigênio é o produto do débito cardíaco (Q) e da difAVO$_2$, portanto a difAVO$_2$ = $\dot{V}O_2$/Q. Seria necessário então, que fosse possível responder essa questão por meio da análise alométrica reunindo informações sobre a massa, o $\dot{V}O_2$ e o Q em nossa população de indivíduos.

Os zoólogos já fizeram isso demonstrando que medidas em animais adultos de tamanhos variados indicam:

$$\dot{V}O_2 \sim M^{0,75}$$
$$Q \sim M^{0,81}$$

Portanto,

$$\text{difAVO}_2 \sim M^{0,75}/M^{0,81} = M^{-0,06}$$

indica que a difAVO$_2$ é essencialmente independente do tamanho corporal em animais adultos.

Ou talvez estejamos interessados em determinar o limite de variação máximo da migração dos pássaros em relação ao tamanho deles. A duração máxima de tempo (t) da migração dos pássaros é indicada pela fórmula:

$$t = 249M^{0,28}$$

enquanto a velocidade máxima é indicada:

$$V_{máx} = 15,7M^{0,17}$$

Espera-se então que a amplitude de variação máxima, o produto das duas, esteja relacionada à massa corporal por meio do expoente 0,45.

Aqui está um exemplo mais aplicável ao exercício em crianças, que será discutido posteriormente no Capítulo 8, sobre a economia de corrida. Na padronização dos estudos sobre a mecânica da corrida em animais, as comparações são feitas na velocidade da transição do trote para o galope. Nessa velocidade, o comprimento da passada (L_{st}), definida como sendo a distância de uma pisada para a próxima, está relacionada à massa corporal como se segue:

$$L_{st} \sim M^{0,38}$$

A distância da excursão dos membros (L_{exc}), ou o comprimento entre a posição dianteira máxima da perna e a extensão traseira em uma única passada, está relacionada à massa corporal como se segue:

$$L_{exc} = M^{0,15}$$

Na caminhada, o comprimento da passada e a distância da excursão do membro são iguais. Na corrida, porém, o comprimento da passada é maior, em função da fase aérea. A relação entre as duas medidas durante a corrida recebe o nome de *eficiência da passada*, sendo calculada da seguinte forma:

$$L_{st}/L_{exc} \sim M^{0,38}/M^{0,15} = M^{0,23}$$

Os resultados indicam que os animais de maior porte (neste caso, o antílope, o veado e o bisão) têm melhor eficiência na passada do que animais menores, e a equação fornece a magnitude dessa diferença (8). Estudos com essa abordagem em crianças de diferentes idades e tamanhos podem oferecer uma percepção das mudanças observadas conforme a idade, no que diz respeito à economia de corrida.

Classificação Filogenética e Ontogenética

Uma regra primária na abordagem alométrica é a de que não se deve combinar informações filogenéticas e ontogenéticas (8). Isso significa que na criação de equações alométricas, as informações obtidas em diferentes animais adultos maduros (classificação filogenética) não devem ser misturadas, ou mesmo comparadas com as medidas obtidas longitudinalmente em organismos em crescimento (classificação ontogenética). Conforme já explicado por Calder, a classificação nos dois casos poderá apresentar significados completamente diferentes (8). Fatores que influenciam ou que são afetados por alterações no crescimento durante o desenvolvimento biológico podem não ser idênticos àqueles que contribuem para as relações alométricas, uma vez que a maturidade seja atingida. A análise ontogenética considera a expressão fenotípica do mesmo material genético ao longo do tempo (i. e., a escala de desenvolvimento interno de cada indivíduo). Na abordagem filogenética, o tempo não é considerado; as relações das variáveis fisiológicas com o tamanho corporal são reflexos de diferentes informações genéticas entre os indivíduos maduros (i. e., escala interindividual). A comparação dos expoentes alométricos filogenéticos e ontogenéticos para a mesma variável fisiológica, porém, pode nos dar um panorama com relação ao quanto essas diferenças genéticas e de desenvolvimento são biologicamente importantes.

Na literatura científica sobre animais, discrepâncias significativas têm sido observadas quando expoentes de classificação da massa para variáveis fisiológicas ou anatômicas durante o crescimento são comparados com aquelas entre os animais adultos. Isso é mais aparente nos valores da taxa metabólica basal ou de repouso, que deve ser de $M^{0,75}$ em animais maduros (i. e., classificação filogenética). Brody descreveu as curvas alométricas da taxa basal *versus* a massa para uma grande variedade de animais em crescimento para observar se essa relação se mantinha (7). Para todos esses animais, uma curva bifásica da taxa metabólica para a massa foi observada com o crescimento: um componente precoce relacionou a taxa metabólica à massa corporal por meio de $M^{1,00}$, então, a curva atingiu um ponto de ruptura, no qual caiu para aproximadamente $M^{0,60}$. O ponto de ruptura não se referia temporalmente a nenhum evento consistente da vida (p. ex., puberdade, desmame), e o seu significado permanece conjetural.

O mesmo fenômeno é observado em crianças. Resumindo vários estudos, Holliday et al. descreveu uma curva de taxa metabólica basal–massa precoce com um expoente de 1,02 até que a criança atinja um peso de 10 quilogramas (14). Depois disso, o expoente de classificação declina para 0,58 (Figura 1.3).

Expoentes de classificação para o tamanho de órgãos específicos durante o crescimento demonstram um padrão similar. A escala de peso do pulmão para o peso corporal em animais maduros é de 0,99, mas em galinhas, macacos e cachorros em crescimento o expoente é menor, variando de

0,58 a 0,92. O peso do coração é relacionado à massa corporal pelo expoente de 0,85 durante o crescimento nas crianças (28), mas um expoente de 1,0 é observado entre os animais maduros de diferentes tamanhos. A razão pela qual esses expoentes são menores durante o crescimento do que na maturidade não é conhecida, mas esse fenômeno mostra que o efeito do tamanho corporal no metabolismo é diferente durante o crescimento e nos animais maduros, mesmo quando as mesmas diferenças de tamanho estão sendo consideradas.

Os estudos da classificação alométrica em crianças podem utilizar uma de três abordagens. Na primeira, a única forma de avaliar as verdadeiras relações ontogenéticas é por meio de informações obtidas da mesma criança longitudinalmente ao longo dos anos. Isso, é claro, envolve o incômodo de se realizar estudos longos, e, uma vez que somente um número limitado de informações está disponível (i. e., o número de anos das medidas), a acurácia biológica dos expoentes obtidos dessa avaliação é questionável.

A segunda abordagem, a criação de equações alométricas por meio de uma série de estudos em corte transversal em crianças de diferentes idades, é mais fácil de se realizar e simula uma abordagem de classificação ontogenética. Contudo, essa abordagem não é de fato ontogenética, já que os sujeitos de diferentes idades não são os mesmos.

Uma equação alométrica construída a partir de informações de corte transversal em crianças com uma idade específica é considerada por alguns pesquisadores como sendo uma abordagem estática ou filogenética. Contudo, esse método não parece ser totalmente verdadeiro, uma vez que as crianças consideradas nesse caso estão em diferentes estágios do desenvolvimento biológico.

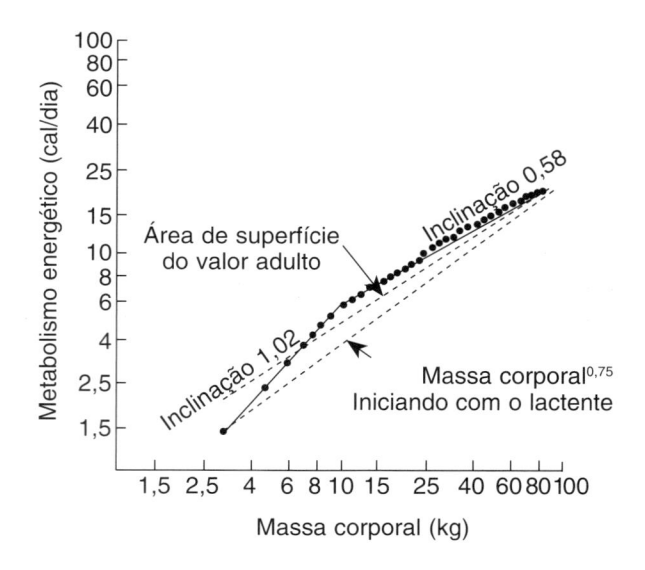

▶ FIGURA 1.3   Relação alométrica da taxa metabólica basal e massa corporal em crianças em crescimento (Referência 14).

Poucos estudos examinaram diretamente os expoentes de classificação alométrica em crianças em crescimento, e esses trabalhos envolviam a mensuração da potência aeróbia máxima. Beunen et al. determinaram o $\dot{V}O_2$máx com o teste de esteira realizado anualmente durante nove anos em 73 jovens do sexo masculino que tinham inicialmente 7 anos de idade (4). Expoentes alométricos interindividuais estáticos foram obtidos por meio de um processo de corte transversal a cada ano, sendo comparados com os coeficientes ontogenéticos intra-individuais, calculados por meio de medidas longitudinais do $\dot{V}O_2$máx e da massa corporal na mesma criança.

O coeficiente de classificação interindividual variou entre 0,78 aos 12 anos e 1,22 aos 16 anos. Somente nas idades entre 11 e 12 anos, o valor esperado de 0,75 estava dentro do limite de 95% das medidas. Os coeficientes longitudinais variaram consideravelmente, de 0,56 a 1,18 (média 0,86).

Em um estudo similar, Rowland et al. compararam expoentes de classificação alométrica em cortes transversais e longitudinais para o $\dot{V}O_2$máx nas mesmas vinte crianças em um grupo com idades entre 8 e 12 anos (26). Os expoentes de corte transversal variaram de 0,40 a 0,56 (média 0,52) nos meninos e de 0,62 a 0,70 (média 0,65) nas meninas. O expoente de classificação longitudinal intra-individual médio foi de 1,10 ± 0,30 para os meninos e de 0,78 ± 0,28 para as meninas.

É difícil obter qualquer conclusão a respeito das relações entre as escalas alométricas ontogenéticas e filogenéticas para o $\dot{V}O_2$máx em seres humanos, por meio de informações limitadas. O que fica claro, contudo, é a extensa variabilidade desses fatores de classificação e sua falha em se adequar às expectativas teóricas. O grupo limitado de indivíduos e a abrangência no que diz respeito ao tamanho corporal poderiam justificar essas observações. Como será discutido adiante nesse livro, fatores como o gênero, a composição corporal e a capacidade atlética também podem afetar profundamente a análise alométrica na população pediátrica.

Tempo Fisiológico

Quando são comparadas as variáveis fisiológicas entre animais de pequeno e grande porte ou mesmo entre crianças e adultos, é necessário (mas freqüentemente negligenciado) reconhecer que eventos e funções biológicas operam em um contexto de tempo diferente de acordo com o tamanho corporal. Quanto menor o animal, mais rápido as coisas acontecem; ou seja, a velocidade do *tempo fisiológico* está inversamente relacionada ao tamanho corporal. Uma análise de como o tempo dos eventos fisiológicos está conectado ao tamanho corporal levanta algumas questões intrigantes relativas aos meios pelos quais as funções biológicas são administradas durante o processo de crescimento.

Calder criou uma lista de quarenta equações alométricas expressando a relação de vários tempos fisiológicos em mamíferos e pássaros com suas massas corporais (8; Tabela 1.1). De forma importante, os tempos apresentados eram de uma grande variedade de processos biológicos aparentemente desconexos, inclusive o período de gestação, os ciclos respiratório e cardíaco, o ciclo de contração muscular e o tempo de maturidade reprodutiva. A descoberta fascinante foi que *todas* as variáveis de tempo estavam alometricamente relacionadas à massa corporal por um expoente similar *b*, com uma variação de 0,25 a 0,39. O expoente médio foi de 0,25± 0,05, o qual estava dentro do intervalo de confiança de 95% em quase todas as equações.

Lembre-se que a duração da vida dos animais relaciona-se a $M^{0,20}$, um expoente que não é diferente daqueles da massa para as funções de tempo descritas por Calder (8). O que o levou a sugerir que "usando-se o período máximo de vida, em vez de o tempo absoluto, parece que cada vida compreende mais ou menos o mesmo número de eventos ou ações fisiológicas; em outras palavras, cada animal vive sua vida mais rápida ou lentamente de acordo com seu tamanho, mas realiza o mesmo biologicamente, independente de ser grande ou pequeno." (8, p. 141).

Schmidt-Nielsen (27) demonstraram que um rato que respira 150 vezes por minuto e um elefante que respira seis vezes por minuto, respiram mais ou menos o mesmo número de vezes durante a vida (três anos para o rato e 40 anos para o elefante). Essa observação também é válida para a freqüência cardíaca.

▶ **TABELA 1.1 Relações alométricas entre as funções de tempo e massa corporal em mamíferos adultos**

Expectativa de vida, em cativeiro (anos)	$11,6M^{0,20}$
Maturidade reprodutiva (anos)	$0,75M^{0,29}$
Período de gestação (dias)	$65M^{0,25}$
Expectativa de vida do eritrócito (dias)	$23M^{0,18}$
Meia-vida da albumina plasmática (dias)	$5M^{0,32}$
Tempo de filtração glomerular (minutos)	$6,5M^{0,27}$
Tempo de circulação sangüínea (segundos)	$21M^{0,21}$
Ciclo respiratório (segundos)	$1,1M^{0,26}$
Ciclo cardíaco (segundos)	$0,25M^{0,25}$
Ciclo da contração muscular, músculo sóleo (segundos)	$0,06M^{0,39}$

Obtidas das informações compiladas por Calder (8) de várias fontes.

O outro aspecto impressionante dessas informações é a consistência da relação entre o tempo fisiológico e a massa corporal para as funções biológicas de marcante diversidade que não têm um fundamento mecanicista óbvio comum. A taxa de filtragem glomerular dos rins praticamente não percebe o período de gestação, que em troca poderia se importar menos com o ciclo de contração do músculo sóleo. Como toda essa uniformidade no tempo fisiológico se desenvolveu? O que a controla? Não se pode escapar à conclusão de que o tempo fisiológico dessas funções biológicas diversas deva ter algum fundamento biológico comum.

Essas observações sobre o tempo fisiológico oferecem uma explicação alternativa para alguns fenômenos biológicos. Observe, por exemplo, a controvérsia que cerca a discrepância entre o expoente de classificação da massa filogenética esperada para a taxa metabólica basal (0,67) e aquele que deriva dos estudos empíricos (0,75). Acredita-se que 0,67 esteja "correto" de acordo com a teoria da dimensionalidade, mas o expoente 0,75 é, de fato, observado por causa de algum fator de modificação. Debates sobre esse fator têm produzido um grande número de explicações mecanicistas para a interpretação dessa diferença.

Suponhamos, porém, que os mamíferos operem por meio de um exato relógio biológico interno que governa as variáveis biológicas relacionadas ao tempo (p. ex., freqüência cardíaca) e que seja controlado, de algum modo, pela massa corporal expressa por meio de $M^{0,25}$, como sugerido por Calder (8). Diferenças no débito cardíaco, ventilação e consumo de oxigênio entre animais adultos são todos exemplos de proporções de volume, ou volume-tempo. Os volumes do coração, pulmões etc, estão relacionados à massa como $M^{1,0}$. Portanto, eles podem ser representados como:

$$\text{volume/tempo} = M^{1,0}/M^{0,25} = M^{0,75}$$

O resultado é um expoente de classificação que corresponde àquele observado na natureza. A idéia aqui é que o relógio fisiológico pode servir como um determinante primário em vez de secundário dos processos fisiológicos, e que esse mecanismo de tempo esteja engrenado com a massa corporal. O fato de que a classificação da taxa metabólica basal não esteja de acordo com as expectativas baseadas nas leis da superfície pode não representar uma falha dessa lei, mas pode demonstrar uma influência controladora sobre o tempo fisiológico nos processos biológicos.

Essa idéia tem implicações no entendimento da fisiologia do exercício do desenvolvimento? Conforme uma criança cresce, o tempo fisiológico fica mais lento. O fator de classificação ontogenética para essa mudança não foi pesquisado. A mudança na freqüência respiratória em repouso quando ocorre aumento da massa corporal da criança está relacionada a $M^{-0,53}$

(o que indica que o intervalo entre as respirações esteja relacionado a $M^{0,53}$). Isso sugere que o tempo fisiológico em crianças em crescimento pode ser diferente daquele em animais maduros nos estudos filogenéticos compilados por Calder (8).

Aumentos nas variáveis fisiológicas, tais como o débito cardíaco, têm tradicionalmente sido considerados como resultantes das influências combinadas do crescimento no tamanho (dimensão ventricular esquerda) e um fator independente do tamanho (freqüência cardíaca). Porém, a evidência alométrica sugere que fatores biológicos envolvendo o tempo, como a freqüência cardíaca, *não* são independentes do tamanho. Elas estão de algum modo associadas ao tamanho corporal e deve-se esperar que as alterações no tamanho do corpo, com o crescimento controlem o padrão de mudanças nessas variáveis. De acordo com esse conceito, aumentos no débito cardíaco, ou qualquer outro processo volume por tempo (ventilação, consumo de oxigênio), com o crescimento estão sob controle do tamanho corporal de duas formas: pelo aumento do volume, que cresce em direta proporção à massa corporal ($M^{1,0}$), e por uma variável de tempo, que também está ligada ao tamanho corporal por outro expoente de massa ($M^{0,25}$ em animais adultos). É possível que as mudanças no tamanho corporal de crianças em crescimento ditem as alterações tanto no volume quanto no tempo fisiológico.

A idéia de que o tamanho corporal controla variáveis fisiológicas durante o crescimento, por meio da influência tanto no volume quanto no tempo, é consistente com o conceito de simorfose do desenvolvimento (ver Introdução). Ou seja, por meio desse mecanismo, espera-se que as respostas biológicas ao exercício ocorram de forma conjunta. Nenhum determinante isolado do sistema fisiológico deveria mostrar maturação e desenvolvimento funcional acelerados, comparado aos outros componentes do sistema.

Contudo, algumas inconsistências não se encaixam nesse modelo, particularmente no que diz respeito ao exercício. A taxa máxima cardíaca, por exemplo, é independente da massa corporal com o aumento da idade. Pode ser que as respostas e adaptações ao estresse do exercício possam exceder os efeitos regulatórios básicos do tempo que operam em repouso.

Aventuras na Alometria

Ao longo deste livro, retorna-se ao uso da classificação alométrica em crianças para discutir questões relacionadas não só ao desenvolvimento anaeróbio, aeróbio e de força muscular, como também na economia do exercício. O que se segue é uma série de questões fisiológicas de estudos em animais, para os quais uma abordagem alométrica tem se mostrado esclarecedora, e esses cenários podem oferecer um panorama sobre a fisiologia do exercício no desenvolvimento do ser humano. Até o presente momento, entretanto, há falta de informação experimental em pessoas jovens.

A Corrida em Aclive é Mais Fácil para Animais Menores

O uso da alometria sugere que crianças deveriam considerar a corrida em aclive menos estressante do que os adultos. Em um grande grupo de mamíferos maduros de diferentes tamanhos, o custo energético na corrida em superfície plana por quilograma de massa corporal (*economia de corrida*) é fornecido pela equação:

$$\dot{V}O_2 \text{submáx/kg} = 5,9M^{-0,33}$$

o que significa que quanto maior o animal, de forma mais econômica (i. e., menor $\dot{V}O_2$ por quilograma) executa a corrida. O custo energético para movimentar um quilograma da massa corporal verticalmente, porém, é idêntico para todos os animais, independentemente do tamanho. O trabalho vertical, expresso como $\dot{V}O_2$ por quilograma, é relacionado à massa por $M^{0,0}$. A energia despendida para mover 1 kg do peso corporal para cima 1 m é 40 *Joules* (J), 10 calorias, ou 2 mL de O_2, independentemente de se tratar de um cavalo ou camundongo. Considerando-se que um animal menor possui um valor maior de $\dot{V}O_2$ por quilograma em uma superfície plana, comparado ao animal maior, a corrida em aclive contra a gravidade acrescenta um percentual relativamente menor de gasto de energia no animal menor.

Taylor et al. (30) testaram essa premissa em um estudo comparativo do custo energético durante a corrida em esteira, no plano e em aclive, em ratos (massa média de 30 g) e em chimpanzés (massa média de 18 kg). Durante a corrida no plano, o custo de energia por quilograma do rato foi oito vezes maior que o do chimpanzé. Quando os animais correram na esteira a uma inclinação de 15°, a energia necessária para levantar 1 kg a uma altura vertical de 1 m foi similar nos dois animais (aproximadamente 5,2J · kg⁻¹ · m⁻¹). Os autores calcularam que se o custo líquido para levantar 1 kg verticalmente foi o mesmo daquele na inclinação de 15°, o custo na velocidade de 2 km · h⁻¹ representaria um aumento de 24% em relação à corrida no plano para o rato, mas um aumento de 189% para o chimpanzé.

Torna-se interessante calcular os achados hipotéticos observados em crianças e adultos que participaram de um estudo similar. Considerando-se que a diferença entre uma criança e um adulto é bem menor do que aquela entre um rato e um chimpanzé, uma diferença menos significativa no aumento relativo do custo energético poderia ser esperada. Rowland et al. (24) descobriram que o $\dot{V}O_2$ por quilograma durante a corrida horizontal a 9,6 km · h⁻¹ era de 50 mL · kg⁻¹ · min⁻¹ para meninos de 9 a 13 anos de idade e 40 mL · kg⁻¹ · min⁻¹ para homens

jovens de 23 a 33 anos. Se o custo adicional fosse de 2 mL · kg⁻¹ para cada 1–m de subida, o custo energético da corrida em aclive para essa altura subiria em 4% nos meninos e 5% nos homens. Parece questionável que essa pequena diferença tenha qualquer significado biológico ou sobre o desempenho. Seria possível esperar que as diferenças no estresse metabólico entre crianças e adultos fossem mais significativas em atividades que envolvem mais trabalho vertical (p. ex., escalada de montanha).

O Tamanho Limita a Difusão do Oxigênio Celular

A taxa de entrada de oxigênio nas células pode limitar a taxa metabólica aeróbia à medida que o tamanho das células aumenta (8). Isso pode ser importante para as crianças, cujo crescimento do tecido muscular com a idade é diretamente relacionado com o aumento no tamanho das células (hipertrofia).

Não existe nenhum mecanismo de bombeamento de oxigênio para dentro das células. O oxigênio entra nas células musculares por difusão e a taxa de entrada é definida pela lei de difusão de Fick:

$$\text{Taxa de difusão} = -DA[(PO_2)_a - (PO_2)_b]/x$$

em que D é o coeficiente de difusão (relacionado à natureza física do gás e do protoplasma que atravessa), A é a área disponível para a troca gasosa, e a PO_2 é a pressão parcial do oxigênio nos pontos a e b, que estão separados pela distância x. Considere a como sendo a superfície da célula e b o seu centro, e assuma que a PO_2 em a e b se mantenha inalterada. O que acontecerá com a taxa de difusão de oxigênio à medida que a célula aumenta durante o crescimento?

De acordo com a geometria simples, se a distância x dobra em tamanho, A aumenta por um fator de $2^2 = 4$, enquanto a massa ou volume da célula aumenta por um fator de $2^3 = 8$. Considerando que a taxa metabólica é proporcional ao tamanho ou volume da célula, esperar-se-ia que a taxa de difusão também aumentasse oito vezes, mas pela equação de difusão, ela aumentará apenas por um fator de 2 (A/x). Como conseqüência, a duplicação do diâmetro da célula resulta em uma queda na taxa metabólica do protoplasma (relativa à massa celular) para 25% do seu nível de pré-crescimento. Em termos alométricos,

$$\text{Difusão de oxigênio} \sim \text{área da célula/}$$
$$\text{diâmetro da célula} \sim M^{0,67}/M^{0,33} = M^{0,33}$$

indicando que conforme o tamanho das células aumenta, a taxa metabólica por tamanho de célula diminui. (Observe que a taxa de difusão, uma função de tempo, está relacionada à massa por um expoente esperado para o tempo fisiológico).

Essa limitação da difusão de oxigênio por tamanho de célula pode contribuir para as diferenças observadas na taxa metabólica em repouso, relativas à massa de todo o corpo, à medida que a criança cresce? Nenhuma informação está disponível em relação às alterações ontogenéticas na taxa metabólica de células isoladas. Porter e Brand, entretanto, examinaram essa questão por uma perspectiva filogenética (22). Eles mediram a taxa metabólica do fígado em nove espécies de animais adultos de massas corporais variadas. A taxa de consumo de oxigênio celular ($\dot{V}O_2$ por unidade de massa celular) caía à medida que o tamanho do animal aumentava ($\sim M^{-0,18}$). No entanto, descobriu-se que a queda observada na taxa metabólica celular não era decorrente do aumento no volume da célula, mas da própria queda da atividade metabólica intrínseca.

É importante notar que nesse estudo, como esperado, a magnitude da diferença no tamanho da célula entre animais adultos – apesar de variados significativamente em tamanho corporal – foi pequena. O volume das células do fígado variou de uma média de 1 µL em porcos para 2,2 µL em cães. As descobertas indicam que não existe restrição na taxa metabólica com o aumento do tamanho celular, mas o fator de diferença no volume da célula foi de apenas 2.

Em crianças, a área de secção transversal das fibras no músculo vasto lateral aumenta por um fator de 5, entre as idades de 1 a 12 anos (17), e o volume do músculo cresce aproximadamente onze vezes. Portanto, os limites da taxa de difusão de oxigênio, refletidos por diferenças na taxa metabólica da célula relacionada ao seu tamanho, poderia se tornar mais aparente com o aumento da ordem de grandeza da diferença no volume de célula em crianças.

A Massa do Salmão (e Crianças) Influencia o Potencial Metabólico

Anteriormente neste capítulo discutiu-se como duas equações alométricas para o $\dot{V}O_2$máx e de repouso revelam que, em todo o reino animal, o consumo de oxigênio aumenta por um fator de 10 do repouso até o exercício máximo. Esse aumento, a razão do $\dot{V}O_2$máx e o de repouso, recebe o nome de *potencial metabólico*, e as equações indicam que essa medida deveria ser independente de diferenças na massa corporal.

Brett, porém, demonstrou algumas variáveis interessantes relacionadas ao tamanho corporal e ao potencial metabólico no salmão (6). Em repouso, o $\dot{V}O_2$ entre os salmões se relacionou com a massa corporal, portanto:

$$\dot{V}O_2\text{repouso} = 49M^{0,78}$$

Como discutido, isso é similar à relação observada entre a taxa metabólica em repouso e a massa corporal por todo o rei-

no animal adulto. Todavia, quando os salmões estavam nadando em uma velocidade máxima sustentada, a equação foi alterada para:

$$\dot{V}O_2\text{máx} = 725M^{0,97}$$

indicando que o consumo máximo de oxigênio aumentou em peixes maiores, em proporção direta à massa corporal. Essas duas equações também indicam que os peixes maiores têm um maior potencial metabólico do que os menores. O potencial foi calculado ao redor de 16 para os peixes maiores e de 4 para os menores.

De maneira interessante, o mesmo fenômeno é observado em crianças à medida que elas crescem. Robinson percebeu, por exemplo, que o potencial metabólico aumentou para 7 em meninos com 6 anos e para 13 em garotos com 17 anos (23). Trabalhando de forma inversa, isso indica que o expoente da escala ontogenética para o $\dot{V}O_2$ durante o exercício máximo em crianças deveria ser maior do que o observado em repouso (assim como no salmão adulto).

Enquanto isso serve como uma leitura descritiva interessante, o significado biológico permanece incerto. Principalmente, não está claro se a taxa metabólica em repouso é uma "moeda" apropriada ou um multiplicador por meio do qual pode-se comparar respostas aeróbias ao exercício (ver a próxima seção). É intrigante observar que a magnitude do aprimoramento no desempenho de resistência em crianças em fase de crescimento é muito próxima daquela observada nas mudanças do potencial metabólico. Por exemplo, compare o aumento de 1,8 vezes no potencial metabólico observado por Robinson (23) em meninos de idade entre 6 e 17 anos com a diferença em seus tempos médios de 1 milha (1,609 km), 12:29 em meninos de 6 anos e 7:25 nos de 17 anos, um fator de 1,6 (2).

O Fluxo Capilar é Mais Lento em Animais Pequenos

Quando o débito cardíaco é avaliado como um indicador da função cardíaca, os valores são expressos como volume sobre o tempo (i. e., litros por minuto). A equação filogenética em animais para o débito cardíaco em repouso é:

$$Q = 187M^{0,81}$$

A partir dessa equação é possível obter algumas informações interessantes. Por exemplo, o tempo que o sangue leva para circular em todo o corpo está relacionado ao tamanho corporal? O tempo de circulação (uma volta inteira) pode ser calculado dividindo-se o volume sangüíneo (VS) pelo débito cardíaco (Q). O volume sangüíneo é alometricamente relativo a $M^{1,0}$, então o tempo de circulação (t) é:

$$t = VS/Q \sim M^{1,0}/M^{0,81} = M^{0,19}$$

Mais uma vez observa-se a clara similaridade dos expoentes de classificação da massa para variáveis relacionadas ao tempo, uma expressão do tempo fisiológico. Nesse caso, o tempo de circulação fica maior com o aumento do tamanho corporal, e esse aumento é similar ao declínio da taxa metabólica na massa específica ($\sim M^{-0,25}$). Schmidt-Nielsen calculou que o tempo de circulação foi de 4 segundos para um musaranho, 50 segundos para um homem, e mais de 2 minutos para um elefante (27).

E a *velocidade* do sangue na circulação (em repouso) relativa às dimensões corporais? A velocidade na aorta (v_{ao}) é igual ao volume de fluxo (Q), dividido por sua área de secção transversa, que relaciona-se a $M^{0,72}$. Portanto:

$$v_{ao} \sim M^{0,81}/ M^{0,72} = M^{0,09}$$

indicando que a velocidade do sangue na aorta é similar em todos os animais, grandes ou pequenos.

Em qualquer distância considerada no sistema circulatório do coração, a taxa total do fluxo (em litros por minuto) em vasos paralelos é idêntica. Seria desejável que a taxa de fluxo nos capilares dos tecidos altamente ativos metabolicamente diminuísse sua velocidade, dando mais tempo para a difusão de oxigênio dentro das células e para o refluxo de dióxido de carbono. Isso acontece? Se a resposta for sim, como isso pode acontecer se a taxa do volume de fluxo deve-se manter constante?

Calder explicou da seguinte forma (8): A taxa do volume de fluxo tem as dimensões do comprimento elevadas ao cubo por unidade de tempo, enquanto a velocidade do fluxo é expressa como o comprimento pela unidade de tempo. A diferença é comprimento ao quadrado, que é a forma de se expressar a área total da secção transversa. Em qualquer ponto considerado no sistema circulatório, a área de secção transversa do vaso sangüíneo é o produto do tamanho individual da área de secção transversa do vaso, da densidade dos vasos, e do tamanho da área de secção transversa do tecido. A escala de tamanho do capilar chega a $M^{-0,11}$, a densidade do capilar é de $M^{0,00}$ e a área de secção transversa da ramificação é de $M^{0,72}$. Isso significa que a área de secção transversa dos capilares é:

$$A_{cap} = (M^{-0,11})(M^{0,00})(M^{0,72}) = M^{0,61}$$

E a velocidade do sangue nos capilares é:

$$v_{cap} = Q/A_{cap} \sim M^{0,81}/ M^{0,61} = M^{0,20}$$

Tudo isso significa que o fluxo sangüíneo através dos capilares em animais menores (que possuem uma taxa metabólica relativamente maior) é mais lento do que em animais maiores. E isso ocorre porque o número de capilares paralelos (densidade capilar) é maior em animais menores. O maior tempo para o trânsito eritrocitário dentro de uma determinada distância em animais de pequeno porte oferece uma oportunidade melhor para que a célula atinja um equilíbrio na difusão de oxigênio e dióxido de carbono. A maior densidade capilar nos animais menores também oferece maior proximidade entre os capilares e a célula. Essas características são todas consistentes com a maior taxa metabólica específica nos animais menores.

Essas questões ilustram o papel substancial que o tamanho corporal exerce na definição das variáveis fisiológicas. Em princípio, as mesmas diferenças em variáveis fisiológicas relacionadas ao tamanho observadas entre animais adultos deveriam se aplicar às diferenças relacionadas ao tamanho conforme as crianças crescem, e também entre crianças e adultos. O que não está definido, porém, é a extensão pela qual as diferenças relativamente pequenas em seres humanos em crescimento (comparadas às grandes diferenças nos estudos filogenéticos nos animais) tornam as influências de tamanho biologicamente importantes.

A maior parte das informações obtidas alometricamente nos animais envolve comparações das funções anatômicas ou fisiológicas em animais em repouso. Informações quanto à forma pela qual essas descobertas são influenciadas pela atividade física são limitadas, mas, como os exemplos anteriores mostram, aquela influência pode ser importante para a aptidão para o exercício.

Outra observação importante é que as mudanças ontogenéticas nas variáveis fisiológicas relativas ao tamanho nos seres humanos poderiam ser diferentes das relações alométricas filogenéticas. Presume-se que as alterações de tamanho nas crianças em crescimento possam afetar as variáveis fisiológicas por meio de *ambos* os mecanismos, ontogenético e filogenético. Por mais ambíguas que essas questões possam parecer, porém, a análise alométrica oferece uma oportunidade de se compreender a mecânica básica que governa os fatores biológicos, que são relevantes para a fisiologia do exercício pediátrico.

Ajustando as Variáveis Fisiológicas para o Tamanho Corporal

É intrínseco à natureza da fisiologia do exercício pediátrico o desejo de tecer *comparações*. Às vezes é importante comparar as características fisiológicas de uma criança com uma norma específica. Por exemplo, se um paciente jovem com fibrose cística possui um $\dot{V}O_2$máx de 1,78 L · min^{-1}, como esse resultado se compara àquele que deveria apresentar? Isso pode ser importante para se compreender a gravidade e o prognóstico da doença ou para reconhecer a resposta aos medicamentos. Ou suponha-se que o objetivo fosse avaliar as mudanças na força muscular depois de um programa de treinamento resistido de três meses em um grupo de meninas da 5ª série. Descobre-se que a força muscular aumentou em 6% depois do treinamento. Mas isso ocorreu graças ao treinamento ou simplesmente pelo crescimento normal da massa e da força muscular dentro de um período de tempo?

As comparações também podem ser feitas entre grupos. Suponha-se que um grupo de meninos de 8 anos em São Francisco seja testado em uma prova de corrida de velocidade de aproximadamente 45 m, enquanto um outro grupo da mesma idade passe pelo mesmo teste em Boston. Como é possível determinar qual dos dois grupos possui a melhor aptidão para a velocidade? A aptidão para a velocidade depende de uma série de fatores – comprimento das pernas, tamanho dos músculos, capacidade glicolítica – que normalmente se aprimoram com a idade e o tamanho corporal, então é preciso de um modo para nivelar a maturação somática dos dois grupos.

O modo-padrão de se fazer essas comparações é relacionar a variável fisiológica em questão a alguma medida de tamanho corporal, normalmente, peso, altura, ou área de superfície corporal. Isso faz sentido, uma vez que todos os determinantes da aptidão fisiológica (ventilação, débito cardíaco, 1 repetição máxima – RM para avaliar a força muscular) envolvem volumes (capacidade pulmonar, tamanho do coração, massa musculoesquelética), que são associados às dimensões totais corporais. Além disso, em alguns casos, o tamanho corporal representa a carga sobre a qual o trabalho físico está sendo executado (p. ex., a economia de corrida é expressa como o gasto metabólico necessário para mover a massa corporal). No final, a maioria das variáveis fisiológicas, de fato, é relativa às dimensões corporais.

Uma variável fisiológica é normalmente expressa em relação a um marcador de tamanho corporal de forma que valores ajustados de acordo com tamanhos maiores indicam maior capacidade ou aptidão. Mais precisamente, um valor ajustado de acordo com um maior tamanho indica que os tecidos específicos responsáveis por uma variável fisiológica são maiores ou funcionalmente superiores do que aqueles de outra pessoa do mesmo tamanho corporal. Se considerássemos vinte meninos, todos pesando 40 kg encontraríamos variações nos testes 1RM para a força muscular dos braços, e poderíamos concluir que alguns tivessem melhor aptidão do que outros. Isso significa que a área de secção transversa, o padrão de ativação das unidades motoras e as propriedades contráteis do músculo bíceps braquial (i. e., os determinantes específicos da força muscular do braço) são maiores em relação à massa corporal em algumas crianças do que em outras.

Se alterarmos o denominador para massa corporal magra, a variação da força do braço entre as crianças seria reduzida, e se a medida de 1RM fosse expressa em relação à área de secção transversa do músculo do braço por imagem de ressonância magnética, a variabilidade se tornaria muito menor.

Uma variedade de dimensões corporais tem sido utilizada como o denominador por meio do qual as variáveis fisiológicas são ajustadas para o tamanho corporal. Cada medida tem seus pontos fortes e fracos nesse papel, e em algumas situações é difícil discernir se o uso de uma medida antropométrica para o ajuste com relação ao tamanho corporal sobre outra possui qualquer verdadeira vantagem biológica. Conseqüentemente, uma forma única e melhor de ajustar para as dimensões corporais ainda tem que ser identificada. Como Welsman e Armstrong concluíram:

> Deve ser enfatizado que não existe um método universalmente "aceito" de classificação, nem tampouco qualquer dos métodos utilizados é "incorreto" em todas as ocasiões. Todos os mecanismos são limitados pelas suposições estatísticas assumidas que, se ignoradas, podem confundir interpretações nelas baseadas. O mais importante é que a escolha da técnica de classificação dependa da natureza da pesquisa que estiver sendo realizada (31, p. 113).

Albrecht et al. descreveram três critérios para determinar se um fator dimensional X^b é um meio efetivo de se ajustar uma variável fisiológica Y à dimensão corporal, ou seja, se esse método efetivamente elimina a influência do tamanho corporal sobre a variável na população em estudo (1). Primeiro, o coeficiente de correlação produto–momento entre Y/X^b (o valor ajustado para Y) e X é igual ou aproximadamente 0. Em segundo lugar, quando representado graficamente, a relação entre Y/X^b e X é uma linha horizontal (i. e., a inclinação da regressão linear é 0). E em terceiro, o valor algébrico de Y/X^b é igual a uma constante.

As seções seguintes discutem de forma breve as diferentes abordagens do ajuste das variáveis fisiológicas ao tamanho, considerando esses critérios. Somente conceitos gerais são apresentados aqui. Os capítulos que se seguem referem-se ao uso de métodos para medir o tamanho corporal para variáveis anatômicas e fisiológicas específicas (coração, pulmão, músculo etc.). Nevill (19) e Welsman e Armstrong (31) contribuíram bastante para o nosso entendimento acerca dessas questões, e o leitor deve se referir a eles para uma discussão mais aprofundada.

Massa Corporal

A massa corporal tem servido como um meio tradicional de se ajustar as variáveis fisiológicas ao tamanho corporal: o $\dot{V}O_2$máx é mensurado por quilograma, a potência anaeróbia pico por quilograma, a força de preensão manual por quilograma, e assim por diante. Sendo assim, essas variáveis são expressas em relação à massa corporal como $M^{1,0}$, o que é denominado *proporção-padrão*.

A massa corporal é prontamente medida, e à primeira vista sua utilização para padronizar as medidas fisiológicas é conceitualmente atraente. A massa corporal representa o volume do tecido metabolicamente ativo e deveria refletir as diferenças em variáveis como o volume muscular, o tamanho do coração, o comprimento da passada e a produção de calor corporal. Além disso, como já observado anteriormente, o gasto de energia para a realização de trabalho físico com a sustentação de peso deve variar de acordo com a necessidade de se mover a carga gerada pela massa corporal.

Como fica aparente nas discussões anteriores neste capítulo, esses conceitos não são totalmente corretos. De fato, como uma simples proporção-padrão, a massa corporal freqüentemente age de forma deficiente ao falhar na eliminação do efeito do tamanho corporal sobre a variável fisiológica em questão (1). A descrição da normalização do $\dot{V}O_2$máx para o tamanho corporal é um bom exemplo ilustrativo. O $\dot{V}O_2$máx, enquanto obviamente afetado pelo tamanho corporal, não aumenta proporcionalmente à massa corporal enquanto os animais, inclusive as crianças, tornam-se maiores. Como conseqüência, o $\dot{V}O_2$máx varia com a massa corporal em animais maduros em aproximadamente $M^{0,81}$. (Estudos do exercício em crianças demonstraram uma grande variedade de expoentes de classificação da massa para o $\dot{V}O_2$máx, mas, em média, o valor é similar).

Isso significa que em qualquer população de crianças, o $\dot{V}O_2$máx por quilograma de massa corporal é superior em crianças menores do que nas maiores. Se plotarmos graficamente o $\dot{V}O_2$ por quilograma contra a massa corporal, é observada uma relação negativa (Figura 1.4a), indicando que a massa corporal como denominador não elimina o efeito do tamanho corporal no $\dot{V}O_2$máx. Isso a torna não apropriada para servir como meio de ajustar o tamanho corporal para comparações de valores de $\dot{V}O_2$máx inter- ou intra-individuais. O que se faz necessário, em vez disso, é algum tipo de marcador do tamanho corporal que faça com que a relação de ajuste de valores do $\dot{V}O_2$máx e da massa corporal sejam apresentados em uma linha plana (Figura 1.4b).

A quantidade de erros produzidos pelo uso da massa corporal como um meio de ajuste do $\dot{V}O_2$máx ou qualquer outra variável fisiológica Y para o tamanho corporal depende da magnitude do expoente de classificação da massa b na verdadeira relação alométrica entre Y e a massa corporal. Se a variável Y for expressa na população como $M^{0,40}$, o uso da massa para ajustar o tamanho Y resulta em um erro maior do que se Y estiver relacionado a $M^{0.85}$.

O outro fator que influencia o grau de erro é a variação no tamanho dos indivíduos envolvidos na investigação. A Figura 1.5 demonstra a relação entre o $\dot{V}O_2$pico (em milímetros por quilograma por minuto) e a massa corporal em meninos e meninas de 12 anos de idade (31). Como esperado, uma relação negativa é observada: Crianças menores têm valores mais altos do que as crianças maiores. A inclinação é suficientemente íngreme, de modo que diferenças são observadas até mesmo dentro de um estreito grupo de tamanhos corporais, ou seja, entre 40 e 50 kg. É óbvio, também, que o erro em se utilizar a massa corporal como denominador para o $\dot{V}O_2$máx nessas crianças será exagerado se o estudo em questão envolver crianças cujas massas corporais variarem de 30 a 60 kg.

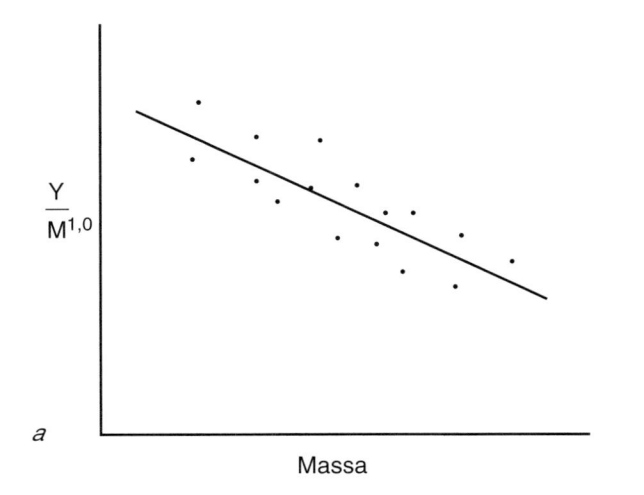
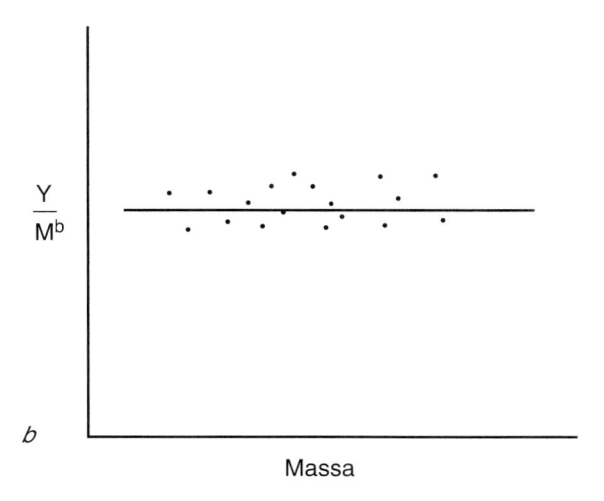

▶ FIGURA 1.4 *(a) A proporção padrão inapropriada $M^{1,0}$ não elimina o efeito da massa corporal na variável Y nos indivíduos com massas corporais diferentes. (b) Quando Y é ajustado por meio da classificação do expoente b apropriado, nenhum efeito é observado sobre Y/M^b com o aumento de massa.*

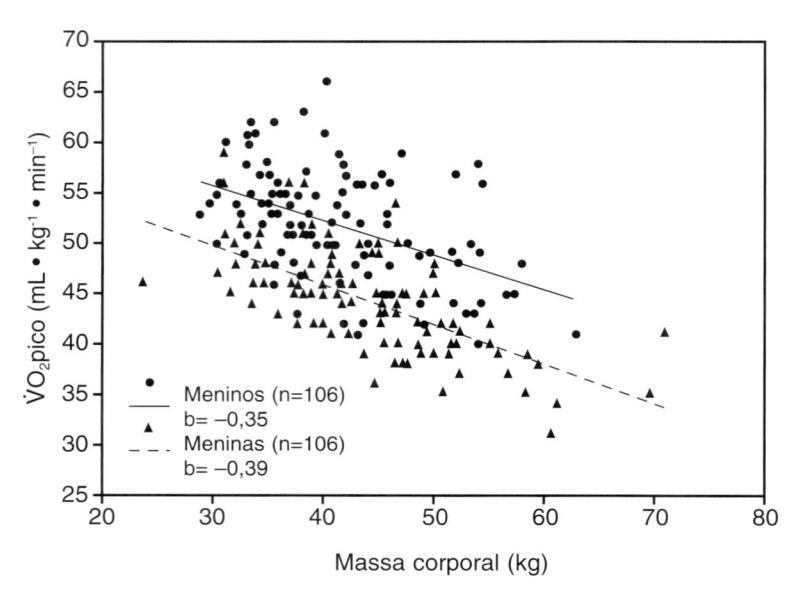

► FIGURA 1.5   Comparação do $\dot{V}O_2$pico com a massa corporal em meninos e meninas (Referência 31).

Reimpressa com permissão de J.R. Welsman e N. Armstrong 2000.

Existem algumas situações nas quais o uso da massa corporal como uma proporção-padrão (i. e., expressa a potência 1,0) pode ser apropriada. Quando Nevill et al. (21) relacionaram o desempenho em uma corrida de 5 km não só ao $\dot{V}O_2$máx, mas também à massa corporal, eles descobriram que:

$$\text{Velocidade (em } m \cdot s^{-1}) = 84(\dot{V}O_2\text{máx})^{1,01}(M^{-1,03})$$

Isso indica que a melhor forma de prever a velocidade em uma corrida de 5 km é o $\dot{V}O_2$máx expresso em relação à massa corporal em quilogramas, a proporção-padrão. A partir dessa observação, os autores concluíram que o uso de $M^{1,00}$ pode ser um fator de ajuste apropriado no caso do desempenho atlético em atividades que exijam sustentar peso, mas não para outras comparações fisiológicas, tal como a relação entre o $\dot{V}O_2$máx com fatores de risco para doenças arteriais coronarianas.

Em algumas situações, o uso da massa corporal como denominador para uma variável fisiológica específica é controverso. A economia de corrida durante um teste em esteira submáximo é normalmente definida pelo $\dot{V}O_2$ por quilograma de massa corporal. Tem sido discutido que a proporção-padrão ($M^{1,0}$) é apropriada nessa situação considerando que a massa corporal (na sua totalidade) é o peso a ser propelido, e que o gasto energético para a movimentação da carga está sendo mensurado.

Outros pesquisadores observaram que durante a corrida submáxima em esteira (tanto em crianças como em adultos), a relação empiricamente observada entre o $\dot{V}O_2$ e a massa corporal é proporcional a $M^{0,75}$. Esse expoente é, de fato, não muito diferente daquele observado durante o repouso ou

exercício máximo. A implicação é que isso deveria ser interpretado da mesma forma; ou seja, os erros são introduzidos com a utilização de $M^{1,0}$ como denominador quando comparada a economia de corrida de crianças com diferentes tamanhos. Nesse sentido, o estudo de Brett sobre os salmões, cujo nado é uma atividade que não exige sustentação de peso, é particularmente interessante (6). Descobriu-se que o $\dot{V}O_2$ em repouso está relacionado à massa corporal total do peixe pelo expoente de classificação 0,78. A 25% da velocidade máxima, o expoente subiu para 0,85, a 50% para 0,89, e na velocidade máxima ($\dot{V}O_2$máx) para 0,97 (a proporção-padrão). Isso sugere que a massa – em conjunto com a força da gravidade – não deveria ser interpretada apenas como uma carga fixa nos estudos de economia.

De forma interessante, esse estudo também oferece uma pista de que a corrida de uma criança na esteira mostraria o mesmo fenômeno de mudanças nos expoentes de classificação durante o aumento da velocidade, como aconteceu com o salmão. Considerando-se que o potencial metabólico (a razão entre o $\dot{V}O_2$máx com o $\dot{V}O_2$ de repouso) aumenta com a idade e o tamanho, o expoente de classificação de tamanho b para o $\dot{V}O_2$ de repouso deve ser diferente daquele do exercício máximo (conforme já visto com os peixes). Apesar disso não ter sido testado, o expoente de classificação deveria aumentar nas velocidades mais altas da esteira. A interpretação de tal descoberta, porém, necessita de maiores esclarecimentos.

Outras Proporções-Padrão

Qualquer outra medida antropométrica com um expoente de classificação de 1,0 (i. e., uma proporção-padrão) poderia também servir como um meio de ajuste de tamanho para variáveis fisiológicas. Dificuldades similares àquelas já observadas com o uso da massa corporal, entretanto, poderiam ser antecipadas.

Altura Corporal

A altura corporal é outra proporção-padrão de fácil mensuração (i. e., $H^{1,0}$), que, espera-se, em contraste com a massa corporal, não seja influenciada pela composição corporal. Ou seja, uma criança obesa e outra magra poderiam ter a mesma altura, mas ainda serem diferentes em massa corporal por um fator 2. Uma vantagem de se utilizar a altura corporal como um fator de ajuste ao tamanho, em vez da massa, poderá depender da pergunta da pesquisa a ser realizada.

A altura corporal enquanto proporção-padrão demonstra as mesmas fraquezas que a massa corporal. Vamos assumir que, por falta de conhecimento, exista a expectativa de que o $\dot{V}O_2$máx seja relativo à $M^{1,0}$, mas de acordo com a teoria da dimensionalidade, deveria estar relacionado a $M^{0,67}$ (volume por unidade de tempo) e que na realidade está mais próximo de $M^{0,81}$. A altura está relacionada à massa por $M^{0,33}$. Então, espera-se que as respectivas diferenças nos expoentes de altura relativos ao $\dot{V}O_2$máx sejam de 3,0 para a proporção-padrão, 2,0 de acordo com a teoria da dimensionalidade e 2,4 no mundo real. Ou seja, incorre-se no mesmo erro utilizando-se a altura como proporção-padrão para o $\dot{V}O_2$máx como quando utiliza-se o peso. Crianças menores apresentarão valores superiores de potência aeróbia máxima ajustadas ao tamanho do que os jovens maiores.

Área de Superfície Corporal

O uso da área de superfície corporal (ASC) inicialmente ganhou aceitação como um meio de ajuste da taxa metabólica para o tamanho corporal. O raciocínio foi simples: animais de tamanhos diferentes possuem aproximadamente a mesma temperatura corporal central, perdendo o calor através da superfície corporal. Como conseqüência, a taxa metabólica, que controla a produção de calor, deveria ser relativa à ASC ou $M^{0,67}$ (a regra da superfície).

Vimos anteriormente que o real expoente de classificação filogenética para a taxa metabólica de repouso é $M^{0,75}$. Apesar dessa discrepância, a ASC tem sido utilizada na medicina clínica para se determinar a dosagem de medicamento, calcular os volumes de reposição de fluidos corporais e mensurar funções corporais como a liberação de creatinina urinária.

A ASC é uma proporção-padrão, válida e útil em diferentes contextos fisiológicos, inclusive o ajuste do tamanho para o débito cardíaco e volume sistólico. Isso se dá provavelmente porque a $ASC^{1,0} \sim M^{0,67}$ assemelha-se a expoentes de classificação empíricos calculados para certas medidas fisiológicas nos estudos de exercícios em crianças. Ainda não foi esclarecido se essa relação é coincidente ou se existe algum significado biológico.

É importante reconhecer que a proporção da ACS para a massa corporal decai à medida que as crianças crescem (Figura 1.6). A magnitude desse declínio é sensível. A proporção da ASC para a massa é de 4,0 na idade de 5 anos e 2,7 na idade de 16 anos. Isso dá importância particular aos problemas de termorregulação em crianças, que serão discutidos no Capítulo 12.

A área de superfície corporal representa um problema interessante como um denominador de tamanho porque não é facilmente mensurada. De fato, a história da ASC como um meio de padronização de variáveis fisiológicas é registrada pelos múltiplos esforços concentrados na sua determinação. Esses esforços incluem a medida de um filme de polietileno colocado sobre a carcaça de um animal congelado, penas arrancadas de pássaros jovens, pele laqueada cortada em

partes e medidas utilizando um cilindro integrado (8). (Em seu livro *Bioenergética e Crescimento*, Brody (7) oferece uma fotografia de tal instrumento sendo rolado sobre linhas pintadas na parte frontal de uma vaca claramente indiferente com uma teta moderadamente inchada).

Em seres humanos, a ASC é geralmente estimada por meio da fórmula de Dubois e Dubois, que foi criada em 1916 e baseada em moldes de nove pessoas feitos de papel não-flexível (11). Na maioria dos modelos, as áreas de apenas uma perna e um braço foram estimadas, e o nariz, as orelhas e as dobras dos glúteos não foram incluídos.

Massa Corporal Magra

Para certas medidas fisiológicas, valores expressos em relação à massa corporal magra (MCM) são particularmente apropriados. A MCM, que engloba todos os tecidos corporais, exceto gordura, inclui os órgãos relacionados à aptidão (coração, pulmões) além da massa do músculo esquelético. A MCM deveria então estar mais diretamente relacionada a medidas como o $\dot{V}O_2$máx, débito cardíaco e força muscular do que a massa corporal total.

Em um estudo anterior, Miller e Blyth avaliaram meios diferentes de ajuste da taxa metabólica basal (TMB) para o tamanho corporal em 48 alunos universitários (18). A correlação entre a TMB e massa corporal magra (determinada pelo peso embaixo da água) foi $r = 0,92$, maior do que aquela para a ASC ($r = 0,84$) e massa corporal total ($r = 0,85$). Quando o peso corporal e a ASC foram ajustados para o efeito da MCM, as correlações da TMB e ASC com a massa corporal foram $r = 0,45$ e $r = 0,14$, respectivamente. Os autores concluíram que foi "aparente que a área de superfície e o peso corporal poderiam derivar mais da sua validade como padrões de referência metabólica por seu alto grau de

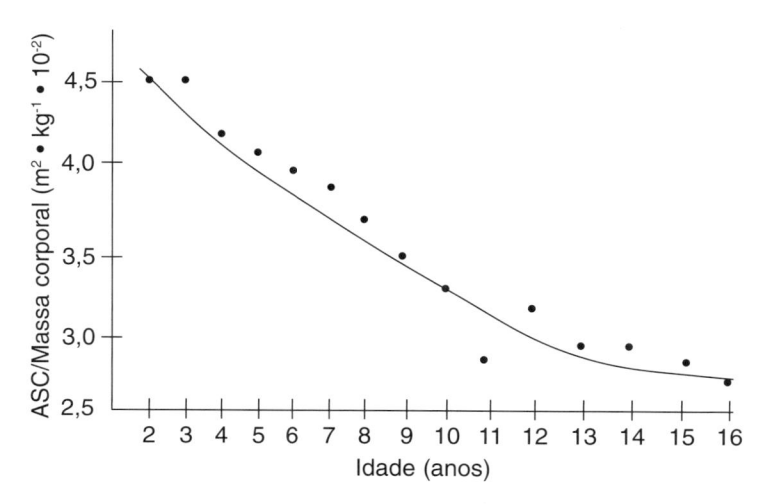

▶ FIGURA 1.6 Alteração da proporção da área de superfície corporal para a massa nas crianças em crescimento.
ASC: Área de superfície corporal
Reimpresso com permissão de T.W. Rowland, 1996.

correlação com a massa corporal magra... (que serve como) uma fração constante da "massa corporal ativa" (p. 314).

Achados similares foram demonstrados para medidas de exercícios. Janz et al., por exemplo, relataram que a MCM era superior à massa corporal em relação à eliminação dos efeitos do tamanho corporal nos valores de $\dot{V}O_2$submáximo e $\dot{V}O_2$pico, em um estudo longitudinal de cinco anos em crianças (16). Daniels et al. mostraram que a MCM era responsável por 75% das variações na massa ventricular esquerda em 201 crianças entre 6 e 17 anos (10).

O fato de que a MCM não pode ser prontamente mensurada é um problema e, como padrão de proporção ($MCM^{1,0}$), ela carrega os mesmos riscos de resultados artificiais como os da massa corporal total. Além disso, esse denominador não é aplicável quando a massa corporal total for a carga sobre a qual a variável fisiológica é aplicada (p. ex., o $\dot{V}O_2$ durante corrida submáxima). O uso da MCM nesse caso seria, em efeito, uma "adiposectomia matemática", eliminando a influência da gordura corporal no peso da carga (13).

Alometria

É aparente a partir da Figura 1.5 que a massa como uma proporção-padrão ($M^{1,0}$) não funcionará como meio de normalização de Y para o tamanho corporal, porque $Y/M^{1,0}$ altera-se (i. e., torna-se menor) à medida que a massa aumenta. Isso resulta em valores artificialmente altos para Y de ajuste de tamanho em sujeitos menores. O que se faz necessário em vez disso, é um denominador M^b, ao qual Y pode ser relacionado, que resulta em nenhuma diferença em Y/M^b enquanto a massa corporal mudar na população em estudo (como na Figura 1.4b).

A análise alométrica oferece um expoente b para massa corporal que faz com que a massa e Y cresçam proporcionalmente com o aumento do tamanho corporal. Conseqüentemente, valores de Y expressos em relação à M^b se mantêm estáveis ao longo da variação do tamanho dos sujeitos. O ajuste de Y, ou Y/M^b, serviria então como um meio preciso e apropriado de comparar valores de Y entre indivíduos de diferentes tamanhos corporais. Utilizando-se Y/M^b "nivela-se o campo de estudo" para as comparações da variável fisiológica em questão porque essa relação é independente do tamanho corporal.

O expoente de massa para qualquer grupo de sujeitos é determinado pela criação da equação alométrica para os valores de Y e M, de forma semelhante à descrita no início deste capítulo. Uma equação de regressão linear é criada por meio dos valores individuais transformados em unidades logarítmicas de M e Y. Nessa fórmula, o $\log Y = \log a + b \log M$, em que b significa a inclinação e acaba sendo o expoente de classificação para M na equação alométrica $Y = aM^b$.

Nesse ponto, comparações de Y entre grupos podem ser feitas de duas formas diferentes. Pode-se aplicar a análise de covariância (ANCOVA) para a equação de regressão *log-linear* para dois grupos de pacientes. Welsman e Armstrong (31) utilizaram suas informações para o $\dot{V}O_2$máx em meninos e meninas para demonstrar essa abordagem, conforme ilustrado na Figura 1.5. A inclinação das duas equações de regressão de ambos os sexos não é significativamente diferente. A ANCOVA revelou que os valores de pico de $\dot{V}O_2$ em relação à massa corporal eram maiores nos meninos.

Alternativamente, os valores individuais de YM^b podem ser utilizados da mesma forma como a proporção-padrão é utilizada para a realização de comparações estatísticas entre grupos de pacientes. No modelo anterior, por exemplo, a inclinação comum de b para meninos e meninas foi 0,66. Agora todos os valores absolutos de $\dot{V}O_2$pico nos dois grupos podem ser relacionados a $M^{0,66}$ e comparados por meio do teste t. Quando isso é feito, os valores médios $\dot{V}O_2$pico/$M^{0,66}$ por minuto para meninos e meninas são 182 ± 17 e 159 ± 14, respectivamente ($p < 0,05$).

Quando se deve utilizar uma abordagem alométrica em vez da proporção-padrão? Pelas considerações precedentes, a melhor resposta parece ser que a alometria é necessária para se evitar erros criados pela proporção-padrão, quando o limite de 95% para a inclinação da equação de regressão *log-linear*, para qualquer informação estabelecida, não incluir o valor 1,0.

Alguns pesquisadores decidiram utilizar expoentes teóricos para a classificação das variáveis fisiológicas nos estudos com crianças, como por exemplo, expressando-se o $\dot{V}O_2$máx para $M^{0,75}$. Porém, expoentes derivados empiricamente para o $\dot{V}O_2$máx em vários estudos em crianças variam amplamente (de 0,37 a 1,07). O uso de expoentes de massa estabelecidos, como 0,75 para o $\dot{V}O_2$máx em qualquer dado apresentado, poderá, portanto, criar erros significativos. Apesar de que o expoente empiricamente calculado para um dado específico possa não refletir relações biológicas "verdadeiras" entre a massa e o $\dot{V}O_2$máx (em função do pequeno número de indivíduos, variações na composição corporal e potencial atlético etc.), ele de fato reflete a relação entre a massa e a potência aeróbia máxima em uma dada população. Por essa razão, o cálculo e o uso de expoentes de classificação derivados empiricamente, ao contrário daqueles derivados de proposições teóricas, parece prudente.

Essa abordagem alométrica é igualmente útil para outras medidas antropométricas, tais como a altura, a área de superfície corporal ou a massa corporal magra. Shephard et al. (29), por exemplo, utilizaram a equação alométrica $\dot{V}O_2 = a(H^b)$ para avaliar as alterações longitudinais em $\dot{V}O_2$máx em crianças nas idades de 6 a 12 anos. Rowland et al. (25) relataram os fatores de classificação alométrica para o débito cardíaco máximo em relação a variáveis de tamanhos diferentes em 24 meninas (idade média 12,2 ± 0,5 anos). Os expoentes de classificação para o $Q_{máx}$ foram $M^{0,59}$, $H^{1,76}$ e $ASC^{1,08}$. Quando o Q foi expresso como proporção-padrão ($Q/M^{1,0}$, $Q/H^{1,0}$ e $Q/ASC^{1,0}$), os coeficientes de correlação de Pearson para a massa, altura e ASC foram $r = 0,54$, 0,22, e 0,07, respectivamente. Quando os valores de Q foram ajustados para o fator de classificação apropriado ($Q/M^{0,59}$, $Q/H^{1,76}$ e $Q/ASC^{1,08}$), os coeficientes de correlação foram $r = -0,01$, -0,01 e 0,01, respectivamente. Esses achados indicaram que qualquer denominador ajustado alometricamente era útil na normalização do débito cardíaco máximo para o tamanho corporal, enquanto a única proporção-padrão apropriada para essa finalidade era a $ASC^{1,0}$.

Discrepâncias nos resultados obtidos por métodos diferentes de "normalização" de tamanho ilustram os potenciais erros gerados pelo uso não apropriado de fatores de classificação. Em alguns casos isso envolve a compreensão dos conceitos básicos do desenvolvimento normal na fisiologia do exercício. Por exemplo, quando o $\dot{V}O_2$máx é expresso em relação à massa corporal nos meninos, os valores se mantêm estáveis ao longo da infância e no início da adolescência (ver Capítulo 5). Isso quer dizer que os mecanismos que controlam a potência aeróbia máxima durante os anos pré-púberes são independentes do tamanho. Porém, quando essas informações são ajustadas alometricamente de acordo com o tamanho, o $\dot{V}O_2$máx nos meninos cresce continuamente com a idade. Isso sugere que os fatores dependentes do tamanho contribuem para o desenvolvimento da aptidão fisiológica aeróbia.

Padrões de Regressão

A comparação entre dois grupos de indivíduos pode também ser examinada por meio da criação de equações de regressão de mínimos quadrados parciais, relacionando a variável fisiológica Y ao tamanho corporal X para cada grupo de indivíduos:

$$Y = a + bX$$

A inclinação b e o interceptor a podem então ser comparados utilizando-se a ANCOVA (com a massa como uma covariável). Essa abordagem requer que a relação entre Y e X seja linear e que as inclinações da equação de regressão sejam paralelas. Diferenças no interceptor e nas médias ajustadas computadas indicam diferenças entre os grupos.

O erro é introduzido nesse modelo se as informações forem heterocedásticas, ou seja, se o grau de variabilidade dos valores da média mudar ao longo do tamanho corporal. Como Welsman e Armstrong observaram, a classificação

alométrica incorpora erros multiplicativos em vez de aditivos, conforme visto nos padrões de regressão e, portanto, controla a heterocedastidade (31).

Estudos em crianças demonstraram como a relação revelada pelo uso da proporção-padrão pode ser alterada pela abordagem da regressão linear. Eston et al. compararam a economia de corrida em esteira em dez meninos corredores de *cross-country* em idade pré-púbere (idade média 10,4 ± 0,5 anos) e em um número igual de jovens adultos treinados do sexo masculino (12). Os valores de $\dot{V}O_2$ por quilograma eram significativamente maiores nos adolescentes do que nos jovens adultos, indicando uma economia de corrida inferior. A ANCOVA revelou não haver diferenças na inclinação ou elevação das linhas de regressão da massa *versus* o $\dot{V}O_2$submáximo. Os autores concluíram que "não havia diferenças reais na dinâmica do consumo de oxigênio entre homens e meninos" e também que "qualquer diferença aparente no consumo de oxigênio entre os grupos pode ser atribuída a análises não-apropriadas e não a diferenças inerentes à fisiologia" (p. 239).

Cooper e Bernan argumentaram, entretanto, que "ambos os métodos, de proporção e regressão, são válidos, mas elaborados para responder perguntas diferentes" (9). Eles consideraram as proporções-padrão úteis no entendimento das relações entre o tamanho e a função em determinado indivíduo, enquanto a análise de regressão revela mecanismos que dão conta das diferenças entre dois grupos de estudo.

Modelação Multinível

A modelação multinível é uma abordagem estatística que se mostra particularmente interessante na análise de grupos de informações longitudinais (31). Portanto, esse método tem se mostrado útil na avaliação da influência de vários fatores do desenvolvimento da aptidão aeróbia e anaeróbia ao longo do tempo, da mesma forma que a força muscular nas crianças.

Nessa técnica, os dados são revisados em uma estrutura hierárquica, normalmente em dois níveis. Por exemplo, o conjunto de informações de seções de medidas individuais poderia estar no nível 1, e os valores individuais dos sujeitos ao longo do tempo, no nível 2. O método da modelação multinível permite uma descrição das mudanças em uma variável na média da população, enquanto ao mesmo tempo indica como as respostas individuais se desviam das médias nos dois níveis da análise. Por exemplo, para informações sobre altura, os termos no nível 1 podem descrever como as taxas de crescimento individual variam sobre aquela da média da população, enquanto no nível 2, as medidas de cada indivíduo podem ser expressas relativamente à sua própria curva de desenvolvimento. Essa abordagem é particularmente eficaz para a avaliação longitudinal das variáveis relacionadas ao exercício, pois ela permite uma análise das influências de variáveis extrínsecas (gênero, maturação sexual, idade) no desenvolvimento de fatores fisiológicos durante o crescimento das crianças.

Conjuntos de informações obtidas de forma transversal podem ser analisados por regressão linear ou *log-linear* (análise alométrica). O mesmo acontece para o método da modelação multinível. A equação de regressão linear pode ser derivada com parâmetros aditivos de erro (p. ex., idade, altura), ou pode ser usada uma estrutura alométrica *log-linear*. Nevil et al. (20) forneceram evidências de que a segunda abordagem produziu uma solução estatística nas mensurações longitudinais de intensidade e força aeróbia em crianças, que era não só fisiologicamente mais plausível, como também estatisticamente mais apropriada, exigindo um número menor de parâmetros que a solução original, controlando apropriadamente as informações heterocedásticas (20, p. 122).

Potencial Fisiológico

Em adultos, a aptidão cardiovascular é freqüentemente estimada de forma clínica por meio do tempo de resistência em protocolos de testes de esforço padronizados. Esses tempos são equacionados a um certo número de METs, ou proporcionalmente entre o $\dot{V}O_2$ de repouso e aquela no ponto de exaustão. Um MET é equivalente ao consumo de 3,5 mL de oxigênio $\cdot$ kg^{-1} $\cdot$ min^{-1}. Utilizando isso como uma "moeda" de aptidão, então o tempo de resistência que reflete um $\dot{V}O_2$ de 35 mL $\cdot$ kg^{-1} $\cdot$ min^{-1} seria interpretado como 10 METs. Isso pode ser considerado como um marcador do nível de aptidão aeróbia do indivíduo e pode ser utilizado como um guia na prescrição de atividades físicas (3).

A razão do $\dot{V}O_2$máx com o $\dot{V}O_2$ de repouso, ou o *potencial metabólico*, como um possível indicador de aptidão aeróbia tem sido examinado também em crianças. O conceito é imediatamente atraente, uma vez que ele elimina a influência do tamanho corporal e toda a complexidade e variáveis associadas com a classificação alométrica ou do método da modelação multinível. Mais ainda, como indicado anteriormente, o potencial metabólico aumenta de modo significativo nas crianças durante o crescimento, dobrando em meninos com idades entre 6 e 17 anos.

O significado real, interpretação e valor da classificação metabólica, porém, permanece nebuloso. Uma questão fundamental é a validade da taxa metabólica de repouso como a moeda pela qual os valores encontrados durante o exercício podem estar relacionados. Os determinantes da taxa metabólica de repouso são diferentes daqueles durante o exercício, já

que existe uma grande contribuição dos músculos em atividade durante o exercício. A taxa metabólica em repouso aumenta com o tamanho corporal, mas declina no que diz respeito à massa corporal ou a ASC durante o crescimento das crianças, e pequenas diferenças nos valores de repouso alterariam de modo significativo o potencial metabólico. Os estudos do potencial metabólico em crianças parecem indicar que quase todas as mudanças observadas durante a maturação são o resultado do declínio na taxa metabólica basal relativa (23).

Portanto, existe suficiente ambigüidade em relação à interpretação das alterações no potencial metabólico em crianças, para impedir seu uso no momento como um indicador independente de tamanho para a aptidão fisiológica. É possível, porém, que futuras pesquisas esclareçam sobre sua real relevância na fisiologia do exercício pediátrico.

Conclusões

Larga experiência com a abordagem alométrica em estudos com animais claramente confirmam a importância biológica do tamanho corporal. Essas informações indicam também que as relações de certas variáveis fisiológicas e anatômicas com as dimensões corporais podem ser únicas para a variável em questão. Essas diferenças podem esclarecer os mecanismos obscuros por meio dos quais essas variáveis afetam a aptidão física. Mais ainda, fatores não considerados previamente como relacionados ao tamanho, em particular aqueles que operam com base no tempo, podem ser influenciados pelas diferenças nas dimensões corporais.

A aplicabilidade desses princípios na definição de diferenças fisiológicas nas crianças, em resposta ao exercício durante o crescimento, ainda precisa ser determinada. Tais percepções podem ser limitadas pelo alcance relativamente pequeno no tamanho das crianças em crescimento, e as relações ontogenéticas podem ou não refletir aquelas que foram estabelecidas por estudos filogenéticos. Ainda assim, os conceitos biológicos básicos que definem como o tamanho influencia a fisiologia devem ser mantidos tanto para crianças como para animais.

Fisiologistas do exercício desenvolvimentais estão a par da importância crítica da classificação apropriada das variáveis fisiológicas em relação ao tamanho corporal nos jovens. A identificação do melhor meio para fazê-lo permanece um projeto em desenvolvimento. Claramente não existe um único meio apropriado de normalização para o tamanho corporal, e o pesquisador deve reconhecer a real necessidade da busca do meio mais eficaz de ajuste do tamanho para cada estudo individual.

Questões para Discussão e Direcionamento de Pesquisa

1. O que as diferenças entre os expoentes de classificação ontogenética e filogenética podem nos dizer sobre as alterações de desenvolvimento na fisiologia do exercício (ao contrário do efeito isolado do tamanho)?

2. Com que rapidez o tempo fisiológico "passa" durante a infância? Ele está ligado à massa corporal da mesma forma como observado nos animais adultos (i. e., $\sim M^{0,25}$)? Em caso afirmativo, qual é o mecanismo biológico que relaciona tempo e massa?

3. O conceito da simorfose do desenvolvimento se mantém verdadeiro para as variáveis fisiológicas nas crianças em desenvolvimento? Se a resposta for afirmativa, como o tamanho corporal "orquestra" padrões de desenvolvimento paralelos nos diferentes sistemas envolvidos no exercício?

4. Quais aspectos de uma pergunta de pesquisa específica ditam os meios apropriados de se normalizar variáveis fisiológicas para o tamanho corporal? Quais fatores (gênero, composição corporal, potencial atlético) alteram a relação das variáveis fisiológicas com o tamanho corporal dentro de uma população de indivíduos?

5. Qual é a base biológica para os expoentes de massa? Ou seja, por que o $\dot{V}O_2$máx se relaciona a $M^{0,81}$ em vez da proporção-padrão?

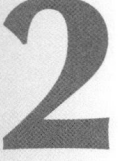

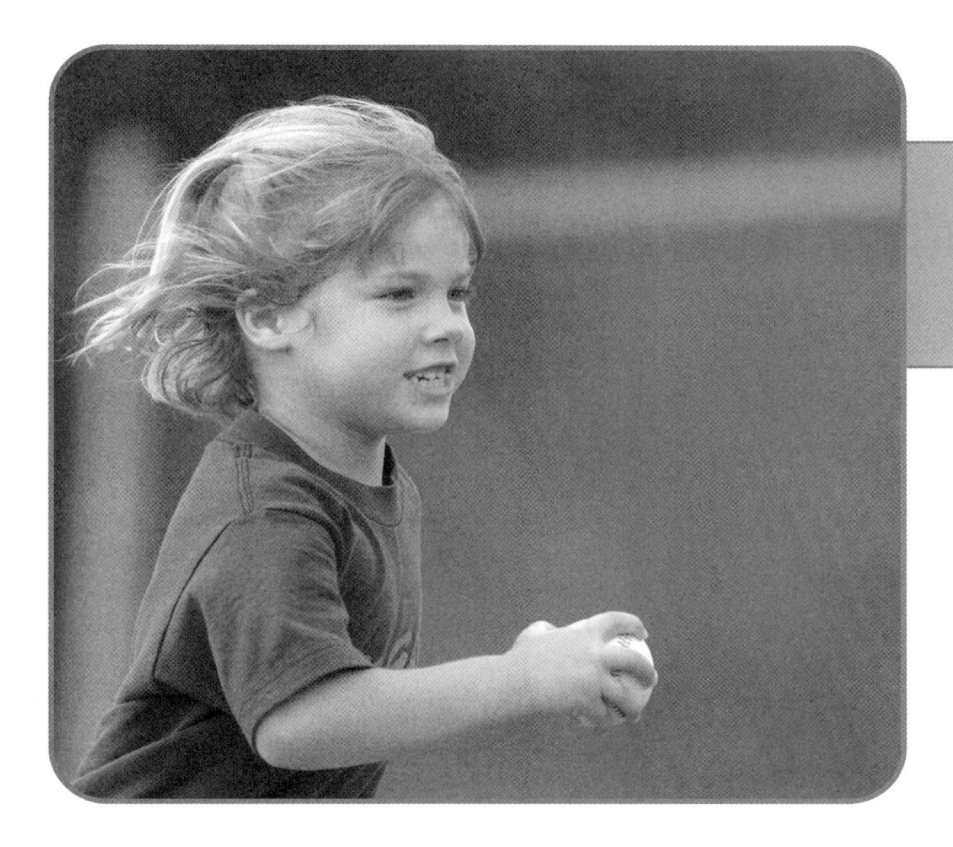

Crescimento e Exercício

Apesar de o crescimento ser um processo familiar, não sabemos por que os tecidos crescem ou param de crescer, como o crescimento de um tecido ou órgão está relacionado aos outros, ou como o crescimento de um tecido está relacionado ao crescimento das células que o constituem... Portanto, se eu encontrasse a fada madrinha da ciência, perguntaria a ela "O que controla o crescimento dos tecidos in vivo?", *e sei que a resposta seria fascinante.*

Jonathon Slack (1996)

► *Neste capítulo serão discutidos:*

- O papel do crescimento somático no desenvolvimento da aptidão física e
- Como a atividade física e a prática esportiva podem influenciar o crescimento corporal.

A compreensão do processo do crescimento é essencial para se observar alterações do desenvolvimento na fisiologia do exercício. Determinantes da fisiologia do exercício e desempenho aparecem em conjunto com o crescimento somático, e, como será discutido a seguir neste capítulo, a própria atividade física pode influenciar o processo de crescimento. Fatores que influenciam essa ligação entre exercício e crescimento são, portanto, de interesse especial.

Os "misteriosos mecanismos do crescimento" (79) estão longe de serem compreendidos. Porém, um enorme progresso foi atingido durante os anos de 1990, no reconhecimento dos múltiplos fatores responsáveis pelo crescimento humano e também para a base genética no controle da expressão fenotípica desses agentes. Essa recente informação tornou óbvio que as idéias sobre a forma como ocorre o crescimento dos seres humanos, aceitas há vinte anos atrás, eram demasiadamente simples. De fato, parece que cada nova percepção, em vez de esclarecer o quadro, indica dramaticamente a profunda complexidade do processo de crescimento.

O período de crescimento pós-natal, do nascimento até a idade de 17 ou 18 anos aproximadamente, é a extensão de tempo disponível para a maturação dos processos biológicos até o estado adulto. Em função dessa restrição, há interesse não somente na extensão do desenvolvimento somático durante os anos de crescimento, mas também no seu ritmo ou taxa de mudança. Já se sabe de longa data que o tempo relativo destinado à maturação biológica em seres humanos excede em muito aquele para outros mamíferos (47), uma observação que tem servido como base para os discursos filosófico e biológico nos últimos trezentos anos.

No seu estudo comparativo de 21 espécies de primatas antropóides, Leigh e Park (47) descobriram que o período de crescimento do ser humano é maior em relação ao tamanho corporal em função da fase de crescimento inicial ser extremamente longa (do nascimento até o início do estirão de crescimento na adolescência). Um número de explicações tem sido oferecido, sendo que, a mais popular sugere que a grande inteligência humana necessita de um período mais longo para adquirir uma base complexa de informações.

A necessidade de maior desenvolvimento da capacidade locomotora nos seres humanos também foi sugerida. A mudança evolucionária para locomoção bípede ereta criou desafios para os sistemas neuromuscular e cardiovascular, uma solução integrada plausível seria um período mais longo de desenvolvimento. Como Leigh e Park notaram, "atrasos temporais na ontogenia para tornar possível a 'reestruturação' podem ter sido componentes chave na resposta dos ancestrais hominídeos para uma seleção favorecendo o bipedalismo" (47, p. 333).

Um outro aspecto temporal do crescimento somático que pode influenciar alterações populacionais de longo prazo em relação à capacidade para a realização de exercícios é a mudança secular que tem sido observada na maturação do crescimento (35, 85). Padrões de crescimento em crianças em várias populações nos últimos duzentos anos geralmente indicam um aumento progressivo na estatura e peso, e também uma diminuição no período de crescimento. Esse último pode ser atribuído principalmente ao aumento do comprimento da perna, enquanto o início precoce da menarca é o mais óbvio indicador do ritmo acelerado da maturação biológica.

Na Europa e na América do Norte o aumento da estatura entre 1880 e 1980 foi de aproximadamente 1,5 cm em crianças e 2,5 cm em adolescentes por década (51). A média de idade para a menarca tornou-se menor em 4,5 meses por década entre 1920 e 1960 nas meninas belgas. Na maioria dos países desenvolvidos, essas tendências, que são consideradas como um reflexo da melhoria da saúde e *status* nutricional tem desacelerado de modo significativo nas últimas décadas.

Fica claro também, que a despeito da delicadeza como as curvas se movimentam, o crescimento humano oscila consideravelmente ao longo do tempo. H. G. Wells demonstrou isso muito bem na sua obra de 1925 "A Comida dos Deuses", observando que o crescimento "ocorreu por meio de explosões e intermissões... como se toda a criatura viva precisasse primeiramente acumular força para então crescer, cresceria com vigor apenas durante um determinado tempo e então precisaria esperar até que pudesse continuar crescendo" (89). Wales citou essa referência em uma revisão intrigante nas variáveis que influenciam essa inconsistência no processo de crescimento, inclusive a estação do ano (o crescimento pode ocorrer acima, abaixo ou na taxa esperada em avaliações trimestrais), número de horas do dia com luz solar e compressão da espinha ao ficar em pé (86). As diferenças são também observadas nas taxas de crescimento dos segmentos corporais dos indivíduos. As pernas mais curtas das crianças, por exemplo, crescem linearmente, mas podem sofrer uma explosão diferenciada e sem explicação no seu comprimento, quando comparada a outros segmentos do corpo.

Influência dos Fatores de Crescimento sobre a Aptidão Física

O crescimento físico é o fator mais importante no desenvolvimento das respostas físicas ao exercício durante os anos de infância. Mais ainda, discrepâncias na *taxa* de crescimento são amplamente responsáveis pelas diferenças entre os indivíduos no que diz respeito ao desempenho físico no grupo em idade pediátrica. Um garoto de 16 anos tem um consumo de oxigênio três vezes maior ($\dot{V}O_2$máx) do que tinha aos 5 anos. A força de preensão manual de uma menina cresce três vezes durante o mesmo período de tempo. Um adolescente corre de forma mais econômica (i. e., com um $\dot{V}O_2$máx mais baixo por quilograma) em uma determinada velocidade do que quando ele tinha menos idade.

Essas são todas as expressões, principalmente de aumentos no tamanho corporal. Entre as idades de 6 e 16 anos, os pulmões nos homens crescem de uma capacidade total de 1,937 mL para até 5,685 mL, e o peso do coração aumenta de 95 g para até 258 g. Esses aumentos são manifestados no desenvolvimento da ventilação minuto máxima e do volume sistólico durante o crescimento das crianças. A força muscular se desenvolve como conseqüência do aumento do volume do tecido muscular. A massa muscular corporal total estimada em meninas cresce de 7 quilogramas na idade de 6 anos para até 23 quilogramas durante a adolescência. Enquanto o comprimento da perna aumenta com a idade, a freqüência da passada em determinada velocidade declina, resultando em uma diminuição no requerimento total de oxigênio durante a corrida.

O Eixo GH/IGF-I

As três últimas décadas testemunharam uma explosão virtual de pesquisas relacionadas aos determinantes do crescimento corporal durante a infância e adolescência. Essas informações têm ampliado nossas crenças sobre os processos que cercam o crescimento normal. Fatores entendidos como independentes demonstraram ser influenciados por outros. Ações de certos determinantes do crescimento parecem ser reguladas por múltiplos fatores, incluindo outros agentes que promovem o crescimento. Um modelo dos fatores que promovem o crescimento corporal geral foi substituído pela identificação de determinantes específicos dos processos de crescimento. De qualquer forma, porém, o resultado combinado dessa complexidade é um programa de crescimento do tamanho físico, baseado na genética, que serve como o principal determinante do desenvolvimento da resposta fisiológica das crianças ao exercício na medida em que crescem. Esses fatores de crescimento por si só podem ter um papel importante nas respostas anatômicas e fisiológicas ao treinamento físico.

A base central para o crescimento físico durante a infância é o hormônio do crescimento (GH) / fator de crescimento semelhante à insulina I (IGF-I) (Figura 2.1). O agente primário dentro desse eixo é o GH, uma cadeia única de

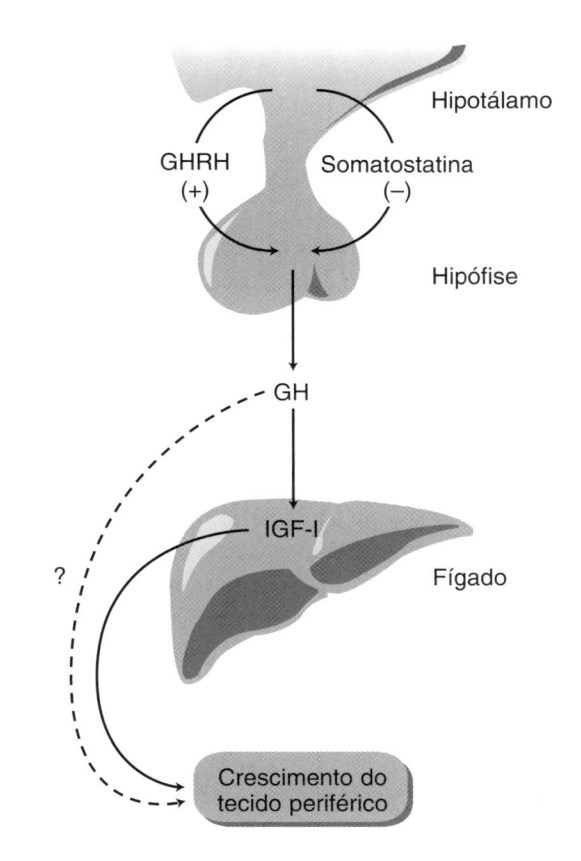

▶ FIGURA 2.1   O eixo GH/IGF-I.

191 aminoácidos produzida pelo lobo anterior da hipófise (adenohipófise). O GH é secretado de forma pulsátil em resposta ao efeito recíproco de dois peptídeos reguladores, que são produzidos próximo ao hipotálamo. O hormônio de liberação do GH (GHRH) que serve para estimular a produção do GH, enquanto a somatostatina age inibindo a liberação de GH.

O controle desses dois reguladores da produção de GH é pouco compreendido. É óbvio, porém, que muitos fatores podem estar envolvidos, alguns bioquímicos (neurotransmissores, hormônio de liberação da tireóide, calcitonina, vasopressina, corticotropina) e outros físicos ou emocionais (estresse, sono, jejum, exercício).

O hormônio do crescimento é produzido pela hipófise de forma pulsátil a cada 2 horas, aproximadamente, de forma mais pronunciada durante o sono (17). O pico da concentração sérica de GH tipicamente atinge cerca de 2,0 ng · mL^{-1} mas entre as explosões secretoras podem ser quase indetectáveis (< 0,1 ng · mL^{-1}). Durante as horas de vigília, os pulsos do GH são mais baixos e irregulares, particularmente em crianças em idade pré-púbere.

Por causa dessa marcante variabilidade, amostras isoladas de sangue têm valor limitado para a determinação da con-

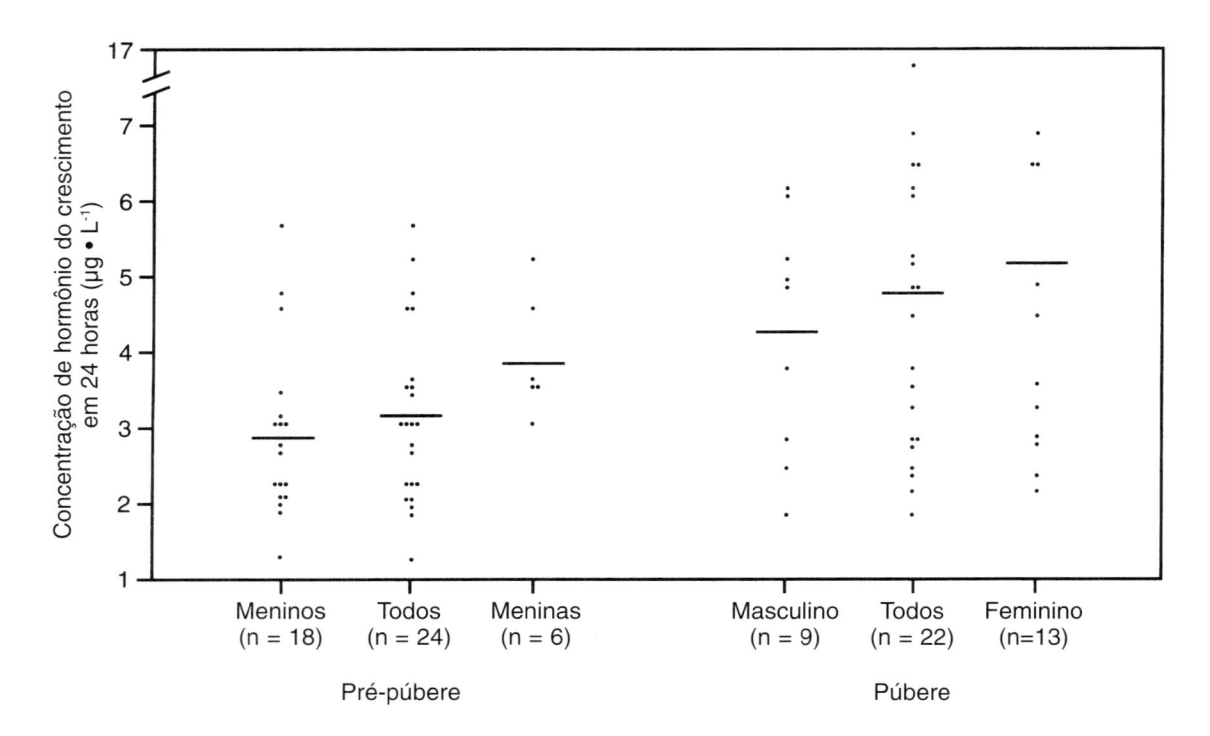

► FIGURA 2.2   Concentrações médias em 24 horas do hormônio do crescimento em 24 jovens em idade pré-púbere e 22 em idade púbere (Referência 17).
Reimpresso com permissão de G. Costin et al., 1989.

centração de GH. As amostras seriais de sangue podem oferecer uma estimativa da produção de GH durante 24 horas, mesmo esses valores sendo altamente variáveis dentre os grupos de indivíduos normais. Conseqüentemente, os níveis de GH em períodos de 24 horas têm pouco valor na identificação de sua deficiência ou em comparações para determinar se os níveis estão relacionados com fatores como a idade, a maturação sexual e a aptidão física. Comparados a crianças em idade pré-púbere, entretanto, indivíduos em idade pós-púbere demonstram valores médios mais altos para todos os índices da secreção de GH (pulso, amplitude, freqüência da pulsação, concentração de 24 horas; Figura 2.2).

Dada a dificuldade de se interpretar a concentração de GH, a avaliação clínica da "reserva" de GH, particularmente no diagnóstico de sua deficiência, tem sido baseada na avaliação da resposta do GH a um estímulo farmacológico ou fisiológico padronizado, ou a ambos (68). Esses têm incluído estímulos fisiológicos como o jejum, sono e exercício, e também estímulos farmacológicos como a levodopa, clonidina, insulina e glucagon. Enquanto certas respostas "normais" do GH a esses testes provocativos têm sido estabelecidas, seu valor permanece controverso. Tem sido enfatizado que esses testes provocativos para a estimulação do GH não mimetizam o estado fisiológico natural e a acurácia e repeti-

ção de tais testes têm sido questionadas. Em relação aos níveis de GH de 24 horas, as respostas aos testes provocativos são geralmente maiores em indivíduos em idade púbere do que naqueles em idade pré-púbere.

Os efeitos do GH são ao mesmo tempo (a) anabólicos, incluindo-se o estímulo às atividades epifisária e osteoblástica nos ossos (crescimento linear) e aumento do transporte de aminoácidos e da retenção de nitrogênio no músculo (desenvolvimento do tecido magro) e (b) metabólicos, como as ações lipolíticas e de resistência à insulina. Não está claro, porém, se esses efeitos representam ações diretas do GH via os receptores celulares de GH ou se eles são mediados pelas ações dos peptídeos chamados de fatores de crescimento semelhantes à insulina (IGF-I e IGF-II; 13, 20). Dentre esses, o IFG-I (às vezes chamado somatomedina C) tem o papel mais importante em uma criança em crescimento.

Algumas informações sustentam a hipótese de que o GH liberado pela hipófise estimula a produção do IGF-I no fígado e em outros tecidos. O IGF-I é então transportado pelo sangue, livre ou ligado a proteínas específicas (proteínas de ligação do IGF, ou IGFBP) para efetuar ações como aumentar a síntese de proteínas e a diferenciação celular que conduzem ao crescimento ósseo, da cartilagem e do músculo.

Outros acreditam que o GH e o IGF-I têm ações independentes no crescimento celular e que o IGF-I pode ser formado localmente nos tecidos alvo. Seja qual for o mecanismo, porém, parece que o IGF-I é o maior mediador do crescimento do esqueleto e do tecido magro em crianças (81). A concentração sérica de IGF-I sobe durante o curso da infância, tanto nos meninos como nas meninas (Figura 2.3). Os valores então declinam na vida adulta. Esses níveis de IGF-I refletem o *status* do GH, como evidenciado pelas baixas concentrações observadas em pacientes com deficiência de GH, que cresce em resposta ao tratamento com reposição de GH.

Informações em relação aos papéis do GH e IGF-I no crescimento normal têm sido obtidas através de indivíduos com anormalidades adquiridas ou genéticas, que têm a sua produção afetada. Pacientes com deficiência de GH, ou falta de receptores de GH (síndrome de Laron) demonstram falha no crescimento, com retardo ósseo e efeitos metabólicos como a hipoglicemia. Casos raros de deficiência primária de IGF-I demonstram, além disso, retardo mental, microcefalia e surdez (68).

Por outro lado, crianças que possuem uma secreção excessiva de hormônio de crescimento demonstram crescimento linear acelerado ou gigantismo. Gigantes podem atingir estaturas de mais de 250 cm e podem ainda sofrer com problemas comportamentais ou visuais (68). Esses casos são muito raros e normalmente causados por um adenoma hipofisário. Nos pacientes mais velhos, nos quais placas epifisárias consolidadas previnem o crescimento linear extensivo dos ossos, a produção excessiva de GH resulta em acromegalia, com o aumento do crânio e das extremidades distais, traços faciais grosseiros, cardiomiopatia, e anormalidades visuais e neurológicas.

Fatores que Influenciam o GH e IGF-I

A multiplicidade dos fatores que afetam as ações do GH e IGF-I reflete a complexidade do processo de crescimento. Como na maioria dos processos biológicos, o caminho final do crescimento somático reflete a interação e os efeitos complementares de influências ambientais e genéticas.

Fatores Ambientais

Tanto o exercício agudo como o crônico (conduzido a uma melhor aptidão) podem afetar os componentes do eixo GH/IGF-I. Na puberdade, aumentos na produção de GH e IGF-I estão conectados ao início da atividade dos hormônios sexuais ao nível do hipotálamo e da hipófise. Essas interações serão discutidas em detalhes no capítulo seguinte.

A nutrição apropriada é necessária para a ação anabólica tanto

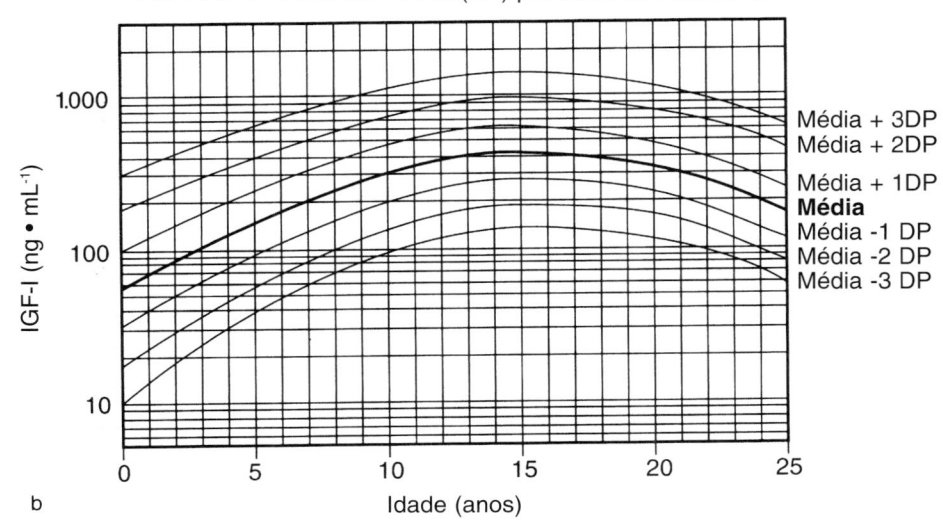

► FIGURA 2.3   Níveis de IGF-I sérico por idade em meninos e meninas (Referência 68). Reimpresso com permissão de Sperling, 2002.

do GH como IGF-I. Em estados de excesso de nutrição, como na obesidade, a secreção e liberação de GH, em resposta ao estímulo provocativo são pequenas. Isso parece paradoxal, uma vez que a obesidade na juventude é caracterizada pelo crescimento acelerado não só do conteúdo de gordura corporal, mas também da estatura e massa corporal magra. Ao mesmo tempo, porém, a atividade dos receptores celulares de GH aumenta tendo boa correlação com o índice de massa corporal (IMC). Crianças obesas normalmente demonstram nível normal ou elevado de IGF-I, mas isso não está associado com o IMC ou a espessura das dobras cutâneas (68).

A obesidade é caracterizada pelo nível elevado de insulina sérica tendo associação com a resistência à ação da insulina. Já foi sugerido que o aumento da concentração do IGF-I em resposta a essa hiperinsulinemia pode inibir a produção de GH através de um mecanismo de retroalimentação negativo sobre a hipófise. Attia et al. compararam os níveis totais e livres de IGF-I e IGFBP em adolescentes e jovens adultos magros e obesos (2). O IGFBP nos indivíduos obesos se mostrou marcadamente reduzido e negativamente relacionado à concentração basal de insulina. Tanto o nível de GH como o de IGF-I circulante eram mais baixos nos indivíduos obesos, mas o nível de IGF-I livre era mais alto. Os autores sugeriram que a razão entre o IGF-I livre e o total nos pacientes obesos pode ter contribuído para suas características anabólicas.

A falha no crescimento associada à subnutrição pode refletir uma privação calórica global (marasmo) ou o consumo inadequado de proteína (kwashiorkor). As concentrações de séricas de GH já foram relatadas como sendo normais na primeira condição e aumentadas na última. Os níveis de IGF-I são tipicamente reduzidos nos dois estados. Com a subnutrição ocorre um declínio no número dos receptores de GH e os tecidos alvos tornam-se resistentes à ação anabólica do GH. Esse efeito, bem como o baixo nível do IGF-I, causa uma inibição geral no crescimento e na síntese de proteínas (6). Rosenfeld e Cohen comentaram que uma concentração elevada de GH poderia indicar uma resposta adaptativa por meio da qual a lipólise impede a degradação protéica (68). Os níveis baixos de IGF-I, por outro lado, "podem representar o mecanismo pelo qual calorias preciosas são utilizadas para a sobrevivência do organismo e não para o crescimento" (p. 298).

Pacientes com anorexia nervosa tipicamente demonstram um nível mais baixo de IGF-I, e mais alto de GH, do que os jovens bem nutridos (32). Essas condições podem estar associadas à redução do crescimento linear. Não está claro se isso ocorre devido a uma disfunção hipofisária/hipotalâmica primária ou a uma resistência celular à ação do GH com resposta de retroalimentação negativa reduzida

pelo IGF-I sobre o GH (33). Os valores de GH e IGF-I se normalizam rapidamente com o ganho de peso durante tratamento (60).

Influências Genéticas

Enquanto os fatores ambientais claramente modificam o processo de crescimento, o tempo e a magnitude da maturação somática durante a infância e adolescência estão amplamente sob o controle genético. A compreensão da base genética da expressão do fator de crescimento é de grande interesse para os estudiosos do exercício pediátrico porque (a) o desenvolvimento da fisiologia do exercício e da aptidão física estão claramente relacionados às alterações no tamanho corporal e (b) a mensuração da aptidão física (aeróbia e anaeróbia) e da força, são controladas em grande parte pela herança genética individual.

A influência genética na estatura é maior do que aquela do peso (54). Aproximadamente 60% da estatura durante a última infância e adolescência podem ocorrer em função da hereditariedade; no peso corporal, a contribuição genética é de aproximadamente 40%. O ritmo da maturação biológica é também fortemente influenciado por fatores genéticos, incluindo o tempo em que ocorre o estirão de crescimento nos adolescentes, a idade do pico da velocidade do crescimento e a progressão do endurecimento dos ossos. Ou seja, a maturação precoce tende a produzir crianças que se tornarão maduras precocemente, e a maturação tardia produzirá crianças que amadurecerão tardiamente.

Pesquisas recentes têm revelado mais detalhes sobre as bases moleculares da ação genética do eixo GH/IGF-I. O gene do GH contém 3.000 nucleotídeos e está localizado no cromossomo 17. A porção ativa do gene é precedida por um segmento "promotor" de 300 nucleotídeos, que serve como alvo para os fatores reguladores. Isso possibilita ao GHRH e a outros agentes somatotróficos, reconhecer e agir sobre o gene do GH, de modo que uma secreção normal de GH possa ocorrer na hipófise (63).

A transcrição do gene do GH humano é desencadeada pelo GHRH por meio da ação do AMP cíclico. Como um mecanismo de retroalimentação negativa, o IGF-I atua como um fator de inibição para essa transcrição, como fazem a insulina e o hormônio da tireóide (69). O órgão terminal e os efeitos promovidos pelo IGF-1 pela secreção de GH são também regulados pela população de receptores do GH, que está sob controle genético separado do cromossomo 13.

Investigações da expressão do gene do fator de crescimento em crianças que estão em crescimento podem oferecer uma percepção sobre os determinantes do ritmo e da magnitude da maturação somática. Por outro lado, essa informação deve ajudar a esclarecer os mecanismos por trás das mudanças do desenvolvimento na fisiologia do exercício e aptidão física. Posteriormente neste capítulo será discutido como a atividade física e o treinamento esportivo poderiam alterar a expressão desse gene e influenciar o crescimento de forma positiva ou negativa.

Outros Determinantes do Crescimento

Um número cada vez maior de fatores de crescimento fora do eixo GH/IGF-I, que contribuem para o crescimento somático durante a infância, está sendo identificado. Esses determinantes de crescimento demonstram, primariamente, ações anabólicas independentes, mas em muitos casos também controlam – e são controlados por – componentes do eixo GH/IGF-I.

Insulina

A insulina secretada pelas células beta do pâncreas tem um papel proeminente na regulação da glicose e utilização dos lipídios, mas também apresenta efeitos anabólicos substanciais. Esse hormônio promove o consumo de aminoácidos nas células musculares, provavelmente contribui de maneira direta para síntese e limita a quebra de proteínas. Além desses efeitos diretos sobre o crescimento, a insulina contribui para a maturação somática por meio de mecanismos indiretos adicionais. A insulina age de uma forma sinérgica com o GH para aumentar a síntese das proteínas musculares. Esse efeito pode ser explicado pela estimulação da insulina na transcrição do gene receptor do GH (58).

Além disso, a atividade de IGF-I é facilitada pela insulina (38). A insulina aumenta a produção de receptores para IGF-I e dessa forma contribui para o efeito do IGF-I no crescimento ósseo linear. A expressão do ácido ribonucléico mensageiro – RNAm do IGF-I depende da insulina. Esse hormônio também inibe a produção de IGFBP, que resulta em uma atividade maior do IGF-I.

Várias situações clínicas ilustram os efeitos anabólicos da insulina e o seu papel na promoção do crescimento. O crescimento subnormal pode ser observado em pacientes que apresentam deficiência de insulina em razão do diabetes melito tipo 1, e o retardo no crescimento pode ser um sinal do controle metabólico ineficaz causado por essa doença. Bebês recém-nascidos de mães diabéticas insulino-dependentes demonstram macrossomia, cardiomiopatia hipertrófica e visceromegalia. Acredita-se que essas doenças reflitam a hiperinsulinemia fetal intrínseca em resposta à transferência placentária de elevados níveis de glicose. Achados físicos similares são observados em outros distúrbios neonatais que causam altos níveis de insulina sérica (nesidioblastose, síndrome de Beckwith-Wiedemann; 68).

Alguns pacientes que passaram pela remoção cirúrgica de um tumor na base do cérebro (craniofaringeoma) não têm secreção de GH, mas ainda demonstram níveis normais de IGF-I e crescimento somático apropriado (30). De fato, vários deles tornam-se obesos e demonstram índices elevados de insulina. Essa obesidade parece resultar de um desarranjo no centro de controle do apetite no hipotálamo, e a hiperinsulinemia ocorre como uma resposta secundária à obesidade induzida pela resistência à insulina. Existe a hipótese de que tanto o crescimento como o IGF-I sejam mantidos nesses pacientes pelos seus níveis de insulina aumentados.

Um cenário parecido é evidente em pacientes jovens com obesidade exógena (38). A condição desses pacientes não é simplesmente o excesso de gordura corporal, uma vez que eles demonstram uma maior massa corporal magra, estatura mais elevada e maturação biológica acelerada em comparação a pacientes mais magros. Aumentos no conteúdo da gordura corporal estão associados à resistência à ação da insulina, e os níveis de insulina sérica aumentam como uma resposta adaptativa. As características anabólicas da obesidade podem pelo menos, em parte, representar as ações dos níveis elevados de insulina, uma vez que a resistência da insulina ao consumo de glicose nessa condição não afeta a ação da insulina no metabolismo de proteínas.

Hormônio da Tireóide

Níveis baixos de hormônio da tireóide em pacientes com hipotireoidismo são associados à estatura baixa, retardo no crescimento e maturação óssea atrasada. Por outro lado, a atividade excessiva da tireóide, como observado em pacientes com tireotoxicose, resulta no desenvolvimento ósseo aumentado e crescimento acelerado. Como a insulina, esses efeitos anabólicos representam uma combinação não só das ações diretas sobre os tecidos em crescimento, mas também do estímulo da secreção de GH e da ação promotora do IGF-I (88).

Outros Fatores Estimulantes do Crescimento

Um número cada vez maior de fatores promotores de ações de crescimento em tecidos específicos tem sido identificado (68). O fator de crescimento vascular-epitelial (VEGF) controla a angiogênese e o desenvolvimento dos processos vasculares. A função neurológica é regulada por determinantes específicos de desenvolvimento como o fator de crescimento neural (NGF) e o fator neurotrófico derivado do cérebro (BDNF). O fator do crescimento de hepatócitos (HGF) tem como alvo o desenvolvimento das células parenquimais do fígado.

Esses estimulantes de crescimento podem ser secretados por glândulas e transportados no sangue até os tecidos alvos (atividade endócrina), ou podem ser produzidos em células adjacentes (atividade parácrina), ou ainda, dentro do próprio tecido-alvo (atividade autócrina). O IGF-I está incluído na lista de tais agentes, pois ele pode ser fabricado nos tecidos, tanto local como independentemente do GH, resultando em ação autócrina e parácrina. É provável que o aumento do número de tais determinantes do crescimento específicos dos tecidos seja identificado, inclusive aqueles que têm um papel integral nas respostas ao exercício.

Idade Biológica

É observado que um programa de atividades hormonais que estimulam o crescimento somático prossegue durante os anos da infância e adolescência. Essa evolução do aumento corporal é um exemplo de maturação biológica, uma série de mudanças desenvolvimentais que culminam no estágio adulto ou maturação biológica completa. Em qualquer momento da vida o nível de crescimento somático de uma criança pode ser considerado em termos de idade biológica ou grau de maturação biológica.

A extensão da maturação biológica pode ser avaliada pela estimativa porcentual do peso e da estatura de um adulto (características morfológicas), idade do osso do punho, avaliada por meio de radiografia (idade biológica do esqueleto), e – depois do início da puberdade – pela progressão do aparecimento das características sexuais secundárias (nível de maturação sexual). Esses são todos indicadores de diferentes aspectos do crescimento biológico, mas uma vez que todos são afetados por influências anabólicas hormonais similares, eles normalmente se agrupam e caminham conjuntamente durante o crescimento das crianças. Enquanto esses marcadores oferecem uma indicação geral da maturação biológica, Beunen notou que "nenhum sistema isolado oferece uma descrição completa da maturação de uma criança" (5).

Nos anos pré-púberes, a idade dos ossos e a estatura (como porcentual da estatura adulta) estão intimamente ligadas. O ritmo da maturação biológica é alterado na puberdade pela influência dos hormônios sexuais, mas uma estreita relação ainda é observada entre fatores tais como a velocidade pico da altura, a idade da menarca, o estágio de Tanner (uma medida da maturação sexual, ver Capítulo 3), a idade do esqueleto (os coeficientes de co-relação tipicamente variam de 0,60 a 0,80) (54). Existe evidência, porém, de que os mecanismos que controlam o ritmo da maturação biológica durante os anos pré-púberes possam ser diferentes daqueles depois do início da puberdade (5).

Vários aspectos da maturação biológica são particularmente importantes para o entendimento das mudanças no desenvolvimento da fisiologia do exercício nas crianças e adolescentes. Isso será discutido nas próximas seções.

A Idade Biológica Pode Não Acompanhar Paralelamente a Idade Cronológica

Como qualquer professor da sexta série pode atestar, o tamanho corporal, os hábitos e a aptidão física variam de forma significativa em um grupo de crianças de 12 anos. Isso ocorre porque cada criança está em uma diferente curva do crescimento biológico: alguns amadurecem mais cedo, outros mais tarde, e alguns nesse meio tempo. Meninos e meninas que amadurecem mais cedo são mais altos e mais pesados do que os colegas e apresentam mais massa corporal magra e maior tamanho do coração. Eles tendem a ter melhor desempenho em tarefas motoras e provavelmente terão mais sucesso em competições esportivas (pelo menos daquela idade). Os que amadurecem mais tarde, por outro lado, podem ser inferiores em todos esses aspectos até atingirem mais tarde a adolescência. Essa variabilidade no período de desenvolvimento biológico, que é mais evidente no início e na metade dos anos da adolescência, oferece um número de dilemas práticos para aqueles que lidam com exercício e esporte para a juventude.

Como devem ser combinados os competidores dos times na juventude? A insensatez potencial no método tradicional de classificação de times por idade cronológica é óbvia quando um jogador de 75 kg e maturação precoce compete com outro de 35 kg e maturação tardia, em uma mesma categoria de 10 a 12 anos. Um marcador melhor de maturação biológica se faz necessário para preservar o espírito de competição justa e evitar ferimentos.

Essa questão é particularmente relevante para esportes de contato como o hóquei e o futebol. Roy et al. ilustraram isso de forma marcante em dois grupos de jogadores de hóquei, ambos com idades similares (71). O grupo de garotos "menores" pesava em média 37,1 ± 38 kg e tinha uma estatura média de 147 ± 6 cm, enquanto o grupo de garotos "maiores" apresentava 74,3 ± 8.2 kg e 179 ± 4 cm. A força de preensão manual era de 27,7 ± 4,8 kg nos jogadores menores e de 56,5 ± 6,5 kg nos maiores. A força de impacto era de 1,010 ± 111 e 1.722 ± 326 N nos dois grupos, respectivamente.

Em sua revisão sobre essa questão, Malina e Beunen salientaram as forças e fraquezas de meios alternativos de combinar os oponentes (53). A classificação por tamanho corporal é atraente, uma vez que a combinação errada de peso e estatura parece impor um risco maior. As crianças combinadas por tamanho corporal, porém, poderiam ainda exibir diferenças claras na experiência, composição corporal, maturidade emocional e habilidade. A escala de estágios de Tanner para a combinação por nível de maturação sexual não permite variações nos períodos de estágio e pode levantar questões íntimas. Ainda, essa abordagem não teria nenhum valor nos atletas na idade pré-púbere. A idade do esqueleto é a forma mais exata para estimar a maturação biológica, mas não é prática por causa da exposição dos atletas à radiação e a necessidade de especialistas para sua interpretação (5). O nível de desenvolvimento social, emocional e cognitivo de uma criança precisa ser considerado em qualquer esquema de combinação.

Em resumo, esse problema não tem uma solução fácil. A combinação por habilidade, estatura e peso "dentro de idades cronológicas relativamente estreitas" foi sugerido como a melhor abordagem para jovens atletas (idade pré-púbere) (54).

A variabilidade no ritmo da maturação biológica também criou problemas na interpretação do desempenho nos testes padronizados de aptidão conduzidos nas escolas. O desempenho das crianças tem sido comparado a dados normativos relacionados à saúde, com a expectativa de que um desempenho subnormal seja um sinal da necessidade de aumentos remediais na atividade e aptidão física. Mas como se pode comparar uma criança que alcança bons resultados no número de abdominais ou na corrida de uma milha com outra que obtém resultados ruins nesses testes? Teria a primeira criança apenas uma maturação precoce em relação à segunda? Seria possível considerar que a segunda criança, que alcançou índices inferiores, tenha de fato uma maturação tardia, mas que talvez apresente bons resultados para seu nível biológico de maturação?

A questão da maturação biológica precoce ou tardia também surge no contexto da predição e do encaminhamento de talentos atléticos em idade precoce. Treinadores estão sempre ansiosos para identificar crianças com potencial para um determinado esporte, de modo que as habilidades necessárias possam ser trabalhadas desde cedo. A variabilidade da taxa de maturação biológica dificulta essa tarefa. O treinador de beisebol de um colégio, ao escolher uma criança de 10 anos que consegue arremessar uma bola com mais força e maior velocidade, pode estar simplesmente identificando o jovem mais maduro biologicamente, sem qualquer garantia de que ele tenha, de fato, a melhor habilidade no arremesso.

Estudos de rastreamento para determinar a exatidão com a qual o talento no desempenho de uma criança pode ser previsto têm produzido resultados conflitantes. Quando os estudos incluem um período superior a cinco anos, as correlações para variáveis como o $\dot{V}O_2$máx, a corrida de velocidade e a força muscular são tipicamente 0,30 a 0,45 (52). Matsudo enfatizou que a influência da puberdade sobre a dimensão e composição corporal pode explicar muito do sucesso na predição do desempenho físico ao longo do tempo (57).

Agrupamento de Diferentes Formas de Aptidão Física

Os vários tipos de aptidão física – aeróbia, anaeróbia, força – são influenciados pelas mudanças no tamanho corporal, presumivelmente pelos mesmos mecanismos hormonais.

O desenvolvimento da aptidão aeróbia envolve o crescimento do coração, dos pulmões e do sistema circulatório. Aumentos na força com a idade são amplamente mediados pela hipertrofia muscular. O aprimoramento nos tempos de salto e no desempenho no teste de Wingate são afetados pelo aumento no comprimento das pernas e tamanho dos músculos.

Não é surpresa, então, que essas medidas de aptidão tão diferentes possam compartilhar o mesmo ritmo de maturação biológica em uma criança. Ou seja, espera-se que os valores absolutos de marcadores fisiológicos e de desempenho de uma criança, nessas variadas formas de aptidão, demonstrem uma relação próxima.

Estudos comparativos têm comprovado isso. Suei et al., por exemplo, relataram coeficientes de correlação de 0,80 entre os valores absolutos de trabalho total no teste de Wingate e salto vertical, 0,60 para o trabalho no teste de Wingate e a produção de torque isométrico e 0,85 para o salto e a produção de torque em indivíduos com idade pré-púbere (82). Falk e Bar-Or descreveram uma relação estreita entre o pico de potência aeróbia e anaeróbia ($r = 0,50$ a $0,78$) em um estudo longitudinal em meninos em idade pré-púbere (28). Essa estreita combinação do desempenho e das medidas fisiológicas absolutas – uma indicação de que ambos são dependentes do tamanho corporal durante o crescimento – podem manter de pé a questão da "não-especialização metabólica" nas crianças (ver Capítulo 4).

Divergência Entre o Desenvolvimento Fisiológico e o Crescimento Somático

O aumento no tamanho corporal é o fator primário que direciona as mudanças na fisiologia do exercício e no desempenho, nos anos da infância. No entanto, observam-se que muitas variáveis fisiológicas não seguem um padrão ao longo do tempo, com dimensões corporais maiores. Isso é explicado por meio das influências das variáveis independentes do tamanho no desenvolvimento das respostas fisiológicas ao exercício, contribuições relativas que dependem do tipo de aptidão física em análise.

O desenvolvimento da aptidão anaeróbia, por exemplo, é revelado pelas alterações ao longo do tempo, da potência pico e média, durante o teste de Wingate. O aumento na potência anaeróbia é esperado durante o crescimento das crianças, como resultado de maior volume muscular, uma vez que a produção de força reflete tanto o comprimento como a área de secção transversa dos sarcômeros musculares (74). Outros fatores independentes do tamanho, entretanto, poderiam também contribuir para o desenvolvimento da potência anaeróbia, incluindo variações no metabolismo glicolítico, arquitetura muscular, e recrutamento neuromuscular e padrões de coordenação.

Os valores absolutos de potência anaeróbia média e pico aumentam com a idade em meninos e meninas. Quando os valores são expressos em relação ao tamanho corporal (i. e., massa em quilogramas), mensurações da aptidão anaeróbia ainda aumentam durante a infância, embora em um ritmo mais lento, aproximadamente a metade observada nos valores absolutos. Essa observação oferece evidência de que tanto a maturação somática como as mudanças nos fatores independentes do tamanho contribuem substancialmente para o desenvolvimento da aptidão anaeróbia durante o crescimento de uma criança. Essa questão é discutida mais adiante no Capítulo 9.

Um panorama similar, embora menos dramático, é observado com a força muscular. A força é claramente relacionada de forma mais estreita ao tamanho muscular e a teoria da dimensionalidade indica que se esse fosse o único fator responsável, a força aumentaria durante os anos da infância em relação à estatura elevada à potência 2,0. Estudos que examinaram essa relação indicam, porém, que a força geralmente aumenta mais rápido durante a infância do que pode ser explicado pela teoria da dimensionalidade (i. e., mais rápido do que a estatura ao quadrado). É provável que os fatores neurais independentes do tamanho (melhora no padrão de ativação das unidades motoras e mielinização, aumento na coordenação dos músculos sinergistas e antagonistas) são primariamente responsáveis.

O consumo máximo de oxigênio, por outro lado, parece aumentar em crianças em idade pré-púbere, especificamente por causa do crescimento somático. De acordo com a equação Fick, o $\dot{V}O_2$máx reflete a influência combinada do volume sistólico máximo, freqüência cardíaca máxima e da diferença arteriovenosa de oxigênio máxima. Os últimos dois fatores – ambos independentes do tamanho – não se modificam durante o curso da infância. O aumento no $\dot{V}O_2$máx pode então ser atribuído unicamente aos determinantes do volume sistólico máximo, que está relacionado ao volume sistólico de repouso e o fator que define a aptidão física em crianças e em adultos é o volume ventricular diastólico esquerdo (volume de enchimento, ou pré-carga).

Fatores de crescimento responsáveis por aumentos no tamanho da câmara ventricular esquerda, portanto, parecem ser os únicos responsáveis pelo aumento no $\dot{V}O_2$máx absoluto durante os anos pré-púberes. Na puberdade, a concentração sangüínea de hemoglobina e o conteúdo arterial de oxigênio elevam-se nos homens, adicionando um aumento independente do tamanho na diferença arteriovenosa de oxigênio ao volume sistólico aumentado, de modo a produzir melhora no $\dot{V}O_2$máx.

Essas observações indicam que a contribuição, não somente da maturação somática, mas também de uma variedade de fatores independentes do tamanho, deve ser considerada para se compreender a fisiologia do exercício pediátrico.

A complexidade é composta pela inter-relação de fatores independentes e dependentes do tamanho, como determinantes da aptidão durante o crescimento. Katzmarzyk et al. (42) estudaram um grupo de crianças de 7 a 12 anos de idade para delinear o papel da maturação biológica, independentemente do aumento no tamanho corporal, sobre o desenvolvimento da força de preensão manual e aptidão motora (corrida de aproximadamente 32 m, salto horizontal e arremesso no beisebol). A massa corporal foi o fator mais importante na explicação da variação de força, enquanto as tarefas motoras estavam estreitamente relacionadas aos efeitos residuais da regressão da idade do esqueleto sobre a idade cronológica. Os autores consideraram a maturação do esqueleto das crianças como sendo um marcador que substitui a maturação neuromuscular.

Crescimento de Tecidos Específicos de Aptidão

As ações anabólicas dos fatores de crescimento são direcionadas a tecidos específicos, cujo aumento de tamanho é importante no desenvolvimento da aptidão física durante o crescimento das crianças. No desenvolvimento da aptidão aeróbia, o aumento nas dimensões dos sistemas respiratório e circulatório, particularmente do coração, são úteis. Espera-se, por outro lado, que aprimoramentos na força e aptidão anaeróbia estejam ligados aos aumentos do volume muscular.

O hormônio de crescimento (GH) pode afetar profundamente a capacidade funcional dos sistemas cardíaco, respiratório e muscular das crianças, como evidenciado pela melhoria na aptidão física observada depois de sua utilização em ambiente clínico. Hutler et al. relataram o efeito do tratamento com GH em relação à tolerância ao exercício em dez crianças em idade pré-púbere, com fibrose cística (39). As crianças foram divididas aleatoriamente em um grupo de controle, e em outro que recebeu tratamento com GH para os primeiros seis meses. Comparado à condição de controle, o tratamento com GH promoveu um aumento significativo no $\dot{V}O_2$ pico absoluto (+19%), na ventilação pico (+14%) e no pulso de oxigênio máximo (+18%). Nesse estudo, 71% de aprimoramento no $\dot{V}O_2$ pico foi explicado por mudanças na massa corporal magra e no volume expiratório forçado.

Crescimento Cardíaco

Percepções em relação aos efeitos dos fatores de crescimento sobre o tamanho e função do coração provieram de estudos em modelos animais, bem como de investigações em seres humanos – crianças e adultos – que possuem deficiências dos fatores de crescimento, particularmente envolvendo o eixo GH/IGF-I. Isso tem sido o assunto de várias revisões (15, 48, 73).

Existe abundante evidência de que tanto o GH como o IGF-I estimulam o crescimento cardíaco, com associada melhoria na contratilidade miocárdica e economia de energia. O GH também causa vasodilatação periférica, provavelmente pelo efeito do IGF-I sobre a liberação de óxido nítrico.

O tamanho cardíaco e a contratilidade estão diminuídos em pacientes com deficiência de GH, condições que podem ser solucionadas por meio do tratamento com a reposição de GH. Cittadini et al. encontraram a fração de ejeção ventricular, o débito cardíaco e o desempenho no exercício diminuídos em onze adultos jovens com deficiência de GH iniciada na infância (14). Em indivíduos saudáveis, a fração de ejeção subiu de 66% para 76% com o exercício, enquanto nos pacientes com deficiência de GH, pouca diferença foi observada em relação ao valor de repouso de 54%. Após seis meses de tratamento com GH, a tolerância ao exercício aumentou de 7,2 para 9,4 minutos, e a fração de ejeção em repouso aumentou para 61%, enquanto a resposta do débito cardíaco ao exercício se tornou similar àquela do grupo controle.

A administração de GH em crianças com sua deficiência não estimula o tamanho ou a função cardíaca, além de paralelamente o crescimento corporal total. Rowland et al. não encontraram diferenças na espessura da parede ventricular esquerda, ou mesmo no tamanho da câmara, quando essas características foram relacionadas ao tamanho corporal nos ecocardiogramas realizados em treze crianças com deficiência de GH que haviam sido tratadas (dose média de GH - 0,17 UI · kg⁻¹ três vezes por semana) por um período de 13 a 46 meses (70). Crepaz et al. compararam achados de ecocardiogramas em 22 crianças entre as idades de 3 a 17 anos com deficiência de GH, que receberam em média catorze meses de reposição de GH (19). Comparando-se com crianças sadias pareadas pelo tamanho, nenhuma diferença foi observada no tamanho da câmara ventricular esquerda, na espessura da parede, na contratilidade, na função diastólica, no índice cardíaco ou na resistência vascular sistêmica.

Estudos sobre os efeitos cardíacos da administração de GH em crianças sem a deficiência provavelmente servem como um melhor modelo para estudar o papel do GH no curso normal do desenvolvimento cardíaco com o crescimento somático. Daubeney et al. relataram medidas ecocardiográficas do tamanho do coração em quinze crianças com baixa estatura (mas sem deficiência de GH) antes e depois de um período de quatro anos de tratamento com GH, comparadas a um grupo de controle não tratado (22). Nenhuma diferença antropométrica ou de dimensão ventricular foi observada entre os dois grupos com relação à linha de base. Depois de quatro anos de tratamento com GH, entretanto, as crianças tratadas exibiam maior estatura, peso e massa corporal magra, bem como uma maior dimensão ventricular diastólica final (41 ± 5 mm *vs.* 36 ± 5 mm) e massa ventricular esquerda (93 ± 33 g *vs.* 73 ± 26 g).

No pós-tratamento, a massa do ventrículo esquerdo relativa à massa corporal magra foi similar àquela obtida no grupo de controle, sugerindo que aumentos no tamanho do coração refletiriam mudanças na massa corporal magra no tratamento com GH. Nenhuma mudança na fração de encurtameno ventricular (um indicador da função contrátil sistólica) foi observada após o tratamento hormonal.

Resultados similares foram obtidos em crianças pequenas por Baton et al. que descobriram que aumentos nas dimensões cardíacas do tratamento com GH se equipararam àqueles do tamanho corporal (4). Esses achados, em crianças pequenas, porém normais, imitam aqueles encontrados em ratos com tumores que secretam GH, os quais aceleram o crescimento do tamanho do coração em proporção ao aumento das dimensões corporais (72). Eles também simulam observações empíricas durante o crescimento de crianças normais: o aumento do tamanho do coração em relação às dimensões corporais (particularmente a massa corporal magra) sem alterações na contratilidade miocárdica.

Em corações anormais, o GH aumenta a função miocárdica e melhora a eficiência energética. Na presença de hipertrofia e insuficiência do ventrículo esquerdo, a administração de GH tanto em seres humanos como em animais causa mudanças na composição da miosina miocardial (aumento da isoforma V3, troponina I e cadeia leve de miosina 2), sendo todas essas alterações associadas a uma maior eficiência das contrações miocardiais. Esses efeitos salutares do GH sugerem seu potencial como modalidade terapêutica para pacientes com função miocardial deprimida (41). Fazio et al. administraram GH recombinante a sete pacientes adultos com cardiomiopatia idiopática dilatada e insuficiência cardíaca congestiva, de moderada a severa (29). A concentração sérica de IGF-I dobrou. A espessura da parede ventricular aumentou e foi observada uma redução na dimensão diastólica final. O débito cardíaco durante o exercício aumentou em 31%, enquanto o consumo de oxigênio do miocárdio em repouso caiu um terço.

Os efeitos cardíacos do IGF-I são similares àqueles do GH. O IGF-I aumenta a síntese de proteínas miocárdicas e a função contrátil, tanto em corações normais como naqueles com disfunção miocárdica (23). Por exemplo, Donath et al. descobriram que o IGF-I administrado em adultos saudáveis resultava em um aumento de 18% no débito cardíaco em associação com 9% de aumento na fração de ejeção ventricular (23). O consumo máximo de oxigênio e a resistência, no entanto, não sofreram alteração.

Já foram identificados vários fatores de crescimento de ação local que podem mediar a hipertrofia dos miócitos cardíacos (pelo menos *in vitro*), incluindo as citocinas, as catecolaminas, a angiotensina II e o IGF-I (36). O aumento do tamanho das células musculares cardíacas (i. e., hipertrofia) de tais fatores em resposta à sobrecarga hemodinâmica pode, porém, não ser um modelo apropriado para verificar o aumento no tamanho celular que ocorre durante o crescimento normal. Respostas relacionadas ao estresse envolvem alterações específicas na expressão de genes, que alteram a expressão fenotípica de proteínas contráteis. A forma como essas alterações ocorrem com o crescimento normal em seres humanos ainda não foi esclarecida. É interessante, porém, que as alterações causadas por estresse na forma de miosina são geralmente caracterizadas por uma reversão na expressão gênica fetal.

Aumentos na contratilidade em resposta à exposição ao IGF-I, são dependentes da dosagem e atingem aproximadamente de 20 a 25% acima da linha de base. A alteração no fluxo de cálcio parece ser o responsável. Essa melhoria na função contrátil miocárdica ocorre apesar da ausência de mudança no conteúdo de ATP ou dos fosfatos de alta energia, indicando assim uma eficiência energética maior.

Crescimento Muscular

O crescimento da massa muscular é uma das muitas atividades firmemente estabelecidas do eixo GH/IGF-I (84). Enquanto os estudos em animais indicam que o GH tenha alguns efeitos primários, o IGF-I parece ser predominantemente responsável pelo crescimento e desenvolvimento das células musculares observadas com uma exposição exógena ou endógena ao GH. Essa atividade reflete o aumento tanto da síntese de proteínas por meio do aumento no transporte de aminoácidos, como a inibição na degradação de proteínas celulares.

A baixa estatura é a característica mais comum em crianças com deficiência de hormônio de crescimento, mas esses pacientes também demonstram desenvolvimento motor tardio e redução na força muscular. Essas condições são tipicamente revertidas por meio do tratamento com GH. Brat et al. avaliaram a força isométrica muscular e resistência em um grupo de crianças com deficiência de GH, antes e depois de períodos de 10 e 24 meses de tratamento com GH (8). Antes do tratamento, a força muscular das crianças com deficiência de GH era de 56 a 62% da encontrada em crianças sadias. As medidas de força subiram para 75 a 78% depois de dez meses de tratamento e para 87 a 93% em 24 meses.

A deficiência de GH não é necessária para obter esses efeitos. Leger et al. (45) avaliaram os efeitos de três anos de tratamento com GH (0,2 UI · kg^{-1} · d^{-1}) sobre a massa muscular em catorze crianças em idade pré-púbere que nasceram pequenas para a idade gestacional (SGA). A massa muscular nesse estudo foi determinada por meio de ressonância magnética. Os resultados foram comparados com avaliações longitudinais em crianças de estatura normal. O aumento na área de secção transversal muscular foi de 72 ± 5% nas crianças SGA tratadas com GH, em comparação a 22 ± 5% no grupo controle.

A dose farmacológica de GH nesse estudo foi de aproximadamente duas vezes aquela usada na terapia de reposição aplicada nas crianças com deficiência de GH. Em uma publicação anterior, Leger et al. descreveram uma mudança mais rápida no tamanho muscular em crianças SGA do que naquelas com deficiência de GH (46). Isso fez com que os autores sugerissem que é possível que o efeito do GH no músculo nas crianças seja dependente de dose.

Fatores parácrinos e autócrinos de ação local e independentes do GH podem também ser importantes para o crescimento muscular. Por exemplo, o fator de crescimento mecânico (MGF), produzido em resposta ao estiramento muscular, tem sido demonstrado como estímulo à síntese de proteínas musculares (34).

Adams revisou dados relacionados ao papel do IGF-I na mediação das adaptações musculares ao estresse mecânico (1). Em ratos, o IGF-I estimula a síntese de proteínas musculares, aumenta o consumo de aminoácidos e suprime a degradação de proteínas. Além disso, o IGF-I tem uma ação paralela na promoção da proliferação celular (mitogênese) e na diferenciação no desenvolvimento embrionário do músculo. Há cada vez mais evidências de que esses dois processos estão envolvidos nas respostas adaptativas musculares ao aumento da carga de trabalho.

Essas pesquisas sugerem que as ações parácrinas ou autócrinas, mais do que promoverem os efeitos anabólicos do IGF-I circulante, levam à hipertrofia muscular com o estresse mecânico. Além disso, já foi demonstrado que o IGF-I estimula a proliferação de células satélites: células-tronco mononucleadas e indiferenciadas que têm a capacidade de se proliferar e se transformar em mioblastos em resposta ao estresse mecânico ou às lesões.

Explicando as Diferenças Interindividuais de Aptidão em Crianças

Até o momento, o desenvolvimento da aptidão física e fisiológica em crianças tem sido examinado como o resultado dos aumentos no tamanho corporal. A maturação somática é amplamente responsável pelas alterações longitudinais na capacidade funcional de se exercitar durante os anos de crescimento. Essa análise, porém, não está direcionada aos fatores responsáveis por diferenças individuais na aptidão física.

Se a expressão somática dos fatores de crescimento for o único determinante do desenvolvimento da aptidão fisiológica e do desempenho, todas as crianças do mesmo tamanho exibiriam níveis idênticos de aptidão. Esse claramente não é o caso. Qualquer fator fisiológico varia significativamente em relação a uma medida específica do tamanho corporal. Como pode-se explicar tais variações na aptidão em relação às mesmas dimensões corporais em qualquer grupo de crianças, mesmo em idades cronológicas e biológicas iguais? Várias respostas possíveis podem ser consideradas:

1. Fatores específicos, que atuam independentemente dos determinantes de estatura e peso, podem agir sobre o crescimento de tecidos relacionados à aptidão. Tais agentes já foram de fato reconhecidos. Um número de fatores de crescimento de peptídeos, particularmente o fator de crescimento fibroblástico 6 e o fator de crescimento epidérmico, já foi identificado nos miócitos cardíacos (7). Esses fatores foram associados às respostas hipertróficas do coração ao trabalho sistólico excessivo (hipertensão sistêmica) e também na organogênese cardíaca fetal. De qualquer modo, eles fornecem evidências de que existem fatores localizados específicos ao tecido, que podem estimular o crescimento do coração

2. Os receptores de GH podem ser seletivamente mais populosos ou ativos nos tecidos relacionados à aptidão em crianças que exibem níveis superiores de aptidão física. Isso resultaria em um crescimento desproporcional do coração ou tamanho muscular, por exemplo, em relação à estatura e peso.

3. Os fatores independentes do tamanho podem operar de forma mais pronunciada em crianças com melhor aptidão física. Como já notado anteriormente, o desenvolvimento de fatores independentes do tamanho pode contribuir de forma significativa para a evolução da aptidão física durante a infância. A natureza e a magnitude dessas influências independentes do tamanho variam de acordo com os tipos de aptidão. Variações interindividuais de aptidão poderiam então estar relacionadas a uma influência maior ou menor desses fatores, presumivelmente em uma base genética. Uma criança com um desempenho melhor na prova de velocidade de 45 m, em relação à outra de mesma idade e tamanho, pode possuir uma capacidade glicolítica maior para produzir energia derivada anaerobiamente. Um nível mais desenvolvido de ativação neuromuscular nos músculos pode explicar a maior força de uma criança. Isso não explicaria, porém, diferenças na aptidão aeróbia, na qual a influência do tamanho do coração e pulmões sobre o $\dot{V}O_2máx$ é predominante.

Esse é um problema crítico para os fisiologistas do exercício desenvolvimental, pois se baseia na questão central de identificação de fatores limitantes nos desempenhos físico e fisiológico de crianças em crescimento. Uma vez que essas diferenças interindividuais de aptidão física foram observadas em uma população de jovens não treinados, homogênea em nutrição, *status* sócio-econômico e composição corporal, parece razoável concluir que, seja qual for o mecanismo fenotípico, esses fatores de diferenciação estão sob o controle genético. Grande avanço tem sido obtido na determinação

da localização de um gene específico que influencia a aptidão física (65). É possível que essa pesquisa identifique marcadores de genes específicos que definem os níveis individuais de aptidão por meio de um ou mais dos mecanismos precedentes.

Efeitos do Exercício no Crescimento

A seção anterior descreveu a influência do crescimento somático e seus determinantes sobre as respostas fisiológicas ao exercício em crianças. Agora olharemos para a outra direção da seta para examinarmos causa e efeito em sentidos opostos: Como poderia a atividade física durante a infância e a adolescência, particularmente a participação atlética, afetar o crescimento físico? Essa questão é uma grande preocupação dos pais, treinadores e professores de educação física. Pode o estresse da atividade física intensa, durante os anos de crescimento, prejudicar o crescimento linear e visceral? Se puder, deveriam ser estabelecidos limites para a participação nos programas de treinamento físico?

O conceito de que o aumento no estresse físico poderia atrasar o crescimento surgiu inicialmente nos estudos em modelo animal, nos quais ratos treinados para nadar demonstravam crescimento ósseo tardio, e também de um relatório indicando maturação tardia na estatura em crianças que realizavam trabalho pesado em condições socioeconômicas ruins (3). Mais recentemente, essa preocupação se tornou maior em função de estudos que sugerem que o treinamento intenso poderia retardar o crescimento linear em ginastas jovens do sexo feminino (83).

Ao mesmo tempo, é aceito que o aumento da atividade física e o estresse musculoesquelético, são importantes para promover o crescimento nas crianças (3, 6). Mais ainda, o envolvimento das crianças no treinamento esportivo poderá oferecer benefícios específicos em longo prazo para a saúde (p. ex., a estimulação do crescimento e densidade ósseo pode amenizar o risco de uma futura osteoporose). A discussão a seguir foca os meios biológicos pelos quais o exercício na criança pode afetar – de maneira positiva ou negativa – o padrão normal de crescimento. Na maior parte, porém, a análise de como as respostas do crescimento ao exercício repetido (i. e., treinamento esportivo) poderiam melhorar a aptidão física e acelerar formas específicas de desenvolvimento fisiológico é deferida até o Capítulo 11.

A atividade física poderia influenciar o crescimento das crianças por meio de três possíveis mecanismos (6; Figura 2.4): (a) O exercício atua sobre os estoques calóricos e compete com a demanda energética do crescimento normal pelos nutrientes disponíveis. Por meio de "roubo calórico", a atividade física pode, então, potencialmente prejudicar o

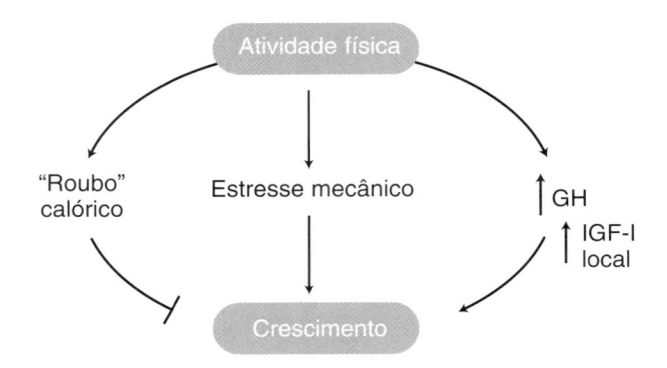

▶ FIGURA 2.4 Mecanismos potenciais do efeito da atividade física sobre o crescimento.

crescimento sobre uma base nutricional sólida. (b) A atividade física serve como um potente estímulo para a produção de fatores de crescimento. Porém, os mecanismos por trás dessa ação – tal como suas implicações para o crescimento positivo – ainda não foram esclarecidos. (c) A atividade muscular gera estresse mecânico local, ativando o crescimento musculoesquelético. Em alguns casos, agentes intermediários apócrinos e autócrinos podem mediar esse processo.

Competição pela Nutrição

Durante a infância e a pré-adolescência as necessidades de energia para o exercício estão sobrepostas às necessidades de energia não somente para a *homeostase* e reparação de tecidos, mas também para o crescimento somático. Que as necessidades do crescimento normal possam perder nesse conflito é evidente pelo crescimento insatisfatório observado em crianças ativas em condições nutricionais marginais em países subdesenvolvidos. Esse fenômeno também pode contribuir para o atraso da maturação da estatura associado ao balanço calórico negativo em atividades em que um biótipo corporal esguio é importante, tais como a ginástica artística e o balé (31, 83).

A subnutrição associada ao balanço calórico negativo está relacionada à depressão dos níveis de IGF-I sérico, nos homens (80) e também em ginastas do sexo feminino (40). Smith et al. (80) demonstraram um declínio significativo nos níveis IGF-I depois de um período de sete dias de exercício, em jovens adultos do sexo masculino em balanço calórico negativo (causando a perda de 0,5 a 2 kg de peso). Uma queda similar no IGF-I foi observada quando um desequilíbrio calórico equivalente foi criado por meio de dieta restritiva sem exercícios. Dessa forma, a deficiência de energia causada tanto pelo exercício como por meio de dieta causou uma queda nos níveis de IGF-I.

Roemmich e Sinning demonstraram aumento na secreção de GH, mas um declínio na proteína ligante do hormônio do crescimento (GHBP) e IGF-I em lutadores adolescentes subnutridos (67). Todos os valores voltaram rapidamente ao normal ao final de cada temporada de competição. Nenhum efeito significativo foi observado no crescimento ósseo linear ou na maturação sexual.

Respostas dos Fatores de Crescimento

Os exercícios agudos e crônicos disparam alterações no eixo GH/IGF-I e na produção de outros fatores de crescimento. A extensão pela qual essas alterações estimulam o crescimento ou processos reparadores por meio da atividade anabólica ou fornecem suporte metabólico (p. ex., utilização de substratos) em crianças é ainda não foi esclarecida.

Hormônio do Crescimento

Episódios agudos de exercício estimulam a liberação de GH. De fato, o exercício serve como um dos mais eficazes agentes provocativos para avaliar clinicamente a capacidade de produção de GH. O aumento do GH no exercício agudo não é imediato. Em geral, os níveis começam a subir de dez a quinze minutos após o início de um período de exercício de trinta minutos, sendo que o pico ocorre ao final do exercício. O nível de aptidão física afeta a resposta aguda do GH. Adultos treinados apresentam uma produção abrupta de GH quando comparados a indivíduos não treinados, e já foi demonstrado que um período de três a seis semanas de treinamento diminui a resposta de GH ao exercício agudo (90). Contudo, de forma interessante, a secreção de GH de 24 horas e a amplitude dos pulsos de GH em atletas adultos são maiores que nos não atletas.

A extensão da resposta de GH depende linearmente da intensidade do exercício, mas a intensidade necessária para evocar o aumento dos níveis de GH varia consideravelmente entre os indivíduos. Em geral, porém, o exercício acima de 50% do $\dot{V}O_2$máx é necessário para produzir um aumento substancial. Isso sugere que algum gatilho fisiológico relacionado à intensidade da contração muscular serve como estímulo para a liberação de GH pela hipófise.

O mecanismo neuroendócrino pelo qual o exercício agudo ativa e regula o GH não é conhecido. As vias alfa- e beta-adrenérgica parecem ter um papel, já que o bloqueio farmacológico beta aumenta a resposta do GH ao exercício, enquanto a fentolamina (antagonista do receptor alfa-adrenérgico) deprime a liberação de GH. A administração de piridostigmina, um promotor do sistema colinérgico, aumenta a resposta do GH ao exercício, provavelmente por inibir a liberação da somatostatina.

Um aumento na temperatura corporal tem sido sugerido como um mediador da liberação de GH em resposta ao exercício agudo (9, 10, 87). Weeke e Gunderson não encontraram aumento na secreção de GH quando o exercício foi realizado em ambiente frio (87). Brennen et al., porém, não relataram diferenças na resposta de GH ao exercício agudo em temperatura ambiente de 40°C e 23°C (9).

Fatores dietéticos parecem alterar fortemente as respostas do GH ao exercício agudo. Cappon et al. descobriram que as respostas do GH a séries de exercício que se seguiam à ingestão de bebidas com alto índice de gordura foram 50% mais baixas do que aquelas que seguiam à utilização de placebo (12). Cooper sugeriu que isso poderia ser "um possível mecanismo segundo o qual não somente a qualidade e quantidade da ingestão de calorias, como também a resposta hormonal a uma dieta específica, desempenhariam um papel na atenuação dos efeitos anabólico-protéicos e lipolíticos do exercício" (16, p. 18).

Hopkins et al. forneceram evidências de que a atividade de IGF-I durante o exercício prolongado não está relacionada aos níveis de carboidratos (37). Jovens do sexo masculino de 19 anos de idade, pedalando a 60% do $\dot{V}O_2$máx até a exaustão demonstraram uma queda na concentração de glicose sérica que foi prevenida pela suplementação de carboidratos durante a segunda tentativa. Os níveis de IGF-I não mudaram significantemente em nenhuma das tentativas. Os níveis de IGFBP-I, no entanto, aumentaram com o exercício, e esse aumento ocorreu com ou sem o declínio nos níveis de glicose.

O significado biológico dessa resposta do GH ao exercício não é imediatamente óbvio. Períodos agudos de exercício – e exercícios repetidos, ou programas de treinamento – não resultam em aumentos mensuráveis no crescimento linear (p. ex., estatura). Uma vez que o pico de liberação de GH ocorre próximo do final de um período breve de exercícios, seu papel na sustentação metabólica (tal como aumentar a disponibilidade de ácidos graxos livres via lipólise) parece questionável. É possível que a liberação do GH seja uma antecipação da necessidade para ações anabólicas reparativas em resposta ao estresse musculoesquelético no exercício.

O aumento do GH observado com o exercício agudo decerto não significa necessariamente o aumento na sua atividade. Tais mudanças poderiam estar associadas com a diminuição (*downregulation*) dos receptores de GH (16) ou com alterações na degradação, depuração ou afinidade com as proteínas ligantes circulantes.

Vários trabalhos descreveram protocolos "padronizados" de exercício para testes clínicos provocativos de GH em crianças (44, 75, 77). Sartorio et al. (75) perceberam que os níveis plasmáticos de GH com o exercício agudo subiram de 600 para 1.200% em crianças baixas com GH de repouso

normal, enquanto que em crianças com deficiência de GH, os níveis aumentaram apenas 94%.

Seip et al. descreveram suas observações em dez crianças saudáveis de 9 a 15 anos de idade, que realizaram um teste de 15 minutos em bicicleta a 70% da taxa de trabalho máximo previsto em duas ocasiões (77). A concentração sérica de GH subiu de 2,2 ± 2,8 para 27,1 ± 6,9 ng · mL⁻¹ no primeiro teste e de 6,5 ± 7,8 para 19,9 ± 12,3 ng · mL⁻¹ no segundo. Enquanto esse trabalho enfatizava a praticabilidade de tal teste, também demonstrava que uma considerável variabilidade na estimulação de GH poderia ser esperada. Tal variabilidade tem sido relatada por outros autores (27). Seip et al. sugeriram que desde que as taxas de trabalho nos dois testes eram equivalentes, a variação na secreção ou resposta da hipófise ao GHRH ou à somatostatina poderiam ser os fatores responsáveis (77).

Tanto a resposta pico do GH ao exercício como a magnitude da diferença entre os níveis de exercício e de repouso em crianças com idade pré-púbere são menores do que naquelas que atingiram a maturação sexual. Nenhuma diferença qualitativa ou quantitativa nessas respostas relacionadas ao gênero foi observada.

Wirth et al. avaliaram os níveis sangüíneos de GH antes e depois do exercício submáximo em 41 nadadores com idades entre 8 e 18 anos (91; Figura 2.5). Os indivíduos foram divididos em estágios da maturação sexual pré-púbere, púbere e pós-púbere, pela classificação de Tanner. O protocolo de exercício consistia em pedalar por quinze minutos a 70% do $\dot{V}O_2$máx. Como indicado na Figura 2.5, tanto os níveis de repouso e de ampliação de GH em resposta ao exercício foram menores no grupo pré-púbere, sendo isso observado igual-

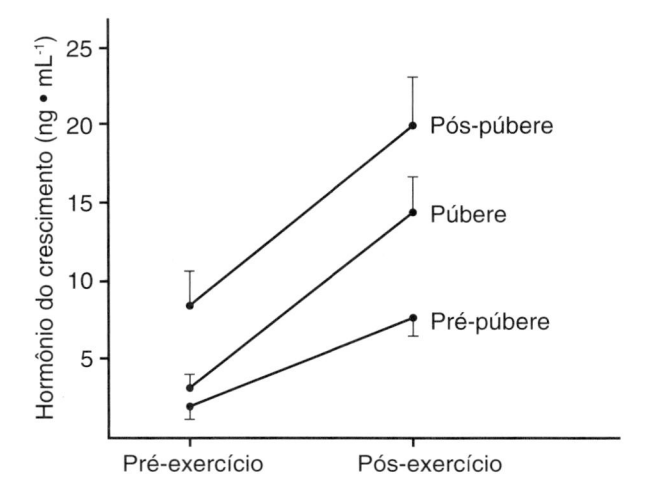

▶ FIGURA 2.5 Concentrações de hormônio do crescimento em repouso e exercício submáximo subseqüente em jovens em idade pré-púbere, púbere e pós-púbere (Referência 91).

mente em meninos e meninas. Adolescentes sexualmente maduros demonstraram um aumento no GH pelo menos duas vezes maior em magnitude do que os jovens em idade pré-púbere; os autores sugeriram que a resposta maior de GH pode ser uma manifestação da influência dos esteróides sexuais, particularmente do estrogênio, na puberdade.

Para testar essa idéia, Marin et al. administraram um teste padrão de exercício em esteira para 84 jovens saudáveis de ambos os sexos, em variados estágios da puberdade (56). Um subgrupo aleatório de onze jovens recebeu etinilestradiol – um hormônio semelhante ao estrogênio – por dois dias antes do teste, enquanto o restante do grupo recebeu placebo. Como no estudo de Wirth et al. (91), a resposta do GH aumentou de forma proporcional de acordo com a progressão dos estágios púberes. O nível pico de GH nos indivíduos no estágio 5 da escala de Tanner ($17,2 \pm 14,7$ ng $\cdot$ mL^{-1}) foi três vezes maior do que aquele do grupo pré-púbere ($5,7 \pm 4,1$ ng $\cdot$ mL^{-1})

Os níveis de GH nas onze crianças em idade pré-púbere, pré-tratadas com etinilestradiol, aumentaram para $18,7 \pm 9.2$ ng $\cdot$ mL^{-1} com o exercício, enquanto a concentração média com exercício nas crianças tratadas com placebo foi de $6,9 \pm 4,2$ ng $\cdot$ mL^{-1}. Esses achados sustentam o conceito de que os esteróides sexuais são responsáveis pela resposta exagerada do GH no exercício na puberdade.

Outros fatores de Crescimento

As respostas do IGF-I ao exercício são menos previsíveis e às vezes parecem paradoxais. Em geral, os níveis de IGF não mudam ou aumentam moderadamente nos períodos de exercício agudo em adultos (23, 37). Na maioria dos estudos em indivíduos mais velhos, as concentrações estão diretamente relacionadas à aptidão aeróbia (i. e., $\dot{V}O_2$máx); ou seja, os níveis de IGF são mais altos nos sujeitos mais aptos. Em um estudo que investigava as influências de fatores antropométricos, alimentares e de aptidão, sobre o declínio relacionado à idade no IGF-I em adultos, demonstrou que os únicos fatores independemente relacionados ao IGF-I foram o $\dot{V}O_2$máx ($r = 0,29$) e as atividades de lazer ($r = 0,24$; Referência 64). Já foi demonstrado que o IGF-I aumenta depois de um período de treinamento resistido em homens adultos (66). Como notado anteriormente, porém, os níveis de IGF declinam quando o treinamento está associado a um balanço calórico negativo.

Eliakim et al. ofereceram informações a respeito das influências da maturação sobre as respostas dos fatores de crescimento diante do exercício em uma série de estudos em jovens pré- e pós-púberes (25). Esses pesquisadores relataram os efeitos de um programa de treinamento de cinco semanas sobre os fatores de crescimento em adolescentes do sexo feminino de 15 a 17 anos comparados a um grupo controle sem treinamento. Uma análise da pré-intervenção

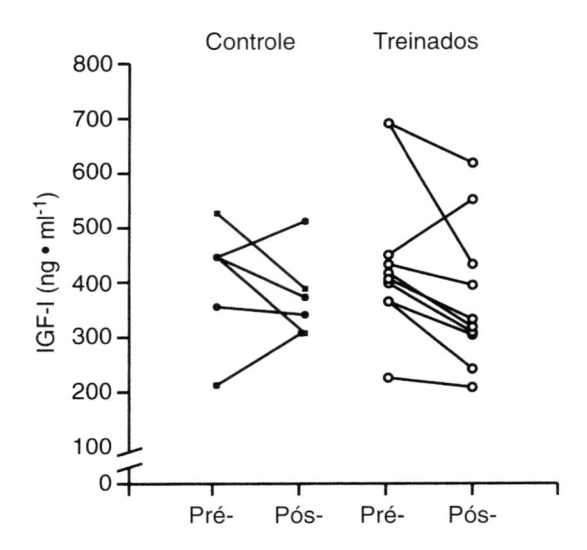

▶ FIGURA 2.6   Efeito de cinco semanas de treinamento de resistência sobre o nível sérico de IGF-I em adolescentes do sexo feminino. Uma diminuição estatisticamente significativa foi observada nos indivíduos treinados comparados aos controles (Referência 25).
Reimpresso com permissão de Eliakim et al., 1996.

transversal indicou correlações significativas da secreção noturna de GH e GHBP com o $\dot{V}O_2$máx ($r = 0,36$ e $0,42$, respectivamente). Entretanto, não foi observada relação entre o IGF-I e o $\dot{V}O_2$máx.

No teste realizado antes do treinamento não ocorreram diferenças significativas entre os dois grupos em qualquer uma das concentrações hormonais. Com o treinamento, que melhorou não somente o $\dot{V}O_2$máx, como também o tamanho muscular, nenhuma alteração foi observada na secreção de GH, sendo que os níveis de IGF-I (Figura 2.6) e IGFBP-3 declinaram. Essa queda no IGF ocorreu na ausência da perda de peso. Essas observações sugerem que o treinamento pode levar a um estado catabólico caracterizado por reduções no IGF-I.

Diferentes achados foram descritos em um estudo similar envolvendo um grupo de meninas em estágio pré-púbere (26). Um programa de treinamento de cinco semanas de esportes coletivos e jogos de corrida foi conduzido diariamente em duas sessões de 45 minutos cada. Nas meninas não treinadas antes do início do programa, o volume muscular da coxa e o $\dot{V}O_2$pico correlacionaram-se estreitamente com o IGF-I ($r = 0,58$ e $0,44$, respectivamente). O IGFBP-1 correlacionou-se negativamente ao volume muscular da coxa ($r = -0,71$), enquanto o GHBP apresentou associação com a mesma ($r = 0,45$), mas não com o $\dot{V}O_2$pico. O IGF-I não se alterou com o treinamento (porém, inexplicavelmente, aumentou no grupo controle), enquanto reduções significativas foram observadas no GHBP.

Em 43 adolescentes do sexo masculino (idade 16±0,7 anos, 70% no estágio 5 da escala de Tanner), o $\dot{V}O_2$pico por quilograma correlacionou-se positivamente com o GH noturno ($r = 0,41$) e tanto o $\dot{V}O_2$pico quanto o volume muscular da coxa relativo à massa corporal estavam correlacionados negativamente com o GHBP ($r = -0,33$ e $-0,45$, respectivamente) (24). Nenhuma correlação entre a aptidão aeróbia e o IGF-I ou IGFBP foi observada. Já um programa de treinamento de cinco semanas em adolescentes do sexo feminino desencadeou uma queda significativa no IGF-I ($-12 \pm 4\%$) sem evidência de balanço calórico negativo (i. e., sem perda de peso).

Esses achados falharam em indicar efeitos estimulantes do treinamento sobre os níveis de IGF-I tanto em crianças em idade pré-púbere quanto em adolescentes sexualmente maduros. De fato, quedas nas concentrações de IGF foram observadas em ambos os grupos pós-púberes, um achado esperado com um balanço calórico negativo induzido pelo treinamento. Em ambos os casos, no entanto, nenhuma perda de peso foi observada. Uma associação com a aptidão aeróbia ($\dot{V}O_2$máx) foi observada nas garotas jovens, mas não em indivíduos de ambos os sexos em idade pós-púbere.

O significado desses resultados discrepantes não está claro. Nas meninas em idade pré-púbere, o IGF-I foi relacionado à aptidão aeróbia, mas não ao processo de aquisição da aptidão física. A implicação é que as duas questões (i. e., aptidão inata e o efeito do treinamento sobre a aptidão) representam, ao menos de um ponto de vista hormonal, dois atributos separados. Nemet et al. consideraram que o declínio do IGF-I com o exercício deve ser causado pela liberação de citocinas pró-inflamatórias, que inibem a atividade anabólica do eixo GH/IGF (61). (As citocinas são uma família de proteínas que medeiam as interações celulares às respostas imunológicas. O dano e a dor muscular que se seguem ao exercício de resistência e exercício resistido são associados a um aumento da atividade das citocinas, as quais regulam a migração de neutrófilos e monócitos para dentro do tecido muscular danificado [62]).

Nemet et al. mensuraram os fatores de crescimento anabólicos e as citocinas pró-inflamatórias interleucina-6, fator de necrose tumoral-alfa e interleucina-1 beta em onze meninos saudáveis de 14 a 18 anos de idade, antes e depois de uma seção de uma hora e meia de luta greco-romana (61). Depois do exercício, o IGF-I total e o ligado à proteína caíram em média 11,2%, mas não ocorreu alteração no IGF-I livre. (Figura 2.7). Os níveis de IGFBP-1, o qual inibe a ação do IGF-I, subiu oito vezes. Aumentos drásticos (30 a 795%) foram observados em todas as citocinas avaliadas. Esses achados sugerem que os períodos de exercício agudo em adolescentes do sexo masculino ativam predominantemente uma resposta catabólica.

O mesmo quadro foi observado em crianças em idade pré-púbere. Uma investigação semelhante de respostas hormonais foi conduzida em dezessete crianças saudáveis de 8 a 11 anos de idade antes e depois de uma hora e meia de prática de futebol (76). As citocinas pró-inflamatórias subiram de 18% a 125%. O IGF-I circulante caiu por volta de 6,4 ± 3,2%, com um significativo aumento de 156% no IGFBP-I.

Estresse Mecânico

As influências do estresse físico sobre o sistema musculoesquelético têm sido observadas há bastante tempo. A imobilização ou gravidade zero no espaço resulta em reconhecida atrofia muscular e perda de conteúdo mineral ósseo, enquanto a sobrecarga sobre o sistema musculoesquelético produz o efeito oposto, estimulando o crescimento ósseo e muscular. O estresse excessivo sobre o músculo e o osso é contra-produtivo, proporcionando ruptura do tecido e lesão.

Essa curva de resposta quanto à dose da progressão biológica positiva acima de um limiar mínimo foi referida em 1950 por Hans Selye como a *síndrome da adaptação geral* (78). Selye enfatizou que ambas as adaptações, favorável (anabólica) e desfavorável (catabólica), ocorrem em resposta ao estresse mecânico e que o repouso e a recuperação são importantes para se evitar resultados adversos.

Como Borer observou, "a resposta ao crescimento hipertrófico e celular ao aumento da sobrecarga mecânica é linear nas amplitudes mais baixas de estresse e declina ou se torna negativa quando as forças de ação excedem o limite da resposta biológica adaptativa" (6, p. 377). Porém, os meios pelos quais os estresses mecânicos sobre o osso e o músculo estimulam o crescimento não são totalmente compreendidos. Particularmente, o que não está claro é o papel das respostas hormonais apócrinas e parácrinas locais na mediação das adaptações ao crescimento para o estresse mecânico.

Há alguma evidência, de fato, de que tais mecanismos sejam operantes. Goldspink e Yang na Universidade de Londres, clonaram o ácido desoxirribonucléico complementar (DNAc) das duas isoformas do IGF, que foram criadas a partir do gene

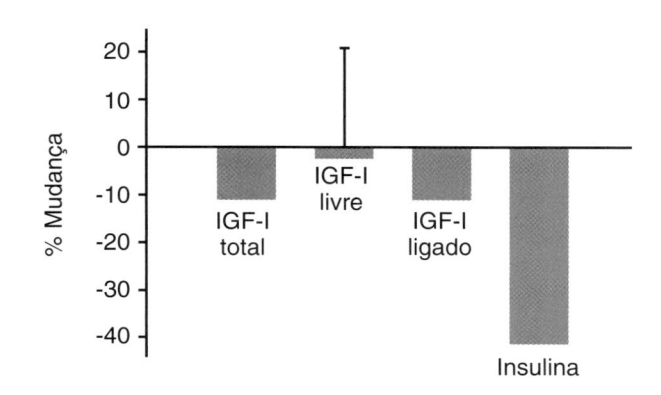

► FIGURA 2.7 Alterações nos níveis de IGF em resposta à prática de luta greco-romana (Referência 61).
Reproduzido com permissão de Nemet et al., 2002.

do IGF por técnicas de *splicing* alternativo (34). Um desses foi detectado somente quando o músculo foi mecanicamente estimulado e nomeado *fator de crescimento mecânico (MGF)*. Os autores forneceram evidências de que o MGF induz a síntese protéica localmente no músculo e é ativado sobretudo pelo estiramento muscular. Essa pesquisa pode, portanto, descrever uma ligação entre a atividade física (i. e., estiramento muscular) e a expressão gênica para o crescimento muscular.

Crescimento em Jovens Atletas: Observações Empíricas

Os achados precedentes relativos ao estresse mecânico são verdadeiros tanto para crianças como para adultos, mas para jovens em crescimento, dimensões extras precisam ser reconhecidas. Primeiro, os tecidos que passam por estresse mecânico estão em processo de crescimento biológico e desenvolvimento funcional. De fato, os resultados dessa maturação biológica imitam as respostas adaptativas aos estresses induzidos pela atividade física. Um período de treinamento resistido por um garoto de 14 anos de idade aumentará o seu desempenho no levantamento de 1RM, e o mesmo acontecerá em um período de um ano de desenvolvimento biológico, durante o qual ele gastará seu tempo livre no sofá assistindo televisão.

Além disso, um número de características da criança em crescimento deve servir para diminuir o limiar das respostas ao estresse negativo frente ao exercício (43). Essas características incluem a falta de flexibilidade devida ao crescimento desproporcional da unidade músculo-tendão-osso (particu-larmente em adolescentes), perda de periósteo, tendões fixados em ossos imaturos, fraqueza e suscetibilidade a danos na placa de crescimento epifisário.

Surgem, então, duas questões importantes: Quão importante é o estresse mecânico para o crescimento somático normal em crianças? E em que momento o estresse excessivo sobre músculos e ossos, em indivíduos em crescimento, se torna contra-produtivo? A segunda pergunta indaga sobre a necessidade de serem estabelecidos limites em relação ao volume e à intensidade do treinamento para crianças que sejam atletas de elite. A finalidade do treinamento esportivo, apesar de tudo, é impor altos níveis de estresse nos tecidos de aptidão (coração e pulmões com o treinamento resistido e o musculoesquelético com o treinamento resistido). Por meio da resposta corporal a esses microtraumas de treinamento, espera-se benefícios na aptidão fisiológica e no desempenho. Mas existe um limite além do qual esse estresse induzido pelo treinamento possa interferir no crescimento e desenvolvimento normais de uma criança? Enquanto não é difícil levantar considerações hipotéticas, as melhores respostas estão na observação crítica dos modelos de crescimento dos atletas em crescimento envolvidos em níveis intensos de treinamento e competição.

Níveis de atividade física habitual dentro de uma amplitude da população de crianças normais não-atletas não afetam o crescimento da estatura. Em um estudo longitudinal em 25 meninos com idade entre 7 e 17 anos, Mirwald et al. não encontraram diferenças na estatura ou no ganho de estatura relativas à atividade ou inatividade determinada por meio de questionário (59; Figura 2.8).

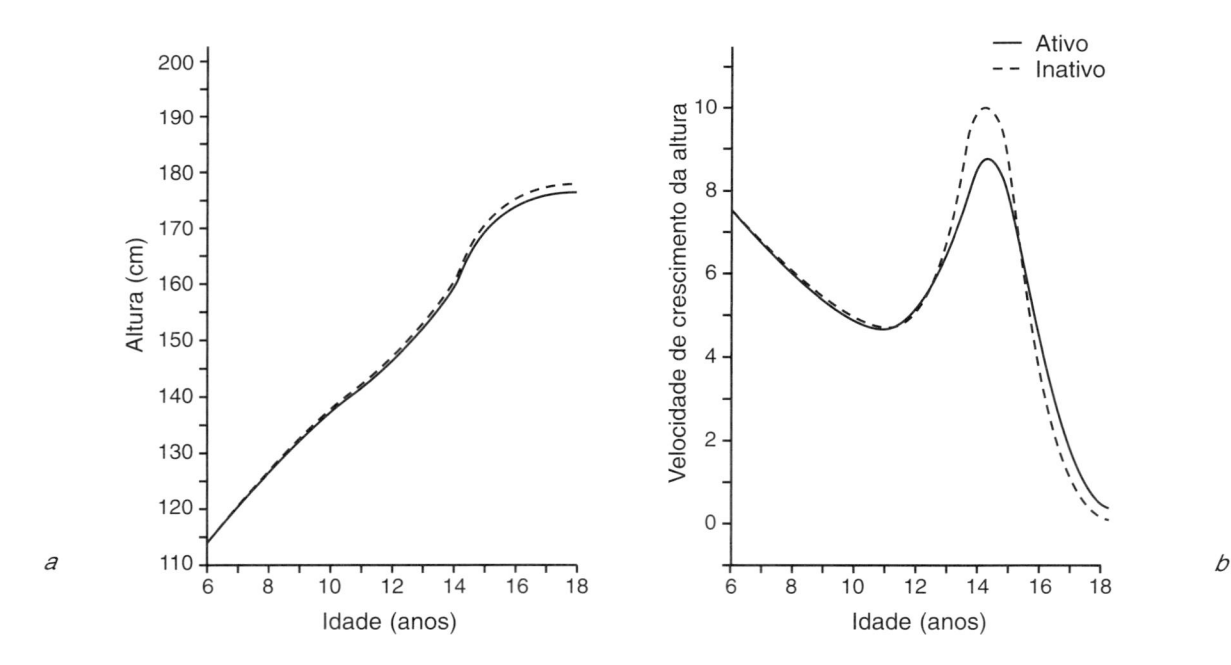

▶ FIGURA 2.8 *(a)* Curvas da estatura e *(b)* velocidade de crescimento da estatura por idade para meninos ativos e inativos (Referência 59).
Reimpresso com permissão de Mirwald 1981.

O impacto do treinamento esportivo sobre o crescimento somático em crianças tem sido extensamente revisado por Malina (49, 50). Um volume considerável de informações obtidas por meio de estudos transversais e longitudinais indicam que, com poucas exceções (i. e., ginastas e dançarinos), crianças e adolescentes atletas experimentam um crescimento de estatura normal, comparativamente aos seus colegas não-atletas. Ou seja, o treinamento esportivo precoce e intensivo não resulta em desvio – positivo ou negativo – do padrão normal de crescimento linear. Essas investigações indicam também que a taxa de maturação do esqueleto e a velocidade pico de crescimento da estatura não são, na maior parte das vezes, afetadas pelo treinamento esportivo precoce.

Tais estudos são complicados pelo fato de que atletas representam um grupo genética e fenotipicamente seleto de crianças e adolescentes (6, 49). O tamanho e composição de seus corpos, bem como o nível de maturação esquelética podem pré-selecioná-los para o sucesso em esportes específicos. Meninos com talento para esportes como futebol americano e hóquei, por exemplo, tendem a ser avançados com relação a sua maturação biológica. Ginastas do sexo feminino, patinadoras e bailarinas, por outro lado, são favorecidas em seu desempenho pelas baixas taxas de crescimento e atraso no desenvolvimento sexual e esquelético.

Estudos sobre a diminuição das taxas de crescimento linear em ginastas, que se beneficiam de um biótipo esguio caracterizado por baixa estatura e estrutura óssea leve, têm de fato atraído considerável atenção e preocupação. Pesquisas em jovens ginastas do sexo feminino têm consistentemente demonstrado maturação esquelética, somática e sexual tardias quando comparadas a meninas que não treinam. Theintz et al. compararam as avaliações de 22 ginastas do sexo feminino em treinamento (idade média 12,3 ± 0,2 anos) com aquelas de nadadoras competitivas, a cada seis meses, por dois anos (83). As velocidades de crescimento foram menores para as ginastas (5,48 ± 0,32 cm · ano^{-1}) do que para as nadadoras (8 ± 0,50 cm · ano^{-1}), sendo que as ginastas também demonstraram uma queda significativa no escore do desvio padrão da estatura e a interrupção no crescimento do comprimento da perna ao longo do tempo (Figura 2.9).

Courteix et al. avaliaram longitudinalmente a maturação esquelética e o crescimento somático por um período de três anos em dez ginastas de elite do sexo feminino (iniciando na idade 10,1 ± 1,3 anos) e em catorze meninas não-praticantes de exercício físico (18). A cada ano as ginastas demonstraram uma idade óssea, estatura, gordura e massa corporal magra significantemente menores quando comparadas ao grupo de controle. Porém, quando expresso como percentual de mudança, o desenvolvimento somático foi similar ao longo dos anos nos dois grupos.

Georgopoulos et al. estudaram 255 ginastas que competiram no 13º Campeonato Europeu de Ginástica Rítmica e ob-

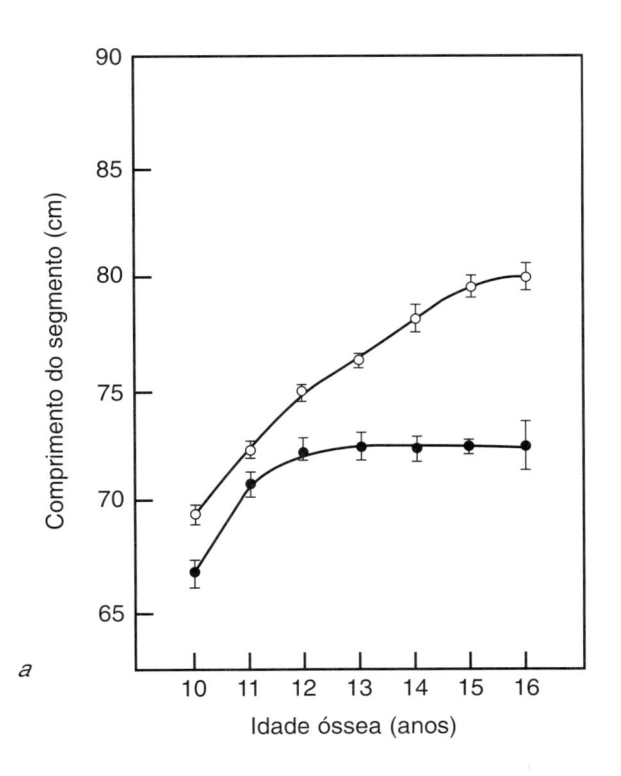
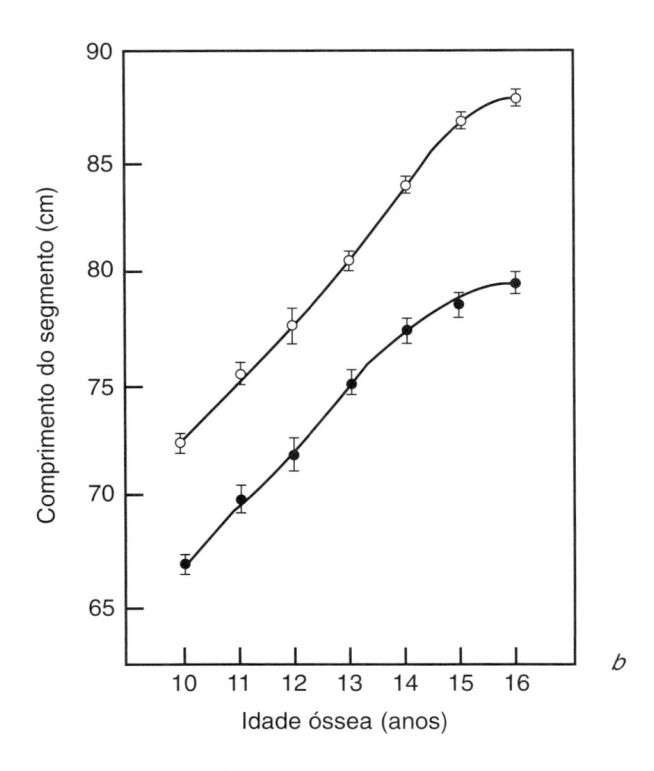

▶ FIGURA 2.9   Desenvolvimento do segmento corporal superior (círculos abertos) e inferior (círculos escuros) com o aumento da idade óssea em *(a)* ginastas e *(b)* nadadores (Referência 83).
Reimpresso com permissão de Thientz et al., 1993.

servaram que a maturação esquelética nesse grupo foi atrasada em uma média de 1,3 anos. A idade da menarca ocorreu posteriormente em relação às não-atletas e correlacionou-se positivamente com a intensidade do treinamento (31).

Jahreis et al. usaram as concentrações de IGF-I como um marcador da secreção pulsátil de GH em ginastas do sexo feminino de 11 anos de idade, altamente competitivas (40). Em um estudo preliminar com 43 ginastas, as concentrações de IGF-I depois de três dias de treinamento intensivo estavam todas abaixo dos níveis esperados para aquela idade cronológica, mas para a maioria se encontrava dentro de um desvio padrão (1DP). Em medidas no pré- e pós-treinamento em nove meninas, o IGF-I caiu de 188 ± 56 ng $\cdot$ mL^{-1} para 146 ± 46 ng $\cdot$ mL^{-1}. Em um segundo experimento envolvendo dezesseis ginastas, os níveis médios de IGF-I caíram 25% durante os três dias de treinamento.

Os autores consideraram que os valores de base dos níveis de IGF-I refletiam uma pré-seleção genética dessas atletas com relação ao seu tamanho corporal pequeno e à maturação tardia da idade óssea. Eles sugeriram que a queda do IGF-I com o treinamento, entretanto, estava relacionada à deficiência de energia durante a extensão do exercício, aos níveis baixos do hormônio da tireóide, ao efeito anti-insulina do GH, ao aumento da proteína ligante de IGF-I ou à combinação desses fatores.

As contribuições relativas da predisposição genética, da subnutrição (balanço calórico negativo), e o treinamento físico por si para esses achados em jovens ginastas do sexo feminino permanece obscura. Alguns pesquisadores estão convencidos de que as características de crescimento dessas atletas refletem distúrbios explicados pelo treinamento intenso em idades precoces. Jahreis et al., por exemplo, concluíram que "as alterações hormonais encontradas nas ginastas caracterizam um atraso "induzido pelo exercício" no desenvolvimento... refletido pelo crescimento tardio, idade óssea retardada, atraso marcante na maturação sexual e, em parte, ... (a) perigo para os sistemas esquelético e locomotor" (40, p. 98). Malina, entretanto, considerou como os maiores responsáveis os fatores de pré-seleção: "o padrão de crescimento dos ginastas adolescentes do sexo feminino e masculino é similar àquele de crianças pequenas, normais, de maturação lenta e/ou mesmo de crianças com maturação tardia cujos pais são baixos" (50, p. 143).

Caine et al. apresentaram uma revisão da literatura de três estudos de caso, dezoito estudos transversais e catorze estudos divididos em prospectivos e de coorte retrospectivos relacionados ao crescimento de ginastas do sexo feminino durante o treinamento (11). De modo geral, as ginastas nesses estudos demonstraram a estatura e o peso diminuídos para a idade e níveis baixos de fatores de crescimento séricos. O crescimento atenuado durante períodos de treinamento era seguido por um crescimento compensatório e rápido

quando o treinamento era reduzido ou descontinuado. Isso sugere que os padrões de crescimento não estão inteiramente relacionados à pré-seleção genética.

Uma análise paralela com informações sobre o consumo de energia em jovens ginastas confirmou a idéia de que essas atletas consomem um número sub-ótimo de calorias. O consumo era freqüentemente menor do que a recomendação padrão entre 275 a 1.200 kcal por dia. Os autores concluíram que a relação causa-efeito entre o treinamento das ginastas, independentemente de fatores alimentares ou de pré-seleção, e o crescimento tardio, não foi demonstrada.

Menor atenção nas pesquisas foi direcionada aos ginastas do sexo masculino, que são tipicamente baixos, mas demonstram velocidade normal no crescimento. Daly et al. avaliaram a dieta, as respostas hormonais e a estatura durante um período de dez meses de um grupo de dezesseis ginastas em treinamento intensivo (21). As avaliações foram comparadas com dezessete garotos sem treinamento. Nenhuma diferença na taxa de crescimento ou nos níveis de IGF-I foi verificada entre os dois grupos; e nenhuma correlação foi observada entre o IGF-I e a dieta.

Conclusões

O desenvolvimento somático deve ser considerado como a força que impulsiona o desenvolvimento na fisiologia e capacidade de desempenho durante o crescimento das crianças. Porém, ainda não foram esclarecidos os fatores que promovem o crescimento do corpo ao longo do tempo nem os determinantes que diferenciam o crescimento dos tecidos relacionados à aptidão física individualmente entre as crianças. É aceito que esses fatores são amplamente baseados na genética, e espera-se que o progresso contínuo no campo da genética molecular ofereça informações com relação à causa das diferenças na expressão fenotípica, tanto na magnitude quanto no ritmo de crescimento durante a infância. Esse entendimento deveria, em troca, lançar luz sobre as mudanças individuais no exercício e na aptidão física durante a infância e a adolescência.

Tanto o exercício agudo quanto o crônico estimulam perturbações aos fatores de crescimento, e também às suas proteínas ligantes e aos seus sítios receptores. A significância biológica dessas respostas atualmente é incerta. Variações nos níveis dos fatores de crescimento com o exercício podem indicar o desequilíbrio calórico ou estado catabólico excessivo e devem, portanto, servir como marcadores bioquímicos do treinamento excessivo (16).

Informações atuais indicam que o treinamento atlético vigoroso em crianças não afeta os padrões normais de crescimento. A única exceção é o lento crescimento linear observado em ginastas altamente treinados, o que de alguma maneira reflete as contribuições da predisposição genética, do estresse de treinamento e da subnutrição. Enquanto a influência relativa de cada um desses fatores é controversa, esses achados indicam a necessidade de assegurar que jovens atletas não treinem em estado de balanço calórico negativo.

Como Manfield e Emans concluíram, os estudos em ginastas "sustentam o bom senso na limitação da intensidade do treinamento e na otimização dos regimes nutricionais durante a infância e pré-adolescência, especialmente durante o estirão de crescimento na puberdade" (55, p. 239).

Questões para Discussão e Direcionamento de Pesquisa

1. Quais são as contribuições relativas da pré-seleção genética, deficiência calórica e estresse de treinamento no desenvolvimento biológico lento de jovens ginastas e dançarinos? Quais são as implicações de longo prazo dessa tendência na saúde?

2. Que mecanismos governam o crescimento de tecidos relacionados à aptidão durante a infância? Quais são os papéis relativos do eixo GH/IGF-I e as ações hormonais locais apócrina e parácrina?

3. Como os fatores genéticos controlam a expressão fenotípica dos tecidos relacionados à aptidão na juventude?

4. Que bons marcadores do nível de maturação biológica poderiam ser utilizados para parear apropriadamente oponentes no esporte na infância e na pré-adolescência?

5. Que fatores explicam o ritmo de maturação biológica?

6. Quais são os determinantes das diferenças interindividuais no tamanho e nas funções fisiológicas que influenciam a aptidão física?

7. Qual é o significado biológico das respostas do GH ao exercício?

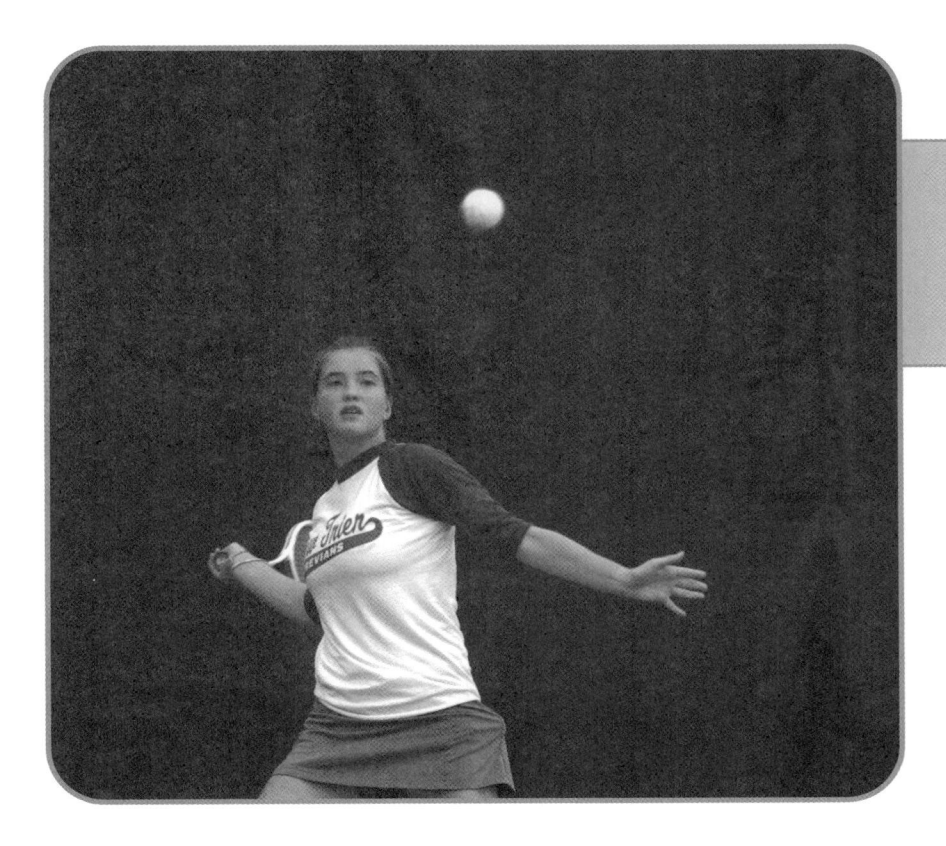

O Impacto da Puberdade

3

> *Brown-Sequard (1889), um renomado fisiologista, preparou um extrato de testículos de cachorro e o administrou a si mesmo de forma subcutânea. Ele estava convencido de que havia ganhado em vigor e capacidade de trabalho por meio desse tratamento, mas hoje se sabe que esse extrato aquoso não possuía hormônios.*
>
> E. B. Astwood (1965)

▶ *Neste capítulo serão discutidos:*

- o processo normal da puberdade e sua variação;
- o impacto das mudanças hormonais na puberdade sobre a aptidão física, e como essas alterações são afetadas pelo gênero;
- a influência do exercício e da prática esportiva na progressão puberal e função reprodutiva.

Se considerarmos que o termo *pediátrico* engloba pessoas até a idade de 20 anos, a faixa etária de interesse para os fisiologistas do exercício na infância pode ser dividida em dois segmentos semelhantes. Em primeiro lugar está o período do crescimento até a idade de aproximadamente 12 anos, primariamente dirigido pelas ações do eixo GH/IGF-I. Então, no segundo período, esses efeitos anabólicos são suplementados pelas influências dos hormônios sexuais durante o processo de puberdade ou maturação reprodutiva.

Essas alterações hormonais durante a puberdade exibem um efeito profundo sobre a fisiologia do exercício e o desempenho. Essas influências são amplamente específicas de cada sexo, definindo diferenças nítidas entre os gêneros que estavam marginalmente evidentes nos anos pré-púberes. Mais ainda, as características anatômicas e fisiológicas que aparecem com a puberdade servem para caracterizar as diferenças entre as respostas fisiológicas de crianças e adultos ao exercício. O entendimento das influências hormonais da puberdade no desempenho nos exercícios físicos, portanto, exige consideração cuidadosa dos níveis de maturação sexual nos estudos fisiológicos envolvendo crianças mais velhas e adolescentes.

Este capítulo descreve a base endocrinológica para a puberdade e o impacto dessas mudanças hormonais sobre a fisiologia do exercício e o desempenho. Como no capítulo anterior, é importante considerar a relação puberdade-exercício também na direção oposta: como o exercício agudo e crônico (i. e., treinamento esportivo) influencia o processo de maturação sexual em meninos e meninas?

O Processo da Puberdade

A puberdade é a sucessão de mudanças anatômicas e fisiológicas no início da adolescência que marca o período de transição entre o estado sexual não-maduro para o de completa fertilidade. Esse processo se caracteriza não somente pelo desenvolvimento da função reprodutiva, mas também por alterações no tamanho corporal, composicional e funcional em resposta às ações do hormônio sexual estrogênio (nas mulheres) e testosterona (nos homens). O controle básico das ações desses dois esteróides é similar, mas os resultados são bastante distintos, definindo assim as características sexuais na adolescência. Essas características incluem o acúmulo de gordura e a maturação óssea nas mulheres, e o crescimento linear e o desenvolvimento do volume muscular nos homens (102).

Nas mulheres, o estradiol é o mais ativo da família dos hormônios do estrogênio, sendo sintetizado nas células da teca e granulosas dos ovários. A produção do estradiol é controlada pela liberação pulsátil de duas gonadotrofinas, o hormônio folículo-estimulante (FSH) e o hormônio luteinizante (LH), secretado pelo lóbulo anterior da glândula hipófise, que por sua vez é estimulado pelo hormônio de liberação de gonadotrofinas (GnRH) no hipotálamo.

Antes da puberdade, o "estado gonadal" dentro do sistema nervoso central é primorosamente sensível à influência da reação negativa de pequenas quantidades de estrogênio circulante, e o GnRH é suprimido. Como resultado, em meninas jovens, as secreções de LH e FSH são de aproximadamente 3 e 15%, respectivamente, dos valores normalmente observados em mulheres adultas. No início da puberdade, o limite de retorno da sensibilidade do estado gonadal é acentuadamente reduzido e o GnRH desperta a produção de quantidades crescentes de FSH e LH e liberação ovariana de estrogênio.

O FSH e LH também estimulam a produção de progesterona pelo ovário, que age de modo a preparar um revestimento no útero para a implantação do óvulo fertilizado. As secreções de FSH e LH – e conseqüentemente do estrogênio e do progesterona – são periódicas, explicando a duração do ciclo menstrual. No início da fase folicular do ciclo, os níveis circulantes de estrogênio e progesterona são baixos, e ambos aumentam no meio da fase lútea.

Na puberdade, então, o principal evento endocrinológico é o aumento da secreção do GnRH do hipotálamo. Em resposta à estimulação amplificada do LH e FSH, os níveis de estradiol sobem de 15 a 35 pg $\cdot$ mL^{-1}. As concentrações séricas de estradiol começam a aumentar aproximadamente aos 10 anos de idade e continuam a aumentar a cada estágio da puberdade, como indicado pelo desenvolvimento das características sexuais secundárias (discutidas posteriormente). Os níveis são particularmente acelerados no ano que precede a menarca (idade da primeira menstruação).

As diferenças nos níveis sangüíneos de estradiol entre meninos e meninas são mínimas, porém, detectáveis nos anos pré-púberes (72). Utilizando-se de um ensaio de recombinação biológica celular sensível, Klein et al. relataram que os níveis médios de estradiol sérico eram de 2,2 e 0,3 pmol $\cdot$ L^{-1} em meninas e meninos pré-puberes, respectivamente (65). Os níveis de estrogênio também sobem nos homens durante a puberdade, mas os valores nas mulheres são aproximadamente cinco vezes maiores.

A expressão clínica da puberdade começa nas meninas entre as idades de 10 e 11 anos, e tipicamente termina em quatro a cinco anos. O maior acúmulo de tecido adiposo é refletido pelo percentual maior de gordura corporal nas meninas na idade de 7 anos. O desenvolvimento das mamas (telarca) se inicia entre 10,5 a 11 anos, e a menarca ocorre aproximadamente dois anos depois. O momento e ritmo desse padrão de desenvolvimento púbere, porém, varia bastante entre indivíduos.

A *Third National Health and Nutrition Examination Survey* (NHANES III) (Pesquisa nacional de avaliação topográfica da saúde e nutrição) recentemente forneceu informações relativas à idade da menarca nos Estados Unidos em 2.510 meninas nas idades de 8 a 20 anos (29). Menos do que 10% das meninas menstruaram antes dos 11 anos de idade, enquanto 90% atingiram a menarca na idade de 13,75 anos. A idade média da menarca nos Estados Unidos é atualmente 12,4 anos, ocorrendo significativamente mais cedo em meninas negras de origem não-hispânica do que nas caucasianas de origem não-hispânica ou em meninas americano-mexicanas.

A idade da menarca, apesar da tendência de ocorrer mais cedo no passado, não é significativamente diferente daquela relatada nas meninas norte-americanas há trinta anos. Essa observação refuta o argumento de que a progressão prévia em direção à ocorrência da menarca em idades mais tenras refletia a incidência crescente da obesidade infantil (5). Desde 1970, nenhuma diminuição na idade da menarca tem sido evidente, apesar de uma incessante epidemia de obesidade.

Na preparação para a função reprodutiva, o aumento no nível de estrogênio estimula a ovulação, a maturação do conjunto de órgãos reprodutores femininos e o desenvolvimento das mamas. Mas, as ações do estrogênio são muito mais extensas, incluindo efeitos sobre o conteúdo de gordura corporal, o humor, a vasodilatação arteriolar, a produção de fatores de coagulação pelo fígado, as características da pele e os fatores de risco para doenças coronarianas (50). O estrogênio também é responsável pelo conjunto de características físicas denominadas *características sexuais secundárias*, que incluem o desenvolvimento das mamas e as alterações na quantidade e padrão dos pêlos pubianos.

Essas características sexuais secundárias formam a base de um sistema de classificação de desenvolvimento púbere definido e nomeado por J. M. Tanner (ver Referência 80 para uma revisão). Baseada nas características do desenvolvimento das mamas e na aparência dos pêlos pubianos e da genitália, as meninas são classificadas dentro do estágio I de Tanner (pré-adolescentes) até o estágio V (maduras). Como já observado anteriormente, uma variabilidade considerável é percebida na velocidade na qual passam por esses estágios

púberes. Uma menina pode completar um estágio em seis meses, enquanto outra pode demorar até dois anos.

O início da puberdade ocorre aproximadamente dois anos mais tarde nos meninos em relação às meninas. Durante os anos pré-púberes, os níveis sangüíneos da testosterona, o hormônio androgênico sexual masculino primário, são muito baixos (< 20 pg $\cdot$ dL^{-1}). Um aumento rápido que coincide com o momento do estirão de crescimento do adolescente é observado na puberdade. Os níveis de testosterona no homem maduro são geralmente pelo menos vinte vezes maiores do que aqueles antes da puberdade (Figura 3.1).

Nos homens, a liberação hipotalâmica do GnRH escoa via a circulação hipofisária para a hipófise anterior, que produz FSH e LH. Nos testes, o LH atua nas células Leydig para produzir testosterona, enquanto o FSH estimula as células Sertoli para produzir o esperma. A espermatogênese é normalmente evidente na idade de 14 anos. A ação da testosterona sobre o hipotálamo gera um mecanismo de retroalimentação negativa similar àquele descrito anteriormente para o estado gonadal nas mulheres (52).

Como o estrogênio faz nas mulheres, a testosterona nos homens age no sentido de desenvolver a função sexual (o de-

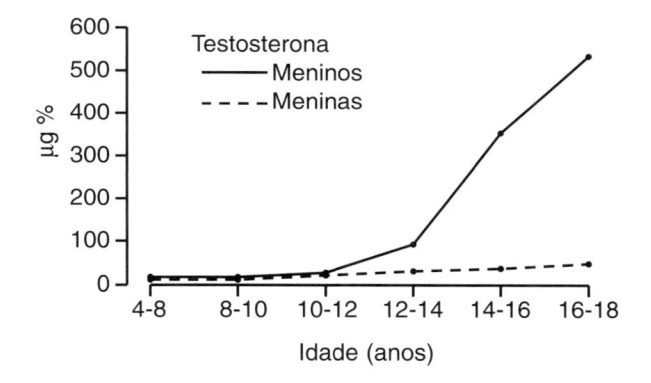

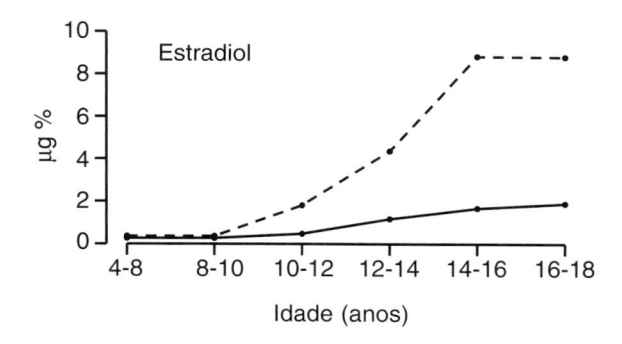

▶ FIGURA 3.1   Alterações com a idade dos níveis de testosterona e estradiol séricos em crianças (Referência 80).
Reimpresso com permissão de R.M. Malina e C. Bouchard 1991.

senvolvimento do pênis e dos testículos, a produção de esperma) e também as características somáticas, particularmente o aumento da massa muscular e o crescimento linear. Com a puberdade, o homem desenvolve pêlos faciais, axilares e pubianos, e sofre mudanças nas glândulas sudoríparas e sebáceas e o engrossamento da voz. Os estágios de Tanner nos homens são baseados nas alterações da genitália e dos pêlos pubianos. O desenvolvimento púbere nos homens pode também ser estimado pelo tamanho do testículo. Quantidades pequenas de testosterona, resultantes da conversão enzimática de precursores androgênicos na glândula supra-renal, são também evidentes nas mulheres maduras.

A Leptina e a Iniciação da Puberdade

A explicação para o estímulo que "desperta" o eixo hipotálamo-hipofisário-gonadal no início da puberdade tem intrigado e iludido os pesquisadores. O tema central dessa problemática é a liberação do gerador do GnRH da influência inibitória dos agentes de retroalimentação. Em algumas ocasiões, uma grande variedade de fatores foi sugerida como agentes estimuladores desse processo: os opióides, o neuropeptídeo Y, a galanina, o fator de liberação de corticotropina, a noradrenalina, a dopamina, a serotonina, a melatonina e o ácido gama-aminobutírico (46). Contudo, como Brook concluiu, "várias tentativas já foram feitas para identificar moduladores que suprimam ou iniciem a puberdade no ser humano, mas não houve nenhum avanço. A verdade mais simples é que nós não temos nenhuma idéia de como a puberdade é iniciada" (20, p. 53).

Apesar desse fato, um interesse considerável tem cercado evidências recentes de que a leptina possa influenciar na iniciação dos eventos púberes. Essa é uma noção intrigante, uma vez que se for verdadeira, a leptina serviria como um elo entre a função reprodutiva e o *status* nutricional, como será discutido posteriormente, poderia ajudar a explicar os efeitos do treinamento físico no início da puberdade e na função menstrual.

A leptina inicialmente ganhou atenção por seu papel na supressão do apetite em camundongos obesos. Secretada pelos adipócitos, descobriu-se que a leptina age no hipotálamo desses animais diminuindo a ingestão de alimentos, dando a esperança que poderia servir como um agente terapêutico no tratamento da obesidade. Infelizmente, sua ação nos seres humanos não é tão bem definida, e a expectativa de que a leptina pudesse se tornar um meio efetivo na redução de peso tem sido decepcionante. Nos seres humanos, o nível de leptina sérica está relacionado exponencialmente ao conteúdo de gordura corporal, sugerindo que a insensibilidade da leptina ocorre quando o indivíduo se torna mais obeso (31).

Os estudos da leptina tomaram uma nova direção por causa das evidências de que ela possa servir como elo de ligação entre os estoques de energia periféricos (i. e., gordura corporal) e a regulação da capacidade reprodutiva (31). A idéia de que tal conexão possa ocorrer é baseada no conceito evolucionário de que mulheres férteis que estão prestes a dar à luz deveriam possuir estoques calóricos suficientes para satisfazer a demanda de energia na gravidez. Esse ponto de vista darwiniano, então, sugere que a atividade do eixo hipotálamo-hipofisário-gonadal se torne criticamente sensível ao balanço calórico e à quantidade de estoques de gordura.

A maior parte das informações que sustentam o papel da leptina na iniciação da puberdade novamente vem dos estudos em animais, particularmente em camundongos. Os níveis de leptina estão diretamente relacionados ao conteúdo de gordura do animal, e as concentrações caem durante o jejum. Animais que são privados de alimento demonstram, além disso, hipofunção da hipófise e atraso na maturação sexual (1). A leptina administrada em camundongos normais em idade pré-púbere acelera o início dos sinais da puberdade, somente se a ingestão de alimentos estiver restrita a 70% do normal (26, 27). Kiess et al. então descreveram a leptina como o "portal metabólico", permitindo a maturação sexual somente em condições nutricionais adequadas (64).

Existe evidência que sugere uma função similar da leptina nos seres humanos. Os raros indivíduos que possuem deficiência congênita de leptina não experimentam a puberdade até que lhes seja oferecida uma terapia com suplementação de leptina exógena (90). Um aumento repentino na concentração de leptina tem sido observado em meninos pouco antes do início da puberdade (81). Em um estudo longitudinal, Ahrmed et al. descobriram que os níveis de leptina aumentaram progressivamente com o passar da idade em meninos e meninas à medida que se aproximavam da puberdade (2). Isso sugeriu aos autores que deveria existir um nível limítrofe de leptina (diferente entre os indivíduos) que desencadeia o início da puberdade.

Horlick et al. examinaram a relação entre o nível de maturação sexual, os hormônios gonadais, a massa adiposa e as concentrações de leptina circulante durante a puberdade em indivíduos de 6 a 19 anos (57). Os níveis de leptina plasmática foram positivamente relacionados à massa de gordura em todos os níveis de maturação sexual em homens e mulheres. As concentrações de leptina plasmática, relativas à massa de gordura, não foram diferentes entre homens e mulheres, exceto nos estágios IV e V da escala de Tanner, quando os valores foram maiores nas mulheres (Figura 3.2). Esse "dimorfismo sexual" nos níveis de leptina ao final da puberdade não pode então ser explicado pelas diferenças sexuais

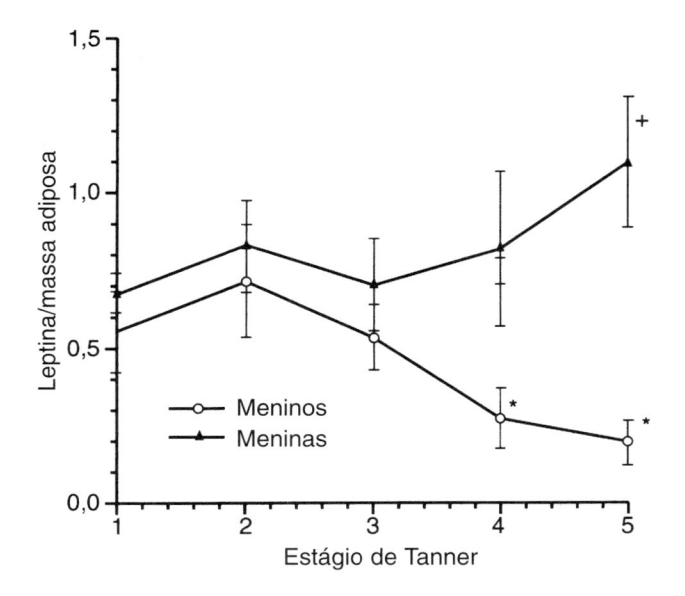

► FIGURA 3.2   Diferenças nos níveis séricos de leptina (expressos com relação à massa corporal magra) em diferentes estágios púberes em indivíduos do sexo masculino e feminino (Referência 57). *P< 0,05 em comparação com indivíduos do sexo feminino no mesmo estágio da escala de Tanner e do sexo masculino nos primeiros estágios da escala de Tanner; +P< 0,05 comparados com indivíduos do sexo feminino no estágio I de Tanner.
Reimpresso com permissão de Horlick et al. 2000.

na composição corporal (p. ex., conteúdo de gordura) que ocorrem com a puberdade.

Várias situações clínicas também sustentam a possibilidade da existência de uma ligação entre a leptina, a composição corporal e a função reprodutiva dos seres humanos. Os níveis de leptina nas meninas com puberdade precoce são elevados em comparação àqueles de meninas normais em idade pré-púbere (91). Meninos com atraso constitucional do desenvolvimento somático e sexual possuem hipoleptinemia (48). E baixos níveis de leptina têm sido demonstrados em pacientes com anorexia nervosa, que são caracterizados pelo baixo conteúdo de gordura corporal e amenorréia (69).

A testosterona sérica parecer ter um efeito negativo na produção de leptina. Isso é observado não somente *in vitro* com a cultura de adipócitos, mas também clinicamente quando adolescentes com atraso púbere são tratados com testosterona. Em sua análise, Roemmich e Rogol comentaram que não foi possível determinar se isso representava um efeito inibitório direto dos andrógenos ou um efeito secundário via mudanças na gordura corporal (98). O estrogênio, por outro lado, estimula o aumento dos níveis de leptina. Roemmich et al. descobriram que, mesmo depois da correção para o conteúdo de gordura corporal, a leptina sérica e

as concentrações de estrogênio nas meninas estavam diretamente relacionadas (97).

Em resumo, essa informação sugere, como Claiton e Trueman concluíram, que a leptina é importante no desenvolvimento púbere humano (31). Seu papel, porém, parece ser mais permissivo do que o de um agente primário de iniciação da puberdade.

O papel que a leptina poderia desempenhar no desencadeamento da puberdade é, de forma conveniente, relacionado com a hipótese anterior de que uma quantidade crítica de gordura corporal seja necessária para estimular o início da puberdade. Nos anos de 1960, Frisch (43) apresentou a hipótese de que o maquinaria do eixo hipotálamo-hipofisário-gonadal não se torna operante até que uma menina alcance certa quantidade de gordura corporal (cerca de 17% do peso corporal). Naquele tempo essa idéia se baseava na evidência do efeito metabólico do tecido adiposo sobre a atividade do estrogênio. Apesar de "imensamente atrativo", porém, esse conceito nunca ganhou ampla aceitação (114). A análise crítica de Scott e Johnston em 1982 concluiu que "não parece que a menarca e a manutenção dos ciclos menstruais tenham alguma relação com o percentual de gordura crítico" e também que "a hipótese do peso crítico (gordura) não pode ser aceita" (114).

Agora, 40 anos depois, o panorama que envolve a leptina como um intermediário químico entre a adiposidade e a função reprodutora dá credibilidade à hipótese básica da gordura-crítica. A idéia é ainda sustentada por estudos recentes que indicam que o balanço calórico negativo (mais do que o estresse físico por si só) é o fator primário responsável pela amenorréia secundária no treinamento esportivo (77).

Essa questão tem atraído a atenção de cientistas do exercício em função dos (a) já reconhecidos efeitos do treinamento esportivo, tanto na redução da gordura corporal como na interrupção de padrões normais da menstruação, (b) da associação da participação precoce intensa de crianças no esporte com a idade tardia da menarca, e (c) das mudanças nas concentrações de leptina sérica que ocorrem em algumas formas de exercício. É tentador considerar que a leptina possa servir como um mediador por meio do qual o exercício induza alterações na composição corporal e nas funções reprodutoras. Nós retornaremos a essa questão posteriormente neste capítulo, na discussão sobre os efeitos do treinamento físico no desenvolvimento púbere.

Avaliação do *Status* Púbere

Não há dúvida de que as mudanças hormonais durante a puberdade podem afetar substancialmente as respostas fisiológicas ao exercício e desempenho físico nos jovens. Segue-se a isso a consideração de que o nível de maturação sexual é freqüentemente crítico para a validade dos estudos comparativos em indivíduos jovens. Considere uma investigação sobre os efeitos do futebol *versus* o treinamento de natação sobre a densidade óssea nas mulheres. O nível de estrogênio, que reflete o desenvolvimento sexual, serve como um forte estimulador do desenvolvimento ósseo durante a puberdade. Se os indivíduos forem classificados de acordo com a idade cronológica, e não pelo nível de maturação sexual, as comparações entre os dois grupos podem ser artificiais.

Algumas vezes, o pareamento de indivíduos por estágio do desenvolvimento sexual é importante por causa do que ainda não se sabe a respeito das influências púberes. Por exemplo, suponha-se que se queira saber os efeitos do treinamento para corrida de velocidade sobre a aptidão anaeróbia, avaliados por meio do teste em cicloergômetros de Wingate. As influências sexuais e púberes sobre tal resposta não são conhecidas, mas parece provável que os efeitos diferenciais relacionados às influências hormonais causadas pelo gênero sexual e o nível de maturação sexual seriam importantes.

Uma avaliação apropriada do *status* púbere é, portanto, um desafio importante para os cientistas do exercício. Muitos recursos têm sido utilizados para conseguir isso nas pesquisas sobre os efeitos do exercício (32).

Características Sexuais Secundárias

Em 1962, Tanner et al. desenvolveram um padrão de classificação para definir o desenvolvimento púbere, com base na aparência de certas características sexuais secundárias em homens e mulheres (117). O esquema envolve cinco estágios, que vão da maturação púbere (estágio I) até maturação sexual completa (estágio V), sendo baseado em fotografias e desenhos da genitália e pêlos pubianos nos meninos e desenvolvimento das mamas e pêlos pubianos nas meninas.

Apesar de ser o método mais comum de avaliação do nível de maturação sexual, essa abordagem apresenta alguns problemas. Como assinalado por Malina e Bouchard, indivíduos que acabaram de entrar em determinado estágio e, aqueles saindo dele, receberão as mesmas classificações, apesar de poderem ser significativamente diferentes em relação ao nível de maturação sexual (80).

Existe ainda a preocupação com a invasão de privacidade do indivíduo, e ainda, a presumida necessidade de que tal avaliação precisaria ser feita por um profissional da saúde. Enquanto a avaliação por um profissional é considerada o meio mais eficaz de utilizar a classificação pela escala de Tanner, os relatos pessoais e dos pais têm se mostrado bastante exatos. Brooks-Gunn et al. compararam a validade da classificação materna pelos estágios de Tanner de seus próprios filhos, aos resultados obtidos por profissionais treinados (21). A correlação entre as avaliações do estágio de maturidade feitas por mães em seus filhos e aquelas feitas por médicos foi $r = 0,85$.

Estudos comparando indivíduos que se auto-avaliaram (utilizando fotografias e desenhos) e os resultados obtidos por médicos também demonstraram uma correlação alta ($r = 0,77$ a $0,91$; Referência 38). Descrições face-a-face das características do estágio e o uso de um espelho parecem aumentar a exatidão das auto-avaliações da maturação sexual (32).

Menarca

A idade na qual uma menina experimenta pela primeira vez o período menstrual tem sido utilizada como uma referência bem definida para o estabelecimento do *status* púbere. Contudo, isso certamente não oferece qualquer informação relativa ao *nível* de desenvolvimento sexual; uma menina se encontra ou na pré-menarca ou na pós-menarca. E está claro que uma menina na pré-menarca não pode ser considerada pré-púbere. O início da menstruação ocorre consideravelmente tarde na progressão púbere, e a menarca pode ocorrer até dois anos depois da telarca (início do desenvolvimento das mamas). A idade da menarca é um evento psicológico e fisiológico importante e, portanto, geralmente de fácil identificação por meninas adolescentes. Koo e Rohan relataram que 77% das meninas foram capazes de lembrar a data da menarca dentro de um período de um mês da data que elas haviam relatado três anos antes (68).

Espermarca

O uso da espermarca como um indicador do desenvolvimento púbere tem sido limitado por considerações sociais e éticas. Ji descreveu a relação entre a idade da primeira ejaculação com marcadores do crescimento somático e da aptidão física em um grande número de meninos chineses nas idades de 9 a 18 anos (60). Meninos que haviam tido a experiência da espermarca em qualquer idade, comparados àqueles que não haviam, estavam avançados em relação aos fatores antropométricos e indicadores da aptidão motora (prova de velocidade de 50 m, salto horizontal, corrida de resistência e barra). No entanto, essas diferenças desapareceram com a idade de 16 anos. Meninos que estavam na pré-espermarca em qualquer idade demonstraram um maior potencial para o aumento do comprimento da perna ao final da adolescência. Esses achados, portanto, indicam que o *status* da espermarca é relativo ao crescimento e desempenho motor, do mesmo modo que outros marcadores da maturação biológica.

Níveis de Hormônio Sérico

Os níveis de testosterona sérica têm sido utilizados como um marcador do desenvolvimento sexual nos meninos. A variabilidade do nível de testosterona é circadiana (diurna), bem como sazonal. As concentrações aumentam com a atividade física, e diferenças interindividuais consideráveis têm sido observadas nos níveis séricos. Apesar disso, com consideração cuidadosa do ritmo circadiano, a avaliação dos níveis séricos de testosterona para indicar o nível de maturação sexual pode ser razoável.

Expressão Fisiológica e Anatômica da Maturação Sexual

As alterações hormonais durante a puberdade manifestam-se com uma extraordinária quantidade de mudanças anatômicas e fisiológicas. Esta seção examina como essas expressões da maturação sexual poderiam influenciar as respostas fisiológicas ao exercício, particularmente quando relacionadas ao gênero.

O Eixo GH/IGF-I, Hormônios Sexuais e Crescimento Linear

A puberdade é marcada por uma significativa aceleração do crescimento linear. A velocidade do crescimento chega ao pico na metade da adolescência, e esse pico ocorre mais tarde nos meninos em relação às meninas. Informações de 22 estudos compilados por Beunen e Malina indicaram valores similares do pico da velocidade de crescimento (PHV) nos indivíduos jovens da América do Norte e da Europa (15). A idade média do PHV era de aproximadamente 12 anos nas meninas e de 14 anos nos meninos, com um desvio-padrão de mais ou menos 1 ano. Nesses estudos, o PHV médio foi $7,9 \pm 0,6$ cm · ano^{-1} em meninas e $9,2 \pm 0,6$ cm · ano^{-1} nos meninos. (Isso contrasta com valores estáveis de aproximadamente 5,5 cm · ano^{-1} no período pré-púbere). Era mais provável que crianças que tivessem um estirão de crescimento precoce apresentassem um PHV mais alto; ou seja, uma relação negativa entre a magnitude do PHV e a idade do PHV. No entanto, nenhuma associação foi observada entre o PHV e a estatura adulta.

Enquanto aumentos na testosterona e no estrogênio foram uma vez considerados responsáveis por esse aumento na altura durante a puberdade, hoje se reconhece que esses hormônios trabalham sinergicamente com o aumento no GH e IGF-I para estimular o crescimento (101). Parte dessa evidência é a observação de que o estirão de crescimento no adolescente é prejudicado em pacientes que possuem uma deficiência no hormônio de crescimento (83). Martha et al. demonstraram que os níveis médios de GH em 24 horas, ao final da puberdade, eram o dobro do que era antes da puberdade, e que isso era um reflexo de pulsos maiores em vez dos pulsos mais freqüentes (83). Hindsmarsh et al. demonstraram que a amplitude do pulso de GH e a velocidade de crescimento estão estreitamente relacionadas (56).

Parker et al. sugeriram que esse aumento no GH poderia ter efeito direto no aumento da secreção de hormônios sexuais; esses pesquisadores descobriram que a administração de testosterona em meninos na idade pré-púbere estimulava a produção do IGF-I (92). E Ulloa-Aguirre et al. descreveram aumentos significativos na secreção de GH depois de três meses de tratamento com testosterona em meninos na idade pré-púbere, com retardo constitucional no crescimento (119). Contudo, a ação da testosterona sobre a secreção de GH parece desaparecer durante o final da puberdade. Os níveis de GH e IGF-I declinam nesse momento, enquanto as concentrações de hormônios sexuais permanecem estáveis.

Existem evidências de que o estrogênio possa ter o mesmo efeito em meninas. Mauras et al. (84) descobriram que pacientes com síndrome de Turner (que possuem disgenesia gonadal), e receberam doses baixas de estradiol durante 5 semanas, mostraram um aumento significativo na produção do GH de 24 horas e na amplitude do pulso (mas nenhuma alteração nos níveis plasmáticos de IGF-I). Marin et al. compararam as respostas do GH a um protocolo de teste de exercício realizado em esteira em crianças com idade pré-púbere, que receberam aleatoriamente estradiol ou placebo dois dias antes do teste (82). Os indivíduos tratados com estrogênio demonstraram um aumento do GH de $18,7 \pm 9,2$ ng · mL^{-1}, comparados a $6,9 \pm 4,2$ ng · mL^{-1} naqueles que receberam placebo. Foi sugerido que a velocidade do crescimento e o pico da velocidade de crescimento em idade precoce nas meninas ocorrem porque o estradiol é um modulador da secreção de GH melhor do que a testosterona (20).

O crescimento linear aumentado durante a puberdade, portanto, é amplamente influenciado pelo eixo GH/IGF-I sob o estímulo dos hormônios sexuais. Qualquer possível papel direto do androgênio e do estrogênio sobre o desenvolvimento da altura é incerto. Rogol também notou que, "Qualquer relação direta entre a velocidade do crescimento e as concentrações circulantes de GH, ou atributos da neurosecreção de GH, é difundida pelos componentes adicionais das proteínas ligantes de GH, do IGF-I circulante e de suas proteínas de ligantes" (101).

Puberdade e Resistência à Insulina

A puberdade é acompanhada por mudanças significativas na produção e na sensibilidade à insulina. Especificamente, a puberdade normal é caracterizada por um aumento na resistência celular à ação da insulina que não é acompanhada por alterações em outras ações desse hormônio, como a lipólise e a estimulação do metabolismo das proteínas. O consumo de glicose estimulado pela insulina (determinado sob condições hiperinsulinêmicas) está reduzido em até 20 a 45% durante a adolescência (4 a 24).

A causa e o significado fisiológico desse fenômeno ainda necessitam ser esclarecidos. Qualquer agente ou processo etiológico proposto tem que estar harmonizado com o tempo de curso da resistência à insulina nos progressos púberes. A resistência à insulina atinge seu pico no estágio II da escala de Tanner, e depois retorna aos valores de base pré-púberes na maturação sexual (estágio V; 87).

As informações atuais falham em dar suporte aos efeitos específicos dos hormônios sexuais ou da composição corporal sobre as alterações púberes relativas à sensibilidade à ação da insulina. Os indícios mais óbvios, a gordura corporal e os níveis de hormônios aumentam durante a puberdade, enquanto a sensibilidade à insulina declina e, então, sobe (49). A função do aumento no hormônio de crescimento, porém, pode ser importante. O GH tem ações antiinsulínicas proeminentes, e o crescimento dos níveis de GH durante a puberdade poderiam explicar bem a observada resistência à insulina e a resposta aumentada da insulina à glicose durante a puberdade.

A resistência à insulina durante a puberdade é compensada por níveis elevados de insulina, tanto que não são esperados distúrbios na homeostase da glicose. A resposta da insulina a uma carga intravenosa de glicose, em adolescentes, aumenta duas ou três vezes mais do que aquela nos indivíduos pré-púberes e adultos (24). Caprio (24) postulou que essas respostas hiperinsulinêmicas agem no sentido de suprimir os níveis de proteínas ligantes de IGF-I (IGFBP-1). Isso resultaria em um aumento das concentrações sangüíneas (e ações anabólicas) do IGF-I livre. Nesse cenário, então, mudanças nos receptores de insulina na puberdade serviriam como um meio de modular o eixo GH/IGF-I e de estimular o crescimento somático.

Goran e Gower conduziram um estudo longitudinal das ações da insulina em sessenta crianças no estágio I de Tanner (idade média 9,2 ± 1,4 anos) e novamente depois de dois anos (49). Entre a metade dos indivíduos que haviam avançado para os estágios III e IV da escala de Tanner, a sensibilidade à insulina (determinada por meio de um teste de tolerância à tolbutamida intravenosa de glicose modificada) caiu em 32%. Esse declínio não foi observado naqueles que ainda estavam em idade pré-púbere (estágio I de Tanner). Mudanças na sensibilidade à insulina não estavam relacionadas às alterações nos níveis hormonais no estado de jejum (estradiol, testosterona, FSH, IGF-I, leptina e cortisol) e a mudanças na gordura corporal.

Arslanian e Suprasongsin administraram testosterona durante quatro meses em adolescentes com retardo na puberdade (9). Isso produziu aumentos na massa corporal magra e nos níveis circulantes de testosterona e hormônio do crescimento, mas nenhuma alteração na sensibilidade à insulina.

Ainda não foi esclarecido como, ou se, as mudanças na resistência à insulina que ocorrem na puberdade afetam a utilização de glicose durante o exercício agudo e/ou crônico. Nos seres humanos saudáveis, um período de exercício intenso é acompanhado por um aumento na sensibilidade à insulina, sendo que o aumento do consumo de glicose pelas células musculares ocorre ao mesmo tempo em que os níveis de insulina circulante de fato caem (123). Resultados em atletas ou após um período de treinamento resistido são similares. Ou seja, a tendência é oposta àquela observada na puberdade.

Efeitos Diferenciais do Hormônio Sexual sobre as Variáveis de Aptidão

Se a testosterona é o hormônio "masculino" e o estrogênio o "feminino", suas ações deveriam distinguir a masculinidade da feminilidade, o crescimento muscular e a virilidade do acúmulo de gordura e da fecundidade. É aparente, entretanto, que em alguns processos desenvolvimentais durante a puberdade, tais como o crescimento e desenvolvimento ósseos, mudanças similares são observadas em ambos os sexos. Como foi pontuado por Frank, "Não faz muito sentido teleológico imaginar duas vias hormônio-receptor separadas e distintas, envolvidas na mediação do mesmo efeito fisiológico que ocorre no esqueleto púbere, tanto nos homens quanto nas mulheres" (42, p.627). Essa linha de raciocínio – sustentada por dados experimentais recentes – levou algumas pessoas a sugerir que as ações dos hormônios sexuais não são, de fato, sempre específicas do gênero. Ou seja, a testosterona e outros hormônios androgênicos, são ativos nas mulheres, e os estrogênios medeiam alterações anatômicas e fisiológicas nos homens. As seções posteriores examinam os efeitos dos hormônios sexuais sobre os tecidos e as funções relacionadas às aptidões fisiológica e física. Em alguns casos, permanece a idéia tradicional de que os efeitos da testosterona e do estrogênio sejam especificamente relacionados ao gênero. Em outros, esses hormônios parecem cruzar as fronteiras do gênero.

Composição Corporal

Talvez o efeito diferencial mais óbvio dos hormônios sexuais na puberdade seja a estimulação do desenvolvimento da massa muscular pela testosterona e da gordura corporal pelo estrogênio. Em meninos na puberdade, os aumentos não somente na estatura, mas também na massa muscular aceleram. A massa muscular típica no corpo de um menino de 11 anos é de 15 kg. Com o crescimento induzido pela puberdade, essa massa aumenta para 35 kg quando ele atinge 17 anos (15, 80).

As meninas são diferentes. Elas experimentam aumentos menores na estatura e massa muscular, mas um acúmulo significativo de gordura corporal. Uma menina de 11 anos tem aproximadamente a mesma massa muscular de um menino na mesma idade (15 kg). Mas aos 17 anos ela terá somente 22 kg de músculo. A taxa de massa livre de gordura e estatura nos meninos e meninas na idade de 11 anos é similar (0,21), mas aos 17 anos, ela aumenta para 0,34 nos meninos, e somente para 0,26 nas meninas. A massa muscular representa 53% do peso de um menino aos 17 anos, mas 42% do peso de uma menina da mesma idade. Nos anos pré-púberes, os valores são aproximadamente 45 e 43%, respectivamente (Figuras 3.3 e 3.4).

Essas diferenças expressam a influência do gênero no tamanho da fibra muscular (i. e., hipertrofia). A área média de secção transversa do músculo vasto lateral é aproximadamente 26% maior nos meninos de 16 anos do que nas meninas da mesma idade.

Os ganhos típicos de massa gorda nas meninas durante a puberdade (7,1 kg) são duas vezes maiores do que nos meninos (3,2 kg; 80). O percentual de gordura corporal é maior nas meninas do que nos meninos até mesmo antes da puberdade (p. ex., 21% *vs.* 15% aos 11 anos), mas essa diferença cresce durante a adolescência. Aos 17 anos, a gordura corporal nas meninas é duas vezes maior do que a observada nos meninos (Figura 3.4).

O maior conteúdo de gordura corporal nas meninas é a manifestação tanto do maior número como do maior tamanho dos adipócitos. O tamanho dos adipócitos é independente do gênero até os 11 anos, quando um aumento relativamente maior é observado nos meninos. Aos 17 anos, o diâmetro médio adipócito é aproximadamente 20% maior nas meninas. Um padrão similar é observado no número de células (Figura 3.5).

O efeito prejudicial mais óbvio desse acúmulo de gordura nas meninas é o de limitar o desempenho nas atividades que envolvem sustentação de peso (p. ex., corrida, barra). Isto é, o tecido adiposo extra representa uma carga inerte adicional que tem que ser transportada. Acima de um terço da variação no desempenho em uma corrida de aproximadamente 1,6 km, realizada por um grupo de indivíduos da 6ª série do colégio, pode ser explicado por variações no conteúdo de gordura corporal (106).

O efeito fisiológico do maior acúmulo de tecido adiposo nas meninas na puberdade não está tão claro. Para um nível de obesidade moderado em parte, a gordura corporal não tem efeito negativo na reserva funcional cardíaca durante um teste cicloergométrico (105).

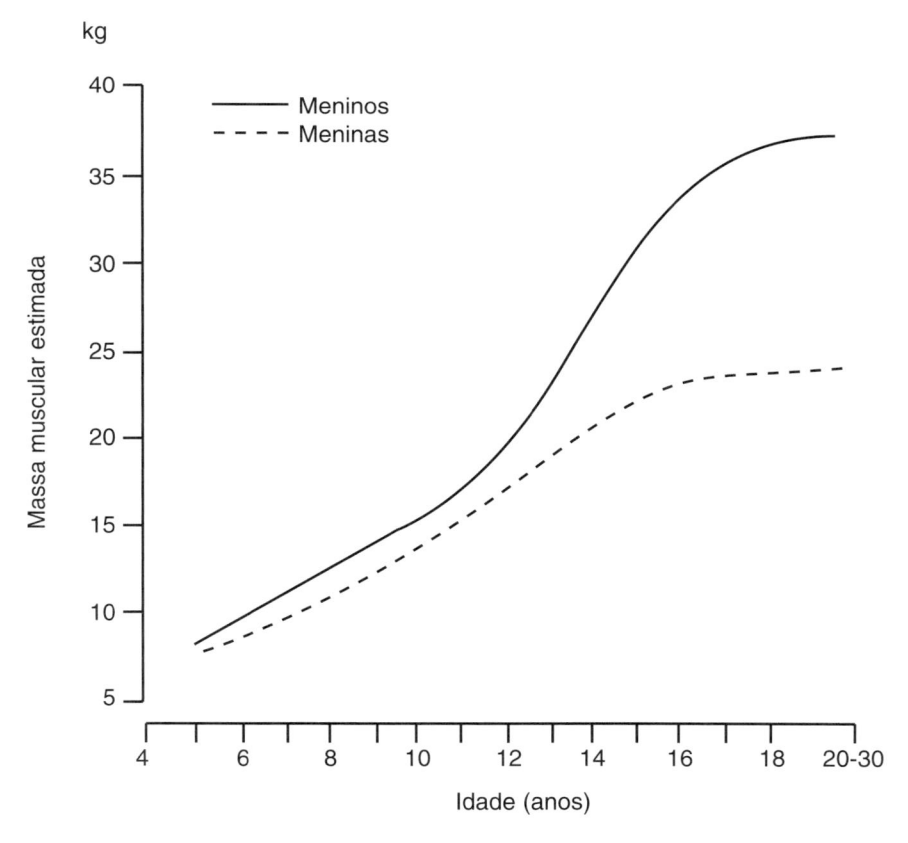

▶ FIGURA 3.3 Aumentos na massa muscular de acordo com a idade em estudos de excreção de creatinina em meninos e meninas (Referência 80).
Reimpresso com permissão de R.M. Malina e C. Bouchard, 1991.

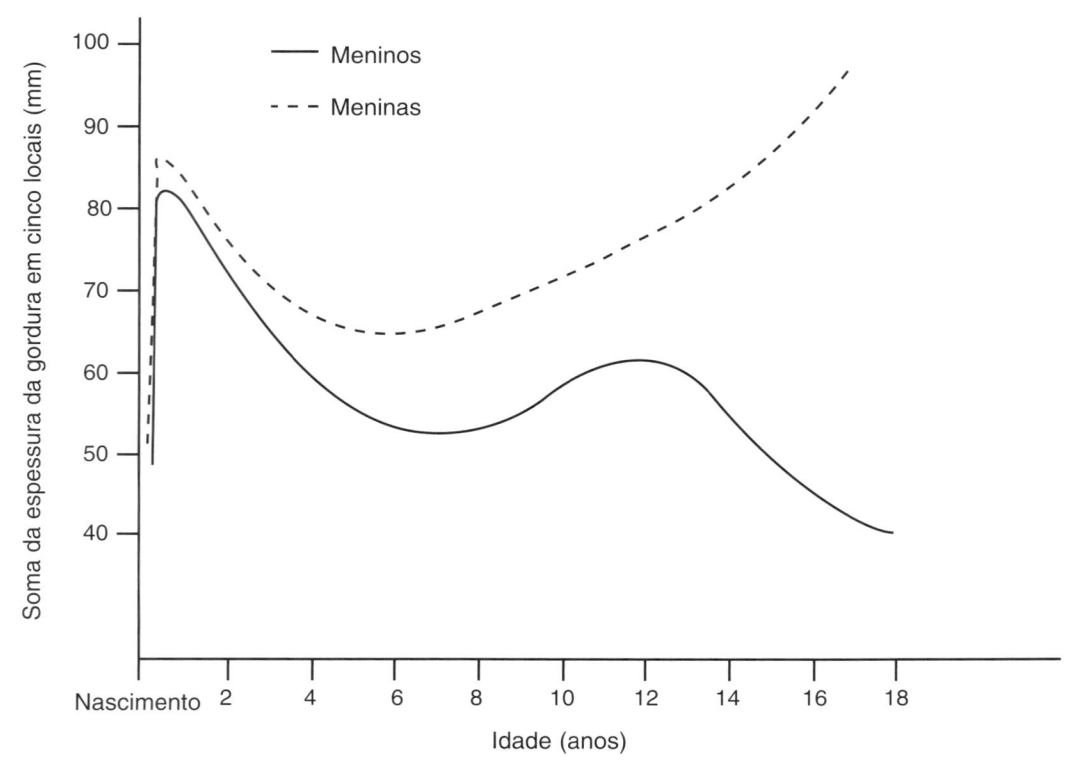

▶ FIGURA 3.4 Alterações na gordura subcutânea, de acordo com a idade, estimada por avaliação de dobras cutâneas em meninos e meninas (Referência 80).
Reimpresso com permissão de R.M. Malina e C. Bouchard, 1991.

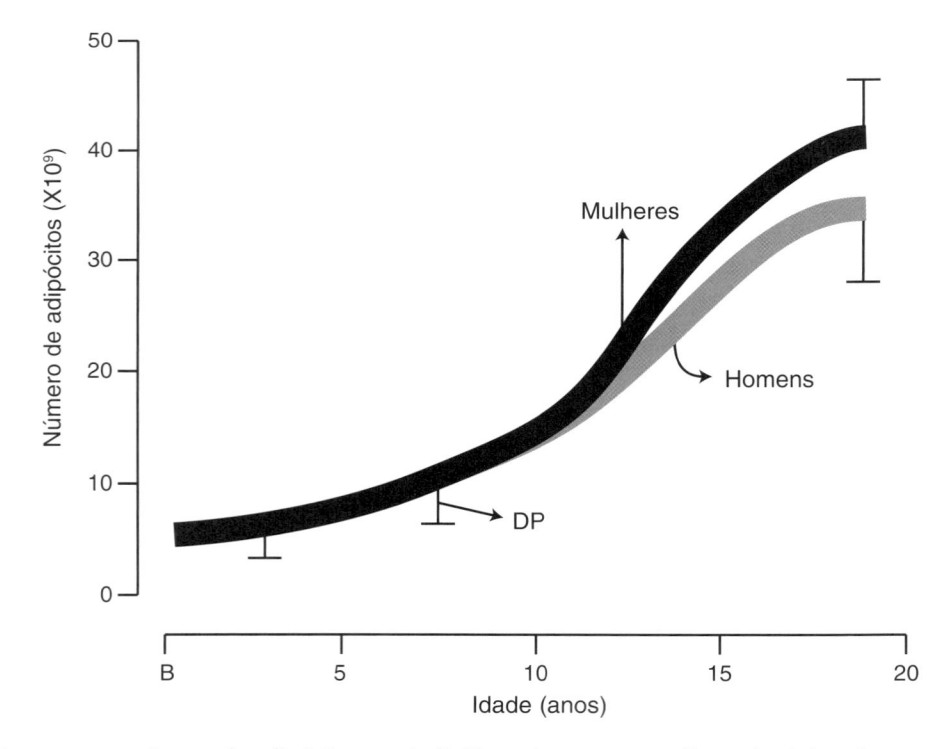

▶ FIGURA 3.5 Aumento no número de adipócitos em indivíduos do sexo masculino e feminino durante a infância e adolescência (Referência 80).
Reimpresso com permissão de R.M. Malina e C. Bouchard, 1991.

Força Muscular

Várias evidências sustentam a hipótese de que a testosterona aumenta o volume e a força muscular (ver Referência 17 para uma revisão). Mudanças na força muscular na puberdade estão estreitamente associadas ao aumento nos níveis de testosterona. Os homens que possuem uma função gonadal baixa demonstram como característica baixa massa livre de gordura. Aqueles que receberam experimentalmente o GnRH para suprimir o nível de produção de testosterona demonstraram uma queda na síntese de proteína muscular e na massa livre de gordura. O declínio da testosterona em homens adultos ocorre paralelamente à queda na força muscular.

Os mecanismos pelos quais a testosterona aumenta a síntese de proteína muscular, o tamanho e força muscular, estão ainda sob investigação. Uma possibilidade é que a testosterona estimule o efeito anabólico do IGF-I na célula muscular (120). A testosterona poderia também melhorar a força por outros meios, e somente pelo aumento na massa muscular. A transmissão neuromuscular pode ser facilitada pela testosterona, e os efeitos cognitivos dos estrogênios poderiam alterar a motivação para treinar ou desempenhar fisicamente em intensidades mais altas (17; discutido posteriormente neste capítulo).

Tamanho e Função Cardíaca

Estudos em animais indicam um forte efeito anabólico da testosterona no miocárdio. Scheuer et al. relataram que a gonadectomia (i. e., remoção dos testículos ou dos ovários – castração – e, conseqüentemente, do efeito hormonal) diminuiu a contratilidade ventricular nos machos e nas fêmeas, tanto no estado pré como no pós-púbere (112). Esses efeitos foram prevenidos pela reposição de testosterona nos machos e pelo tratamento com estrogênio e testosterona nas fêmeas.

Koenig et al. relataram hipertrofia miocárdica, aumento do RNA celular e das proteínas, e mais citocromo-oxidase no músculo cardíaco do animal depois da administração de testosterona (67). O DNA total não aumentou, indicando que o crescimento miocárdio envolveu hipertrofia, mais do que hiperplasia. Eles concluíram "Está claro por meio dos presentes achados que os andrógenos endógenos exercem uma influência regulatória importante sobre o metabolismo do miocárdio ventricular. Portanto, parece que os andrógenos merecem ser incluídos na lista dos hormônios (p. ex., hormônio do crescimento, tiroxina e insulina) que regulam a síntese e degradação (*turnover*) de proteínas no coração" (67, p.785).

Essas mudanças miocárdicas podem estar associadas às alterações no volume plasmático, que pode também afetar o débito cardíaco. Broulik et al. relataram que o débito cardíaco de camundongos caiu 13% , em média, depois da castração (22). Três semanas depois da castração, o volume sangüíneo dos animais havia caído de 90 ± 3 mL · kg^{-1} para 82 ± 2 mL · kg^{-1}. Ambos os efeitos foram revertidos com a reposição de testosterona. Gardner et al. estudaram os efeitos de doses farmacológicas de testosterona intramuscular a cada duas semanas em quinze veteranos do sexo masculino, combatentes da Guerra Hispano-Americana (44). O tratamento resultou em um aumento no volume plasmático médio de 2.056 mL para 2.306 mL , e no total de albumina circulante de 75,8 g para 89,9 g.

Em seres humanos, o tamanho do ventrículo esquerdo nos homens aumenta em proporção mais rápida durante a puberdade em comparação às mulheres (53). Como constatado por Janz et al. (59) e Daniels et al. (36), a massa do coração não se torna maior durante os anos da puberdade pelo aumento da massa corporal magra (um efeito da testosterona).

Eritropoiese

A testosterona estimula a produção de eritrócitos e aumenta a concentração de hemoglobina, o hematócrito e o volume dos eritrócitos (115). Animais machos adultos castrados se tornam anêmicos, e isso é revertido por meio da administração de andrógenos. O mesmo fenômeno é observado nos pacientes com hipogonadismo, enquanto aqueles com doenças caracterizadas por níveis altos de andrógenos (Síndrome de Cushing, hiperplasia supra-renal congênita) são freqüentemente policitêmicos. No passado (i. e., antes da disponibilidade comercial da eritropoietina) os andrógenos eram utilizados terapeuticamente pelo seu efeito eritropoiético nos pacientes com anemia aplásica, metaplasia mielóide e insuficiência renal crônica.

Antes do início da puberdade, a concentração de hemoglobina no sangue é igual em meninos e meninas, com um crescimento lento de aproximadamente 12,6 g · dL^{-1} aos 2 anos para até 13,7 g · dL^{-1} aos 12 anos (35). Na puberdade, os níveis de hemoglobina continuam a subir nos homens em associação com a secreção de testosterona, enquanto nas mulheres as concentrações permanecem estáveis. O valor esperado para um jovem de 16 anos (15,2 g · dL^{-1}) é 10,9% maior do que em uma menina da mesma idade (13,7 g · dL^{-1}). Os hematócritos médios nos meninos em idade pós-púbere e nas meninas adolescentes são 47 e 42%, respectivamente.

Estudos *in vivo* indicam que os andrógenos podem estimular diretamente as células-tronco eritropoiéticas (94). Outros têm demonstrado, entretanto, que a testosterona pode agir indiretamente na produção de eritrócitos por aumentar a produção de eritropoietina pelos rins, enquanto os efeitos dos andrógenos sobre a produção de hemoglobina e eritrócitos, são eliminados em roedores nefrectomizados (85).

Função Cognitiva, Percepção de Dor e Estado de Humor

O estrogênio exerce diversos efeitos sobre o sistema nervoso central, e as mudanças nos níveis de estrogênio estão relacionadas à função cognitiva e ao emocional. Talvez, de forma mais importante para os cientistas do exercício, reconheça-se que o estrogênio altera a atividade da serotonina, o que pode modificar a percepção da dor (14).

Riley et al. realizou uma meta-análise de dezesseis estudos que examinaram o limiar de dor durante o ciclo menstrual (95). Os criadores de desconforto nesses estudos incluíram a estimulação por pressão, testes de sensibilidade ao frio, ao calor e à isquemia muscular. Esses estudos revelaram um limiar de dor maior durante o início da fase folicular do ciclo menstrual, quando os níveis de estrogênio circulantes estavam mais baixos. Isso sugere que o estrogênio diminui a tolerância à dor. É intrigante inferir, a partir dessas informações, que as mudanças induzidas pelo estrogênio sobre a motivação e a persistência no exercício, nos anos da adolescência, pudessem contribuir para o declínio do desempenho físico observado nas mulheres durante esse período.

A testosterona, por outro lado, tem comumente sido associada ao comportamento agressivo, atividade criminal e ao ímpeto sexual excessivo. Correlações observadas são positivas em homens entre os níveis de testosterona e sensações de exaltação e alegria, mas são negativas entre a depressão e a ansiedade (28).

Alguns estudos interessantes e relevantes para esse conceito têm sido conduzidos em atletas. Scaramella e Brown descobriram que as concentrações de testosterona em jogadores de hóquei do sexo masculino correlacionam-se com a agressividade no jogo durante a competição (111). A confiança na capacidade de um atleta pode estar relacionada aos níveis de testosterona. Booth et al. relataram que concentrações de estrogênio aumentavam quinze minutos antes de uma partida de tênis caso o tenista tivesse sido vitorioso no jogo anterior e esperasse ganhar novamente (18).

Essas observações limitadas do papel dos hormônios sexuais na participação esportiva são intrigantes, particularmente considerando-se a importância crítica dos fatores psicológicos no desempenho esportivo, em especial nos atletas de elite.

Desenvolvimento Ósseo

Evidências experimentais acumuladas indicam que o estrogênio é o determinante primário da maturação óssea normal tanto nos homens quanto nas mulheres. Os seres humanos que sofrem de hipoestrogenemia (p. ex., aqueles com síndrome de Turner) têm um atraso significativo no desenvolvimento ósseo, tal qual nos casos raros de homens que

apresentam falta de estrogênio, mas níveis normais de androgênios (30). Uma deficiência do estrogênio causa a perda de massa óssea e o aumento na suscetibilidade a fraturas. A gravidade da disfunção menstrual em atletas tem sido relacionada às mudanças na densidade óssea (93).

Os osteoblastos e osteoclastos possuem receptores de estrogênio, mas o mecanismo principal por meio do qual o estrogênio estimula as alterações no esqueleto é a inibição do processo de reabsorção óssea. Um estado de deficiência do estrogênio resulta em atividade osteoclástica excessiva, com o remodelamento e a reabsorção de tecido ósseo (50).

O desenvolvimento ósseo normal durante a puberdade é considerado importante na prevenção posterior da osteoporose. Aos 18 anos, mais de 90% do pico da massa óssea já se desenvolveu, e a massa esquelética nessa idade é responsável pela maior parte da variabilidade na massa óssea em idades mais avançadas (30).

Schoenau et al. forneceram evidências de que o estrogênio promove crescimento ósseo "excessivo" na puberdade, talvez em relação à necessidade de cálcio para a gestação e lactação tardias (113). Eles testaram 318 jovens sadios nas idades de 6 a 22 anos. A tomografia computadorizada foi usada para avaliar a área cortical do osso rádio (CA) e a área de secção transversa muscular (MA) como indicadores da força óssea e muscular, respectivamente. Uma vez que a massa e a força musculares são os estimulantes principais do crescimento ósseo, espera-se que a proporção CA e MA se mantenha constante durante a puberdade.

Nesse estudo, como já esperado, uma relação estreita foi observada entre CA e MA ($r^2 = 0,77$). Em crianças em idade pré-púbere, nenhuma diferença sexual foi observada na relação entre CA e MA. Na idade púbere, porém, CA:MA foi maior nas meninas do que nos meninos. Uma análise de covariância (ANCOVA) indicou que enquanto a massa muscular previa de forma mais acentuada a CA, o estágio púbere e o gênero também apresentavam efeitos significativos.

Danos Musculares Induzidos Pelo Exercício

O exercício vigoroso, particularmente nos músculos não habituados ao desempenho de contrações excêntricas, produz danos musculares, aumenta a creatinaquinase (CK) circulante e causa dor muscular tardia. Existe razão para se esperar que o estrogênio tenha um efeito de proteção em relação aos danos musculares induzidos pelo exercício. O estrogênio age como um antioxidante, estabilizando as membranas celulares e diminuindo a resposta inflamatória, todos esses fatores relacionados ao dano da célula muscular com o exercício (62).

As evidências que sustentam essa idéia, entretanto, são limitadas. Comparadas aos homens, as mulheres têm um nível mais baixo de CK com o exercício (100). Após a remoção do ovário, a resposta da CK de ratas submetidas ao exercício foi similar àquela obtida com os ratos (12). Entretanto, marcadores histológicos de danos musculares causados por exercícios não se diferenciam com relação ao gênero (121), sendo que nenhuma diferença foi observada nos danos musculares induzidos pelo exercício entre as meninas em idade pré e pós-púbere (23). Rinard et al. demonstraram que a dor muscular e a diminuição da força, que se seguem ao exercício, não são maiores nos homens adultos do que nas mulheres adultas (96).

Utilização de Substrato

Várias evidências sugerem que o estrogênio possa influenciar a utilização de substratos durante o exercício (10). Estudos em modelos animais indicaram que o estradiol aumenta a utilização de gordura, estimulando a lipólise e, conseqüentemente, aumentando a oxidação de ácidos graxos. Isso pouparia a utilização de glicogênio e aumentaria a capacidade para realizar exercícios. Kendrick et al. demonstraram que ratos que recebiam estradiol apresentaram melhores tempos de corrida até a exaustão do que o grupo controle (63).

Estudos em seres humanos, porém, não apresentaram resultados totalmente convincentes. Na maioria deles compararam-se as variáveis fisiológicas em diferentes momentos do ciclo menstrual (i. e., levando em consideração os níveis variados de estrogênio circulante). Alguns autores relataram alterações na razão de troca respiratória (RER), indicando alterações na utilização de lipídios, que correspondiam a diferentes fases do ciclo menstrual, enquanto outros não (10). A maioria dos estudos não descreveu diferenças da RER durante o exercício sustentado submáximo entre corredoras amenorréicas e eumenorréicas.

Já foi sugerido que o estrogênio inibe a captação de catecolaminas, o que poderia afetar a utilização de substratos. Weinse et al. descreveram os níveis plasmáticos de catecolaminas em repouso, em crianças saudáveis (37 meninos e 43 meninas) em relação ao desenvolvimento púbere (128). As concentrações de epinefrina caíram nos estágios avançados da puberdade. Esse declínio foi inversamente relacionado ao aumento do estradiol, da testosterona e da insulina.

Fluxo Sangüíneo para a Pele e Termorregulação

O limiar de temperatura corporal que dispara a vasodilatação cutânea é influenciado pela fase do ciclo menstrual (25). Quando o estrogênio e a progesterona estão elevados (fase lútea), a temperatura corporal aumenta entre 0,3 e 0,5°C, e esse aumento está associado a uma elevação do limiar para a vasodilatação da pele. (A administração de es-

trogênio, entretanto, causa o efeito oposto). Os efeitos térmicos dos hormônios sexuais femininos podem representar também uma função neurológica central. Tanto o estrogênio quanto a progesterona influenciam os centros de temperatura no hipotálamo.

É inevitável não se impressionar com essa informação sobre os efeitos amplos e fascinantes sobre a função fisiológica, gerados pela produção dos hormônios sexuais na puberdade. Essa metamorfose bioquímica visa permitir a reprodução sexual, mas nesse meio tempo, os hormônios sexuais influenciam as alterações anatômicas e fisiológicas em praticamente todo o sistema corporal. O resultado dessas alterações distingue os homens das mulheres, e particularmente importante para o fisiologista do exercício desenvolvimental, crianças de adultos. Nos capítulos posteriores serão reconsideradas várias dessas influências hormonais, quando serão discutidas diferenças entre crianças e adultos em vários aspectos da fisiologia do exercício.

Os Efeitos Púberes na Aptidão Física

Por causa do amplo espectro de efeitos dos hormônios estrogênicos e androgênicos, é apropriado supor que o aumento de sua produção influenciaria a aptidão fisiológica e de desempenho durante a puberdade. Mais ainda, essas alterações deveriam ser diferentes em homens e mulheres. Se isso for verdade, (a) deveríamos esperar que a avaliação individual da capacidade para exercitar-se acelerasse ou "arrancasse" em algum momento durante a puberdade, como ocorre com a estatura, e (b) que alterações nos fatores fisiológicos deveriam se correlacionar estreitamente com marcadores do desenvolvimento púbere, tais como os estágios da escala de Tanner e os níveis sangüíneos dos hormônios sexuais.

A discussão a seguir se dirige a essas questões com relação às várias formas de manifestação da aptidão física. As variáveis do exercício têm sido freqüentemente comparadas entre crianças em idade pré-púbere e adultos, e os achados indicam efeitos da maturação. Nas próximas seções, entretanto, somente os estudos que avaliaram as variáveis de aptidão, relativas aos estágios da puberdade, ou às mudanças em função dos hormônios sexuais – indicadores mais válidos da influência maturacional – serão considerados.

Potência Aeróbia Máxima

Alterações longitudinais nos valores absolutos de $\dot{V}O_2$máx indicam que a puberdade afeta fortemente a aptidão aeróbia, pelo menos nos meninos. Os valores sobem em uma taxa estável durante os anos da meia infância, e diferenças irrelevantes são observadas entre meninos e meninas (8). Aproximadamente aos 11 anos, entretanto, as curvas de desenvolvimento para o $\dot{V}O_2$máx em meninos e meninas divergem. Um aumento contínuo da taxa é observado nos meninos, enquanto os valores se estabilizam nas meninas, tanto que aos 16 anos a média do $\dot{V}O_2$máx absoluto é 60% maior nos meninos (3,2 *vs.* 2,0 L· min^{-1}).

Neles, o aumento do $\dot{V}O_2$máx está estreitamente relacionado ao aumento na massa corporal. O $\dot{V}O_2$máx médio expresso de forma relativa à massa corporal permanecesse estável em cerca de 52 mL · kg^{-1} · min^{-1} entre as idades de 6 a 16 anos, quando então começa a cair. Em meninas, porém, o $\dot{V}O_2$máx por quilograma declina de forma progressiva, praticamente desde o momento em que é mensurado pela primeira vez. O $\dot{V}O_2$máx médio por quilograma é tipicamente 50 mL · kg^{-1} · min^{-1} em uma menina de 8 anos, mas 40 mL · kg^{-1} · min^{-1} aos 16 anos. Tradicionalmente considerava-se que as mudanças na composição corporal que ocorrem com a puberdade (i. e., o aumento da gordura corporal), bem como níveis baixos de atividade física habitual, fossem os responsáveis por tais mudanças nas meninas.

Melhorias no $\dot{V}O_2$máx, ao passo que as crianças crescem, são mediadas por aumentos no volume sistólico máximo, que, por sua vez, é um reflexo da expansão progressiva do ventrículo diastólico esquerdo (ver Capítulo 6). Aumentos do tamanho do coração com uma maior aptidão aeróbia deveriam ocorrer paralelamente aos aumentos de outras medidas de volume, como o tamanho dos pulmões e da massa muscular, e também de fatores independentes do tamanho, como a capilarização muscular e a capacidade das enzimas aeróbias da célula muscular. Como revisado por Krahenbuhl et al., a taxa de crescimento desses fatores seguem paralelamente ao desenvolvimento do $\dot{V}O_2$máx, mas mudanças específicas nesses determinantes, relativas ao nível de maturação sexual, não têm sido delineadas (71).

Algumas informações estão disponíveis a respeito da influência da maturação sexual no desenvolvimento do coração durante a puberdade. Em um estudo longitudinal de cinco anos, Janz et al. descreveram as relações entre a massa cardíaca (determinada por meio de ecocardiografia), a aptidão aeróbia, o nível de maturação sexual e as variáveis antropométricas em 125 crianças saudáveis (59). Ao final do estudo, os indivíduos haviam avançado pelo menos um estágio na escala de Tanner, e mais de 80% estavam no final da puberdade ou pós-puberdade. Os coeficientes de correlação de Spearman das mudanças longitudinais da massa ventricular esquerda com o $\dot{V}O_2$pico, a classificação do estágio de Tanner, e da concentração de testosterona sérica foram $r = 0{,}77$, 0,60 e 0,60, respectivamente, nos meninos. As correlações foram mais baixas, mais ainda assim estatisticamente signifi-

cantes nas meninas ($r = 0{,}39$ para o $\dot{V}O_2$pico e $r = 0{,}32$ para a classificação de Tanner).

Daniels et al. estudaram os achados ecocardiográficos em relação à composição corporal e à maturação sexual em indivíduos entre 10 e 17 anos (36). A variação na massa ventricular esquerda foi amplamente explicada pelo crescimento da massa corporal magra, e a análise de regressão múltipla não revelou influência da maturação sexual.

Malina et al. descreveram relações longitudinais entre o $\dot{V}O_2$máx e a maturação sexual de 47 meninos e 40 meninas matriculados em escolas esportivas (79). Avaliações antropométricas, a classificação pela a escala de Tanner e testes de exercício máximo foram realizados anualmente durante três anos, começando na idade de 11 anos. Os meninos foram divididos em três grupos: maduros precoces, maduros médios e maduros tardios, com base na inclinação da velocidade de crescimento durante o período do estudo, enquanto a idade maturacional nas meninas foi baseada na ocorrência da menarca. Entre os meninos, os maduros precoces demonstraram valores de $\dot{V}O_2$máx absoluto mais altos em todos os testes, enquanto as meninas de maturação precoce ou média possuíam maiores níveis de $\dot{V}O_2$máx do que as de maturação tardia. Esses achados sugerem que o modelo, ritmo ou tempo de desenvolvimento da aptidão aeróbia durante a puberdade segue paralelo ao da maturação sexual.

Beunen e Malina revisaram os estudos que avaliaram as influências da puberdade sobre a aptidão aeróbia em meninos, examinando a relação temporal entre a PHV e a aceleração do crescimento do $\dot{V}O_2$máx na adolescência (15). Foi observado que os dados eram muito escassos para justificar esse tipo de análise nas meninas.

Em geral, a idade do aumento máximo do $\dot{V}O_2$máx aproxima-se de forma estreita à idade da PHV. A velocidade estimada do $\dot{V}O_2$máx na PHV foi de 0,41 L · min^{-1} · ano^{-1}, comparada a 0,17 L · min^{-1} · ano^{-1} entre 9 e 10 anos. Essa análise indicou que a aceleração do crescimento do $\dot{V}O_2$máx com a idade era mais ampla do que aquela da velocidade de crescimento. Nos meninos, a velocidade de crescimento média sobe de forma abrupta aos 12 anos, e depois do pico, declina para os níveis pré-púberes aos 15 anos, então diminui para 0 aos 17 ou 18 anos. A aceleração do $\dot{V}O_2$máx , por outro lado, começa mais ou menos cinco ou seis anos antes da PHV, e a taxa de aumento continua a crescer até os últimos anos da adolescência. Ou seja, a aceleração do $\dot{V}O_2$máx persiste enquanto a velocidade de crescimento está caindo.

Esses dados sugerem que a puberdade influencia na melhoria da aptidão aeróbia, pelo aumento do tamanho corporal, particularmente nas dimensões do coração, dos pulmões, dos músculos e do sistema circulatório. Evidências experimentais sustentam o conceito de que a maturação sexual não tem influência, a não ser as mudanças que ela provoca no aumento do tamanho e da composição corporais, sobre o desenvolvimento do $\dot{V}O_2$máx. Primeiramente, o $\dot{V}O_2$máx relativo à massa corporal permanece estável durante a puberdade nos meninos, declinando nas meninas. Fahey et al. não encontraram qualquer relação significativa entre o $\dot{V}O_2$pico (expresso relativamente à massa corporal) e os níveis de testosterona quando os efeitos da idade foram eliminados (39). Welsman et al. relataram que os níveis de testosterona sérica não estavam associados ao $\dot{V}O_2$pico em meninos de 12 a 16 anos, quando a idade, a estatura e a massa foram considerados (129). Eles, portanto, concluíram que a maturação sexual independente dos aumentos no tamanho corporal possui um papel pequeno sobre o desenvolvimento do $\dot{V}O_2$máx nos meninos.

Outros, entretanto, argumentaram que as melhorias observadas no $\dot{V}O_2$máx durante a puberdade eram maiores do que as que poderiam ser justificadas somente pelo crescimento somático. Essa interpretação está baseada em achados de estudos que evitaram o uso de proporções padrão, já que estas podem ser um meio potencialmente equivocado de se avaliar alterações na aptidão aeróbia ao longo dos anos púberes.

Williams et al., por exemplo, compararam a relação do $\dot{V}O_2$pico e da massa corporal, tanto com a proporção padrão ($\dot{V}O_2$máx por quilograma de massa corporal) como pela análise de regressão linear em meninos com idades pré e pós-púbere (131). Nenhuma diferença significativa na média do $\dot{V}O_2$máx relativo foi observada entre os grupos (49 e 50 mL · kg^{-1} · min^{-1}). A análise de covariância com regressão linear indicou que não haviam diferenças entre os grupos nas inclinações das linhas que relacionavam a massa ao $\dot{V}O_2$ pico, mas as elevações das linhas eram significativamente diferentes (o interceptor *y* foi 0,67 e 1,40 nos grupos pré e pós-púbere, respectivamente). Esses achados indicaram que o $\dot{V}O_2$pico relativo ao tamanho corporal é, de fato, maior após a puberdade. Isso significa que a maturação sexual tem um efeito separado sobre o $\dot{V}O_2$pico, além de simplesmente aumentar o tamanho corporal.

Armstrong et al. utilizaram a análise de covariância (ANCOVA) *log-linear* para demonstrar a influência significativa da maturação sexual (determinada pelos estágios de Tanner), independente do tamanho corporal sobre o $\dot{V}O_2$pico em meninos e meninas (7). Os autores consideraram a possibilidade de que as mudanças nas concentrações de hemoglobina (e, dessa forma, na capacidade de carrear oxigênio pelo sangue e na diferença arteriovenosa de oxigênio) poderiam contribuir para esses achados, pelo menos nos meninos. Em jovens do sexo masculino, a concentração de hemoglobina aumentou 6,1%, enquanto o $\dot{V}O_2$pico ajustado subiu 14,4% com o avanço do estágio I para o IV na classificação de Tanner. Entretanto, essas comparações não foram

tão convincentes nas mulheres, que mostraram um aumento de 2,3% na concentração de hemoglobina, com a mesma proporção de aumento na maturação sexual, mas um aumento de 11,8% no $\dot{V}O_2$pico.

Em um estudo longitudinal subseqüente, usando o modelo de regressão de múltiplos níveis, Armstrong e Welsman demonstraram que o $\dot{V}O_2$pico aumenta, entre 11 e 17 anos de idade, acima do efeito do tamanho corporal de forma isolada (6). Nenhuma influência da concentração de hemoglobina no sangue sobre esse crescimento da aptidão aeróbia pôde ser detectada.

A análise estatística, além da proporção padrão, indica que a maturação sexual durante a puberdade desenvolve o $\dot{V}O_2$máx, não somente por aumentar o tamanho corporal, mas também por algum outro fator. Que fatores podem ser esses? Considerando as variáveis da equação de Fick: $\dot{V}O_2$ = freqüência cardíaca × volume sistólico × diferença arteriovenosa de oxigênio. A freqüência cardíaca máxima pode ser descontada uma vez que os valores são constantes até o final da adolescência e, portanto, independentes do nível de maturação sexual. Nenhuma informação está disponível em relação aos efeitos da maturação sexual sobre o volume sistólico máximo. Os estudos transversais mostram que não existem diferenças entre indivíduos em idade pré-púbere e adultos, quando os valores serão relacionados à área de superfície corporal (i. e., índice sistólico máximo; 89, 107, 109).

Nos meninos, um efeito púbere esperado seria o aumento da diferença arteriovenosa de oxigênio máxima, causado pelo aumento na concentração de hemoglobina em resposta ao aumento dos níveis de testosterona. Na mesma comparação entre adultos e crianças, nos estudos mencionados anteriormente, as variações nos níveis calculados para a diferença arteriovenosa de oxigênio máxima (difAVO$_2$) sugerem que as influências maturacionais e do gênero sejam consistentes com a diferença na concentração de hemoglobina no sangue e com o aumento secundário no conteúdo de oxigênio arterial. Rowland et al. (107, 109) relataram valores máximos de 13,9 ± 3,0 e 17,2 ± 4,5 mL · dL^{-1} em meninos e homens, respectivamente (p < 0,05), mas nenhuma diferença entre as meninas na pré-menarca (12,2 ± 1,7 mL · dL^{-1}) e as mulheres adultas (12,1 ± 2,2 mL · dL^{-1}). Similarmente, Nottin et al. descreveram um valor máximo calculado da difAVO$_2$ de 13,8 ± 2,1 mL · dL^{-1} nos meninos e 16,9 ± 3,9 mL · dL^{-1} nos homens (89). Como já notado anteriormente, entretanto, o estudo de regressão multivariada feito por Armstrong e Welsman não sustentou esse efeito da hemoglobina sobre o desenvolvimento do $\dot{V}O_2$pico durante a puberdade (6).

Janz et al. pensaram que a melhoria observada no $\dot{V}O_2$pico que ocorre durante os anos púberes e era independente do aumento da massa corporal poderia ser explicada pelas mudanças na composição corporal (58). A análise alométrica de dados longitudinais obtidos por esses pesquisadores em crianças indicou que o$\dot{V}O_2$pico aumentou com o nível de maturação sexual em ambos os sexos, mesmo quando a massa corporal foi levada em consideração. No entanto, quando a massa corporal magra foi substituída pela massa corporal total nessa análise, a influência da maturação sexual sobre o desenvolvimento da potência aeróbia de pico foi eliminada.

A melhoria observada no $\dot{V}O_2$máx que se segue a um período de treinamento resistido em crianças pré-púberes (por volta de 5%) é menor do que nos adultos (tipicamente de 15% a 20%). A explicação para essa diferença não é conhecida. Katch sugeriu que "existe um período crítico na vida da criança (o chamado "ponto-gatilho") que coincide com a puberdade na maioria das crianças, ... antes do qual os efeitos do condicionamento físico são mínimos ou nem mesmo ocorrem. Sugere-se que esse fenômeno seja o resultado dos efeitos moduladores dos hormônios que se iniciam na puberdade e influenciam o desenvolvimento funcional e as adaptações orgânicas subseqüentes" (61, p. 241).

Pesquisadores tentaram testar essa hipótese examinando as alterações nas respostas do$\dot{V}O_2$máx ao treinamento resistido em indivíduos em níveis variados de maturação sexual, ou longitudinalmente ao longo dos anos púberes. Infelizmente, esses estudos foram limitados por falhas como o pequeno número de indivíduos (66) ou pela elevada aptidão pré-treinamento (126) e, dessa forma, uma avaliação real da hipótese do gatilho ainda não pode ser realizada. Uma discussão sobre os fatores responsáveis pela diminuição da treinabilidade em crianças será feita no Capítulo 11.

É difícil determinar se a aceleração do desempenho na resistência ocorre na puberdade porque os valores de normalidade para um grande número de indivíduos têm sido fornecidos de forma relativa à idade cronológica. Isso resulta em uma uniformização da curva de desenvolvimento do desempenho que poderia obscurecer acelerações individuais. Considerando-se esse fato, nenhuma melhora bem definida é evidente no desempenho da resistência durante a puberdade. O tempo de resistência em esteira, utilizando o protocolo de teste de Bruce, tende a aumentar linearmente com a idade nos homens até os 18 anos, e depois declinar (34). O pico nas meninas, entretanto, ocorre aos de 12 anos.

O tempo de corrida de 1,6 km, em ambos os sexos, aumenta até os 13 anos e depois disso tende a se estabilizar nos meninos. Nas meninas, entretanto, uma queda é observada durante a adolescência. Essas observações não fornecem boas informações, no que diz respeito à influência biológica da puberdade sobre o desempenho aeróbio. Elas enfatizam a natureza multifatorial relacionada ao gênero do desempenho físico, nesse caso o efeito potencial do aumento da gordura corporal e uma não aceitação social do atletismo por parte das meninas durante a adolescência (104).

Força

Estudos que tentam dissecar a importância relativa dos fatores púberes *versus* aqueles independentes de hormônios sobre a força muscular, particularmente relacionados ao gênero, têm fornecido achados consistentes. Neu et al. estudaram mudanças seriais na força de preensão manual em 185 mulheres e 181 homens com idades entre 6 e 23 anos (88). Seus achados indicaram que o padrão da força isométrica de preensão manual máxima refletia dois componentes: o crescimento no tamanho muscular e a força de preensão por área de secção transversa (CSA) muscular. Como esperado, aumentos no tamanho muscular e na força muscular se aceleraram durante a puberdade nos homens, mas não nas mulheres, o que indica influências púberes hormonais. No entanto, quando normalizada para o comprimento do antebraço, a força de preensão manual por CSA muscular não foi significativamente diferente entre os gêneros e se mostrou independente da influência dos esteróides sexuais.

De Ste Croix et al. estudaram os efeitos da idade, do tamanho corporal e da maturação sexual sobre o desenvolvimento da extensão e da flexão de joelho isocinéticas, usando o modelo de regressão multivariada (37). Quarenta e um indivíduos (20 meninos e 21 meninas) foram estudados em oito diferentes ocasiões durante um período de quatro anos, iniciando-se quando eles tinham 10,0 ± 0,3 anos. Descobriu-se que tanto a estatura quanto a massa eram significativos preditores do pico de extensão e flexão do joelho, mas uma vez que tais variáveis foram consideradas na análise, a idade e a maturação sexual não contribuíram para o pico da força do joelho.

Em um estudo longitudinal similar, com 50 meninos e 50 meninas, com idades entre 8 e 17 anos, também utilizando o modelo de regressão multivariada, Round et al. determinaram alterações no flexor do cotovelo (bíceps) e na força do extensor do joelho (quadríceps) (103). Nas meninas, os aumentos no tamanho corporal responderam totalmente pelo desenvolvimento na força muscular. Nos meninos, entretanto, uma contribuição independente do tamanho para o desenvolvimento da força foi observada, sendo totalmente explicada pelo aumento na concentração de testosterona sangüínea. Os autores sugeriram que alguma outra ação da testosterona, além do aumento da massa muscular (possivelmente o crescimento ósseo), foi o fator responsável.

Um estirão bem definido da força explosiva, como aquele visto nas execuções dos saltos horizontais e verticais, ocorre com a puberdade e parece coincidir com o pico da velocidade de crescimento. Quando avaliado pelo tempo de suspensão no exercício de barra com os braços flexionados, um arranco jovial só é observado nos meninos (80). No Estudo de Crescimento dos Adolescentes de Oakland, meninos e meninas, entre 11 e 18 anos, foram agrupados de acordo com o ritmo de maturação sexual (precoce, média e tardia) (80). Dentro desse limite de idade, os meninos com maturação precoce obtiveram melhores resultados nos testes de força de preensão manual e de força de pressão dos ombros do que os outros dois grupos. Nenhuma diferença foi observada nos testes dos três grupos de meninas.

Achados parecidos foram observados em meninos belgas classificados da mesma forma (15, 16; Figura 3.6). Quando o tamanho corporal foi controlado, os meninos de maturação precoce obtiveram resultados melhores de força estática, força explosiva e de resistência muscular.

Aptidão Anaeróbia

A aptidão anaeróbia é mais obviamente influenciada por fatores independentes do tamanho (metabolismo glicolítico, arquitetura muscular e controle neural) e, também, pelo volume muscular. Seria possível esperar, então, por uma maior influência de fatores externos ao tamanho corporal sobre as mudanças púberes da função anaeróbia. O grau de influência nas alterações hormonais na puberdade, porém, é incerto.

Falk e Bar-Or utilizaram um desenho experimental transversal/longitudinal para avaliar os efeitos da maturação sexual sobre a aptidão anaeróbia, por meio do teste de Wingate (41). Eles encontraram aumentos significativos na potência anaeróbia média e de pico (em watts por quilograma de massa corporal) em meninos na idade pré-púbere, médio-púbere e também nos púberes tardios. O efeito da maturação sexual por si só foi problemático, entretanto, uma vez que melhorias similares na aptidão anaeróbia, sobre o excesso de aumento na massa corporal, são observadas nos anos pré-púberes.

Falgairette et al. encontraram estreitas correlações entre os níveis de testosterona salivar e a potência anaeróbia pico e média ($r = 0,45$ e $0,47$, respectivamente), ambas relacionadas à massa corporal em meninos entre 6 a 15 anos (40). Armstrong et al. avaliaram o efeito da maturação sexual no desempenho no teste de Wingate em 100 meninos e 100 meninas, com idade de $12,2 \pm 0,4$ anos (8). A maturação sexual foi determinada pela classificação dos estágios de Tanner (pêlos pubianos) e, também, pelos níveis de testosterona salivar nos meninos. Os expoentes alométricos foram $b = 1,02$ para a potência pico e $b = 0,82$ para a potência média. A ANCOVA indicou um efeito principal da maturação sexual sobre a potência pico e média mesmo quando normalizadas em relação à massa corporal. Esses achados indicam uma influência independente do tamanho associada com a maturação sexual sobre a aptidão anaeróbia.

No seu estudo com meninos com idades entre 12 e 16 anos, Welsman et al. puderam observar que não havia relação entre os níveis de testosterona e as respostas submáximas do lactato sangüíneo (um marcador metabólico da aptidão anaeróbia; 129). Similarmente, Williams e Armstrong relataram que não havia influência maturacional sobre as mudanças no porcentual do $\dot{V}O_2$pico nos níveis de lactato sangüíneo de 2,5 e 4,0 mmol · L^{-1} nos grupos de meninos de 11 a 16 anos, divididos pelos estágios de Tanner (130). Mero, entretanto, descreveu uma correlação significativa entre os níveis de testosterona salivar e a concentração de lactato sangüíneo nos meninos depois de 30 a 60 segundos de ciclismo exaustivo (86).

A Influência do Exercício na Maturação Sexual

As mudanças anatômicas e fisiológicas em resposta às influências hormonais da puberdade resultam em efeitos variados sobre a aptidão ao exercício. Mas novamente, a seta

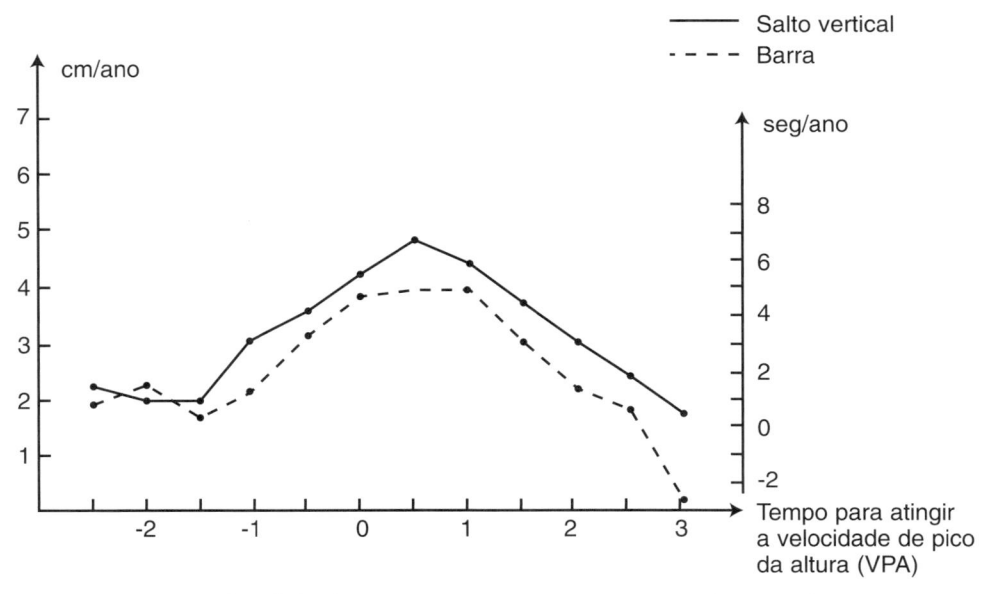

▶ FIGURA 3.6   Velocidade de aprimoramento no exercício com barras e desempenho no salto vertical em meninos (Referência 15).
Reimpresso com permissão de G. Beunen e R.M. Malina, 1988.

pode ser virada ao contrário: tanto a atividade muscular aguda como a crônica podem alterar profundamente o eixo hipotálamo-hipofisário-gonadal. Essas respostas hormonais ao exercício são expressas de forma mais óbvia nas alterações na função menstrual normal nas atletas altamente treinadas. A amenorréia primária ou secundária em tais atletas adolescentes foi considerada em certa época como uma simples curiosidade, mas é atualmente vista com preocupação porque sua associação com a hipoestrogenemia pode aumentar o risco de prejuízo da mineralização esquelética. Pesquisas atuais sugerem que o distúrbio na função reprodutiva com o treinamento esportivo nas mulheres seja mais provável devido ao desequilíbrio calórico, do que em função do estresse físico causado pelo próprio treinamento. Evidências crescentes sugerem um papel intermediário para a leptina de nesse processo.

Respostas Hormonais ao Exercício Agudo

Um período de exercício agudo estimula a liberação de hormônios sexuais. Viru et al. avaliaram a resposta do estradiol sérico ao exercício em um estudo longitudinal de três anos em 34 meninas, com idades de 11 e 12 anos (122). Os valores em repouso subiram de 240 pmol · L^{-1} no estágio mamário II da escala de Tanner para 350 pmol · L^{-1} no estágio V. As concentrações de estradiol depois de vinte minutos de bicicleta a 60% do $\dot{V}O_2$máx aumentaram para 305 pmol · L^{-1} no estágio II, e para quase 500 pmol · L^{-1} no estágio V. Em relação aos valores de repouso, entretanto, essas respostas representaram um aumento de 27 e 43% nos estágios mamários II e V, respectivamente. Os autores levantaram a possibilidade de que uma resposta relativamente maior nas meninas sexualmente mais maduras refletia um nível mais alto de maturação funcional do sistema hipotálamo-hipofisário-gonadal.

Fahey et al. mostraram um pequeno aumento (10%) nos níveis de testosterona sérica nos meninos durante um teste de ciclismo progressivo até a exaustão, nos estágios púberes II, III e IV (39). Nenhum aumento foi observado nos estágios I e V. Entretanto, o pequeno número de indivíduos nesse estudo (de três a sete por estágio) tornou difícil tirar conclusões. Aumentos da testosterona com o exercício submáximo incremental e sustentado em homens adultos são bem documentados (52). Aumentos iniciais podem ser seguidos, porém, por uma supressão sustentada (3).

O mecanismo para essas respostas hormonais é desconhecido. Uma estimulação geral do eixo hipotálamo-hipofisário-gonadal como um todo parece provável no caso da testosterona, uma vez que o FSH não muda com o exercício agudo e as alterações no LH são variáveis (52). Outras possíveis contribuições incluem alterações da depuração (*clearance*) hepática, da estimulação simpática, mudanças nas proteínas ligantes e na hemoconcentração. O entendimento das ações do exercício agudo sobre (a) a taxa de captação de androgênios pelas células musculares e (b) a sensibilidade dos músculos aos androgênios seriam também interessantes, porém ainda permanecem desconhecidas (73).

O significado biológico desse fenômeno – por que os hormônios reprodutivos deveriam aumentar em resposta ao trabalho muscular – permanece incerto. Como notado previamente na seção anterior, o estrogênio e a testosterona podem influenciar o *status* mental, a utilização de substratos ou a termorregulação durante um período de atividade física aguda.

Níveis Hormonais em Repouso Após o Treinamento

Se o exercício agudo estimula a produção de hormônios sexuais, o exercício crônico (i. e., treinamento físico) causa um declínio significativo nos níveis do estrogênio e da testosterona em repouso. Nos estudos revisados por Hachney, os níveis de testosterona sérica em homens treinados em resistência foram 60 a 85% dos observados no grupo controle sem treinamento (52) Strauss et al. relataram que a quantidade de peso perdido estava diretamente relacionada à queda da concentração de testosterona sérica, observada em um grupo de atletas praticantes de luta greco-romana colegiais (116). No pico da temporada competitiva, a correlação entre o nível de testosterona sérica e a porcentagem de gordura corporal foi ($r = 0,72$). Depois de uma análise de material de pesquisa relativa a essa ligação entre a composição corporal e o nível de testosterona e outras possíveis causas para a queda nos níveis de testosterona com o treinamento (alterações na prolactina, no cortisol, nas catecolaminas ou nos opióides), Hachney concluiu que "os achados disponíveis examinando os potenciais mecanismos responsáveis pelos baixos níveis de testosterona em repouso nos homens treinados são limitados e confusos" (52, p. 187).

Pouca informação está disponível em relação aos adolescentes do sexo masculino. Roemmich e Sinning descobriram que uma temporada de luta greco-romana colegial causava uma queda nos níveis de testosterona de aproximadamente 20% sem qualquer alteração nas concentrações séricas de LH (99). Durante a temporada, os lutadores de greco-romana perdiam uma média de 4% do peso corporal inicial. Contudo, Rowland et al. demonstraram que não houve mudanças na testosterona livre ou total durante um treinamento de corrida *cross-country* realizado durante oito semanas por quinze indivíduos do sexo masculino com idades entre 14 e 17 anos (108).

Atletas do sexo feminino, altamente treinadas, muitas vezes demonstram baixos níveis de estrogênio circulante em associação com a disfunção menstrual. Boyden et al., por exemplo, estudaram o *status* hormonal de dezenove mulheres durante o treinamento para uma maratona (19). A concentração do estradiol de repouso caiu de 70 ± 14 pg · mL^{-1} (valores de base) para 34 ± 5 pg · mL^{-1}, depois do aumento de 80,46 quilômetros semanais na distância de treinamento para cada uma das atletas.

Os resultados de estudos indicam que o treinamento atlético pode similarmente induzir a hipoestrogenemia em meninas adolescentes. Baer descobriu reduções no nível de estradiol, LH e FSH em jovens atletas do sexo feminino (11; Figura 3.7). Naquele estudo, os níveis de plasmáticos de estradiol eram de 113 ± 21 mmol · L^{-1} em corredoras jovens amenorréicas; e de 247 ± 15 mmol · L^{-1} em corredoras eumenorréicas e de 251 ±31 mmol · L^{-1}, no grupo controle sedentário. Creatsas et al. estudaram o perfil endócrino de bailarinas de 17 anos (33). Os níveis de estradiol eram de 15 ± 4 pg · mL^{-1} nas meninas oligomenorréicas que já estavam treinando desde os 10 anos (i. e., idade pré-menarca), 23 ± 5 pg · mL^{-1} em bailarias oligomenorréicas que treinavam desde os 13 anos, e de 55 ±14 pg · mL^{-1} em um grupo de atletas "com o ciclo menstrual normal e sem treinamento extenuante." Weimann descreveu os níveis de estradiol em ginastas de elite alemãs de 13 anos de idade (127). O aumento púbere esperado não foi observado: As concentrações foram 17 ± 4 pg · mL^{-1} nas meninas em idade pré-púbere e 24 ± 13 pg · mL^{-1} naquelas em idade pós-púbere ($p > .05$).

Esses achados de níveis de hormônio sexual diminuídos em atletas treinadas têm gerado preocupação especial. As baixas concentrações de estrogênio podem colocar as atletas em risco de maturação óssea diminuída, e conseqüentemente risco associado de fraturas e, mais tarde, de osteoporose. No momento, não há informações que indiquem que o *status* hormonal observado em atletas tenha qualquer implicação na produção de gametas e na futura fertilidade.

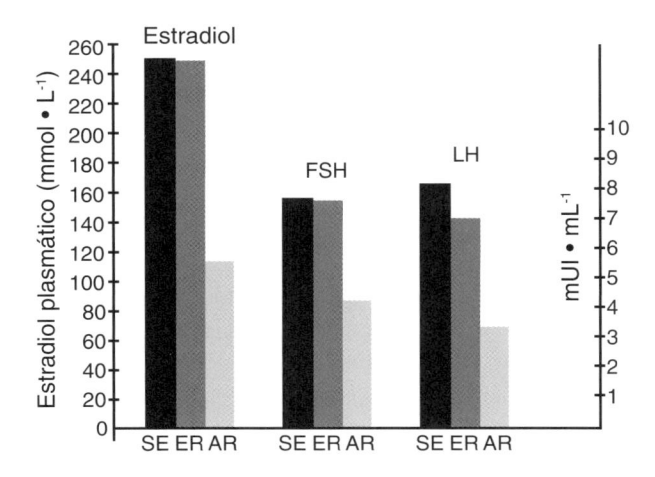

► FIGURA 3.7   Níveis sangüíneos do hormônio estimulante de folículo (FSH), hormônio luteinizante (LH) e estradiol em meninas eumenorréicas sedentárias (SE), corredoras eumenorréicas (ER) e corredoras amenorréicas (AR; Referência 11).

Esse fenômeno, entretanto, pode não ser totalmente sinistro. Allen considerou as alterações hormonais em resposta às influências do treinamento sobre o eixo hipotálamo-hipofisário (HP) como sendo fisiológicas e adaptativas, em vez de patológicas (3). "Há um princípio unificado de que episódios freqüentes e persistentes de atividades de resistência exercem um efeito moderador central sobre as respostas do eixo HP ao exercício, por meio da indução de adaptações fisiológicas e bioquímicas que diminuem o grau da ativação do sistema simpático em resposta a uma dada carga absoluta de trabalho. Dividindo várias similaridades com o treinamento cardiovascular e musculoesquelético, esse processo parece representar o condicionamento hipotalâmico, que aumenta a capacidade individual de responder a futuros estressores de duração mais prolongada e/ou maior severidade" (3, p.43).

Progressão Púbere

Malina resumiu a literatura de pesquisa existente que trata da taxa de desenvolvimento das características sexuais secundárias (excluindo a menarca, discutida posteriormente) em jovens atletas do sexo masculino e feminino (78). Nos meninos de 11 a 16 anos, a maturação avançada era típica nos atletas que jogavam beisebol, futebol americano, basquete, hóquei no gelo e que praticavam caminhada. Somente nos ginastas o desenvolvimento tardio foi observado. De modo geral, os intervalos para a progressão entre um estágio púbere para outro foram os mesmos nos jovens não-atletas.

Baxter-Jones et al. demonstraram que as curvas de crescimento para o tamanho dos testículos nos atletas britânicos do sexo masculino estavam todas dentro dos parâmetros normais esperados para os não-atletas (13). As dimensões testiculares relativas a essas normas, entretanto, foram específicas de certos esportes. Jogadores de tênis e futebol seguiram o porcentual de 50%, os nadadores estavam geralmente acima da média, e os ginastas apareciam abaixo da média.

O treinamento esportivo intenso nos meninos, então, não parece influenciar o tempo ou o ritmo da progressão púbere, em parte estimada pela aparência das características sexuais secundárias. Diferenças no nível de desenvolvimento púbere refletem a pré-seleção por esporte; indivíduos com maturação precoce que são maiores e mais fortes terão maior nível de excelência em esportes como o futebol americano e o hóquei.

Uma tendência similar é observada nas atletas do sexo feminino. Nenhum desvio da progressão púbere normal das características sexuais secundárias é observado na maioria dos esportes, incluindo o basquete, o vôlei, a corrida e a natação (78). Apenas ginastas e bailarinas apresentam um desenvolvimento tardio. O atraso no desenvolvimento dos seios e pêlos pubianos em um grupo de adolescentes que praticam ginástica rítmica foi relatado por Georgopoulos et al. (47).

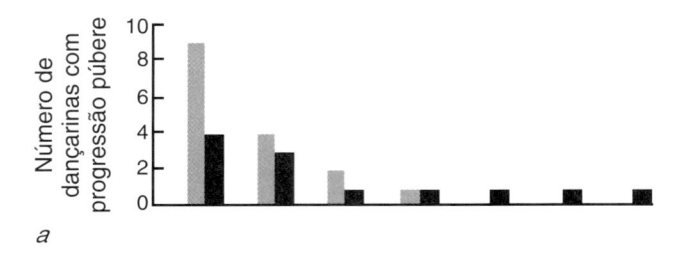

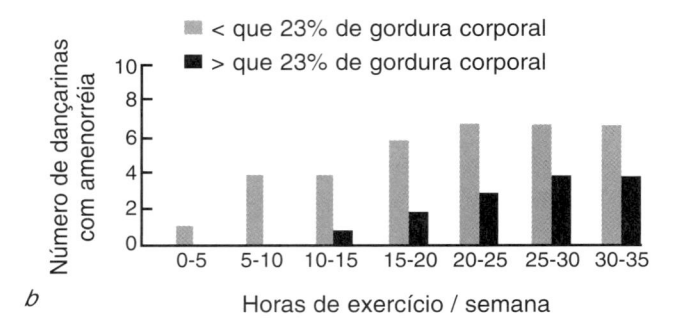

▶ FIGURA 3.8   Efeito do aumento do volume de treinamento sobre (a) a progressão púbere (estágio de desenvolvimento mamário de Tanner) e (b) o *status* menstrual em quinze bailarinas adolescentes (Referência 124).

Reimpresso com permissão de Warren et al., 1980.

Warren descreveu um atraso no desenvolvimento das mamas (mas não dos pêlos pubianos) em bailarinas de 13 a 15 anos (124; Figura 3.8).

Em outros esportes, nenhum atraso sexual é tipicamente observado. Geithner et al., por exemplo, acompanharam longitudinalmente 23 atletas do sexo feminino (corrida, remo, natação) e um grupo controle de 26 meninas não-atletas entre 11 e 18 anos de idade, comparando marcadores de desenvolvimento sexual (45). Tanto a idade média da menarca quanto a velocidade de pico média da altura ocorreram um pouco depois nas atletas, mas as diferenças foram estatisticamente insignificantes quando comparadas às não-atletas. Da mesma forma, nenhuma diferença significante foi observada entre as atletas e não-atletas, na idade da ocorrência de pêlos pubianos e nos estágios do desenvolvimento das mamas (III, IV e V) ou os intervalos estimados entre esses estágios.

Malina afirmou que os padrões de crescimento e maturação em ginastas e bailarinas eram consistentes com os padrões de jovens com maturação tardia: menor estatura e maturação esquelética e sexual mais lenta (78). Ele concluiu que esses achados foram (a) até "certo ponto hereditários, e não resultados (diretos) do treinamento intenso" e (b) restrito a esse grupo de atletas em virtude da pré-seleção de características corporais importantes para o sucesso competitivo e por causa do seu "*status* calórico marginal" (78).

Amenorréia

Meninas envolvidas em treinamento atlético intensivo geralmente experimentam a menarca aproximadamente um ou dois anos mais tarde que as meninas da população em geral (78). (Como Loucks [76] apontou, a menarca que ocorre aos 16 anos ainda é considerada pelos clínicos como normal, significando que essa *amenorréia primária* em atletas do sexo feminino não indica, em geral, um início tardio patológico da menstruação).

Entretanto, controvérsias consideráveis têm cercado essa observação. Por um lado, Malina argumentou que meninas com tendência a serem bem-sucedidas no esporte – aquelas com quadris estreitos e fisicamente esguias, pernas longas e baixa gordura corporal – têm maior probabilidade de experimentar menarca tardia, independentemente da participação em esportes (78). Ou seja, a prática esportiva tende a pré-selecionar meninas com o início tardio da menstruação, sem implicação de um efeito de treinamento. Loucks concordou, concluindo que "é correto dizer que a idade média da menarca é mais tardia em atletas do que em não-atletas, mas não há evidências experimentais que o treinamento físico atrase a menarca" (75, p. 276).

Outros autores consideraram que a idade tardia da menarca em atletas representa um atraso verdadeiro (74). Eles vêem essa tendência como uma manifestação dos efeitos do estresse do treinamento ou da inadequação calórica (i. e., "drenagem calórica" induzida pelo treinamento), ambos os quais são conhecidos por afetar o eixo hipotálamo-hipofisário-gonadal e por influenciar a função reprodutiva (discutido posteriormente). A hipótese do peso crítico ou gordura corporal de Frisch descrita anteriormente é um exemplo (43).

Não seria impossível sugerir que ambos os mecanismos poderiam contribuir para a menarca tardia nas atletas. A pré-seleção para a menstruação tardia (particularmente em alguns esportes, como a ginástica) claramente ocorre. Ao mesmo tempo, considerando a etiologia que fundamenta a *amenorréia secundária* (falta de menstruação em indivíduos do sexo feminino no período pós-menarca; descrito a seguir), não há dúvida que o treinamento intensivo pode inibir a função endócrina normal e atrapalhar os padrões menstruais normais.

O treinamento físico intenso realizado por mulheres que já menstruaram previamente, em geral, resulta em um distúrbio reversível da função do eixo hipotálamo-hipofisário-gonadal, causando uma queda dos níveis de estrogênio circulante e uma falha na capacidade reprodutiva normal. Distúrbios nos padrões menstruais normais têm sido descritos em mais da metade das corredoras de elite e bailarinas profissionais (125). Nessas atletas, o padrão pulsátil normal de 24 horas do LH é mínimo e desorganizado, o que reflete a atividade moderada da geração de pulsos do GnRH. O resultado é a cessação da oogênese pelo ovário e a produção reduzida de estrogênio.

Duas teorias principais foram apresentadas para explicar a base endocrinológica da amenorréia secundária ao treinamento esportivo. A hipótese do estresse do exercício diz que o estresse físico proporcionado pelo treinamento esportivo é responsável pela perda da função menstrual normal. De acordo com essa hipótese, o cortisol e outros hormônios relacionados ao estresse são liberados pelo exercício, fornecendo retroalimentação negativa para o hipotálamo e conseqüentemente diminuindo a produção do GnRH (Figura 3.9a). O resultado é a depressão da produção de LH, dos níveis de estrogênio, da oogênese e da menstruação.

Uma explanação alternativa, a hipótese da disponibilidade de energia, afirma que o balanço calórico negativo gerado pela demanda energética pelo treinamento esportivo sinaliza para a geração de pulsos do GnRH se desligar (Figura 3.9b). Essa teoria é consistente com as observações de que a má-nutrição em não-atletas é freqüentemente acompanhada por amenorréia secundária.

Loucks et al. (77) examinaram esses dois mecanismos em um estudo de três grupos de mulheres jovens (idade média 21 ± 0,2 anos). As respostas do LH a quatro dias de exercício intensivo foram comparadas entre as mulheres que tiveram ingestão calórica normal (grupo A) e diminuição na ingestão calórica (grupo B). Esses dois grupos foram comparados a um terceiro grupo de mulheres que passaram somente por privação calórica (grupo C). A amplitude e a freqüência do pulso do LH não foram diferentes nos grupos B e C, indicando que não houve efeito do estresse do exercício por si só. Entretanto, a freqüência de pulso no grupo A foi 10% mais baixa do que no grupo B. Esses achados indicaram que a pulsatilidade do LH é alterada pela indisponibilidade de energia e não pelo próprio estresse no exercício. De um ponto de vista prático, isso sugere que uma atleta pode lidar com a amenorréia secundária, ou mesmo preveni-la, aprimorando o consumo calórico em vez de diminuir a intensidade do seu regime de treinamento.

Leptina, Exercício e Função Reprodutiva

Anteriormente neste capítulo foram examinadas evidências sugerindo um papel para a leptina na iniciação da puberdade. Retornamos agora para olhar a leptina associada a uma possível ligação entre o exercício e a função reprodutiva. Em sua descrição da hipótese da disponibilidade de energia para explicar a amenorréia secundária ao treinamento, Louks et al. afirmaram que "essa teoria sustenta que o pulso gerador do GnRH é interrompido por um *sinal ainda não identificado (o conteúdo em itálico é referente ao autor do livro)*

que o consumo dietético é inadequado para o custo de energia tanto da reprodução como da locomoção" (77, p.38). Então seria a leptina esse sinal?

O conceito é intuitivamente atraente. Considera-se que a leptina aja primariamente como um hormônio que combata a inanição (54), uma vez que sua produção pelas células adiposas é marcantemente diminuída durante períodos de falta absoluta de energia. A leptina "parece estar envolvida na regulação dos ajustes fisiológicos para a inanição, defendendo

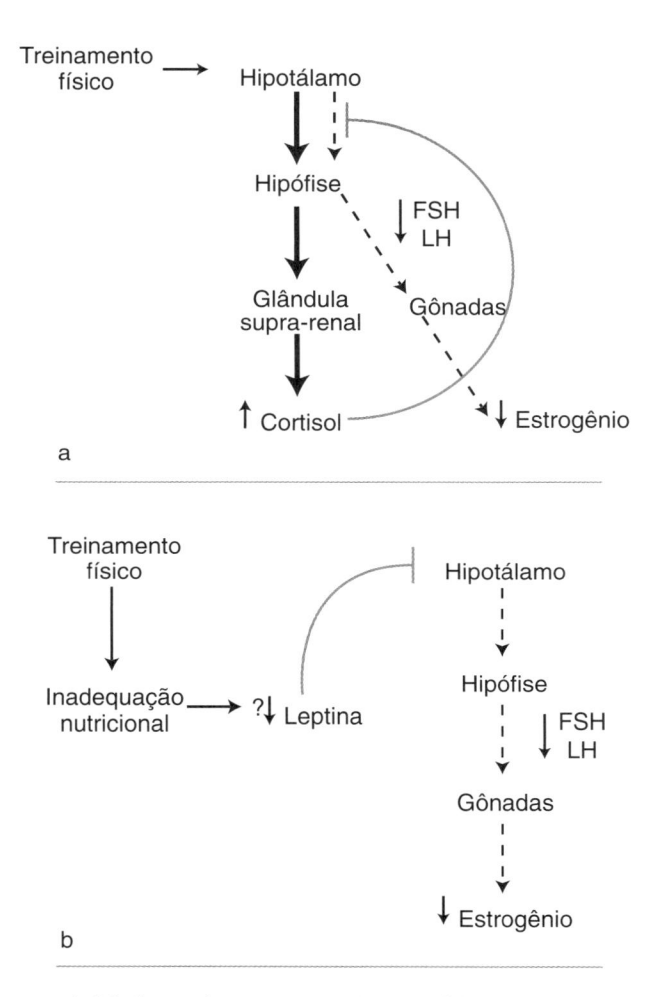

a) Hipótese do estresse pelo exercício
b) Hipótese da disponibilidade energética

▶ FIGURA 3.9 Duas teorias dos mecanismos causais de oligomenorréia e amenorréia secundárias em atletas jovens. (a) A hipótese do estresse pelo exercício sustenta que os hormônios associados ao estresse como o cortisol, produzido em resposta aos regimes de treinamentos intensos, inibem o eixo hipotálamo-hipofisário-gonadal e diminuem a produção de hormônios sexuais. (b) A hipótese de disponibilidade energética sugere que inadequações nutricionais (balanço calórico negativo) criadas pelo treinamento inibem o eixo hipotálamo-hipofisário-gonadal, possivelmente tendo a leptina como intermediária.

o organismo do dispêndio energético excessivo no caso da disponibilidade limitada do consumo de energia" (54, p.584).

O exercício intenso pode certamente resultar em balanço calórico negativo, e tanto o treinamento como a subnutrição estão associados à amenorréia secundária (e talvez primária). Portanto, é uma hipótese razoável que a queda dos níveis de leptina possa agir como um agente sinalizador para o encerramento da geração de pulsos do GnHR hipotalâmico e a produção de LH no caso da subnutrição e do treinamento físico.

No entanto, a literatura sustenta essa idéia? Estudos transversais em adultos, assim como pesquisas envolvendo o exercício agudo e crônico relataram uma queda na concentração de leptina com o aumento dos níveis de exercício ou da aptidão física (54). Em quase todos os casos, porém, descobriu-se que esse efeito foi mediado pelas alterações na gordura corporal. Ou seja, uma vez considerada a adiposidade, nenhum efeito do exercício sobre as concentrações de leptina foi observado. Os níveis de leptina diminuem em atletas adultas amenorréicas, e a hipoleptinemia é acompanhada pelo consumo reduzido de calorias e baixos níveis de estradiol (118). Essas observações, portanto, são consistentes com o conceito de que alterações na concentração de leptina com o exercício servem como um sinal do *status* calórico.

Hilton e Loucks demonstraram que as concentrações de leptina não mudam com o consumo ou gasto de energia, mas declinam em relação à *diferença* entre os dois (i. e., "disponibilidade de energia"; 55). Em seu estudo, o estresse do exercício por si só não exerce influência sobre as concentrações de 24 horas de leptina. Seus dados sugeriram que a resposta da leptina possa ser regulada pelo estado nutricional de carboidrato em vez da gordura corporal.

Alguns dados estão disponíveis no grupo em idade pediátrica. Weimann estudou a ligação entre os estoques de energia, os níveis de leptina e os padrões do desenvolvimento púbere em ginastas de elite entre 12 e 13 anos (127). As meninas demonstraram hipoestrogenemia, baixos níveis de leptina, conteúdo de gordura corporal reduzido, consumo calórico inadequado e menarca tardia. Porém, o desenvolvimento púbere nos meninos permaneceu normal. Os níveis de leptina se correlacionaram com a gordura corporal ($r = 0,60$ nas meninas e $r = 0,44$ nos meninos; Figura 3.10).

Kraemer et al. descobriram que não existem alterações significativas nos níveis de leptina sérica em repouso avaliados três vezes durante uma temporada de competição de corredoras adolescentes (70). Gutin et al. examinaram o efeito de um programa de treinamento de quatro meses, sobre as concentrações de leptina, em 34 crianças obesas entre 7 e 11 anos de idade. (51). Os valores de base para a leptina foram positivamente correlacionados aos da massa de gordura corporal. Durante o período de treinamento, as concentrações de leptina declinaram significativamente, sendo o maior de-

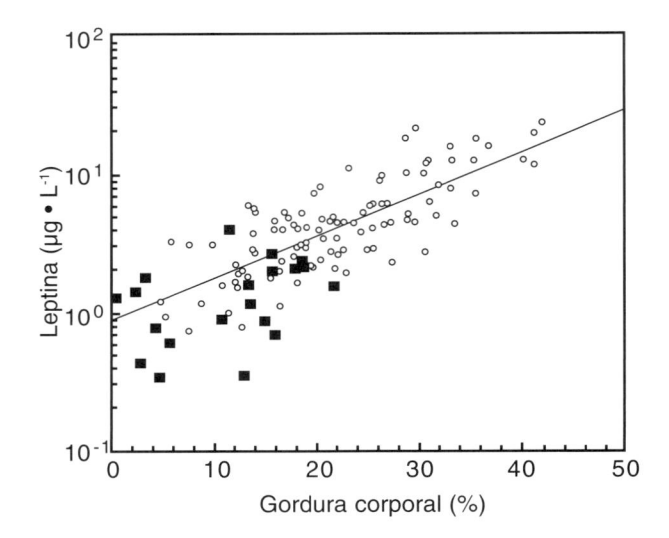

▶ FIGURA 3.10   Níveis de leptina sérica em meninas relacionados à porcentagem de gordura corporal. Círculos abertos representam meninas saudáveis não-atletas de 5 a 16 anos de idade. Os quadrados pretos representam ginastas adolescentes de elite (Referência 127).
Reimpresso com permissão de E. Weinmann, 2002.

clínio observado em indivíduos com as maiores concentrações pré-treinamento e naqueles que ganharam menos peso.

Salbe et al. avaliaram a relação entre a concentração de leptina plasmática em jejum e o gasto de energia (utilizando uma diluição isotópica de água) em 153 índios Pima com 5 anos de idade (110). Os níveis plasmáticos de leptina foram diretamente correlacionados com a gordura corporal ($r = 0,84$). A concentração de leptina também estava relacionada ao gasto energético total e ao dispêndio de energia com atividades físicas ($r = 0,37$ e $r = 0,26$, respectivamente, $p < 0,05$), mesmo quando a gordura corporal era considerada.

Nosso entendimento do papel da leptina como um fator de ligação entre o treinamento, o *status* nutricional e a função reprodutiva está claramente no início. Ainda assim, existem razões conceituais e experimentais para crer que a leptina possa ter um papel fundamental nessas interações. As informações sugerem que o próprio exercício possa não ter nenhum efeito direto sobre a produção de leptina. Em vez disso, parece que os estados de desequilíbrio calórico criados pelo treinamento físico desencadeiam uma queda na leptina, que pode servir para inibir a liberação hipotalâmica do GnRH e interromper a função reprodutiva normal (127).

Conclusões

O aumento da secreção de hormônios sexuais durante a puberdade influencia uma grande variedade de funções fisiológicas que afetam o desempenho no exercício. Isso demarca não somente as respostas fisiológicas de homens e mulheres diante do exercício, mas também as respostas de crianças e adultos. As ações específicas desses hormônios, então, precisam ser consideradas quando dizem respeito às diferenças maturacionais na fisiologia do exercício.

O treinamento físico pode ser acompanhado pela significativa inibição do eixo hipotálamo-hipofisário-gonadal. Essa influência parece ser, pelo menos em parte, específica do gênero sexual. Os resultados desse processo são mais óbvios nas mulheres (p. ex., amenorréia) do que nos homens. Não há razões para acreditar que o impacto do exercício regular sobre a função reprodutiva seja amplamente mediado por alterações no estado nutricional (equilíbrio calórico e composição corporal). Enquanto essa resposta endocrinológica ao exercício pode ser até certo ponto fisiológica e adaptativa, certos resultados a longo prazo, particularmente a ausência de desenvolvimento ósseo na ocorrência de hipoestrogenemia, tornam-se preocupantes.

Questões para Discussão e Direcionamento de Pesquisa

1. O que causa o aumento da resistência à insulina na puberdade? Como isso afeta a *homeostase* da glicose e a utilização de substratos durante o exercício?

2. Como a leptina afeta a iniciação da puberdade? Ela exerce uma função nas alterações induzidas pelo exercício na função reprodutiva nos atletas?

3. Que fatores relacionados ao exercício, independentes de mudanças no tamanho corporal, são alterados no momento da puberdade? Como as mudanças hormonais influenciam essas variáveis independentes do tamanho?

4. Qual a importância das influências hormonais relacionadas ao gênero sobre as funções psicológicas no que diz respeito ao desempenho no exercício?

5. Quais são os limiares mínimos além dos quais o treinamento esportivo ou o desequilíbrio calórico proporcionam perigos à saúde para as mulheres (diminuição da mineralização óssea, fraturas)? Como esses resultados adversos podem ser prevenidos?

6. Existem implicações reprodutivas, ou na saúde, da diminuição dos níveis de testosterona observada nos atletas do sexo masculino?

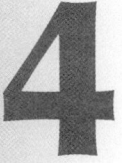

4

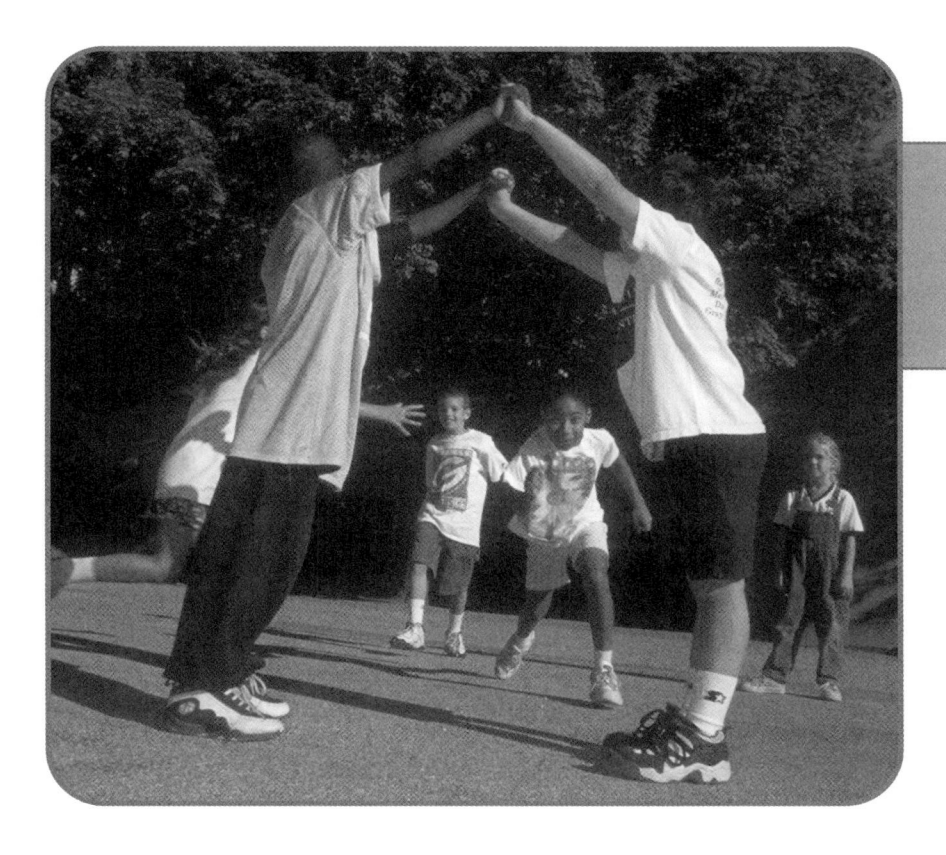

A Maquinaria Metabólica

Morfologia não é apenas um estudo de coisas materiais e das formas das coisas materiais, mas tem seus aspectos dinâmicos sob os quais lidamos com a interpretação, em termos de força, das quantidades de energia.

D'Arcy Thompson (1917)

▶ *Neste capítulo serão discutidos:*

- os processos metabólicos que sustentam a contração muscular durante o exercício;
- os meios para se avaliar o metabolismo aeróbio e anaeróbio celular;
- os padrões pelos quais esses processos bioquímicos evoluem durante o crescimento na juventude;
- como as mudanças bioquímicas podem influenciar o desenvolvimento da aptidão física.

À medida que as crianças crescem, seu desempenho nas tarefas motoras se desenvolve constantemente. Um menino de 12 anos pode correr 1,6 km mais rápido do que quando tinha 6 anos. Uma menina em idade púbere pode fazer mais abdominais do que poderia fazer cinco anos mais cedo. Todas as curvas de desenvolvimento do desempenho fisiológico – pelo menos até a adolescência – aumentam. O que estamos testemunhando aqui é um aumento progressivo no *limiar de fadiga ao exercício*. Com o aumento da idade, alguma coisa (ou algumas coisas) eleva a quantidade de trabalho motor que pode ser desempenhado antes que a fadiga se torne um fator limitante. Os fatores responsáveis pela fadiga no exercício e como eles se alteram com o desenvolvimento biológico, então, tornam-se uma questão crítica para o entendimento desse processo.

Nos adultos, investigações das variáveis que definem o limiar de fadiga têm focado em como explicar (a) a capacidade crescente de tolerar o estresse do exercício após um período de treinamento físico e (b) as características que diferenciam o desempenho de atletas treinados e não-atletas. Pode não ser correto assumir que os fatores que afetam as mudanças no limiar de fadiga, durante o crescimento das crianças, sejam idênticos aos dos adultos. Apesar disso, pode ser útil considerar esses determinantes com relação à sua potencial influência sobre as alterações maturacionais na tolerância ao exercício. Reciprocamente, um entendimento dos fatores que afetam o limiar de fadiga durante os anos de crescimento pode oferecer uma percepção sobre os mecanismos básicos para a tolerância ao exercício em todas as idades.

A fadiga ao exercício tem sido geralmente considerada multifatorial, com contribuições potenciais de fatores como a inervação neuromuscular, a função contrátil da actina-miosina, o fluxo de cálcio celular e o impulso cerebral central. Entretanto, a insuficiência de energia tem tradicionalmente sido o modelo mais comumente aceito para a fadiga relacionada ao exercício. A função do exercício "motor" (i. e., contração muscular) depende do combustível adequado (carboidratos, gordura) e, para os eventos de resistência,

um meio de oxidação (distribuição de oxigênio via sistema circulatório). Nesse modelo, "a taxa da produção de ATP por fontes oxidativas torna-se inadequada, altos níveis de produção anaeróbia glicolítica de ATP produzem metabólitos, particularmente H^+, o que interfere na produção de energia e no ciclo das pontes cruzadas, causando fadiga e uma falência da contração muscular" (69, p. 133). (O leitor deve consultar o artigo intrigante no qual Noakes descreve a fraqueza desse conceito, encorajando "a geração moderna de fisiologistas do exercício a desafiarem o antigo dogma e se aproximarem mais da verdade inatingível" [69, p. 142]).

Neste capítulo será iniciada nossa avaliação das alterações maturacionais na fadiga do exercício que, de fato, deveria ser iniciado, com uma consideração a respeito do desenvolvimento da própria maquinaria metabólica celular. Os capítulos posteriores discursam sobre as influências potenciais de outros fatores, como o transporte de oxigênio, a economia de exercício submáxima e o estresse térmico. Boisseau e Delamarche forneceram uma revisão na tentativa de compreender as respostas metabólicas ao exercício na juventude, a qual o leitor deve consultar para obter informações adicionais (7).

A compreensão dos processos metabólicos dentro do musculo esquelético das crianças é claramente limitada. A maior parte das informações nos adultos é derivada de estudos de biópsia muscular, realizados antes e depois de séries de exercício agudo ou períodos de treinamento físico, uma abordagem geralmente considerada inapropriada para crianças saudáveis. Os cientistas do exercício pediátrico conseguem, de fato, olhar somente de forma superficial esses processos por meio de medidas indiretas dos marcadores sangüíneos, como o lactato, ou pela análise de gases expirados (razão de trocas respiratórias, déficit acumulado de oxigênio). Métodos mais recentes, como a ressonância magnética espectroscópica (que que será discutida com mais detalhes posteriormente neste capítulo), podem oferecer um quadro mais amplo pelo qual os eventos metabólicos em crianças possam ser mais bem compreendidos.

Apesar das limitações será visto no decorrer dessa discussão que existe, de fato, clara evidência de alterações distintas no metabolismo da energia celular durante o crescimento das crianças. O assunto geral é que enquanto a função metabólica aumenta com a idade, as crianças exibem, em relação ao aumento de seu tamanho corporal, um declínio na taxa metabólica aeróbia celular à medida que a capacidade glicolítica aumenta. Em alguns casos, possíveis explicações para essas tendências podem ser oferecidas. Por exemplo, a queda da taxa metabólica de repouso relativa ao tamanho corporal com o aumento da idade pode refletir a necessidade da manutenção da neutralidade térmica à medida que a proporção da área de superfície corporal em relação à massa corporal declina. A razão para outras mudanças, como o desenvolvimento relativo aparente da capacidade glicolítica com a idade, é mais obscura. Algumas evidências sugerem que as *interações* bioquímicas entre os sistemas de energia podem ser decisivas.

Diferenças nas capacidades metabólicas em crianças podem refletir um padrão diferente de utilização de substratos. Especificamente, limitações na função glicolítica poderiam ser expressas por uma dependência maior na oxidação de ácidos graxos durante o exercício de resistência nas crianças. Entretanto, alguns, mas não todos, os dados experimentais sustentam esse conceito. Padrões de aumento do metabolismo anaeróbio e da queda do metabolismo aeróbio em crianças poderiam, também, influenciar a treinabilidade atlética em indivíduos jovens. Porém, a extensão pela qual as alterações no metabolismo celular durante o treinamento esportivo das crianças imitam aquelas observadas nos adultos, é problemática.

Conceitos Básicos na Fisiologia do Exercício

É útil iniciar com a descrição da atual compreensão da atividade metabólica durante o exercício conforme determinado por estudos em modelos humanos e animais. Pode-se então verificar como as crianças e os adolescentes se encaixam nesse esquema. A informação a seguir é um resumo das revisões feitas por Coyle (14), Gastin (35) e Spriet et al. (93).

A energia necessária pelos elementos contráteis do músculo é fornecida por meio das ligações fosfato de alta energia do trifosfato de adenosina (ATP). O ATP, por sua vez, é gerado por meio do difosfato de adenosina (ADP), pela transferência desses fosfatos de alta energia da fosfocreatina (PC). Os estoques corporais de fosfocreatina e ATP são limitados, entretanto (cerca de 25-80 mmol por quilograma de músculo), e sem uma maneira de se renovar o ATP, uma pessoa ficaria exausta durante atividades físicas que durassem pouco mais de alguns segundos. De forma interessante, porém, até mesmo durante um exercício extenuante, a depleção total de ATP não ocorre. Da energia liberada pela hidrólise do ATP, somente cerca de 25% é efetivamente utilizado pelo mecanismo contrátil da actina-miosina para o trabalho externo e interno, sendo o restante liberado na forma de calor.

A ressíntese do ATP ocorre por meio da energia derivada da glicólise anaeróbia, ou dentro da mitocôndria por meio de reações químicas no ciclo de Krebs e a subseqüente utilização do oxigênio na cadeia de transporte de elétrons (metabolismo aeróbio). Na glicólise, uma série de doze reações químicas converte carboidrato em piruvato, utilizando o glicogênio estocado no músculo ou a glicose circulante como substrato. Na falta de oxigênio, o piruvato é convertido em lactato. A via glicolítica é capaz de ressintetizar o ATP de forma muito rápida e isso é fundamental para as atividades físicas de alta intensidade e curta duração, que duram menos de dois a três minutos. A quantidade de energia que pode ser liberada em uma única série de exercício pela glicólise, entretanto, é limitada.

As enzimas "passos-limitantes" da cascata de reações glicolíticas são a glicogênio fosforilase, que converte o glicogênio em glicose-6-fosfato, e fosfofrutoquinase (PFK), que converte a frutose-6-fosfato em frutose-1,6-difosfato no terceiro passo da reação. Essas duas enzimas são sensíveis e reguladas por fatores que sinalizam a intensidade da contração muscular (i. e., a epinefrina, o cálcio e a demanda de ATP; 93).

O metabolismo aeróbio, por outro lado, pode gerar muito mais energia, que é liberada em uma taxa mais baixa em resposta ao exercício. O metabolismo aeróbio é limitado pelo transporte de oxigênio via sistema cardiorrespiratório, pelas taxas de fosforilação oxidativa no ciclo de Krebs e pela cadeia de transporte de elétrons. Durante o metabolismo aeróbio, a fosforilação oxidativa e a cadeia de transporte de elétrons produzem ATP por meio da combinação de ADP e fosfato inorgânico (P_i), fornecido pela fosfocreatina. Durante esse processo oxidativo, 1 mol de glicose produz 38 a 39 mols de ATP, comparados aos 2 a 3 mols fornecidos pelo metabolismo anaeróbio da glicose ou do glicogênio para o lactato na via glicolítica.

O substrato para o metabolismo aeróbio deriva-se de duas fontes possíveis: os ácidos graxos livres circulantes liberados pelos estoques de gordura corporal após a quebra enzimática do triacilglicerol (oxidação da gordura) e do mesmo piruvato produzido pelo metabolismo dos carboidratos na via glicolítica. A glicólise, portanto, pode servir como um precursor do metabolismo anaeróbio e aeróbio, dependendo se o seu produto final, o piruvato, é convertido em lactato (na ausência de oxigênio) ou entra no ciclo aeróbio de Krebs (na presença de oxigênio).

O aparecimento de lactato no músculo ou no sangue é um indicativo da glicólise anaeróbia e supõe-se que reflita uma condição de "inanição" de oxigênio celular. Entretanto, isso não parece ser o caso (48). Evidências consideráveis indicam que os estados de oxidação celular e mitocondrial não são afetados pelas condições de exercício nas quais os níveis de lactato aumentam (91).

A utilização de substratos, durante a atividade física prolongada, é determinada pela intensidade e duração do exercício, bem como pela dieta e pelo nível de condicionamento físico. O exercício físico de baixa intensidade é caracterizado pela oxidação de gorduras no ciclo de Krebs.

Durante o exercício em uma intensidade de 25% do $\dot{V}O_2$máx, 60 a 85% da energia é derivada da gordura. Quando a intensidade sobe para 65% do $\dot{V}O_2$máx, a oxidação de gordura contribui com apenas metade da energia necessária. A duração do exercício também afeta a utilização de substratos durante eventos de resistência. Em qualquer intensidade sustentada de 65 a 75% do $\dot{V}O_2$máx, a contribuição da gordura aumenta sutilmente, enquanto a do carboidrato declina. Mais importante, com o aumento da duração do exercício, a utilização de glicogênio (estoque de carboidrato no músculo) declina progressivamente. A depleção dos estoques de glicogênio, então, parece servir como um fator limitante para o desempenho em atividades de resistência (p. ex., maratona). A depleção dos estoques de glicogênio com a fadiga, entretanto, ocorre mesmo quando grandes estoques de gordura não são utilizados como substrato de energia. De fato, em adultos, todo o carboidrato estocado como glicogênio no fígado e músculo é estimado em 375 g, o equivalente a 2.000 kcal de energia (suficiente para correr aproximadamente 32 km). Os estoques de gordura, por outro lado, chegam a um total de 70.000 kcal (106, pp. 91-96).

Considerável interação é observada entre os padrões de utilização de substratos. Um aumento na utilização de carboidratos por meio da glicólise é acompanhado pela diminuição na oxidação de ácidos graxos (15). E lipídios infundidos aumentam a oxidação de gordura e diminuem o metabolismo de carboidratos (25, 41). O treinamento resistido em adultos melhora a utilização de gorduras como fonte de energia durante o exercício. Esse efeito de poupar a utilização de glicogênio, por meio da maior oxidação de ácidos graxos, tem sido associado a um melhor desempenho de resistência.

Estoques de ATP em Repouso

Poucas informações indicam de forma consistente que os estoques de ATP em repouso são iguais em crianças e adultos e, que a atividade do sistema ATP-PC é independente da maturação. Lundberg et al. relataram achados de biópsia muscular no músculo vasto lateral em 25 crianças saudáveis nas idades de 2 meses a 11 anos (60). A média da concentração de ATP era de 4,47 ± 0,92 mmol · kg^{-1}, sendo que nenhuma correlação foi observada entre a concentração de ATP e a idade. Os níveis de ATP em repouso reportados por Karlsson et al. (51) em um grupo de 14 soldados (idade média 20 ± 0,8 anos), entretanto, foram de alguma forma mais baixos (3,8 ± 0,2 mmol · kg^{-1}).

Eriksson e Saltin (30) observaram concentrações similares de ATP em repouso em meninos nas idades de 11,6, 12,6, 13,5 e 15,5 anos (4,8 a 5,1 mmol · kg^{-1}). Os valores em repouso da fosfocreatina (PC) e da enzima responsável pela transferência de fosfatos de alta energia para a formação de ATP, mostraram uma tendência a aumentar nesses grupos etários (14,5 mmol · kg^{-1} no mais jovem e 23,6 mmol · kg^{-1} no mais velho). Valores em homens adultos são tipicamente de 15 a 23 mmol · kg^{-1}. Nesse estudo, biópsias do músculo quadríceps femoral, foram realizadas em cada estágio de um teste de exercício de carga progressiva. Foi observado que as concentrações de ATP se mantiveram essencialmente inalteradas, enquanto os níveis de PC caíram de forma gradual. O declínio no grupo mais velho foi aproximadamente 50% maior do que aquele observado nos meninos mais jovens.

Berg et al. (6) compararam a atividade da creatina quinase no músculo vasto lateral de três grupos de indivíduos saudáveis ($n = 33$, idades médias 6,4, 13,5 e 17,1 anos). Nenhuma diferença significativa foi observada nos três grupos (5.208 ± 774, 6.886 ± 2.251, e 6.351 ± 3.063 μmol · min^{-1} · g^{-1}, respectivamente), e não houve correlação entre a atividade enzimática e a idade ($r = 0,24$, $p > 0,05$).

Nos animais adultos nenhuma relação foi observada entre o tamanho corporal e a atividade da ATP sintetase mitocondrial, uma enzima importante na síntese do ATP. Rouslin constatou que a atividade por miligrama de proteína mitocondrial cardíaca foi similar em mamíferos que variavam em tamanho por um fator de 10^5 (83).

A concentração do ATP em repouso, então, parece ser uma constante biológica, independente do tamanho corporal, do nível de maturação, ou da capacidade do metabolismo anaeróbio ou aeróbio. O efeito do treinamento sobre os níveis do ATP em repouso não está claro. Eriksson et al. (28) e Gollnick et al. (36) indicaram que os níveis do ATP em meninos e homens, respectivamente, subiram após treinamento. Entretanto, Saltin e Gollnick não obtiveram essa resposta nos homens adultos (87).

Glicólise

Um número crescente de evidências indica que a capacidade funcional da via glicolítica é maior em adultos do que em crianças. Além disso, a capacidade glicolítica parece melhorar continuamente durante os anos de crescimento. Nesta seção, serão examinadas as evidências para essa premissa e será discutida a razão pela qual essas mudanças podem ocorrer. Como as limitações na glicólise podem ser expressas no desempenho do exercício físico de curta duração e alta intensidade e as atividades anaeróbias serão discutidas no Capítulo 9.

O Metabolismo Glicolítico está Diminuído em Crianças?

A evidência de que a capacidade para o metabolismo glicolítico é menor em sujeitos imaturos vem de uma série de dados obtidos pela avaliação da atividade das enzimas celulares, produção de lactato, e também por métodos não-invasivos, tais como a ressonância magnética espectroscópica e pela avaliação do déficit acumulado de oxigênio.

Tamanho Corporal

Indicadores da função glicolítica parecem refletir um desenvolvimento bioquímico progressivo durante a infância. Estudos em animais adultos biologicamente maduros sugerem que o tamanho por si só pode contribuir para essas mudanças. Emmett e Hochachka determinaram a atividade catalítica das enzimas glicolíticas no músculo gastrocnêmio de animais adultos, cujos tamanhos variavam entre o de um musaranho e o de uma vaca (26). Uma relação direta foi observada entre a atividade das enzimas glicolíticas (piruvato quinase, desidrogenase láctica e glicogênio fosforilase) e o tamanho do animal, com expoentes alométricos de massa variando de +0,09 a +0,15.

Somero e Childress relataram os mesmos achados em seu estudo enzimático no músculo branco de peixes (92). A atividade da desidrogenase láctica (LDH) e da piruvato quinase (PK), por grama do músculo foi significativamente mais elevada nos peixes maiores. A atividade enzimática da LDH foi relacionada à massa do peixe por um expoente médio de +0,35, enquanto o expoente médio da massa para a PK foi de +0,22. Nenhuma relação foi observada entre a atividade enzimática do tecido cerebral e a massa corporal. Isso levou os autores a concluir que a classificação das enzimas glicolíticas no músculo está relacionada a fatores selecionados associados com a locomoção.

Emmett e Hochachka sugeriram que esse fator poderia ser a potência necessária para as atividades de curta duração e alta intensidade, que dependem do metabolismo anaeróbio (26). Eles notaram que a potência necessária para esse tipo de trabalho explosivo difere da demanda de energia quando comparado ao desempenho sustentado. A partir dos dados de Davies et al. em crianças (19), eles calcularam que o $\dot{V}O_2$máx estava relacionado a $M^{1,06}$, enquanto a potência anaeróbia a $M^{1,76}$. Em outras palavras, em crianças, "ser grande e correr de forma rápida anaerobiamente requer relativamente maior potência do que ser grande e correr de forma aeróbia, um resultado previsível a partir dos dados obtidos e que requer que o potencial das enzimas glicolíticas se relacione diretamente com o tamanho" (26, p. 271).

Somero e Childress testaram esse conceito, pela estimativa da classificação da potência muscular necessária para manter capacidades idênticas no caso da prática do nado em alta intensidade (no comprimento do corpo por segundo) em peixes pequenos e grandes (92). Os expoentes de massa variaram de +1,22 a +1,53, concordando estreitamente com aqueles observados na atividade das enzimas glicolíticas.

Esses dados, então, sugerem que a atividade glicolítica é pareada alometricamente com energia necessária para desempenhar atividades de curta duração e alta intensidade que ela sustenta. Isso, claro, fornece uma ligação matemática, mas não diz nada sobre o mecanismo. Também levanta a questão sobre o que vem primeiro (o ovo ou a galinha). Algum fator que aumenta a atividade do metabolismo glicolítico, nos animais maiores, permite um melhor desempenho anaeróbio relativo ao tamanho corporal? Ou seria a via glicolítica mais ativa porque tal performance é melhor, em função do maior tamanho corporal por alguma razão?

Produção de Lactato

Durante o exercício de baixa intensidade, o piruvato produzido como produto final da glicólise é amplamente convertido pela desidrogenase piruvato (PDH) em acetil CoA nas mitocôndrias, nas quais entra no ciclo de Krebs para o metabolismo aeróbio. No entanto, durante o exercício de alta intensidade, a demanda por ATP cresce, aumentando a atividade da via glicolítica e a taxa da produção de piruvato. Quando essa produção excede a capacidade da PDH, para desviar o piruvato para a via aeróbia, o piruvato é convertido em lactato pela desidronegase láctica (LDH). A taxa de produção de lactato é, portanto, ditada: (a) pela taxa de produção de piruvato, (b) pela quantidade de piruvato utilizada pela fosforilação oxidativa, e (c) pela atividade da LDH.

O lactato muscular é extravasado na corrente sangüínea e suas concentrações séricas têm, portanto, sido utilizadas como um marcador prontamente disponível da glicólise anaeróbia. É importante, porém, salientar que um nível de lactato específico no sangue pode refletir mais do que simplesmente a função glicolítica. Diferenças entre a concentração muscular e sérica de lactato, o equilíbrio entre a produção e a remoção de lactato, e a oxidação do lactato ou sua conversão em glicose podem significativamente influenciar as concentrações sangüíneas.

Apesar disso, a observação de que as crianças freqüentemente apresentam níveis séricos mais baixos de lactato do que aqueles observados em adultos durante o exercício tem tradicionalmente servido como um ponto de partida para a discussão de que sujeitos imaturos têm a capacidade glicolítica reduzida. Essa posição é defendida pelo único estudo que já foi conduzido para avaliar os efeitos da maturação sobre as concentrações máximas de lactato muscular, que mostrou um aumento consistente nos indivíduos do sexo masculino nas idades de 11 a 23 anos (29).

Welsman e Armstrong (104), e Pfitzinger e Freedson (73) revisaram abrangentemente as informações relativas aos níveis de lactato durante o exercício em crianças. Esses autores enfatizaram que quando os resultados dos estudos do lactato em crianças e adultos são comparados, é importantíssimo considerar de forma cuidadosa as variáveis que podem influenciar as concentrações séricas. Por exemplo, o tipo, a duração e a intensidade do protocolo de teste de exercício afetam a resposta glicolítica e as concentrações de lactato. Mero relatou que os níveis pico de lactato em crianças durante um teste de Wingate de 15 segundos e um teste de $\dot{V}O_2$máx em esteira foram de 61 e 68%, respectivamente, daquele verificado durante um teste de Wingate de 60 segundos (66). Enquanto isso, Fellman et al. demonstraram que os níveis de pico do lactato em meninos de 10 a 12 anos de idade, foram similares entre um teste de $\dot{V}O_2$máx e um teste de Wingate de 30 segundos (34). Esses achados sugerem que nenhum dos testes provocou uma resposta total de lactato (porque o teste de 30 segundos foi muito curto para maximizar a função glicolítica, enquanto o teste de $\dot{V}O_2$máx está mais relacionado ao metabolismo aeróbio). Pfitzinger e Freedson acreditavam que a produção máxima de lactato nas crianças demandasse um teste de um a seis minutos de duração (73). Outros fatores que podem influenciar as concentrações de lactato, incluindo o sítio de coleta da amostra sangüínea, o tempo das coletas e os métodos de ensaio precisam ser considerados nas comparações entre os estudos (104).

Um estudo de fato definitivo que avalie longitudinalmente a produção de lactato durante o exercício máximo, com relação ao nível de maturação biológica ou à idade cronológica em crianças, ainda tem que ser realizado. Quase todos os estudos são transversais e normalmente limitados a uma faixa etária muito estreita. E, como Pfitzinger e Freedson apontaram (73), os achados nesses estudos nem sempre têm sido consistentes no que diz respeito às tendências durante os anos de crescimento (p. ex., referência 105). Entretanto, quando considerado o total de informação acumulada, uma clara tendência é que os níveis de lactato durante o exercício máximo aumentem com a idade em meninos e meninas. Enquanto reconhecemos que o pico de lactato é mais baixo em crianças do que nos adultos, Welsman e Armstrong concluíram que "é impossível inferir um padrão real de mudança com o aumento da idade em função das muitas diferenças metodológicas nos vários estudos" (104, p. 146).

As Figuras 4.1 e 4.2 indicam os achados de estudos transversais selecionados para os níveis máximos de lactato sangüíneo por idade em meninos e meninas. Com as considerações precedentes em mente, os dados contidos nos estudos usados nessa análise sugerem que os níveis aumentam aproximadamente 50% nos meninos entre as idades de 6 e 14 anos, com talvez uma ligeira e discreta inclinação para cima da curva nas meninas. Dois estudos mais recentes sustentam mudanças maturacionais na produção máxima de lactato. Ratel et al. reportaram concentrações de lactato de 8,5 ± 2,1 e 15,4 ± 2,0 mmol · L⁻¹ em onze meninos (idade média de 9,6 ± 0,7 anos) e dez homens (idade de 20,4 ± 0,8 anos), respectivamente, depois de dez tiros de corrida de velocidade de dez segundos de duração (79). Hebestreit et al. descreveram níveis médios de lactato pós-exercício de 5,7 e 14,2 mmol · L⁻¹ depois de uma série de trinta segundos de ciclismo na máxima velocidade possível em meninos em idade pré-púbere e homens, respectivamente (42).

As Figuras 4.1 e 4.2 levam a suspeitar que os níveis de lactato durante o exercício máximo tendem a ser maiores nas meninas. Em seu estudo de 100 meninos e 91 meninas nas idades de 11 a 16 anos, Williams e Armstrong demonstraram exatamente isso (105). Os níveis médios de pico de lactato sangüíneo foram de 6,1 mmol · L⁻¹ nas meninas e 5,8 mmol · L⁻¹ nos meninos ($p < 0,01$). Entretanto, outros autores relataram que não havia diferença nos níveis máximos de lactato com o exercício (19, 90, 101).

O nível de maturação sexual provavelmente não tem nenhum efeito sobre as respostas do lactato ao exercício (71, 105), apesar do suporte teórico para isso. Welsman e Armstrong revisaram dados que indicam que os níveis de testosterona estão ligados à capacidade glicolítica nos animais, e correlações entre o lactato pós-exercício e os níveis de testosterona têm sido relatadas nos meninos (104). Esses pesquisadores, no entanto, concluíram que "a evidência de pesquisa ... alegando que a testosterona e a glicólise estão ligadas de forma causal ... em crianças e adolescentes é equivocada" (p. 147).

Consistentes com esses dados sobre o lactato, a concentração sangüínea de íons de hidrogênio é maior durante o exercício máximo em adultos do que em crianças. Bar-Or apresentou dados que demonstravam tais diferenças maturacionais no pH depois do ciclismo e da corrida (3). Mais recentemente o estudo de Ratel et al. descreveu o equilíbrio ácido-básico depois de uma série de dez provas de velocidade de ciclismo de dez segundos em meninos em idade pré-púbere e em homens jovens (79). Depois da 10ª prova, as concentrações do íon de hidrogênio eram de 43,8 ± 1,3 e 66,9 ± 9,9 nmol·L⁻¹ nos meninos e homens, respectivamente.

Como já notado anteriormente, essa mudança desenvolvimental aparente na produção de lactato durante o exercício pode não significar necessariamente uma função glicolítica diminuída em crianças mais jovens. Uma outra

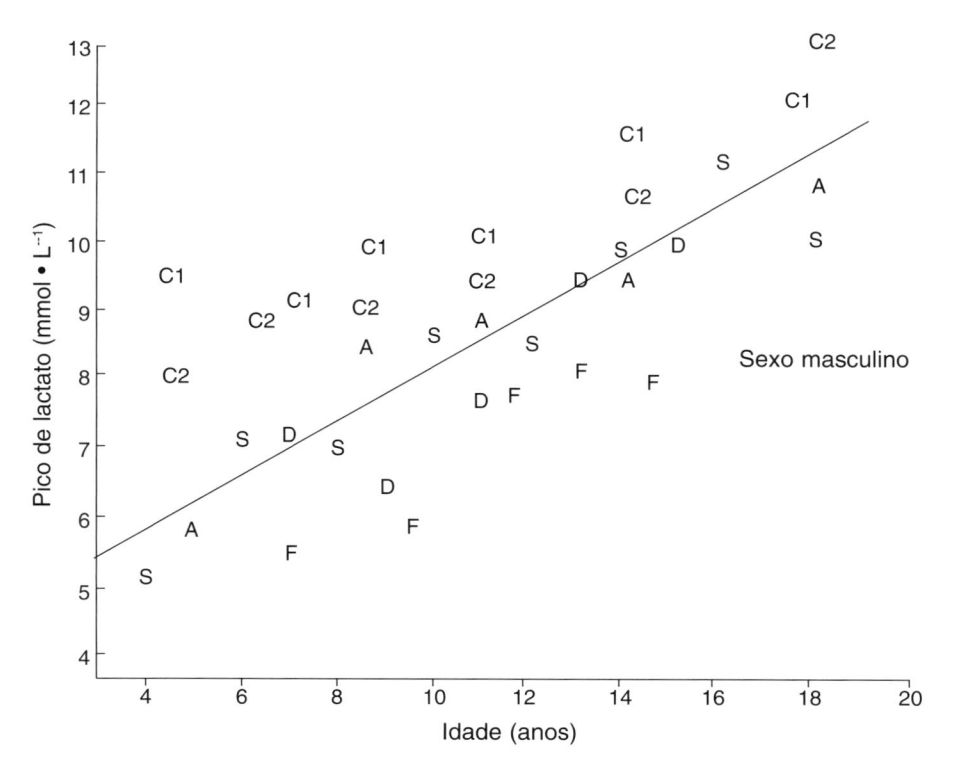

▶ FIGURA 4.1 Estudos transversais da concentração máxima de lactato sangüíneo por idade em meninos. Os dados são de várias fontes: A (2), C1 (16), C2 (17), D (19), F (32), S (88).

Reimpresso com permissão de T.W. Rowland, 1996.

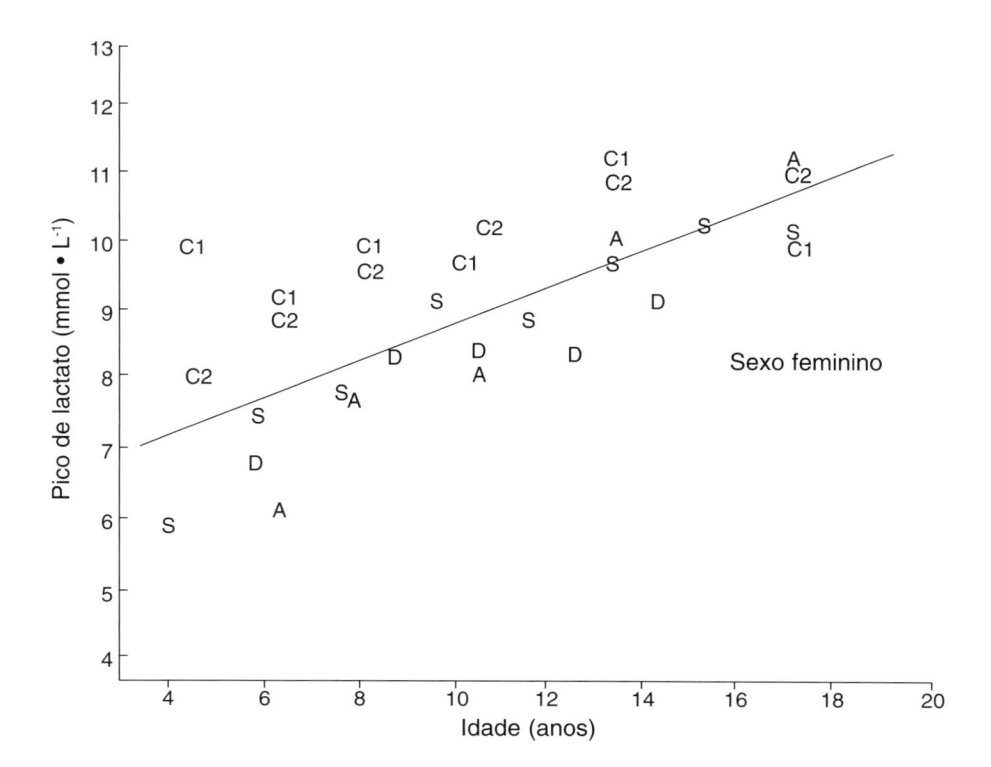

▶ FIGURA 4.2 Estudos transversais da concentração máxima de lactato sangüíneo por idade em meninas. As referências são as mesmas da Figura 4.1.

Reimpresso com permissão de T.W. Rowland, 1996.

explicação, por exemplo, poderia ser de que a remoção do lactato durante o exercício ocorre em diferentes taxas em crianças e adultos, talvez pelas diferenças desenvolvimentais no fluxo sangüíneo hepático (73). Não existem, no momento, informações experimentais para avaliar essa possibilidade.

Atividade Enzimática Glicolítica

A avaliação direta da atividade enzimática celular seria obviamente inestimável na definição das alterações do desenvolvimento na capacidade glicolítica. Restrições éticas, entretanto, têm obstruído amplamente nossa visão do ambiente celular nos indivíduos em idade pediátrica. As informações limitadas disponíveis, porém, geralmente sustentam o conceito de que a maquinaria glicolítica trabalha em um ritmo mais lento nas crianças em crescimento do que nos adultos.

Já vimos que estudos em modelos animais sugerem que o tamanho por si só pode influenciar a capacidade glicolítica: os animais maiores exibem atividade enzimática glicolítica mais ampla do que os animais menores. A informação limitada disponível indica a mesma tendência nas crianças, mas não é possível distinguir as contribuições relativas do tamanho *versus* outros fatores envolvidos na maturação biológica.

O paralelo mais estreito dos dados em animais em relação às crianças é o estudo de Berg et al., no qual as amostras de biópsia do músculo vasto lateral foram obtidas durante cirurgia ortopédica ou traumática (6). Os 33 sujeitos foram divididos em três grupos etários (6,4 ± 2,1 anos, $n = 8$; 13,5 ± 1,3 anos, $n = 12$; e 17,1 ± 0,8 anos, $n = 13$). Esses indivíduos foram, portanto, claramente distintos em idade, tamanho corporal e nível de desenvolvimento sexual. A atividade das enzimas glicolíticas piruvato quinase e aldolase aumentou com a idade ($r = +0,45$ e $r = +0,35$, respectivamente; Figura 4.3). Entre as idades de 6 e 17 anos, essas duas enzimas aumentaram sua atividade em 45 e 47%, respectivamente. A atividade da desidrogenase láctica aumentou até a idade de 12 anos, e então declinou. Alterações na hexose fosfato foram mais duvidosas. O quadro geral, no entanto, foi de um crescimento progressivo na atividade glicolítica, à medida que as crianças se tornavam maiores e mais velhas.

Haralambie também relatou atividade significativamente menor de várias enzimas glicolíticas em crianças em idade pré-púbere (38). Um aumento na atividade da 3-fosfoglicerato quinase, enolase e piruvato quinase foi verificado até a idade de 12 a 13 anos, quando os valores se tornaram similares àqueles dos adultos. Em estudos subseqüentes em adolescentes, porém, nenhuma diferença em relação aos adultos foi observada. A atividade da desidrogenase láctica foi, de fato, maior nas meninas (idade média de 12,9 ± 1,4 anos) do que nas mulheres (36,2 ± 7,0 anos; 40). Os valores foram 165 ± 40 U · g^{-1} nas meninas e 126 U · g^{-1} nas mulheres adultas. Os au-

tores sentiram que isso "simplesmente sugeria uma atividade física diária direcionada a uma maior intensidade do que resistência nesse grupo (de meninas)" (p. 265).

Em outro estudo, Haralambie descobriu que as atividades de nove enzimas glicolíticas em sujeitos púberes de 13 a 15 anos de idade não diferiam daquelas nos adultos (39). Os níveis de fosfofrutoquinase (PFK) foram 18% maiores nos adultos (45,5 ± 10,9 U · g^{-1} *vs.* 38,6 ± 4,4U · g^{-1}), mas essa diferença não foi estatisticamente significante.

Maior atenção foi dada a um estudo feito por Eriksson e Saltin em 1974, que descreveu baixos níveis de PFK em meninos de 11 anos de idade (30). Isso tem sido considerado como uma observação particularmente importante, uma vez que a PFK serve como uma enzima passo-limitante do metabolismo glicolítico, e sua ação deveria refletir àquela de toda a via glicolítica (Figura 4.4). Este estudo, entretanto, en-

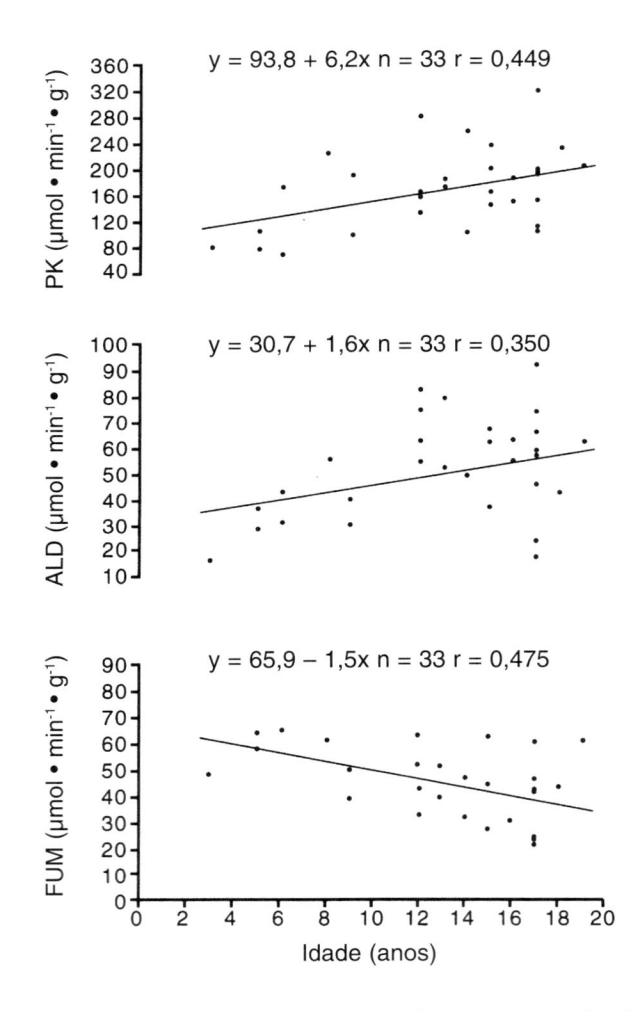

► FIGURA 4.3 Correlação entre a idade e a atividade das enzimas piruvato quinase (PK), aldolase (ALD) e fumerase (FUM) em biópsias do músculo vasto lateral (Referência 6).
Reimpresso com permissão de Berg et al., 1986.

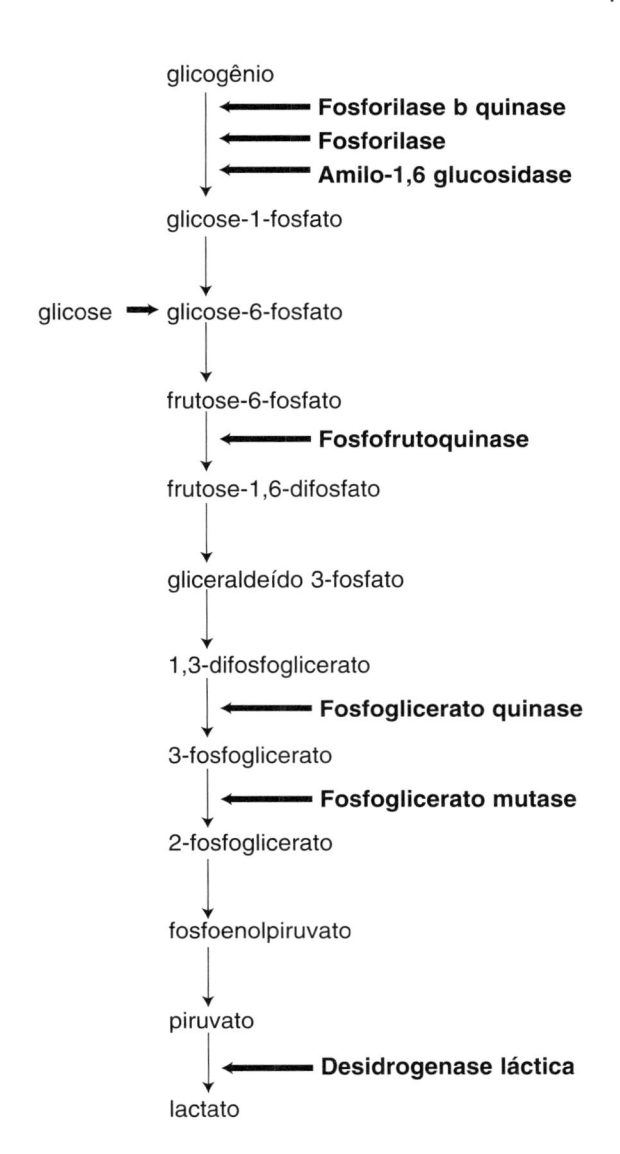

▶ FIGURA 4.4   A via anaeróbia glicolítica (da referência 58).
Reimpresso com permissão de S.F. Lewis e R.G. Haller, 1990.

volveu apenas cinco indivíduos, que possuíam uma ampla amplitude de valores de PFK obtidos em biópsias do músculo vasto lateral (6,0 a 19,8 μmol · min^{-1} · g^{-1}; média 8,4). Nenhuma comparação direta foi feita com adultos nesse estudo, mas os valores nos meninos foram de aproximadamente 30% daqueles previamente descritos em homens adultos não treinados (36).

Dunaway et al. confirmaram que a atividade da PFK sobe marcantemente durante o desenvolvimento em camundongos jovens (22). Eles descobriram que essa atividade aumentada era acompanhada por uma alteração na isoforma da enzima, que eles explicaram como sendo "provavelmente associada à necessidade de energia (glicolítica) do músculo."

Essa evidência, tênue como poderia ser, tem sido interpretada como um indicador de uma via glicolítica mais lenta nas crianças mais novas, que é inibida pela deficiência enzimática. Pode ser útil verificar se as crianças mostram, de fato, as características bioquímicas da deficiência de PFK observada em pessoas que possuem a ausência congênita dessa enzima. Esses indivíduos têm um bloqueio metabólico no terceiro estágio da via glicolítica e não podem utilizar o glicogênio e nem a glicose circulante como energia no exercício, dependendo da oxidação de ácidos graxos via ciclo de Krebs. Eles são caracterizados por uma marcante intolerância ao exercício, ausência de elevação da concentração de lactato com o trabalho muscular, hiperglicemia e níveis aumentados de ácidos graxos livres circulantes (58, 102). O $\dot{V}O_2$máx é aproximadamente de 35 a 50% abaixo do normal. Isso deve-se a uma diferença arteriovenosa pico mais baixa, uma vez que o débito cardíaco não é afetado.

Com exceção dos baixos níveis de lactato no exercício, as características fisiológicas de crianças durante o exercício, nem de forma quantitativa e nem qualitativa, imitam esse quadro. Ou seja, parece improvável que crianças que operam a uma capacidade glicolítica de 30% em relação aos adultos, não mostrem qualquer manifestação clínica de deficiência de PFK. As informações escassas disponíveis, porém, sugerem que indivíduos em idade pré-púbere tenham atividade enzimática glicolítica mais baixa do que os indivíduos maduros.

Déficit Acumulado de Oxigênio

O déficit de oxigênio é um reflexo da energia utilizada durante o exercício que não é fornecida pelo metabolismo aeróbio e, portanto, mede a contribuição dos processos metabólicos anaeróbios. O déficit é a diferença entre o consumo real de oxigênio durante o trabalho supramáximo e aquele previsto pela relação de trabalho e consumo de oxigênio durante o exercício submáximo. Um platô no déficit acumulado de oxigênio com o aumento do trabalho supramáximo indica a real capacidade anaeróbia. Naughton e Carlson têm revisado essa técnica e suas implicações no grupo em idade pediátrica (10, 68).

Somente um estudo avaliou as diferenças no déficit acumulado de oxigênio relativo à maturação biológica. Stear et al. (94) demonstraram um aumento significativo nos valores do déficit acumulado de oxigênio com a idade e o *status* púbere: pré-púbere (idade média de 10,5 ± 1,43 anos), 36 ± 9 mL · kg^{-1} · min^{-1}; adolescência (idade média de 13,6 ± 1,6 anos), 58 ± 16 mL · kg^{-1} · min^{-1}; e pós-adolescência (idade média de 16,6 ± 0,7 anos), 62 ± 21 mL · kg^{-1} · min^{-1}. Esse aumento não foi linear, fazendo com que Naughton e Carlson sugerissem que outros fatores que não a maturação sexual – particularmente o treinamento atlético – poderiam afetar a capacidade anaeróbia (68).

Ressonância Magnética Espectroscópica

A ressonância magnética (RM) espectroscópica é uma técnica não-invasiva que oferece informações em relação aos processos metabólicos intracelulares. Quando um sujeito é colocado em uma espiral magnética, os núcleos atômicos se alinham com o campo magnético. Um segundo campo magnético oscilante é então aplicado, e a análise espectroscópica da transição nuclear subseqüente revela alterações na dinâmica molecular.

Enquanto essa técnica oferece um meio seguro de examinar o metabolismo durante o exercício em crianças, o uso da RM espectroscópica é limitado pela necessidade da ocorrência de contrações musculares dentro de um tubo magnético. Os estudos de exercícios por esse método, então, têm envolvido tipicamente fazer força com o pé contra um equipamento com pedal (pedal ergômetro). Os indivíduos em posição supina realizam flexões dorsais repetidas da articulação do tornozelo (tipicamente 30-60 repetições por minuto).

A RM espectroscópica permite uma estimativa das mudanças na fosfocreatina celular (PC) e no fosfato inorgânico (Pi), bem como na concentração intracelular de íons de hidrogênio (pH). Durante um teste de exercício progressivo, a razão entre o P_i e a PC inicialmente aumenta linearmente, uma expressão do metabolismo aeróbio. Considera-se que o aparecimento subseqüente de uma segunda inclinação íngreme na relação P_i/PC reflita a glicólise anaeróbia (12).

Os estudos comparando as respostas metabólicas celulares ao exercício em crianças e adultos constataram uma capacidade glicolítica inferior nos sujeitos imaturos. Zanconato et al. (107) avaliaram o metabolismo do fosfato de alta energia na panturrilha durante exercício em dez crianças (de 7 a 10 anos) e nove adultos (de 20 a 42 anos). Não houve diferenças no pH ou na razão P_i/PC em repouso entre os dois grupos. Com exercício, os adultos exibiram um aumento maior na razão P_i/PC e uma queda mais substancial no pH do que as crianças. Durante a fase inicial do exercício, as inclinações do aumento lento na razão P_i/PC foram similares, mas na fase acelerada, a inclinação foi significativamente maior nos adultos (23,6 ± 9,8 *vs.* 10,7 ± 2,5). Naquele momento, a inclinação da queda do pH também foi mais acentuada nos adultos (-60 ± 1,9 *vs.* -3,7 ± 1,2).

Utilizando a RM espectroscópica, Kuno et al. também obtiveram uma razão P_i/PC mais baixa durante o exercício máximo nas crianças do que nos adultos (56). O pH intracelular médio foi 6,71 em crianças de 12 anos e 6,58 em adultos de 25 anos de idade. Taylor et al. mostraram que crianças de

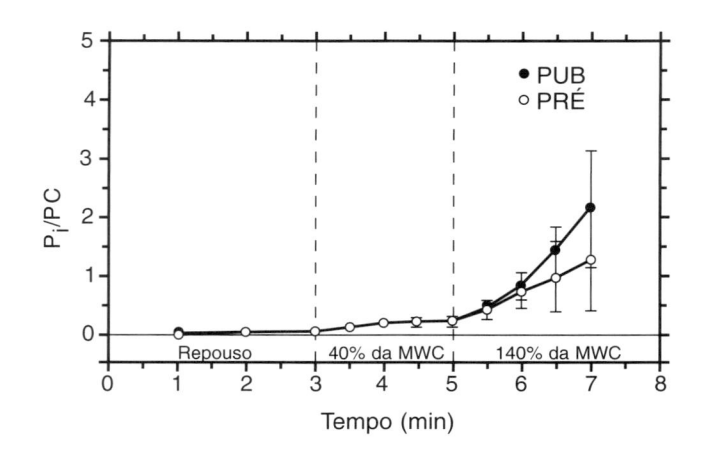

▶ FIGURA 4.5 Alterações na razão entre o fosfato inorgânico e a fosfocreatina (P_i/PCr) em repouso, durante o exercício submáximo (40% da capacidade máxima de trabalho), e durante exercício supramáximo (140% da capacidade máxima de trabalho) em nadadoras pré-púberes (PRÉ, *n* = 9) e púberes (PUB, *n* = 9) (Referência 72).
Reimpresso com permissão de Peterson et al., 1999.

6 a 12 anos apresentavam níveis mais altos de pH com exercício do que os adultos de 20 a 29 anos de idade (97).

Peterson et al. decidiram estudar nadadoras em idades pré-púbere e púbere, pois eles esperavam que elas suportassem uma intensidade de exercício mais alta (72). O protocolo de exercício consistia em uma série de dois minutos de exercício de perna em 40% da capacidade máxima de trabalho seguida por dois minutos de trabalho supramáximo (140% da capacidade máxima de trabalho). Ao final do exercício, o pH muscular era de 6,76 ± 0,17e 6,66 ± 0,11 em meninas em idade pré-púbere e púbere, respectivamente, e a razão P_i/PC era 70% maior nas meninas em idade púbere (Figura 4.5). Essas diferenças, entretanto, não foram estatisticamente significativas, levando os autores a concluir que "esses achados não sustentavam o conceito de que a glicólise fosse atenuada em crianças em idade pré-púbere" (p. 2154). No entanto, considerando-se a magnitude das diferenças observadas entre os dois grupos e o pequeno número de indivíduos (*n* = 9), é possível imaginar se essas diferenças, de fato, possuem significado biológico e/ou teriam sido estatisticamente significativas no caso de um estudo com amostras maiores.

Por que a Atividade Glicolítica é Mais Baixa em Crianças?

Cada uma dessas evidências relativas ao metabolismo glicolítico nas crianças teria que ser considerada insignificante, mas não é possível escapar do fato de que, coletivamente, todas elas indicam a mesma tendência: um desenvolvimento contínuo na capacidade glicolítica metabólica ao longo dos anos de crescimento. Agora seguimos em direção à questão de como esse fenômeno poderia ser explicado. As ramificações do desempenho desse desenvolvimento da função glicolítica serão examinadas no Capítulo 9, no qual serão avaliadas as alterações no desenvolvimento em atividade de alta intensidade e curta duração (explosão muscular).

Estoques de Glicogênio

O glicogênio muscular é o substrato primário para a glicólise. O glicogênio é o combustível predominante no exercício desempenhado a uma intensidade superior a 50% do $\dot{V}O_2$máx; durante o exercício sustentado acima de 70 a 80% do $\dot{V}O_2$máx, a resistência está relacionada ao conteúdo inicial de glicogênio muscular, e a fadiga corresponde à sua depleção. Diferenças maturacionais nos estoques de glicogênio poderiam, portanto, influenciar o metabolismo do exercício.

Eriksson e Saltin descreveram o aumento nos estoques de glicogênio no quadríceps femoral com a idade, em meninos, nas faixas etárias de 11,6; 12,6; 13,5 e 15,5 anos (30). O conteúdo médio de glicogênio foi 54, 70, 69 e 87 mmol · kg⁻¹, respectivamente. Durante um teste de exercício progressivo, a taxa de utilização de glicogênio estava diretamente relacionada ao grupo etário. Essa taxa foi três vezes maior no grupo mais velho do que nos indivíduos mais jovens (Figura 4.6). Um padrão idêntico foi observado nos níveis de lactato muscular.

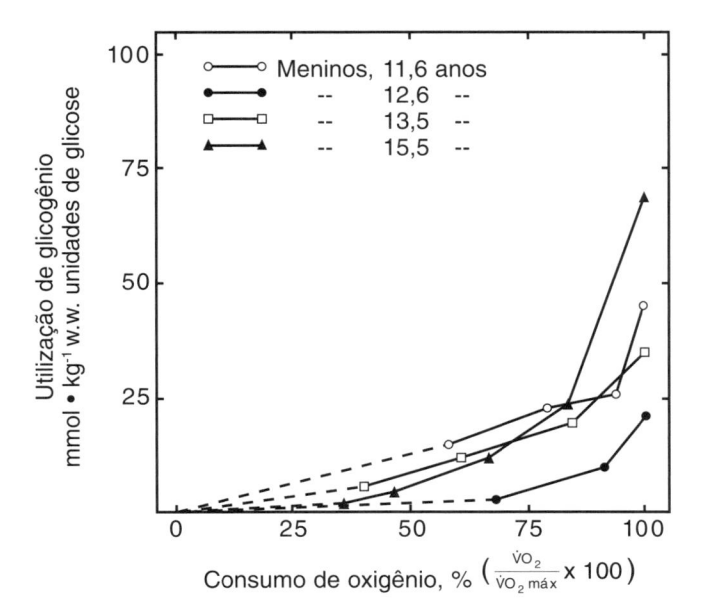

► FIGURA 4.6 Utilização de glicogênio no exercício máximo relativo à idade em meninos (Referência 30).
Reimpresso com permissão de Eriksson e Saltin, 1974.

Lundberg et al. descreveram o conteúdo de glicogênio através de biópsias do músculo vasto lateral de 25 crianças saudáveis nas idades de 2 meses a 11 anos (60). A concentração média foi de 61 ± 16 mmol · kg⁻¹. Porém, esse estudo falhou em sugerir alterações de desenvolvimento, uma vez que nenhuma variação nos estoques de glicogênio foi observada no que diz respeito à idade.

Diferenças na Secreção de Epinefrina

A epinefrina circulante estimula tanto a glicólise (pelo aumento da quebra do glicogênio e da atividade PFK) quanto a oxidação de ácidos graxos livres (ao promover a lipólise). Seria possível esperar que diferenças desenvolvimentais na secreção adrenal da epinefrina seriam influenciadas tanto pela taxa glicolítica quanto pela taxa metabólica aeróbia. Os dados a respeito das diferenças maturacionais nos níveis de epinefrina sérica são escassos para permitir qualquer conclusão.

Weise et al. relataram valores em repouso de epinefrina em oitenta crianças e adolescentes saudáveis (43 meninas e 37 meninos), com idades entre 5 e 17 anos (103). A concentração plasmática caiu progressivamente com o aumento da idade e do estágio púbere. Os valores médios nos indivíduos em idade pré-púbere foram quase três vezes daqueles nos sujeitos em estágio V da escala de Tanner. Os indivíduos do sexo masculino demonstraram níveis mais altos do que os do sexo feminino. Os autores inferiram que as ações dos hormônios sexuais, conhecidos por suprimir a secreção adrenal de epinefrina, devem ser as responsáveis por essas mudanças. Eles entenderam, entretanto, que um possível efeito das mudanças relacionadas com a idade na liberação de catecolaminas não podia ser desconsiderado.

A análise dos poucos estudos sobre as diferenças maturacionais na resposta da epinefrina ao exercício é impedida pela ampla variabilidade interindividual nos valores das catecolaminas (7). Além disso, os valores podem variar marcantemente, dependendo da metodologia de análise, assim como de fatores extrínsecos tais como a mudança de posição corporal, o consumo de alimentos e a colocação de cateteres intravenosos (75).

Durante um teste máximo de esteira, os níveis de pico da epinefrina não foram significativamente diferentes em oito meninos e sete homens, como relatado por Lehmann et al. (57). Os níveis subiram de um valor médio de repouso de 0,115 ng · mL⁻¹ nos meninos para 0,970 ng · mL⁻¹, durante o exercício máximo. Os respectivos valores para os homens foram 0,092 e 1,028 ng · mL⁻¹ ($p > 0,05$).

Delamarche et al. testaram dezessete crianças nas idades de 8,5 a 11,0 anos durante um período de 60 minutos de uma série de exercícios realizados em bicicleta a 60% do $\dot{V}O_2$máx (20). Durante o exercício, os níveis de epinefrina aumentaram e se mantiveram sempre maiores nos meninos. Os valores aumentaram 2,7 vezes nos meninos e por um fator de 1,9 nas meninas. Em um estudo similar de oito homens e mulheres adultos, Hoelzer et al. observaram um aumento de 2,8 vezes ao final de sessenta minutos de exercício (45).

Berg e Keul (5) sugeriram que uma redução das catecolaminas adrenais poderia ser responsável pela capacidade anaeróbia reduzida das crianças, baseados em uma forte relação inversa observada por Lehmann et al. (57) entre os níveis de lactato e as catecolaminas plasmáticas totais durante o exercício. Rowland também constatou uma estreita associação entre o lactato sérico e os níveis de epinefrina em um teste progressivo realizado em cicloergômetro em onze meninos saudáveis de 10 a 12 anos de idade (dados não publicados). Amostras de sangue venoso foram obtidas em repouso, durante o exercício a 59 e 73% do $\dot{V}O_2$máx e durante o exercício máximo. Os padrões de aumento no lactato sérico e na epinefrina foram praticamente idênticos. Os coeficientes de correlação para o lactato *versus* a epinefrina a 73 e 100% do $\dot{V}O_2$máx foram $r = 0,59$ ($p = 0,07$) e $r = 0,81$ ($p = 0,0025$), respectivamente (Figura 4.7).

Alteração na Distribuição por Tipo de Fibra

A distribuição das fibras musculares de contração lenta (oxidativas) e contração rápida (glicolíticas) tem sido geralmente considerada como fixa ao nascimento ou logo em seguida (65, pp. 243-245). Entretanto, qualquer alteração na sua distribuição durante o desenvolvimento biológico afetaria as capacidades oxidativa e glicolítica relativas nas crianças (12). Como poderíamos esperar, poucos dados existem para nos ajudar a determinar se tal mudança ocorre. Portanto, nenhuma conclusão final pode ser traçada.

Em um estudo de autópsia, Oertel pôde determinar que não havia diferença no percentual das fibras de contração lenta e rápida entre as idades de 2 e 20 anos (70). Lexell et al. (59), por outro lado, relataram que o percentual das fibras de contração rápida aumentou significativamente dos 5 anos (cerca de 35%) aos 20 (cerca de 50%). Estudos de biópsia em crianças realizados por Bell et al. (4), Lundberg et al. (60) e Eriksson (27) indicaram percentuais de fibras de contração lenta de 59, 59 e 60%, respectivamente. Komi e Karlsson relataram 50 e 56% de fibras de contração lenta em

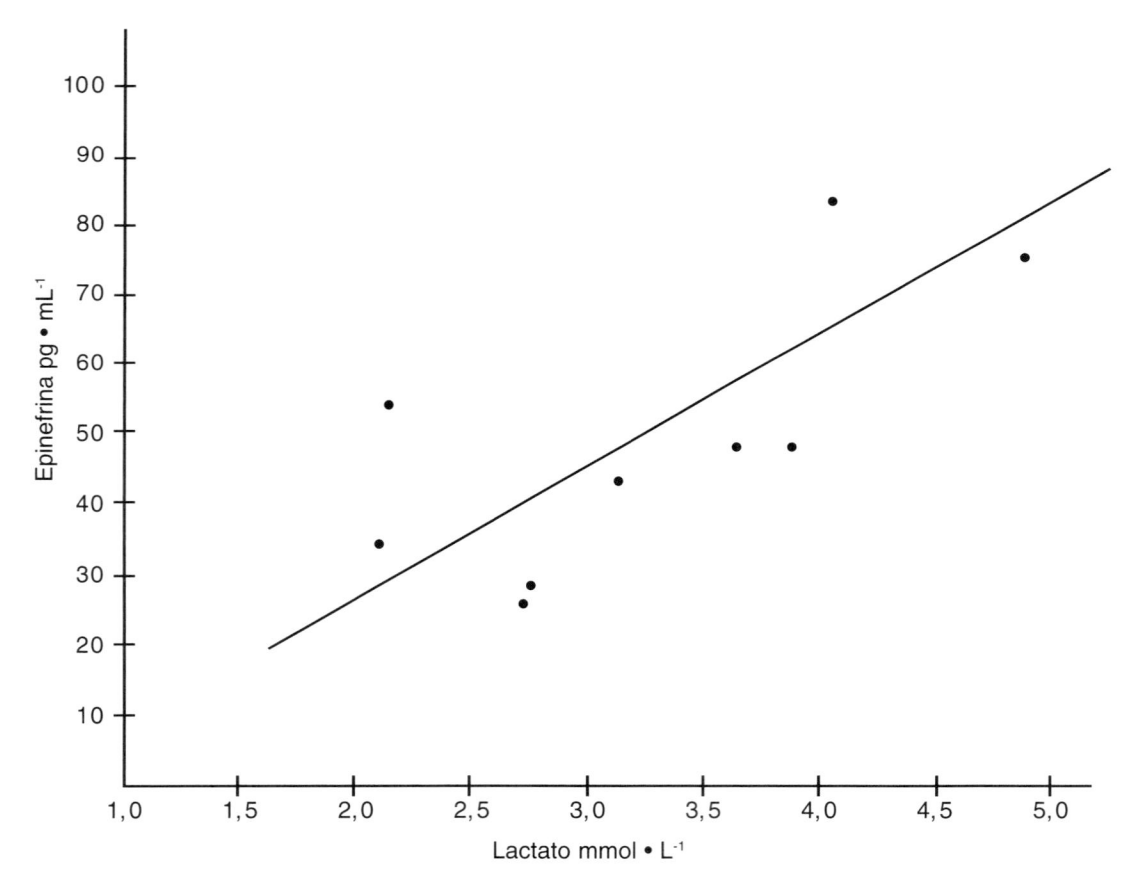

▶ FIGURA 4.7   Correlação da epinefrina sérica e dos níveis de lactato em uma intensidade de exercício de 70% do $\dot{V}O_2$máx em crianças (Rowland, dados não publicados).

biópsias do músculo vasto lateral de homens e mulheres de 15 a 24 anos de idade, respectivamente (53). Valores típicos em adultos sedentários são de 45 a 55% (65).

O Ciclo Glicose-Ácidos Graxos

Os cientistas do exercício tradicionalmente acreditavam que o metabolismo da gordura regulava o metabolismo de carboidratos. Essa idéia foi derivada de um estudo de Randle et al. no ano de 1960, que indicava aumento nos ácidos graxos em ratos com a glicólise reduzida por meio da ação inibidora da acetil CoA sobre as atividades da piruvato quinase e da PFK, um processo que recebeu o nome de ciclo da glicose-ácidos graxos (78). Essa questão tem sido tópico de muitas discussões. Coyle et al. discordaram desse conceito, que segundo eles tinha pouca sustentação em estudos com seres humanos (15).

Holloszy argumentou, no entanto, que a conclusão de Coyle et al. "não parecia compatível com as extensas evidências de que a elevação dos ácidos graxos livres (FFA) plasmáticos reduzem a utilização de carboidratos" (47, p. 323). Ele citou estudos que indicavam que o aumento dos níveis de FFA reduzia a depleção do glicogênio muscular tanto em seres humanos como em animais. Dyck et al., por exemplo, mostraram que homens que receberam uma infusão de lipídios demonstraram um aumento significativo nos FFA circulantes e uma economia de glicogênio muscular de 20% a 76% durante uma série de 15 minutos de ciclismo (25). De fato, a economia de glicogênio pelo aumento na utilização de FFA e o metabolismo oxidativo da gordura durante o exercício é considerado como um efeito positivo do treinamento resistido.

Será visto posteriormente neste capítulo que (a) as vias aeróbias parecem ser mais ativas em crianças menores do que nas maiores e (b) os níveis de FFA e do metabolismo da gordura durante o exercício podem ser mais ativos em crianças do que nos adultos. Tradicionalmente, essa dependência maior nas crianças da oxidação dos ácidos graxos tem sido considerada uma resposta padrão por causa da inibição primária da via glicolítica nos jovens. É possível, entretanto, que os baixos níveis de glicólise nas crianças possam simplesmente refletir uma inibição imposta pelo seu metabolismo aeróbio superior? Isto é, as crianças dependem menos do metabolismo anaeróbio porque elas não *precisam* dele? Seriam os metabolismos aeróbio e anaeróbio recíprocos nas crianças? Se forem, qual o fator de ativação?

Pianosi et al. concluíram que se um nível superior de metabolismo aeróbio fosse o fator primário, seria necessário esperar que os adultos mostrassem níveis mais altos de piruvato no sangue durante o exercício, com uma razão lactato-piruvato estável (74). Isto é, um gargalo maior para a entrada no ciclo de Krebs poderia ser mais evidente nos adultos do que nas crianças. Os pesquisadores examinaram os níveis de lactato sangüíneo e de piruvato durante o exercício em três grupos de indivíduos com idade inferior a 7 anos, de 11 a 14 anos, e de 15 a 17 anos. Os valores foram determinados em repouso, imediatamente após seis minutos de exercício a um terço e dois terços da capacidade máxima de trabalho, e depois de vinte minutos de recuperação. Os níveis de lactato com o exercício subiram com a idade, enquanto as concentrações de piruvato permaneceram estáveis. Isso resultou em uma elevação na razão lactato-piruvato com o aumento da idade. Esses achados sugerem que o maior aumento no lactato durante o exercício, em indivíduos maduros, está relacionado a uma melhoria primária na função glicolítica mais do que a uma diminuição da capacidade metabólica aeróbia.

Rowland e Cunningham estudaram a relação entre a aptidão aeróbia ($\dot{V}O_2$máx por quilograma) e anaeróbia (tempo de *sprint* em 45 metros) com o limiar anaeróbio ventilatório (LAV) durante um protocolo de caminhada progressiva em esteira em crianças (84). O LAV expresso como percentual do $\dot{V}O_2$máx é tipicamente maior nas crianças do que nos adultos, o que pode ser explicado tanto pela maior aptidão aeróbia das crianças, como também pela capacidade anaeróbia inferior. Nesse estudo, o LAV expresso como percentual do $\dot{V}O_2$máx foi inversamente correlacionado tanto com o $\dot{V}O_2$máx por quilograma ($r = -0,77$) como com o desempenho na prova de velocidade de 45 metros ($r = -0,63$). Isso sugere que o maior LAV nas crianças, expresso como percentual do $\dot{V}O_2$máx, é um reflexo primário de sua capacidade anaeróbia inferior, uma vez que o maior nível de aptidão aeróbia estaria relacionado a um LAV relativo menor, e não maior.

Conforme apontado também por Cooper e Barstow, um efeito inibitório da aptidão aeróbia sobre a capacidade glicolítica poderia ocorrer em níveis de exercício submáximo (12). Mas nenhuma influência seria esperada nos marcadores da glicólise (como o pico de lactato) em níveis exaustivos de exercício. Esses dados, portanto, sustentam a hipótese de que os níveis menores de função glicolítica observada nas crianças representa um fenômeno metabólico primário, e não secundário.

Metabolismo Aeróbio

Enquanto a capacidade glicolítica parece aumentar durante o curso do desenvolvimento biológico, a capacidade metabólica da maquinaria aeróbia parece diminuir. Essa conclusão está baseada em estudos em animais demonstrando o efeito do tamanho corporal sobre a taxa metabólica, e é sustentada pelos dados que mostram um declínio no conteúdo das enzimas aeróbias celulares e possivelmente da densidade mitocondrial com a idade em crianças. A identificação das alterações no metabolismo aeróbio que limitam o desempenho de resistência durante o crescimento das crianças, entretanto, é mais problemático.

Taxa Metabólica de Repouso

As taxas metabólicas de repouso ou basal representam vias de transferência de energia, totalmente aeróbia, por meio da oxidação dos ácidos graxos (i. e., razão de troca respiratória de aproximadamente 0,70). Estudos da taxa metabólica basal (TMB) em relação ao tamanho corporal têm apontado para diferenças no metabolismo aeróbio no estado de repouso.

Foi introduzido no Capítulo 1 o conceito de que a taxa metabólica de repouso relativa ao tamanho corporal é maior em animais maduros de pequeno porte do que nos maiores. O cavalo tem uma taxa metabólica de repouso que é cerca de 1.200 vezes a de um camundongo, mas os camundongos têm uma taxa metabólica relativa à massa corporal que é 10 vezes a de um cavalo (76). Acima das dimensões do tamanho dos mamíferos, a taxa metabólica de repouso se relaciona à massa corporal pelo expoente de classificação de 0,75. Isso indica matematicamente que enquanto a massa corporal aumenta, a taxa metabólica também, mas em uma taxa relativamente mais lenta. Em outras palavras, a taxa metabólica de repouso expressa em relação à massa corporal diminui à medida que a massa corporal se torna maior. Expressa alometricamente, a TMB por quilograma se relaciona a $M^{-0,25}$.

O empecilho é que tanto pela teoria da dimensionalidade, como pela hipótese mecanicista, espera-se que a taxa metabólica de repouso relacione-se à massa corporal pelo expoente de 0,67 e não 0,75. Essa diferença, por muito tempo tem sido uma considerável fonte de preocupação dos biólogos e muitas tentativas de explicação permanecem não conciliadas (ver referência 89 para discussão total).

Igualmente obscuro é o significado fisiológico do próprio expoente 0,75. Em 1982, Heusner comentou, "Trinta anos de trabalho experimental com essa abordagem falharam em oferecer uma direção para o entendimento do significado fisiológico da equação alométrica (para TMB) dentro ou acima da esfera do metabolismo de energia, uma situação que ilustra o posicionamento de Claude Bernard: 'O empirismo pode servir para acumular fatos, mas nunca construirá a ciência'" (43, p. 15).

Ele e outros pesquisadores descartaram a explicação tradicional de que animais precisam gerar calor para compensar aquele perdido pela área de superfície para manter a temperatura corporal estável (lei da superfície). Essa explicação significa que, em uma forma circular, a área de superfície corporal de um animal se torna determinante tanto da taxa metabólica quanto do calor perdido pelo corpo. Isso, Heusner argumentou, viola a segunda lei da termodinâmica que diz que o calor é uma conseqüência do metabolismo e não sua causa.

São discutidos aqui os expoentes de classificação filogenética, variáveis de classificação entre as espécies adultas de mamíferos. Conforme já discutido no Capítulo 1, espera-se que os expoentes ontogenéticos, aqueles que descrevem a relação entre as variáveis fisiológicas e o tamanho corporal durante o crescimento, sejam diferentes. E isso é de fato o caso quando se examina a classificação alométrica da taxa metabólica de repouso em relação à massa corporal em crianças.

Por meio de vários estudos Holliday et al. derivaram curvas para a relação entre a taxa metabólica basal e o aumento da massa corporal nas crianças (46). O expoente de massa encontrado foi 1,02 (i. e., a proporção padrão) até aproximadamente 10 kg, mas o expoente mudou para 0,58 entre 10 e 20 kg. Além deste tamanho, a relação alométrica entre a massa e a TMB não foi compreendida, mas assume-se que seja similar. Como evidenciado, se a TMB é expressa relativamente à área de superfície corporal, que se relaciona a $M^{0,67}$, uma progressiva queda é observada com a idade. A TMB declina de 52 cal $\cdot$ m^{-2} $\cdot$ h^{-1} aos 6 anos nos meninos para 43 cal $\cdot$ m^{-2} $\cdot$ h^{-1} aos 18 anos. Os respectivos valores para as meninas são 50 e 36 cal $\cdot$ m^{-2} $\cdot$ h^{-1} (52).

Claramente, portanto, a TMB de crianças pequenas difere daquela das maiores da mesma forma como observa-se nos animais. Um menino de 8 anos exibe uma taxa metabólica de repouso significativamente mais alta em relação ao seu tamanho corporal do que um menino de 13 anos. Existem duas possíveis explicações para esse padrão de desenvolvimento: (a) os processos metabólicos aeróbios dentro das células individuais são mais intensos no menino menor (i. e., a taxa metabólica aeróbia celular é inversamente proporcional ao tamanho corporal), ou (b) seus órgãos metabolicamente ativos representam uma proporção maior de sua massa corporal (o que, nesse caso, nem a idade e nem as diferenças de massa na taxa do metabolismo oxidativo celular seriam as responsáveis).

Os vários órgãos possuem, de fato, taxas metabólicas diferentes, e está bem estabelecido que a contribuição para o percentual de massa corporal daqueles órgãos que são mais metabolicamente ativos diminui à medida que o tamanho corporal aumenta. Em um rato, por exemplo, o fígado contribui com 6% da massa corporal, enquanto em um elefante a contribuição é de aproximadamente 1,6% (89). Mas essa diferença seria suficiente para explicar a menor taxa metabólica relativa à massa corporal no paquiderme?

Para responder a essa pergunta, Schmidt-Nielsen examinou as equações alométricas para as taxas metabólicas massa-específicas dos mais importantes órgãos metabólicos, com respeito à massa corporal (89). Os expoentes de massa foram -0,15 para os rins, -0,30 para o cérebro, -0,13 para o fígado, -0,02 para o coração, e -0,01 para os pulmões. Dado que a taxa metabólica massa-específica para todo o animal está relacionada a $M^{-0,25}$, é evidente que somente o cérebro tem um expoente similar. Schmidt-Neilsen concluiu, "Pode-se, portanto, imediatamente verificar que o declínio observado na taxa metabólica específica não pode ser explicado pela diminuição nos tamanhos relativos dos órgãos metabolicamente mais ativos" (89, p. 91).

Nas crianças em crescimento, porém, o quadro pode ser diferente. Holliday et al. constataram que o declínio no peso combinado do cérebro, do fígado, dos rins, dos pulmões e do coração, relativo ao peso corporal nas crianças em crescimento, parecia diretamente paralelo ao declínio da taxa metabólica relativa à massa com a idade (46). Eles relataram um expoente de classificação de massa de 0,53 para a atividade metabólica desses órgãos em relação à massa entre 10 e 60 kg, que é similar ao expoente de 0,58, observado para a TMB (Figura 4.8). Esses autores concluíram que "acima de 10-12 kg, a TMB por quilograma declina durante o crescimento porque sua principal fonte (os órgãos internos) se torna uma proporção menor do peso corporal com o progresso do crescimento" (46, p. 192).

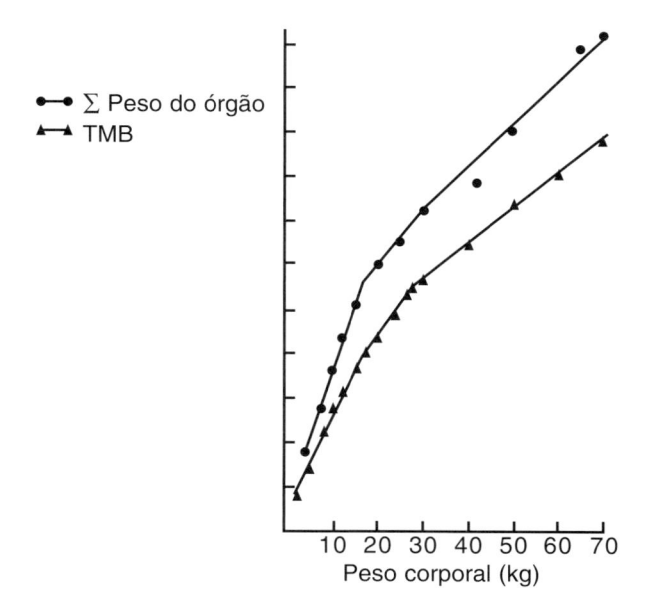

▶ FIGURA 4.8 Plotagem log-log da taxa metabólica basal (TMB) e da massa combinada do cérebro, fígado, rins, pulmões e coração relativas à massa corporal em crianças (da referência 46). Obs.: A unidade no eixo das ordenadas (eixo Y) é arbitrária para permitir comparação nas inclinações da curva.

Nos animais, entretanto, há evidências abundantes de que as células individuais se tornam cada vez mais hipermetabólicas com a diminuição do tamanho corporal. A taxa respiratória máxima, por unidade de volume mitocondrial, é relativamente constante ao longo dos tamanhos dos animais (3-5 mL $O_2 \cdot cm^{-3} \cdot min^{-1}$), mas a densidade mitocondrial é inversamente relacionada ao tamanho corporal ($\sim M^{-0,10}$; 89, 95). Isto é, a mitocôndria individual no rato e no cavalo operam na mesma taxa metabólica, mas a concentração de mitocôndria na célula é maior no rato.

Similarmente, uma relação inversa é observada entre as atividades das enzimas oxidativas mitocondriais e a massa corporal nos animais maduros. Porter e Brand determinaram as taxas metabólicas dos hepatócitos isolados de nove espécies de animais (76). A taxa de consumo de oxigênio por unidade de massa de células estava relacionada à massa corporal pelo expoente -0,18. Isso demonstrou, então, que as células de animais maiores consomem menos oxigênio do que as de animais menores. Outros pesquisadores, incluindo Krebs (54), e Couture e Hulbert (13), demonstraram achados similares.

O conteúdo muscular da citocromo-oxidase, uma importante enzima na cadeia de transporte de elétrons, tem sido descrito como sendo relacionado negativamente com a massa pelo expoente -0,24 em animais (55). Quando Emmett e Hochachka analisaram o tecido do músculo gastrocnêmio em dez espécies de mamíferos, a atividade das enzimas críticas do metabolismo oxidativo declinaram com o aumento do tamanho corporal (26). O expoente geral de classificação da massa para a atividade da citrato sintase, beta-hidroxibutiril-CoA desidrogenase e malato desidrogenase, estavam entre -0,07 e -0,21 (bem abaixo do expoente alométrico -0,25 para a taxa metabólica de repouso massa-específica total do corpo).

Essa tendência se mantém nas crianças? Não está claro se a densidade mitocondrial se altera à medida que as crianças crescem. Van Ekeren et al. descreveram a densidade mitocondrial variando de 2,6 a 9,8% (média 5,8%) na biópsia de amostras do quadríceps femoral de 21 crianças e adolescentes de 1,2 a 20,7 anos de idade (99). Isso é consistente com os achados de Bell et al. em treze crianças (idade média de 6,4 anos), que apresentavam uma densidade mitocondrial no músculo vasto lateral de 5,5% (4). Esses números são, de algum modo, maiores do que aqueles relatados nos adultos. Hoppeler et al. por exemplo, descreveram uma densidade mitocondrial de $3,92 \pm 0,16\%$ em cinco homens e de $4,74 \pm 0,30\%$ em cinco mulheres (50).

Os pesquisadores têm descrito quedas na atividade das enzimas celulares aeróbias, com o aumento da idade nas crianças, que imitam aquelas relatadas em relação ao tamanho dos animais. Haralambie demonstrou um declínio na atividade da citrato sintase no músculo vasto de aproximadamente 30 U · g^{-1}, na idade de 5 a 7 anos, para 20 U · g^{-1}, nos indivíduos maduros (38).

Berg et al. (6) relataram valores médios de citrato sintase de 28,3 ± 6,8 e 22,1 ± 8,2 μmol · min^{-1} · g^{-1} nas amostras musculares de crianças de 6,4 e 17,1 anos de idade, respectivamente ($p > 0,05$). Nesse estudo, a atividade da fumarase foi inversamente relacionada à idade da criança. O valor aos 6,4 anos era 57,6 ± 9,5 μmol · min^{-1} · g^{-1}, mas de 41,0 ± 13,4 aos 17 anos.

Eriksson e Saltin relataram uma atividade média da sucinato desidrogenase de 5,4 μmol · min^{-1} · g^{-1} no músculo de cinco meninos saudáveis de 11 anos (30). Valores de 3,6 μmol · min^{-1} · g^{-1} foram relatados, por Gollnick et al. (36) em homens não treinados de 24 a 30 anos.

Haralambie comparou a atividade das enzimas oxidativas no músculo vasto lateral em 14 adolescentes nas idades de 13 a 15 anos e em 14 adultos nas idades de 22 a 42 anos (39). Das seis enzimas estudadas, todas com exceção de uma, mostraram atividade significativamente maior nos adolescentes. Em outro estudo, o mesmo autor encontrou uma atividade significativamente maior das enzimas oxidativas fumarase (56%) e isocitrato desidrogenase (85%) nos músculos de meninas de 11 a 14 anos e de mulheres jovens (40).

O mecanismo e a explicação biológica para essa ligação entre a atividade das enzimas aeróbias e o tamanho corporal são problemáticos. A produção de enzimas é uma expressão fenotípica de controle genético, e a contribuição das variações em fatores como a transcrição de genes pelo ácido ribonucléico mensageiro (RNAm) e a ligação do RNAm aos ribossomos com respeito à massa corporal é desconhecida (8).

Já com a PFK, existe um modelo clínico de disfunção metabólica aeróbia que demonstra a importância dessa via metabólica para a aptidão física. Produtos do ciclo de Krebs tornam-se oxidados na cadeia de transporte de elétrons, em que a redução do oxigênio molecular trabalha acoplada com a fosforilação do ADP para formar ATP. Crianças que possuem uma deficiência congênita de componentes da cadeia aeróbia (i. e., citocromos) ou enzimas dentro do ciclo de Krebs, apresentam função muscular anormal e, em alguns casos, o miocárdio e o sistema nervoso central também estão envolvidos. Como se poderia esperar, essas crianças exibem, caracteristicamente, intolerância ao exercício, com altos níveis de lactato circulante. O $\dot{V}O_2$máx é tipicamente 40% do normal, um reflexo da limitada diferença arteriovenosa de oxigênio máxima. O débito cardíaco máximo naqueles sem envolvimento miocárdico é normal (37).

A partir desses dados, então, seria razoável concluir que o declínio na taxa metabólica de repouso relativa à massa, conforme a criança cresce, reflete tanto uma queda na taxa metabólica oxidativa como uma contribuição menor de órgãos altamente ativos metabolicamente para a massa corporal durante o crescimento.

Metabolismo no Exercício: Um Fator de Classificação Diferente

A análise alométrica do consumo de oxigênio relativo à massa corporal durante o exercício máximo em crianças tem geralmente indicado um expoente que é maior do que o esperado em repouso (M^{0,58}), porém menor do que a proporção padrão (M^{1,00}). De fato, em estudos em crianças, os valores para o expoente b na equação $\dot{V}O_2$máx ~ M^b variam consideravelmente, de valores tão baixos quanto 0,37 a valores tão altos quanto 1,22. Acredita-se que tais diferenças reflitam a utilização de amostras pequenas como também variações em fatores como a composição corporal, o nível atlético e o gênero.

Na média, entretanto, a maior parte dos expoentes de classificação da massa para o $\dot{V}O_2$máx tem sido entre 0,70 e 0,90 (com uma razão padrão dentro dos 95% do intervalo de confiança em vários estudos). Isso indica que a relação entre o metabolismo aeróbio e a massa durante o pico do exercício é diferente daquela em repouso. Mais especificamente, isso mostra que o tamanho corporal tem mais de um efeito sobre o metabolismo aeróbio total do corpo em altos níveis de exercício, do que em repouso.

Esse deslocamento no expoente de classificação da massa para a taxa de metabolismo aeróbio pode ser explicado da seguinte forma. Em repouso, as mudanças na taxa metabólica corporal, com o aumento do tamanho, refletem (a) uma queda na taxa do metabolismo oxidativo celular e (b) uma diminuição no tamanho dos órgãos mais ativos metabolicamente em repouso – fígado, coração, pulmões, rins e assim por diante – relativamente ao tamanho corporal. Durante o exercício máximo, porém, as coisas são diferentes. A taxa metabólica aeróbia de pico ainda é influenciada pelos limites da maquinaria aeróbia celular, que como já foi visto, tem uma relação real, porém, pequena e inversa ao tamanho corporal. Mas o tecido responsável pela taxa metabólica mudou: é agora o músculo esquelético. Em repouso, a contribuição combinada da taxa metabólica do cérebro, do coração, dos rins, do fígado e dos pulmões para a taxa corporal total é de cerca de 80%, enquanto aquela do músculo é de 20%. Durante o exercício máximo os percentuais se invertem e o músculo pode representar até 85% da taxa metabólica.

Enquanto o tamanho e a contribuição metabólica dos órgãos viscerais relativos à massa corporal declinam com a idade, a massa muscular relativa à massa corporal *aumenta*. Aos 5 anos, a massa muscular representa 42% da massa corporal nos meninos, e isso aumenta para 50% na idade de 15 anos (63, pp. 126-128). Os valores para o sexo feminino são 40 e 43%, respectivamente. Foi estimado, também, que os músculos da extremidade inferior constituem 40% da massa muscular total ao nascimento, mas 55% na puberdade.

Mudanças no tamanho relativo dos tecidos metabolicamente mais ativos (i. e., o músculo), então, deveriam servir para aumentar o expoente de classificação da massa para o $\dot{V}O_2$máx com o crescimento (de fato, ele deveria ser maior do que 1,00). Nesse meio tempo, uma queda no metabolismo aeróbio celular, com o aumento do tamanho corporal, tem o efeito oposto. O equilíbrio entre esses dois fatores determina o expoente de classificação da massa para o $\dot{V}O_2$máx em qualquer grupo de crianças. As diferenças interindividuais nesses dois fatores poderia explicar a enorme variabilidade desse expoente observada empiricamente nos estudos pediátricos.

Utilização de Substratos

Já foi observado que existe uma série de evidências que a capacidade glicolítica aumenta quando as crianças se tornam mais velhas, enquanto a função aeróbia celular parece declinar. Dadas essas alterações recíprocas, esperava-se que crianças mais jovens dependessem mais do metabolismo oxidativo dos ácidos graxos, no fornecimento de energia durante o exercício, do que as crianças mais velhas e adultos. Algumas observações de pesquisa sustentam essa idéia, enquanto outras não.

A avaliação da utilização de substratos durante o exercício em crianças tem sido baseada na determinação dos níveis séricos dos ácidos graxos livres e do glicerol e, na verificação das variáveis de troca gasosa. A contribuição relativa da gordura e do carboidrato como substratos de energia pode ser estimada pela razão de trocas respiratórias (RER; equivalente a $\dot{V}CO_2/\dot{V}O_2$), que no exercício em estado estável em uma intensidade abaixo do limite anaeróbio, reflete o quociente celular respiratório. Uma RER de 0,70 indica 100% de utilização de gordura, enquanto uma de 1,00 indica que os carboidratos estão servindo completamente como o combustível metabólico.

Martinez e Haymes constataram valores de RER significativamente mais baixos em meninas de 8 a 10 anos, durante uma corrida de trinta minutos em esteira a 70% do $\dot{V}O_2$máx, do que em mulheres de 20 a 32 anos (64). Porém, Rowland e Rimany não constataram diferenças significativas na RER entre mulheres jovens e meninas em idade prémenarca durante quarenta minutos de ciclismo a 63% do $\dot{V}O_2$máx (86). Os valores médios de RER no final de sessenta minutos de exercício submáximo não foram diferentes entre homens e meninos nos estudos de Asano e Hirakoba (1) e Macek e Vavra (61).

Riddell et al. perceberam que a contribuição da gordura para a energia necessária para o exercício sustentado em uma intensidade de 55% do $\dot{V}O_2$ pico foi de aproximadamente 50% em meninos de 10 a 14 anos (81). Esses achados contrastam com um estudo anterior em meninos mais velhos, nas idades de 14 a 17 anos, nos quais a contribuição de gordura foi de aproximadamente 30%, enquanto praticavam ciclismo em uma intensidade levemente mais alta (60% do $\dot{V}O_2$máx) (80).

No seu estudo de meninos em idade pré-púbere, que praticaram ciclismo por 60 minutos a 60% do $\dot{V}O_2$máx, Delamarche et al. constataram um maior processo de degradação e síntese de ácidos graxos livres do que havia sido relatado previamente nos estudos em adultos (20). Eles sugeriram que uma vez que "a intervenção dessas vias metabólicas resulta em acúmulo de citrato no ciclo do ácido tricarboxílico, o que inibe a glicólise, a maior utilização dos ácidos graxos livres pelas crianças seria um meio de limitar a queda da glicose sangüínea durante exercício prolongado e moderado" (p. 70).

Nenhuma diferença óbvia nos níveis de glicose sangüínea durante o exercício tem sido relatada entre crianças e adultos (7). Em particular, não tem havido indicação de que a resposta hiperglicêmica tenha sido descrita em pacientes com deficiência congênita de PFK (100).

Entre os adultos, os homens têm maior função glicolítica do que as mulheres. As mulheres demonstram atividade mais baixa das enzimas glicolíticas e dependem mais da oxidação de ácidos graxos. Ao mesmo tempo, mulheres adultas exibem uma resistência relativamente maior à fadiga muscular do que os homens. Isso levou a sugerir que o estrogênio deve possuir propriedades que favorecem a economia de glicogênio (44).

Riner e Boileau examinaram esse problema em crianças em idade pré-púbere (82). Eles compararam a utilização de substratos em dez meninas e meninos em idade pré-púbere durante 60 minutos de caminhada contínua em esteira com uma carga de trabalho de 50% (baixa) e 75% (alta) do $\dot{V}O_2$máx. A fonte de combustível foi principalmente os carboidratos nos dois níveis de trabalho em meninas e meninos. Na carga de trabalho mais baixa, o carboidrato constituiu 54 e 56% do substrato utilizado nas meninas e meninos, respectivamente. Na carga de trabalho mais alta, no entanto, a utilização de carboidrato foi maior nas meninas (66% *vs.* 59%), um achado que os autores concluíram como sendo "não explicado imediatamente".

Efeitos do Treinamento

Os efeitos do treinamento resistido sobre o metabolismo de energia têm sido avaliados pela atividade enzimática celular, assim como pelas alterações na utilização de substratos. Os dados são escassos, porém sugerem que as respostas devem ser similares entre crianças e adultos.

Atividade Enzimática

Estudos em adultos indicam uma resposta enzimática bem definida ao treinamento físico. Os atletas adultos do sexo masculino, altamente treinados, estudados por Gollnick et al. apresentaram a atividade da sucinato desidrogenase duas vezes maior em relação aos indivíduos não treinados (36). Um período de dois ou três meses de treinamento resistido em adultos (30-60 minutos a 70-80% do $\dot{V}O_2$ três a cinco vezes por semana) causou um aumento de 40 a 50% no conteúdo das enzimas oxidativas musculares e um aumento similar na densidade mitocondrial (49).

Nos adultos, 20 a 35% de aumento nas enzimas glicolíticas após o treinamento de tiros de velocidade foram relatados (98). Porém, Gollnick et al. não encontraram qualquer diferença significativa nos níveis médios de atividade da PFK em levantadores de peso, canoístas ou ciclistas, quando comparados a homens adultos não treinados (36).

No único estudo em crianças, Eriksson et al. examinaram os efeitos de quatro meses ($n = 8$) e de seis semanas ($n = 5$) de treinamento físico sobre os marcadores metabólicos musculares em meninos de 11 a 13 anos (28). No primeiro grupo, aumentos significativos do lactato sangüíneo médio foram observados no exercício máximo depois do treinamento ($4,7 \pm 0,6$ a $5,6 \pm 0,7$ mmol $\cdot$ L^{-1}). De maneira similar, a concentração de lactato muscular foi 56% maior no pico do exercício como resultado do treinamento. No segundo grupo, os níveis de repouso da succinato desidrogenase e da PFK subiram em 30 e 83%, respectivamente. Nenhuma alteração foi observada na distribuição dos tipos de fibras.

Baseados nesses poucos dados, de fato, é impossível chegar a qualquer conclusão relacionada às mudanças maturacionais nas respostas enzimáticas musculares ao treinamento. O único estudo de cinco meninos circumpuberais sugere que jovens não respondem com alterações enzimáticas similares às observadas nos adultos.

Utilização de Substratos: O Conceito de Cruzamento Metabólico (*Crossover*)

No início de um teste de exercício progressivo, a utilização de gordura como substrato energético é alta. Conforme a intensidade do trabalho aumenta, a contribuição relativa da gordura cai, e no momento em que o indivíduo chega à exaustão, a oxidação de gordura é mínima. Uma tendência oposta é observada com os carboidratos, que passam a fornecer energia de forma progressiva na medida que a intensidade do exercício aumenta. Em algum momento no curso de tal exercício, as curvas do percentual de contribuição das gorduras e dos carboidratos, como substratos energéticos, se intersectam; isso é chamado de ponto de cruzamento metabólico (*crossover*). Abaixo desse ponto, as gorduras predominam como fonte de energia, enquanto acima dele, a predominância é dos carboidratos.

Um princípio para o nosso entendimento do treinamento resistido em adultos tem sido o deslocamento da curva com o aumento da oxidação de ácidos graxos durante o exercício, poupando os estoques de glicogênio (que parecem ser o fator limitante no fornecimento de energia para o exercício sustentado) e, dessa forma, aprimorando a aptidão de resistência. O conceito de cruzamento, então, indica que a intersecção das curvas de utilização dos ácidos graxos e dos carboidratos deveria se deslocar para a esquerda com o treinamento resistido (9).

Esse conceito pode ser útil no entendimento da utilização de substratos e do fluxo de energia com o exercício e poderia ajudar a identificar diferenças na utilização de substratos relacionadas à maturação, à dieta, à intensidade e ao tipo de exercício, ao tipo de treinamento e ao gênero.

Duncan e Howley testaram esse conceito em crianças (23, 24). Eles estudaram a utilização de substratos durante um teste progressivo em cicloergômetro antes e depois de um programa de treinamento de quatro semanas de ciclismo em dez crianças, que foram comparadas a um grupo controle não treinado. Uma queda significativa na RER foi observada com o treinamento em todos os níveis do exercício, exceto no mais leve, indicando um efeito de utilização de gordura. As curvas de utilização de gordura e carboidrato em diferentes intensidades do exercício, antes e depois do treinamento, são apresentadas na Figura 4.9. Primeiramente, fica claro que o padrão de utilização de substratos (o declínio da utilização de gordura e o aumento da utilização de carboidrato com o aumento da intensidade) é o mesmo observado em adultos. Em segundo lugar, o ponto de intersecção das curvas de utilização de gordura e carboidrato deslocou-se de 38% do $\dot{V}O_2$máx antes do treinamento para 43% depois do treinamento, um efeito da maior dependência na oxidação de ácidos graxos.

Esse estudo, portanto, confirma que a dependência da gordura como substrato de energia, aumenta após o treinamento em crianças. Isso sugere uma ferramenta por meio da qual futuros estudos possam identificar quaisquer diferenças de maturação nessa resposta.

As Crianças são Não-especialistas Metabólicas?

Bar-Or apresentou pela primeira vez a idéia de que as crianças, quando comparadas aos adultos, seriam "não-especialistas metabólicas" no que diz respeito ao desempenho no esporte (3). Ele observou que atletas adultos são em geral altamente especializados em suas habilidades esportivas: Compare o corredor de longa distância com um alto

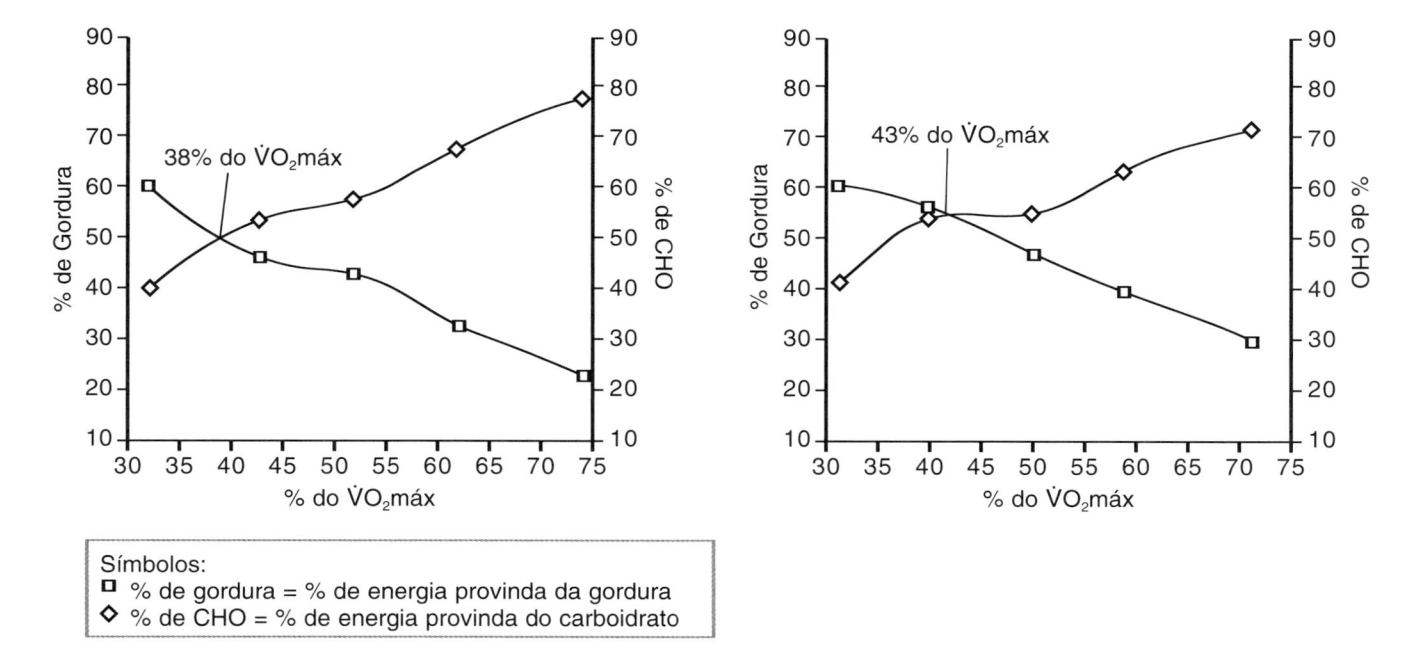

▶ FIGURA 4.9   O ponto de cruzamento metabólico (*crossover*) (*a*) antes e (*b*) depois de quatro semanas de treinamento em cicloergômetro em crianças (Referência 24).
Reimpresso com permissão de G.E. Duncan e E.T. Howley, 1999.

$\dot{V}O_2$máx, com o levantador de peso com grande força, mas com baixa aptidão aeróbia e, ainda, com um velocista que é muito rápido em uma corrida de 45 metros, mas possui uma potência aeróbia média. Nas crianças, por outro lado, "a estrela da velocidade da classe está freqüentemente acima da média na corrida de longa distância e é bem-sucedida em uma grande variedade de esportes coletivos. Isso também é evidente dentro de um laboratório, já que crianças que possuem um alto $\dot{V}O_2$máx, também apresentam um desempenho anaeróbio acima da média" (3).

Alguns dos estudos que testaram esse conceito ao longo dos anos sustentam essa tese, outros não. Todas essas pesquisas foram incompletas e não conseguiram resolver o problema de forma definitiva.

Em estudos que têm envolvido estritamente indivíduos em idade pré-púbere, uma ligação tem sido observada entre os diferentes tipos de aptidão física (3, 31, 77). Alguns têm mostrado uma relação significativa entre o desempenho anaeróbio no teste de Wingate e o $\dot{V}O_2$máx (embora em alguns estudos os indivíduos fossem atletas altamente treinados). Rowland et al. estudaram as relações entre o desempenho no salto vertical, no tiro de corrida de velocidade de 45 metros e na esteira por meio do $\dot{V}O_2$máx em vinte crianças nas idades de 8 a 9 anos (dados não publicados). A potência aeróbia máxima foi expressa em unidades relativas à massa corporal, mas o salto vertical e os tempos dos tiros foram examinados em valores absolutos, uma vez que nenhuma correlação significativa com o peso corporal foi observada

nessas variáveis. Correlações moderadas foram observadas entre as três medidas (r = 0,51 a 0,57).

Docherty e Gaul realizaram um estudo similar em 52 crianças de 10 a 11 anos (21). A potência aeróbia máxima relativa à massa corporal, durante o teste de Wingate, foi significativamente relacionada ao trabalho total por quilograma de massa corporal (r = 0,62), mas não ao pico de potência (r = 0,47). Os pesquisadores observaram que não havia relação entre o $\dot{V}O_2$máx por quilograma e a velocidade angular máxima dos flexores ou extensores do joelho, a qual foi considerada como um indicador da potência muscular da perna. Esses autores declararam que "a força da relação entre sistemas metabólicos diferentes era fraca e incapaz de explicar a ampla variabilidade entre os resultados" (p. 530). Eles sentiram que seus resultados não sustentavam a teoria de que as crianças são não-especialistas metabólicas.

Outros investigadores compararam associações entre esses tipos de aptidão em indivíduos em idade pré-púbere *versus* pós-púbere. Falk e Bar-Or compararam a associação da potência aeróbia e anaeróbia em indivíduos em idade pré-, médio- e pós- púbere (33). Os coeficientes de correlação foram tipicamente mais altos nas crianças em idade pré- e médio-púbere, mas essas comparações foram feitas com os valores absolutos ao invés dos valores relativos normalizados pelo tamanho. E, como os autores observaram, "as correlações foram baseadas em amostras pequenas e desiguais, bem como em uma amplitude pequena de dados para o grupo púbere tardio" (p. 328).

Suei et al. descreveram achados similares quando compararam a potência explosiva (salto vertical), a força isométrica e a potência anaeróbia em indivíduos nos estágios I, II-IV da classificação de Tanner (considerado como um único grupo), e V (96). Quando os valores foram expressos de forma absoluta, as correlações foram significativas entre as três variáveis e mais altas no grupo de idade pré-púbere. Quando expressas relativamente ao tamanho corporal, porém, nenhuma relação significativa foi observada entre qualquer uma das medidas de aptidão, independentemente do estágio de maturação.

Murphy (67) examinou a relação entre o $\dot{V}O_2$máx e a potência anaeróbia (teste de Wingate) em vinte meninas não treinadas (idade média de $10,2 \pm 0,7$ anos) e mulheres (idade média de $22,1 \pm 2,9$ anos). Quando a potência aeróbia máxima e a potência anaeróbia pico e média foram ajustadas alometricamente para o tamanho corporal, correlações moderadas, mas significativas, foram observadas dentro de cada grupo etário ($r = 0,40$ a $0,56$). A força dessas associações foi similar nos dois grupos, levando o autor a concluir que "o fenômeno da 'especialização metabólica' é evidente tanto para as crianças como para adultos não treinados. Quando as correlações entre a potência aeróbia e anaeróbia foram examinadas enquanto elas se desenvolviam naturalmente [i. e., sem treinamento], pareciam ser similarmente relacionadas a despeito do nível de maturação."

Existe um grande número de possíveis explicações para as ligações observadas entre as várias formas de aptidão física. Elas precisam ser consideradas quando da interpretação de estudos de correlação que testem a questão das influências maturacionais sobre a especialização metabólica.

Relações Paralelas, mas Não-causais

Muitas variáveis fisiológicas que não têm nada a ver umas com as outras aumentam (ou diminuem) em paralelo durante os anos da infância. A simples demonstração de uma associação entre dois fatores durante o crescimento das crianças não implica, portanto, em uma relação causal entre eles. A força muscular, a potência anaeróbia e o $\dot{V}O_2$máx estão todos associados de maneira estreita com alterações no tamanho corporal durante os anos pediátricos. Em qualquer grupo de jovens, espera-se que a criança que é maior ou mais madura sexualmente possa ter um desempenho melhor do que uma criança menor e menos madura, em todas as áreas da força, da aptidão aeróbia ou anaeróbia, e pode-se esperar uma ligação entre essas diferentes formas de aptidão.

Obviamente, então, a avaliação das relações entre as variáveis de aptidão em diferentes níveis de maturação utilizando-se valores absolutos é perigosa. E se for considerada uma variável que se altera com a idade, mesmo relativamente ao tamanho corporal, tal como a potência anaeróbia, o mesmo problema existe. Como explicar uma associação entre a potência anaeróbia pico por quilograma no teste de Wingate e o desempenho em um teste de corrida de 1,6 km em um grupo de meninos de 10 anos de idade? Isso significaria que as crianças são não-especialistas metabólicas? Ou poderia a interpretação ser, simplesmente, que essa associação entre a aptidão anaeróbia e o desempenho de resistência seja baseada no nível de maturação física e biológica, independentemente de qualquer verdadeira relação biológica entre as duas?

Cruzamento Metabólico em Modalidades de Teste

Uma modalidade específica de teste é geralmente considerada como um indicador de certo tipo de aptidão (p. ex., o teste em cicloergômetro de Wingate avalia a aptidão "anaeróbia"; a corrida de 1,6 km, a "aeróbia"). Entretanto, isso não é inteiramente verdade. O metabolismo anaeróbio pode contribuir nos eventos de resistência, e um teste de 30 segundos realizado em bicicleta pedalando na máxima velocidade possível tem uma contribuição do metabolismo aeróbio que não pode ser desprezada. Somente 25% da variação do desempenho em uma corrida de 1,6 km em crianças podem ser atribuídos ao $\dot{V}O_2$máx (85), e existe evidência de que a aptidão aeróbia pode contribuir para tais eventos (18, 62). Chia et al. (11) constataram uma contribuição aeróbia de 19 a 44% no teste de Wingate (dependendo da eficiência mecânica). Van Praagh et al. descreveram valores de 60 a 70% do $\dot{V}O_2$máx durante o teste de Wingate em crianças (100). Essa "contaminação cruzada" de fontes metabólicas utilizadas em diferentes modalidades de testes pode afetar as correlações entre os diferentes tipos de aptidão.

É importante também reconhecer que a motivação de um indivíduo é fundamental para o desempenho máximo em todos esses diferentes testes de aptidão. A correlação entre os resultados dos testes de aptidão em diferentes grupos poderia, portanto, ser um reflexo de fatores psicológicos que permitem a alguns indivíduos resistir ao desconforto em intensidades maiores de exercício.

A Influência do Treinamento

A idéia original da não-especialização metabólica nas crianças foi baseada nas observações de crianças e adultos que participavam de atividades esportivas. Os adultos tendem a ser altamente habilidosos em um tipo específico de atividade atlética, enquanto crianças atletas parecem demonstrar competência em uma variedade de esportes. Essa observação poderia ser explicada se atletas adultos fossem capazes de aumentar sua força, velocidade, potência, e aptidão aeróbia com o treinamento em um grau mais elevado do que as crianças.

Isto é, o que parece ser, de fato, especialização metabólica nos adultos poderia apenas refletir a maior capacidade de indivíduos maduros em aprimorar uma forma específica de aptidão com o treinamento. Diferenças relativas à maturidade na especialização metabólica ou no desempenho poderiam apenas indicar treinabilidades diferentes entre crianças e adultos.

Existem alguns dados que sustentam essa idéia. Crianças em idade pré-púbere demonstram uma resposta discreta do $\dot{V}O_2$máx com o treinamento resistido, comparadas aos adultos (cerca de 5% de aumento nas crianças, comparados a 25-30% nos jovens adultos). Os aumentos relativos na força muscular com um programa de treinamento resistido de curta duração são similares em crianças e adultos, mas é óbvio que as crianças não podem desenvolver a força de forma maciça como observado em adultos levantadores de peso que têm treinado por vários anos. Nenhuma informação está disponível em relação às diferenças de maturação sobre os efeitos do treinamentos sobre a aptidão anaeróbia.

Especialização Somatotípica

As diferenças na composição corporal e de somatotipo podem ditar o desempenho em eventos descritos como aeróbios e anaeróbios. É mais provável que um indivíduo altamente musculoso e de estrutura óssea pesada tenha mais sucesso no levantamento de peso do que um sujeito astênico e magro, que pode se sair muito bem em corridas de longa distância. Várias características somatotípicas e antropométricas que definem as capacidades atléticas em adultos são desenvolvidas na idade púbere sob a influência dos hormônios sexuais. Particularmente óbvios são os efeitos da testosterona sobre o desenvolvimento da massa muscular nos indivíduos do sexo masculino e as alterações na gordura corporal naqueles do sexo feminino. É possível, então, que as crianças, em vez de não possuírem especialização metabólica, sejam na verdade "não-especialistas somatotípicas". Por meio dessa explicação, as características físicas que permitem se especializar em certos tipos de atividade física em adultos são desenvolvidas na puberdade.

A não-especialização metabólica nas crianças *versus* adultos é uma questão complexa. Por meio da discussão anterior, fica evidente que o entendimento desse conceito pode oferecer idéias sobre como as mudanças maturacionais afetam o desempenho físico.

Conclusões

A visão sobre atividade metabólica celular nas crianças é extremamente limitada. Apesar disso, a informação já disponível sugere um aumento progressivo na glicólise anaeróbia enquanto as crianças ficam mais velhas e um declínio recíproco na capacidade metabólica aeróbia.

A explicação para esses padrões de mudanças não está clara. As únicas pistas são (a) que essas alterações parecem progredir suavemente durante os anos pediátricos, sugerindo que as influências da puberdade e dos hormônios sexuais não sejam primárias, e (b) que esses padrões imitem aqueles observados nos mamíferos adultos em relação ao tamanho corporal. Esse último ponto poderia indicar que as alterações na função metabólica, observadas durante o desenvolvimento das crianças refletem fundamentos biológicos associados com as alterações das dimensões corporais.

Como esses padrões de mudanças metabólicas contribuem para as alterações no limiar de fadiga no exercício e definem o desenvolvimento da aptidão anaeróbia ou aeróbia em crianças são questões que ainda precisam ser respondidas. É óbvio que um real entendimento dessas dinâmicas requer aprimoramento nas metodologias de pesquisa não-invasivas.

Questões para Discussão e Direcionamento de Pesquisa

1. Que mecanismos explicam as mudanças de desenvolvimento no metabolismo celular anaeróbio e aeróbio? Uma mudança em um deles pode influenciar o outro?

2. As crianças, como pode ser previsto, dependem mais da oxidação dos lipídios durante o exercício sustentado? Se a resposta é afirmativa, seria isso uma função primária, ou secundária em relação à capacidade glicolítica diminuída?

3. Teoricamente a maior dependência das crianças na oxidação da gordura durante o exercício teria um efeito de economia de glicogênio e promoção de resistência ao esforço?

4. As crianças mostram as mesmas mudanças qualitativas e quantitativas na utilização de substratos com o treinamento de resistência como os adultos?

5. Como as mudanças na função metabólica celular que ocorrem com a idade são traduzidas em alterações na aptidão física?

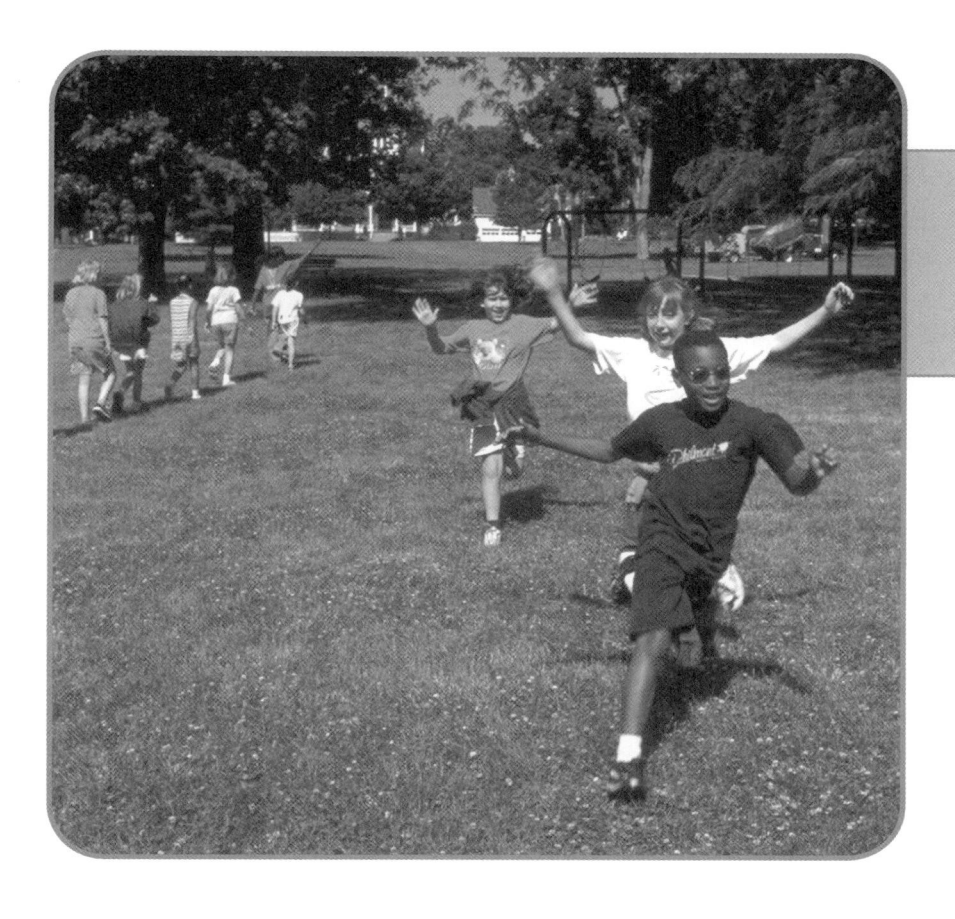

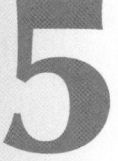
5

Aptidão Aeróbia

A respiração é na verdade uma combustão.

Lavoisier (1780)

▶ *Neste capítulo serão discutidos:*

- o desenvolvimento normal da potência aeróbia máxima e a maneira de expressar os valores de $\dot{V}O_2$máx em relação ao tamanho corporal;
- fatores que influenciam diferenças interindividuais e de gênero no $\dot{V}O_2$máx;
- as relações do $\dot{V}O_2$máx com a aptidão para a resistência e a atividade física.

A aptidão aeróbia pode ser definida fisiologicamente como o consumo máximo de oxigênio ($\dot{V}O_2$máx), a mais alta taxa na qual as células musculares podem utilizar o oxigênio para o fornecimento de energia para a locomoção. Ou ele pode ser descrito em termos funcionais como o desempenho de resistência: o tempo que se leva para pedalar, correr, caminhar ou nadar uma certa distância, ou a distância que alguém pode percorrer em um determinado tempo. Enquanto o primeiro contribui para o último (i. e., o $\dot{V}O_2$máx se correlaciona com o desempenho de resistência), os fatores que definem os limites para a utilização de oxigênio e aqueles que estabelecem o desempenho no campo não são os mesmos. O $\dot{V}O_2$máx tem sido geralmente considerado como sendo limitado pelos componentes da distribuição de oxigênio, mais particularmente o volume sistólico. O desempenho de resistência, por outro lado, é influenciado por vários fatores, incluindo não só o $\dot{V}O_2$máx, mas também a economia submáxima, a atividade das enzimas aeróbias celulares, os estoques de substratos, a aptidão aeróbia, a motivação e as condições ambientais.

Todos os determinantes que distinguem a aptidão aeróbia de uma pessoa em relação a outra parecem não ser diferentes em crianças e adultos. A dimensão adicionada durante a infância é o *crescimento* da aptidão aeróbia, tanto fisiológica quanto funcional, e os determinantes da alteração ontogenética que podem diferir daqueles que definem variações interindividuais. Este, então, é o tema deste capítulo.

Propõe-se que os principais determinantes do desenvolvimento do $\dot{V}O_2$máx, com respeito à massa corporal durante o crescimento das crianças sejam (a) o aumento do tamanho do "motor" do exercício, o músculo, e (b) a queda relativa na atividade das enzimas oxidativas dentro das células do músculo. Ao mesmo tempo, de acordo com o conceito da simorfose do desenvolvimento, todos os fatores responsáveis pela definição das mudanças no $\dot{V}O_2$máx com o crescimento deveriam ocorrer de forma conjunta. Isto é, não existe nenhuma lógica de caráter biológico que indique que uma parte do sistema possua capacidade funcional maior ou mais avançada do que outros membros do sistema durante o desenvolvimento biológico. Deve-se observar, de fato, que o tamanho cardíaco e as dimensões circulatórias crescem ao mesmo tempo para compatibilizar a distribuição de oxigênio ao aumento do consumo de oxigênio celular dos músculos em exercício.

Melhorias na aptidão de resistência durante o crescimento, por outro lado, não são influenciadas pelo $\dot{V}O_2$máx. O desempenho de tarefas como a corrida de 1,6 km é, em vez disso, afetado pelo desenvolvimento melhorado da economia de energia submáxima e pelas mudanças no limiar de intensidade do exercício que pode ser sustentado por longos períodos de tempo. O último tem provavelmente base metabólica e reflete a capacidade funcional do metabolismo aeróbio para a utilização do piruvato, prevenindo sua conversão em lactato e, dessa forma, aumentos resultantes na concentração de íons de hidrogênio.

O Desenvolvimento do $\dot{V}O_2$máx

O curso da infância é marcado pelo aumento progressivo dos componentes do sistema que determinam o $\dot{V}O_2$máx – pulmões, coração, músculo –, bem como o aprimoramento no desempenho de resistência. Conseqüentemente, valores absolutos de potência aeróbia máxima aumentam conforme a criança cresce. Entre as idades de 6 e 12 anos, o $\dot{V}O_2$máx de um menino mais que dobra (de 1,2 L · min^{-1} para 2,7 L · min^{-1}). Os valores médios para as meninas são de aproximadamente 200 mL · min^{-1}, abaixo daqueles dos meninos na mesma idade cronológica. Na puberdade, o aumento do $\dot{V}O_2$máx se acelera nos meninos como o resultado das influências anabólicas da testosterona, enquanto os valores nas meninas se estabilizam. O desenvolvimento normal da potência aeróbia máxima nas crianças tem sido extensamente analisado por Krahenbuhl et al. (54), e Armstrong e Welsman (6, 8).

Quando o $\dot{V}O_2$máx é expresso relativamente à massa corporal, nenhuma mudança substancial é observada durante os anos pediátricos em meninos; seus valores típicos durante o teste de esteira são 50 a 52 mL · kg^{-1} · min^{-1}. Nas meninas, porém, um declínio progressivo é observado no $\dot{V}O_2$máx relativo à massa, a partir dos 8 anos, sendo que aos 15 anos apresentam um $\dot{V}O_2$máx 20% mais baixo (42 mL · kg^{-1} · min^{-1}) do que um menino da mesma idade.

Quando o $\dot{V}O_2$máx é relacionado à massa corporal por análise alométrica, uma ampla variedade de expoentes de classificação transversal foi observada, de 0,23 a 1,23. A maioria, porém, varia de 0,70 a 0,90, e poucos excedem 1,00 (apesar de ser possível assumir que o limite de confiança de 95% da maioria inclui a proporção padrão). Isso é consistente com o expoente de classificação da massa para o $\dot{V}O_2$máx de 0,81 observado em estudos filogenéticos de mamíferos maduros (97, pp. 106-108). Foi sugerido que fatores como o pequeno tamanho da amostra, as variações na composição corporal e o somatotipo, o nível atlético e o gênero podem ser responsáveis pelas grandes diferenças observadas nos fatores de classificação do $\dot{V}O_2$máx relatados em crianças (8).

Quando o $\dot{V}O_2$máx é relacionado alometricamente à massa, algumas diferenças interessantes aparecem no desenvolvimento da aptidão aeróbia relacionada ao gênero. Welsman et al. compararam a relação do $\dot{V}O_2$pico com a massa corporal, utilizando tanto a proporção padrão quanto a classificação alométrica em indivíduos de 11 a 23 anos de idade (106). Pela proporção padrão, como já esperado, o $\dot{V}O_2$pico relativo à massa não mostrou nenhuma mudança com a idade nos homens e uma queda nas mulheres. Porém, quando o $\dot{V}O_2$pico foi ajustado pelos expoentes de classificação alométrica para a massa corporal, os valores aumentaram nos homens. Nas mulheres, o $\dot{V}O_2$pico subiu na puberdade, mas então permaneceu estável.

Os estudos longitudinais ofereceram uma estimativa melhor das alterações ontogenéticas no $\dot{V}O_2$pico. Armstrong e Welsman usaram o modelo de níveis múltiplos para avaliar as mudanças seriais no $\dot{V}O_2$pico nas crianças entre as idades de 11 e 17 anos (9). A massa corporal magra foi o fator principal que influenciou no aumento do $\dot{V}O_2$pico; nenhum efeito da concentração de hemoglobina sangüínea foi observado. Os modelos de regressão de múltiplos níveis indicam que mesmo quando massa e composição corporal foram consideradas, o $\dot{V}O_2$pico aumentou com a idade e maturação em ambos os gêneros.

Ainda é esperada uma compreensão total da forma como a aptidão aeróbia se desenvolve com a idade em relação ao tamanho corporal na juventude. Isto é, fisiologicamente, ainda não está claro se as crianças são mais ou menos aptas, do ponto de vista aeróbio, do que os adultos. O que está claro, porém, é que a maneira pela qual a potência aeróbia máxima é ajustada para as dimensões corporais tem um impacto significativo sobre a forma como as mudanças são interpretadas.

Expoentes de Classificação Ontogenética para o $\dot{V}O_2$máx

No capítulo anterior foi proposto que a influência simultânea de dois fatores é responsável pela definição do expoente de classificação da massa para o $\dot{V}O_2$máx nas crianças e nos adolescentes: (a) a limitação da atividade das enzimas aeróbias celulares e (b) o tamanho do tecido que é o maior consumidor de energia durante exercício (i. e., músculo) relativo à massa corporal.

Atividade das Enzimas Aeróbias

As funções das enzimas aeróbias celulares definem os limites pelos quais a maquinaria metabólica aeróbia pode funcionar. Observa-se que, tanto nos animais adultos como nos seres humanos crianças, as atividades dessas enzimas (expressas por grama de tecido muscular) no estado de repouso diminuem em relação ao aumento da massa corporal (ver Capítulo 4). Enquanto informações alométricas não estão disponíveis em relação às crianças, os expoentes de classificação de massa para a atividade das enzimas oxidativas e da densidade mitocondrial, entre os mamíferos adultos, variam de -0,07 a -0,24. Isto é, a "fogueira" metabólica celular de animais maiores queima de forma menos intensa do que aquela dos animais menores e a máxima taxa do metabolismo aeróbio celular se torna relativamente menor, conforme as crianças crescem.

Como discutido no Capítulo 4, *por que* as atividades das enzimas aeróbias deveriam ser influenciadas pelas dimensões corporais por si só, permanece um mistério. A velocidade das reações oxidativas deveria ser governada pela taxa de depleção do ATP, pela disponibilidade de substratos e pela concentração enzimática. Informações de pesquisa limitadas indicam que não existem diferenças de maturação na depleção do ATP ou na disponibilidade de substratos no exercício máximo.

Massa Muscular Esquelética

O músculo esquelético é, de longe, o tecido mais ativo metabolicamente durante o exercício, ao contrário do estado de repouso, quando o fígado, os pulmões, o coração, os rins e o cérebro, necessitam da maior demanda de energia. Como descrito no capítulo anterior, o declínio progressivo no tamanho relativo desses órgãos internos, em relação à massa corporal, durante os anos de crescimento, tem sido utilizado para explicar o expoente de massa para a taxa metabólica de repouso ($\sim M^{0,58}$) nas crianças.

Ao mesmo tempo, a massa muscular corporal constitui um percentual de massa muscular *em crescimento* progressivo. Por meio de vários estudos transversais, Malina e Bouchard (60) calcularam que a massa muscular média, como percentual de peso corporal nos meninos, aumenta de 42% aos 5 anos para 53% aos 17. Porém, nenhuma mudança apreciável é observada nas meninas ao longo do mesmo período (41 e 42%, respectivamente). Consistente com essas observações, Alexander et al. (1) relataram que a massa do músculo proximal da perna nos mamíferos se relaciona com a massa corporal pelo expoente de 1,10, sendo que o mesmo expoente de classificação foi relatado por Nevill (67) para a relação do volume da perna e da massa corporal em meninos adolescentes. Welsman et al. (105) relataram um coeficiente de correlação de 0,84 entre o volume muscular total da coxa (determinado por ressonância magnética) e o $\dot{V}O_2$pico em meninas em idade pré-púbere, e Zanconato et al. (112) descobriram que o $\dot{V}O_2$pico se relacionava alometricamente com a área de secção transversa do músculo da panturrilha, pelo expoente de classificação de 1,04.

A transferência do consumo de energia dos órgãos viscerais (que diminuem em relação ao aumento da massa corporal) para os músculos esqueléticos em atividade durante o exercício máximo (que aumenta em proporção ao crescimento da massa corporal) é responsável pelo expoente de classificação de massa mais alto para o $\dot{V}O_2$ (0,70-0,90) do que no estado de repouso (0,58). Seria preciso esperar que o expoente de classificação da massa para o $\dot{V}O_2$máx em qualquer criança ou adolescente, então, representasse a influência combinada de dois fatores: atividade das enzimas aeróbias, que declina com uma massa corporal maior; e o tamanho relativo da massa muscular, que aumenta. Pode-se esperar, também, que variações individuais na relação desses dois fatores dinâmicos pudessem contribuir para a clara variabilidade relatada para os expoentes de classificação para o $\dot{V}O_2$máx.

É aparente, também, que os expoentes de classificação que variam de acordo com o gênero ou a composição corporal possam ser explicados similarmente. Uma vez que a massa muscular *não* contribui para um aumento percentual da massa corporal com o crescimento nas meninas, seu expoente de classificação de massa para $\dot{V}O_2$máx deveria ser mais baixo. Na maioria dos estudos (mas não em todos) essa diferença relacionada ao gênero tem sido observada (10). Por exemplo, os expoentes de massa para o $\dot{V}O_2$máx em 51 mulheres estudadas por Cooper et al. foram 0,79 e 0,91, comparados com 1,01 e 1,02 nos homens (24). Pettersen et al. constataram um expoente de classificação médio de 0,82 para o $\dot{V}O_2$pico em meninos e de 0,69 em meninas de 8 a 17 anos (74). Em um estudo feito por Welsman et al. em 29 homens e 34 mulheres, os expoentes de classificação foram 0,92 e 0,84, respectivamente (106).

Se esse conceito estiver correto, deve-se esperar que os componentes da cadeia de suprimento do oxigênio também se relacionassem à massa muscular da mesma forma que o $\dot{V}O_2$máx. Nos animais, o tamanho do coração e do pulmão está geralmente correlacionado ao volume muscular. O notório coração do leão, por exemplo, é relativamente 1,36 vezes maior em relação à massa corporal do que a média dos mamíferos, correspondendo a uma massa muscular 1,31 vezes maior e a uma capacidade pulmonar que é 1,67 vezes mais ampla (19). Em um grupo de 201 crianças e adolescentes nas idades de 6 a 17 anos, Daniels et al. descobriram que a massa corporal magra explicava 75% da variação na massa ventricular esquerda (29). Em um grupo de meninas em idade pré-

menarca, Rowland et al. (87) relataram que tanto o volume sistólico quanto o $\dot{V}O_2$máx se relacionavam à massa corporal pelo mesmo expoente (0,55). Os expoentes de classificação para o $\dot{V}O_2$máx e volume sistólico com relação à massa corporal magra foram 0,82 e 0,89, respectivamente. Em um grupo de meninos com uma idade média de 12,0 ± 0,4 anos, os valores foram 0,79 e 0,97, respectivamente (86).

Há evidências convincentes, portanto, de que o $\dot{V}O_2$máx em crianças está associado, de forma estreita, ao volume muscular. Foi visto que, se esse fosse o único fator que influenciasse a relação do $\dot{V}O_2$máx ao aumento do tamanho corporal, o expoente de classificação de massa para o $\dot{V}O_2$máx seria maior que 1,00. Esse não é o caso: na maioria dos estudos os expoentes de classificação de massa para o $\dot{V}O_2$máx são, de fato, inferiores a 1,00. O efeito adicional do declínio progressivo na atividade metabólica aeróbia por unidade muscular durante o crescimento de uma criança pode explicar esses expoentes de classificação mais baixos.

O $\dot{V}O_2$máx (ou $\dot{V}O_2$pico) é Realmente $\dot{V}O_2$máx? Fisiologia e Semântica

O paradigma tradicional diz que o consumo de oxigênio durante um teste de exercício progressivo sobe linearmente até que os limites funcionais da cadeia de suprimento de oxigênio sejam atingidos. Em intensidades de exercício acima desse ponto, definidas como $\dot{V}O_2$máx, os valores de $\dot{V}O_2$ se estabilizam. A utilização de energia passa, então, a depender do metabolismo anaeróbio, com acúmulo de lactato e outros subprodutos, a fadiga se instala e o encerramento do exercício rapidamente ocorre.

Esse paradigma, entretanto, tem sido alvo de críticas. Noakes afirmou que "a crença de que a distribuição de oxigênio por si só limite o desempenho máximo no exercício tem colocado uma camisa-de-força na fisiologia do exercício nos últimos trinta anos" (68). Ele propôs que "um mecanismo alternativo pode ser necessário para explicar a exaustão durante o exercício máximo... [e] que os fatores que limitam o desempenho no exercício máximo poderiam ser mais bem explicados por uma insuficiência na contractilidade muscular... a qual pode ser independente da distribuição de oxigênio no tecido".

Observações sobre o comportamento do $\dot{V}O_2$ em indivíduos em idade pediátrica ao final do que parece ser de fato um esforço verdadeiramente exaustivo durante o teste de exercício parecem sustentar essa idéia. Uma estabilização (um platô ou nivelamento) real do consumo de oxigênio é raramente observada, e os critérios que têm sido utilizados para identificar esse platô (que, na realidade, é uma diminuição gradativa) têm sido satisfatórios apenas em uma minoria dos casos. (Esses critérios incluem mudanças no $\dot{V}O_2$ no estágio final do exercício de menos do que 150 mL · min^{-1}, e menos que 2,1 mL · kg^{-1} · min^{-1}, e dois desvios padrões das mudanças médias entre os estágios submáximos.)

Em sua revisão de estudos do exercício em crianças, Rowland e Cunningham notaram que de 21 a 60% das crianças apresentaram um platô no $\dot{V}O_2$, por meio de um desses critérios, durante um teste de exercício progressivo em esteira (84). Quando a freqüência cardíaca máxima, a razão de trocas respiratórias (RER), e o lactato sérico são considerados, não há evidências de que a insuficiência de uma criança em demonstrar um platô esteja relacionada à motivação, nível de aptidão aeróbia ou a capacidade anaeróbia. A ausência de um platô do $\dot{V}O_2$máx já foi considerada como só ocorrendo em crianças, mas um exame detalhado da literatura sobre adultos revela percentuais similarmente baixos em indivíduos que demonstraram um platô pelos critérios padrão (26, 65).

Essa questão da não-existência de um platô do $\dot{V}O_2$máx durante testes de exercício em crianças tem duas implicações, uma pragmática e outra conceitual. Ao definir valores máximos de variáveis fisiológicas durante o exercício é necessário escolher um critério que indique de modo exato que o desempenho de um indivíduo durante um teste de exercício progressivo seja, de fato, um esforço exaustivo. A questão então é: poderia um teste no qual não se observa um platô de $\dot{V}O_2$, mas nos quais outros marcadores de um teste "máximo" são satisfatórios (p. ex., RER > 1,00, freqüência cardíaca acima de 190 bpm), ser considerado como realmente exaustivo?

A segunda questão diz respeito ao entendimento da relação entre a capacidade máxima da rede de distribuição de oxigênio e o desempenho do exercício (pelo menos como determinado por um teste progressivo de bicicleta ou de esteira). A falta de um platô poderia levar à suspeita de que os verdadeiros limites da distribuição de oxigênio não foram atingidos, mesmo com um esforço verdadeiramente exaustivo. Isso está de acordo com o argumento exposto por Noakes (68). Talvez o consumo de oxigênio, quando um indivíduo atinge o pico de esforço no exercício, seja apenas o consumo de oxigênio de quando o desempenho esteja sendo limitado por outro fator independente do oxigênio (como, por exemplo, os limites da atividade das enzimas musculares ou a fadiga do aparelho contrátil). Apesar de tudo, o $\dot{V}O_2$ por quilograma de massa corporal durante exercício submáximo é interpretado como um marcador da economia de movimento (quanto de energia é necessário para mover um determinado número de quilogramas). Por que o $\dot{V}O_2$pico de exercício não pode ser simplesmente interpretado como a economia no momento da exaustão, em vez de um indica-

dor dos limites da rede de distribuição de oxigênio? A ausência de um platô ao final de um teste de exercício progressivo dá credibilidade a essa idéia.

Uma abordagem para ambas as questões seria determinar se o $\dot{V}O_2$ aumenta acima do $\dot{V}O_2$pico observado em um protocolo de teste progressivo quando cargas supramáximas são impostas. Dois estudos como esses já foram realizados em crianças e, de fato, ambos demonstraram os mesmos resultados.

No estudo feito por Armstrong et al., 18 meninas e 17 meninos (idade média 9,9 ± 0,4 anos) realizaram três testes de corrida em esteira até a exaustão (12). O primeiro foi um protocolo de teste incremental descontínuo a 7 km · h^{-1} com aumento da inclinação. O esforço exaustivo foi definido pelo nivelamento da freqüência cardíaca próxima ou acima de 200 bpm, da RER pico acima de 1,00, e de sinais de exaustão dos indivíduos (hiperpnéia, aumento da freqüência respiratória, rubor facial, marcha instável e suor). O segundo e terceiro testes foram desempenhados em inclinações da esteira de 2,5 e 5,0% maiores, respectivamente, do que a maior inclinação atingida no primeiro teste. Treze dos indivíduos (37%) demonstraram um platô do $\dot{V}O_2$ (< 2 mL · kg^{-1} · min^{-1}) durante o primeiro teste. O $\dot{V}O_2$pico médio não foi diferente quando se compararam o 2º e 3º testes em relação ao primeiro. Nas meninas, os valores de $\dot{V}O_2$pico foram 51 ± 6 mL · kg^{-1} · min^{-1} no primeiro teste, 52 ± 7 no segundo teste, e 52 ± 7 no terceiro teste, enquanto os respectivos valores nos meninos foram 62 ± 6, 63 ± 8, e 64 ± 7.

Rowland realizou um estudo similar em nove crianças nas idades de 10 a 13 anos (79). Três (33%) satisfaziam o critério de platô do $\dot{V}O_2$ no primeiro teste. Os testes seguintes foram realizados em inclinações 2,5, 5 e 7,5% mais altas do que as obtidas no teste inicial. Os valores para o $\dot{V}O_2$pico foram 53,9 ± 4,3 mL · kg^{-1} · min^{-1} no primeiro teste, 55,0 ± 3,8 no segundo teste, 54,0 ± 4,9 no terceiro teste, e 53,1 ± 3,2 no quarto teste. Em ambos os estudos, a RER pico subiu marcantemente à medida que a inclinação aumentava (de 0,99 ± 0,03 no 1º teste a 1,14 ± 0,08 no 4º teste, no estudo de Rowland).

Esses dois estudos indicaram, então, que o $\dot{V}O_2$ não pode aumentar em cargas supra-máximas acima dos valores observados em um protocolo de teste progressivo, no qual um platô não é observado. Isso significa que, apesar da falta de um platô, o $\dot{V}O_2$ no pico do exercício, de fato, reflete os limites da distribuição de oxigênio nas crianças. Da mesma forma, pode-se considerar que o $\dot{V}O_2$pico pode refletir o $\dot{V}O_2$máx se certos critérios subjetivos e objetivos (RER, freqüência cardíaca) forem obtidos.

Muitos cientistas do exercício pediátrico preferem utilizar a classificação pelo $\dot{V}O_2$pico, considerando que o termo $\dot{V}O_2$máx implica dizer que um platô foi observado. Como já destacado no prefácio, este livro respeita a preferência do termo adotado por cada autor, quando literatura específica é citada. No entanto, o $\dot{V}O_2$máx é utilizado, uma vez que, como já indicado nos dois estudos, ambos os termos possuem o mesmo significado fisiológico.

Porém, esses dois estudos não indicam necessariamente que os conceitos apresentados por Noakes estejam incorretos. Será visto no próximo capítulo que fatores periféricos, particularmente a função contrátil e a resistência muscular, podem atuar regulando e limitando as respostas circulatórias ao exercício e, portanto, a distribuição do oxigênio.

O Significado da Aptidão Aeróbia Fisiológica

De acordo com o ponto de vista atual, a capacidade aeróbia deveria ser considerada uma "propriedade distribuída" (45). Isto é, o $\dot{V}O_2$máx não é definido por uma única variável limitante, mas sim por múltiplos fatores, cada um dos quais com suas influências limitantes e controladoras, que interagem como um sistema para definir os limites da aptidão aeróbia fisiológica. Esse conceito é consistente com o princípio da simorfose, a qual considera que a função de nenhum componente isolado em um sistema deveria exceder aquela de outro componente (97).

Apesar de convincente, a idéia do $\dot{V}O_2$máx como um sistema distribuído se mostra, de algum modo, insatisfatória para o cientista biológico que busca por mecanismos que sirvam como determinantes primários da capacidade aeróbia durante o crescimento de uma criança. Existem evidências de que certos elementos sirvam, de fato, como fatores limitantes dos sistemas biológicos. Por exemplo, enzimas passo-limitante, tais como a PFK, governam a taxa da cadeia glicolítica das reações bioquímicas. Em uma série aguda de exercício, fatores periféricos (analisados novamente no próximo capítulo) tais como a dilatação arteriolar e a função de bombeamento muscular – não o coração – parecem regular e limitar o fluxo circulatório durante o exercício.

Nesta seção serão discutidos dois mecanismos que poderiam determinar a aptidão fisiológica ($\dot{V}O_2$máx) entre as crianças: (a) o limite para a distribuição de oxigênio e (b) as restrições criadas pelos limites da atividade das enzimas aeróbias. Dados em adultos e animais sugerem que o primeiro mecanismo é mais crítico que o segundo. A concentração e atividade enzimática parecem estar mais relacionadas aos limites do desempenho de resistência do que da utilização de oxigênio. Essa hipótese, porém, não foi testada em crianças.

Atividade das Enzimas Aeróbias

Informações apresentadas no capítulo anterior, tanto para crianças como para animais indicam que a atividade das enzimas metabólicas aeróbias diminui com o aumento do tamanho corporal. Como Hochachka discutiu, esse declínio na atividade poderia ocorrer em função de um declínio, ou da eficiência catalítica ou do conteúdo celular das enzimas (43). A primeira opção é improvável, uma vez que o consumo de oxigênio de um dado volume de mitocôndria muscular (4-5 mL · min^{-1}) é similar entre os animais, a despeito do tamanho. Podemos inferir, portanto, que o declínio relativo à massa na atividade das enzimas aeróbias, com o aumento do tamanho corporal, reflete uma diminuição na concentração de enzima na célula.

A taxa de atividade do ciclo de Krebs e da cadeia de transporte de elétrons, durante o exercício, é dirigida pela depleção de ATP na corrente sangüínea, quando a demanda de energia para os músculos em contração aumenta. De acordo com os princípios da cinética clássica de enzimas, a velocidade pico ($V_{máx}$) dessas reações enzimáticas é determinada pela concentração da enzima, na presença de substrato suficiente (20). Se o suprimento de oxigênio para a maquinaria oxidativa se tornar limitante antes de atingir a $V_{máx}$, a distribuição de oxigênio se torna um fator limitante para o $\dot{V}O_2$máx. Se, por outro lado, a $V_{máx}$ é atingida antes do suprimento de oxigênio se tornar limitante, o pico da atividade enzimática determina o $\dot{V}O_2$máx. (Os defensores do princípio da simorfose sugeriram que tanto a distribuição de oxigênio quanto a $V_{máx}$ são atingidas simultaneamente).

Um outro cenário, entretanto, precisa ser considerado, no qual a atividade das enzimas aeróbias poderia limitar o $\dot{V}O_2$máx. De acordo com o paradigma tradicional, a taxa de glicólise aumenta em altas intensidades de trabalho à medida que a célula se sente "faminta" por oxigênio. Isto é, o metabolismo anaeróbio passa a substituir o aeróbio, enquanto a disponibilidade do oxigênio se torna limitada. O acúmulo dos subprodutos da glicólise anaeróbia, o lactato e os íons de hidrogênio, então, conduzem o músculo à fadiga.

Um ponto de vista alternativo e mais contemporâneo, porém, diz que a taxa elevada de glicólise durante um teste de exercício progressivo não reflete uma falta de disponibilidade de oxigênio. Outros fatores, tal como o recrutamento de fibras tipo II, com o aumento da intensidade no exercício, pode ser responsável. Quanto maior a capacidade da via metabólica aeróbia, mais piruvato produzido por esse processo glicolítico pode entrar no ciclo de Krebs pelo metabolismo oxidativo. Como conseqüência, menos piruvato é convertido em lactato e o pH cai lentamente. O resultado é o aumento da tolerância para intensidades mais altas de exercício e, conseqüentemente, pelo menos teoricamente, um $\dot{V}O_2$máx maior.

Se a capacidade máxima da atividade enzimática aeróbia celular ou a distribuição de oxigênio são fatores limitantes do $\dot{V}O_2$máx ou não, ainda tem sido uma fonte de debate entre os fisiologistas do exercício. A maior parte das informações sustenta a idéia de que a distribuição de oxigênio é o fator decisivo, incluindo dados que indicam que a quantidade de massa muscular que necessita de perfusão durante o exercício excede em muito a capacidade de bombeamento cardíaco (96). Além disso, estudos em animais indicam que a capacidade oxidativa muscular está estreitamente conectada ao desempenho de resistência, mas não ao $\dot{V}O_2$máx (30). Como observado anteriormente, nenhuma pesquisa se direcionou especificamente à questão do metabolismo celular *versus* a distribuição de oxigênio nas crianças. Essa questão será discutida novamente no Capítulo 11, em que serão avaliados variações nas respostas das concentrações enzimáticas para o treinamento aeróbio.

Distribuição de Oxigênio: Reflexões sobre a Equação de Fick

Para uma operação otimizada, cada um dos componentes da rede de distribuição de oxigênio, desde as vias aéreas superiores até a conversão terminal de ADP em ATP, deve ser funcionalmente normal. Um colapso em qualquer um dos componentes – doença pulmonar, anemia, hemoglobina anormal, disfunção miocárdica – prejudica a distribuição de oxigênio. Nesse sentido, *qualquer* parte da rede de distribuição de oxigênio pode, em um estado de função anormal, servir como um fator limitante para a distribuição de oxigênio para a contração muscular.

No indivíduo normal e saudável, entretanto, restrições na distribuição de oxigênio durante o exercício máximo têm sido procuradas dentro dos limites matemáticos da equação de Fick, a que indica que o $\dot{V}O_2$máx é igual ao produto do volume sistólico, à freqüência cardíaca, e à diferença arteriovenosa de oxigênio (difAVO$_2$) ao final de um período de exercício progressivo exaustivo. O potencial para cada um desses componentes contribuir para o $\dot{V}O_2$máx em crianças foi avaliado em jovens com baixa e alta aptidão, antes e depois de um período de treinamento resistido, e também em crianças atletas altamente treinadas em resistência. Os achados nesses estudos são descritos posteriormente e não indicam diferenças entre adultos. Isto é, parecem não existir diferenças de maturação nos determinantes da distribuição máxima de oxigênio para os músculos em exercício. Será visto, porém, que diferenças quantitativas precisam ser consideradas em qualquer comparação entre crianças e adultos.

Freqüência Cardíaca e Diferença Arteriovenosa de Oxigênio

A freqüência cardíaca máxima pode ser imediatamente desconsiderada como um fator determinante na definição do $\dot{V}O_2$máx: valores em crianças e adolescentes são claramente independentes do nível de aptidão aeróbia, do gênero e da idade cronológica ou biológica (78, 104). Similarmente, a difAVO$_2$ durante o exercício máximo muda pouco durante a infância, e os valores são similares em populações de meninos e meninas aptas, não aptas e treinadas. Os valores de difAVO$_2$ durante exercício máximo que foram calculados pelo débito cardíaco estimado pela técnica de Doppler eco-cardiográfico em múltiplos estudos de dois laboratórios, são apresentados na tabela 5.1. Os valores são consideravelmente similares para meninos e meninas em idade pré-púbere não treinados e meninos ciclistas altamente treinados.

Obert et al. (72) estudaram os efeitos do treinamento aeróbio de treze semanas sobre as respostas cardiovasculares ao exercício em dez meninas e nove meninos (idade média de $10,5 \pm 0,3$ anos). O $\dot{V}O_2$máx subiu 15% nos meninos e 9% nas meninas. Porém, nenhuma mudança significativa foi observada na difAVO$_2$ em qualquer dos grupos. Os valores pré- e pós-treinamento foram $13,0 \pm 2,1$ e $13,1 \pm 1,9$ mL $\cdot$ dL^{-1} nos meninos, e $13,2 \pm 1,6$ e $13,0 \pm 1,9$ mL $\cdot$ dL^{-1} nas meninas, respectivamente. Esses achados mimetizam aqueles de um estudo anterior feito por Eriksson e Kock, no qual um período de dezesseis semanas de treinamento aeróbio não conseguiu aumentar a difAVO$_2$ em nove meninos nas idades de 11 e 13 anos, apesar de um aprimoramento de 16% no $\dot{V}O_2$máx (34).

No seu estudo em 39 meninos na idade pré-púbere, Rowland et al. (89) compararam achados cardiovasculares de oito indivíduos com baixa aptidão ($\dot{V}O_2$máx de 38,8 mL $\cdot$ kg^{-1} $\cdot$ min^{-1}) com aqueles com alta aptidão ($54,8 \pm 1,2$ mL $\cdot$ dL^{-1} $\cdot$ min^{-1}). A difAVO$_2$ máxima média foi $12,9$ $\pm 3,0$ e $12,4 \pm 1,1$ para os dois grupos, respectivamente ($p > 0,05$).

A explicação para essas similaridades na difAVO$_2$ é clara. A difAVO$_2$ representa a diferença entre o conteúdo de oxigênio do sangue arterial que chega na célula muscular e o conteúdo de oxigênio do sangue venoso quando este parte. Isso, portanto, representa a quantidade de oxigênio extraída de um dado volume de sangue que passa pela célula. O conteúdo de oxigênio arterial é determinado principalmente pela concentração de hemoglobina sangüínea. Quanto ao conteúdo de oxigênio do sangue venoso, estudos indicam que os valores são muito baixos nos adultos não treinados; isto é, a extração de oxigênio é essencialmente maximizada. (Tais estudos não foram feitos em crianças). O único meio pelo qual a difAVO$_2$ pode ser aumentada, então, é por meio (a) do aumento da concentração de hemoglobina (i. e., aumentando o conteúdo do oxigênio arterial) ou (b) alterando a distribuição do fluxo sangüíneo durante o exercício. Uma vez que esses fatores não são apreciavelmente alterados pelo nível de aptidão aeróbia, ou pelo treinamento atlético, a difAVO$_2$ máxima não é alterada em relação àquela de indivíduos não treinados.

Os níveis de hemoglobina aumentam durante a puberdade nos homens, e isso causa um aumento no conteúdo

► TABELA 5.1 Índice sistólico máximo e diferença arteriovenosa máxima de oxigênio em crianças

Fonte	Índice sistólico (mL • m^{-2})	difAVO$_2$ (mL • dL^{-1})
MENINOS EM IDADE PRÉ-PÚBERE		
Rowland et al. (91)	58±9	13,9±3,0
Rowland et al. (88)	61±11	13,0±2,5
Rowland e Blum (83)	62±12	13,1±2,2
Nottin et al. (69)	59±5	13,8±2,1
Obert et al. (72)	56±5	13,0±2,1
Nottin et al. (70)	52±8	13,4±1,2
MENINAS EM IDADE PRÉ-MENARCA		
Rowland et al. (90)	55±9	12,2±2,2
Obert et al. (72)	47±7	13,2±1,9
MENINOS CICLISTAS		
Rowland et al. (93)	76±6	13,1±0,8
Nottin et al. (70)	63±5	14,0±1,5

Calculados a partir do débito cardíaco determinado pela técnica ecocardiográfica de Doppler e pelo consumo de oxigênio.

arterial de oxigênio. Entre as idades de 12 e 16 anos, a concentração média de hemoglobina nos homens sobe de 13,7 g · dL^{-1} para 15,2 g · dL^{-1}. Um grama de hemoglobina totalmente saturada contém 1,34 mL de oxigênio. O conteúdo típico de oxigênio arterial, portanto, aumenta durante essa faixa etária, de 18,4 mL · dL^{-1} para 20,4 mL · dL^{-1}, um crescimento de 11%.

Isso corresponde às diferenças observadas na difAVO$_2$ máxima calculada entre homens adultos e meninos em idade pré-púbere. Os valores máximos para os homens (21,2 ± 2,7 anos) e meninos (11,7 ± 0,6 anos) no estudo de Nottin et al. eram de 16,9 ± 3,9 mL · dL^{-1} e 13,8 ± 2,1 mL · dL^{-1}, respectivamente (69). Esses achados são similares aos valores de difAVO$_2$ máximas de 17,2 ± 4,5 mL · dL^{-1} em homens jovens e de 13,9 ± 3,0 mL · dL^{-1} em meninos em idade pré púbere, relatados por Rowland et al. (91). Como já esperado, diferenças similares são observadas na difAVO$_2$ máxima entre homens e mulheres adultos não treinados, desde que os homens tenham uma concentração de hemoglobina 15% maior (90, 91).

Pode-se esperar dessas observações, então, que a difAVO$_2$ máxima não deveria contribuir para diferenças no suprimento de oxigênio para os músculos em atividade entre crianças e adolescentes do mesmo gênero e *status* púbere. A difAVO$_2$ máxima influencia no aumento ontogenético do $\dot{V}O_2$máx nos meninos, mas não nas meninas na puberdade.

Volume sistólico

Pela perspectiva da equação de Fick, o fator principal que diferencia o nível de aptidão fisiológica aeróbia entre as crianças é o volume sistólico máximo. Conforme indicado na Tabela 5.1, valores do índice sistólico (volume sistólico relativo à área de superfície corporal) durante o exercício máximo são maiores nos meninos do que nas meninas, e nas crianças atletas quando comparadas às não-atletas. No estudo de treinamento de Obert et al. (72), o aumento no $\dot{V}O_2$máx, tanto nos meninos quanto nas meninas, foi inteiramente devido a um aumento no índice sistólico máximo (52 ± 8 para

60 ± 7 mL · m⁻² nos meninos e 47 ± 7 para 52 ± 4 mL · m⁻² nas meninas). Achados similares foram também relatados por Eriksson e Koch, que notaram um aumento de 20% no volume sistólico, mas nenhuma alteração na difAVO₂ em nove meninos nas idades de 11 a 13 anos depois de dezesseis semanas de treinamento (34).

Como discutido no Capítulo 6, a resposta típica do volume sistólico ao exercício progressivo realizado em posição vertical é um aumento inicial de cerca de 30 a 40% e, então, um platô no ponto de exaustão. A Figura 5.1 descreve os aumentos observados no índice sistólico durante um teste de ciclismo em meninos com alta e baixa aptidão física, e crianças ciclistas altamente treinadas (89, 93). Duas observações são pertinentes. A primeira é que o padrão de crescimento é idêntico em todos os grupos, com uma compensação ascendente naqueles com melhor aptidão. Isso significa que a adaptação cardiovascular ao treinamento resistido tem o mesmo efeito da atividade diária habitual ou da capacidade aeróbia inata (geneticamente determinada).

Segundo, as diferenças no volume sistólico máximo entre os três grupos refletem variações no índice sistólico em repouso. A partir dessa observação, os fatores que definem o volume sistólico em repouso são aqueles que definem-no em exercício máximo, bem como, por extensão, o débito cardíaco máximo e o consumo máximo de oxigênio. Para encontrarmos os determinantes fundamentais do V̇O₂máx, então, é preciso decifrar os fatores que influenciam o volume sistólico em repouso.

O volume sistólico em repouso pode ser influenciado pelo volume de enchimento (dimensão ventricular diastólica

final), pela contratilidade miocárdica e pela pós-carga. A Tabela 5.2 mostra uma comparação desses fatores entre meninos não treinados em idade pré-púbere e ciclistas crianças altamente treinadas, de estudos que usaram ecocardiografia bi-dimensional. Nesses estudos, a fração de encurtamento ventricular esquerda (substituto uni-dimensional da fração de ejeção) foi utilizada como um indicador da contratilidade miocárdica (embora possa ser influenciada pela pré- e pós-carga). No único estudo que calculou a resistência vascular

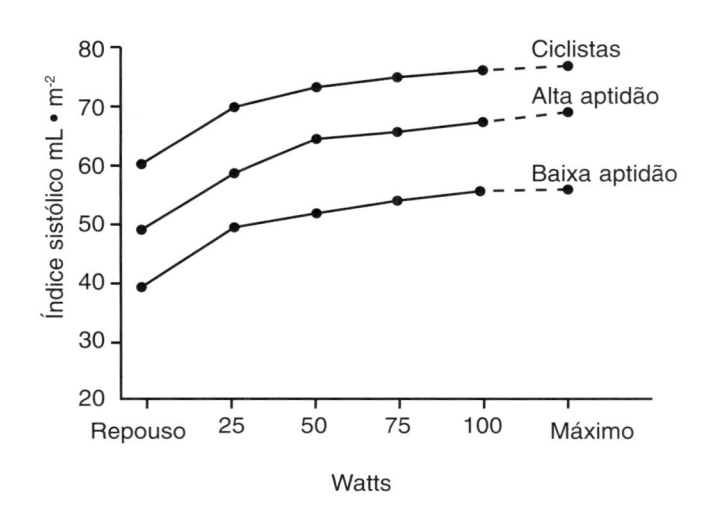

▶ FIGURA 5.1   Índice sistólico em resposta ao ciclismo em posição vertical, em meninos com baixa aptidão; altamente aptos, mas não treinados; e altamente treinados. (Referências 89 e 93.)

▶ TABELA 5.2 Avaliações ecocardiográficas do tamanho ventricular esquerdo e da função de repouso em meninos não treinados e meninos ciclistas altamente treinados

	Não treinados	Ciclistas
FRAÇÃO DE ENCURTAMENTO (%)		
Nottin et al. (70)	41±4	37±4
Rowland et al. (93)	29,5±4	35±3
DIMENSÃO DIASTÓLICA VENTRICULAR ESQUERDA FINAL (MM · BSA⁻⁰·⁵⁰)		
Nottin et al. (70)	36,7±2,2	39,7±2,8
Rowland et al. (93)	36,4±3,1	41,0±2,3

sistêmica em repouso (considerada um marcador de pós-carga), Nottin et al. (70) encontraram valores de $19,6 \pm 6,1$ U nos meninos não treinados e $17,3 \pm 3,0$ U em crianças ciclistas ($p > 0,05$). A partir desses dados, fica claro que somente a dimensão ventricular diastólica esquerda final (volume de enchimento) distingue os grupos diferentes de indivíduos.

Dada a informação precedente, uma análise alométrica da relação tanto do volume sistólico em repouso ou da dimensão ventricular diastólica final com o aumento da massa corporal deveria ser consistente com a relação do consumo de oxigênio para o aumento do tamanho corporal durante o crescimento das crianças. Alguns dados estão disponíveis sobre essa questão. De Simone et al. (31) constataram que o expoente da massa para o volume sistólico em repouso (determinado por meio da ecocardiografia bi-demensional) em crianças e adolescentes foi 0,57, quase idêntico àquele descrito por Holliday et al. (44) para a taxa metabólica basal (i. e., $\dot{V}O_2$ de repouso). Em um grupo de 24 meninas com estreita variação de idade ($12,2 \pm 0,5$ anos), Rowland et al. notaram que o volume sistólico máximo se relacionava a $M^{0,55}$, o mesmo expoente do $\dot{V}O_2$máx (87). Em um grupo de 904 crianças nas idades de 6 a 16 anos, a massa ventricular esquerda ecocardiográfica estava graduada para a massa corporal pelo expoente de 0,75 (59).

A explicação para as diferenças relativas à aptidão quanto ao volume de preenchimento é desconhecida. Um número de candidatos pode ser considerado. As diferenças interindividuais na dimensão ventricular esquerda diastólica final pode estar amplamente sob controle genético. Diferenças cardíacas primárias podem ser definidas por influências hormonais (hormônio de crescimento, fator de crescimento semelhante à insulina, testosterona e insulina). Ou mesmo, os fatores que definem o volume ventricular em repouso podem ser extra-cardíacos (volume plasmático, tônus parassimpático). Uma discussão mais aprofundada dos fatores que podem afetar a aptidão aeróbia nas crianças será feita no Capítulo 11, quando diferenças maturacionais que influenciam o treinamento sobre as dimensões do ventrículo esquerdo em repouso são consideradas.

Em resumo, o volume sistólico máximo define diferenças interindividuais no pico de distribuição do oxigênio durante o exercício na infância, assim como na maturidade. Como a dimensão ventricular esquerda diastólica final – fator determinante do volume sistólico máximo – aumenta conforme a criança cresce, o aumento do volume sistólico durante o exercício máximo é também um fator responsável por alterações ontogenéticas nos limites da distribuição de oxigênio até a puberdade. Nos meninos, o aumento na extração periférica de oxigênio (difAVO_2) a partir de mudanças hormonais púberes, contribui para o desenvolvimento da potência aeróbia máxima.

O $\dot{V}O_2$máx Reflete o Desenvolvimento da Aptidão para a Resistência?

Em qualquer grupo heterogêneo de indivíduos, o $\dot{V}O_2$máx por quilograma serve como um bom indicador da habilidade individual de desempenhar exercícios de resistência. Isso é comprovado em crianças e adultos. Rowland et al. examinaram a relação entre o desempenho na corrida de 1,6 km e o $\dot{V}O_2$máx determinado durante um teste de ciclismo realizado em 36 meninos da 6ª série da mesma escola (88). Para assegurar uma amostra com ampla variabilidade de aptidão, dez indivíduos foram selecionados de cada quartil de indivíduos que finalizaram a corrida de 1,6 km, em testes anteriores (quatro indivíduos não completaram o estudo). O coeficiente de correlação entre o $\dot{V}O_2$máx (por quilograma) e a velocidade na corrida de 1,6 km foi $r = 0,77$, similar àquele observado nos estudos compatíveis em adultos. Análises múltiplas de regressão indicaram que o percentual de gordura corporal e o $\dot{V}O_2$máx foram igualmente responsáveis por 60% da variação no desempenho da corrida.

Entretanto, quando o $\dot{V}O_2$máx é utilizado para avaliar mudanças longitudinais na aptidão de resistência nos jovens, um panorama diferente emerge. E aqui está a primeira pista de que o desenvolvimento da habilidade máxima de uma criança em distribuir oxigênio para os músculos em atividade pode não ser o melhor caminho para se avaliar mudanças no desempenho aeróbio: durante os anos de crescimento, o desempenho de resistência melhora progressivamente, enquanto o $\dot{V}O_2$máx por quilograma não (Figura 5.2).

Utilizemos novamente o desempenho da corrida de 1,6 km como exemplo. Resultados dos testes aptidão relacionada à saúde nas escolas americanas indicam que em média as crianças de 5 anos podem correr 1,6 km em 13 min e 46 seg (3). Dez anos depois, com 15 anos, elas poderão percorrer a mesma distância em 7 min e 14 seg, um aprimoramento de quase 100% na velocidade de corrida. Entre as idades de 5 e 15 anos, entretanto, o $\dot{V}O_2$máx relativo à sua massa corporal não terá aumentado, permanecendo estável em cerca de 50 mL $\cdot$ kg^{-1} $\cdot$ min^{-1}.

Nas meninas, essa discrepância é ainda mais clara. Enquanto o tempo de corrida de 1,6 km cai de 15 min e 08 seg na idade de 5 anos para 10 min e 05 seg aos 15 anos, o $\dot{V}O_2$máx por quilograma, de fato, *cai* de cerca de 50 mL $\cdot$ kg^{-1} $\cdot$ min^{-1} para 40 mL $\cdot$ kg^{-1} $\cdot$ min^{-1} (54). Claramente, portanto, o $\dot{V}O_2$máx por quilograma é capaz de nos dar informações sobre a capacidade de desempenho de resistência em comparações transversais, mas não há nenhum valor na predição de mudanças desenvolvimentais (ontogenéticas) na aptidão durante o crescimento de uma criança. Esse "desacoplamento" longitudinal da potência aeróbia relativa à massa e da aptidão de

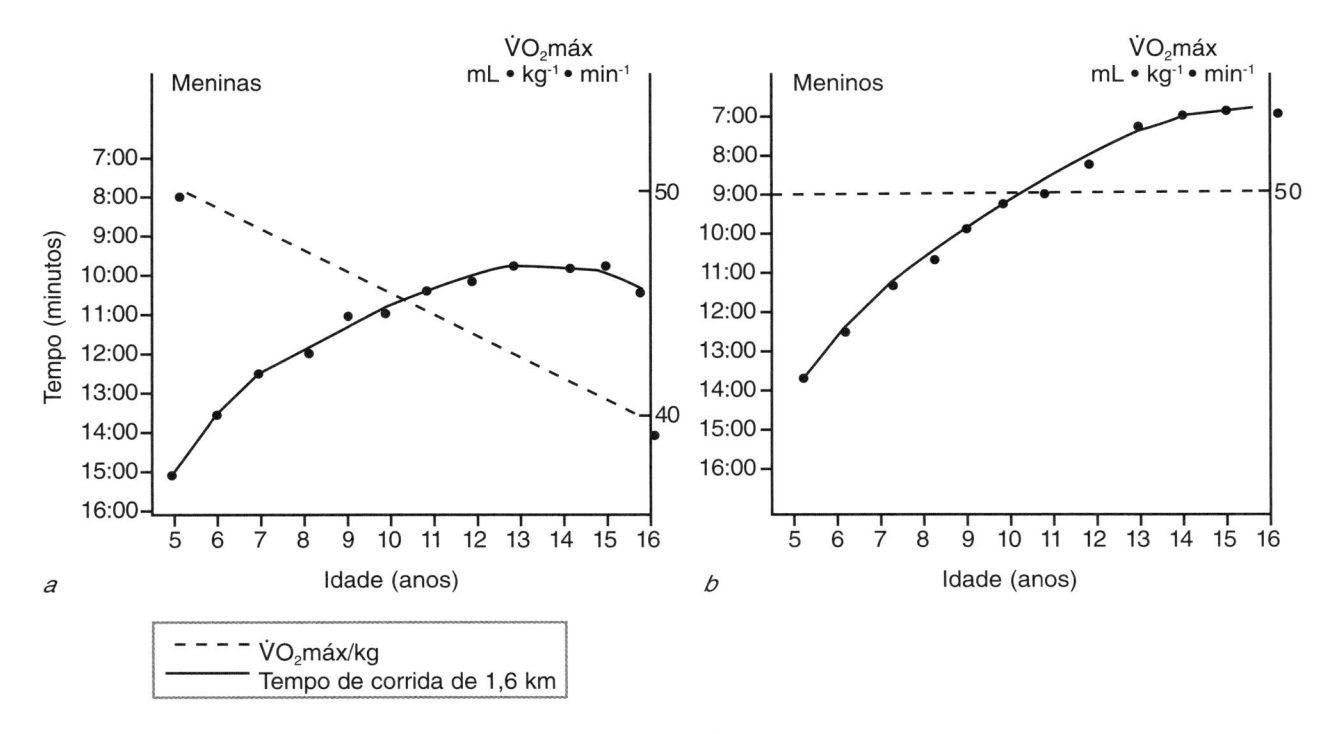

▶ FIGURA 5.2 Comparação das mudanças desenvolvimentais no $\dot{V}O_2$máx por quilograma e no desempenho de resistência (velocidade de corrida de 1,6 km) em (a) meninas e (b) meninos. (Referências 3 e 54.)

resistência nos leva a concluir que melhorias no desempenho de resistência com o crescimento não são causadas pela capacidade aumentada da rede de distribuição do oxigênio (relativa ao tamanho da criança).

Isso sugere que outros modelos, que não o $\dot{V}O_2$máx, precisam ser considerados para explicar o desenvolvimento da aptidão de resistência durante o crescimento das crianças. Um número de abordagens conceituais tem sido proposto, mas nenhuma delas foi extensivamente testada de forma experimental. Como discutido nas próximas seções, porém, esses modelos prometem um melhor entendimento dos fatores que estimulam uma melhor aptidão de resistência durante o crescimento.

Economia de Corrida e Porcentagem do $\dot{V}O_2$máx

As demandas metabólicas relativas à massa corporal em atividades que exigem sustentação de peso (corrida, caminhada) declinam à medida que a criança cresce (ver Capítulo 8). Esse aprimoramento no desenvolvimento da economia no exercício com a idade tem sido associado a um desempenho de resistência melhor, uma vez que a intensidade relativa de uma dada taxa de trabalho diminui com a idade. Isto é, o $\dot{V}O_2$máx por quilograma permanece estável à medida que a criança cresce, enquanto o $\dot{V}O_2$ por quilograma du-

rante uma corrida em superfície plana a 8 km · h⁻¹ declina progressivamente. Como resultado, uma criança aos 10 anos corre em uma intensidade relativa significativamente mais baixa (percentual do $\dot{V}O_2$máx) do que uma criança aos 5 anos (Figura 5.3).

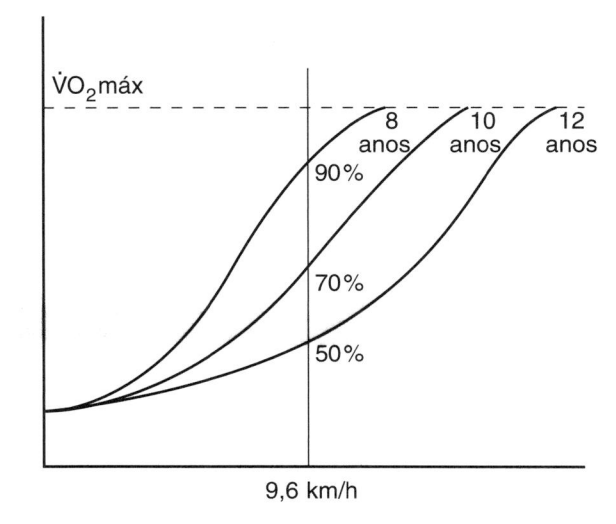

▶ FIGURA 5.3 Aprimoramentos na economia de corrida com a idade significam que a criança mais velha trabalha a uma intensidade relativamente mais baixa (porcentagem do $\dot{V}O_2$máx) para a mesma velocidade.
Reimpresso com permissão de T.W. Rowland, 1989.

Cureton et al. examinaram os determinantes do aumento da aptidão de resistência em um estudo transversal de três grupos de crianças com idades entre 7 e 10, 11 e 14, e 15 e 17 anos (28). O tempo de corrida/caminhada de 1,6 km foi determinado por meio de um teste de campo externo. Ao longo das faixas de idade, os tempos melhoraram em 0,52 minutos por ano, o $\dot{V}O_2$ submáximo (em uma velocidade de esteira de 8 km · hr^{-1}) decresceu 1,0 mL · kg^{-1} · min^{-1} a cada ano, e o percentual do $\dot{V}O_2$pico subiu 1,5% por ano. A análise de regressão múltipla revelou que o aumento do percentual do $\dot{V}O_2$pico e a melhoria na economia foram os responsáveis por 41 e 31%, respectivamente, do aumento observado no desempenho de resistência.

Esses dados se encaixam perfeitamente com o conceito de que os aprimoramentos progressivos na economia de corrida, à medida que as crianças crescem, se traduz em um declínio progressivo no percentual do $\dot{V}O_2$máx para uma dada carga de trabalho (63). Essa tendência, por sua vez, deveria permitir à criança um melhor desempenho para a mesma velocidade, ou percorrer mais rápido a mesma distância, conforme ela cresce. Isso é exatamente o que Krahenbuhl et al. mostraram em seu estudo sobre desempenho e economia de corrida em um percurso de nove minutos em meninos que foram inicialmente testados em uma idade média de 9,9 anos e então novamente testados sete anos mais tarde (53). O $\dot{V}O_2$máx por quilograma não se alterou durante aquele período de tempo, mas a distância percorrida aumentou em média 29%. A economia de corrida melhorou em 16% e o percentual do $\dot{V}O_2$máx estimado declinou em 13%. Essas observações convidam a uma discussão dos fatores responsáveis pelos aprimoramentos na economia de movimento com a idade (e, presumivelmente, pelo aumento no desempenho de resistência), que será realizada no Capítulo 8.

Nível Máximo Sustentável do Desempenho Muscular

A extensão de tempo que o exercício pode ser sustentado é inversamente relacionada à carga de trabalho ou produção de potência (75). Enquanto taxas pesadas de trabalho podem ser toleradas por apenas alguns segundos, cargas menores podem ser mantidas por períodos mais longos de tempo. Existe uma taxa de trabalho específica para cada indivíduo, que recebe o nome de *limite de desempenho muscular sustentável*, na qual pode-se realizar exercício durante uma extensão de tempo maior.

Nessa carga, o exercício pode ser mantido indefinidamente ou – de forma mais realística – até que os estoques de substratos de energia terminem ou mesmo até que a elevação da temperatura ou a depleção de fluidos se tornem fatores limitantes. A compreensão desse limiar da intensidade do exercício envolve (a) o entendimento de seus determinantes metabólicos e (b) a definição da aptidão de desempenho e sua resposta ao treinamento. Esse conceito deveria ser útil também para delinear as mudanças desenvolvimentais na aptidão durante o crescimento de uma criança.

O nível mais alto de trabalho que pode ser tolerado por um tempo prolongado deveria se relacionar estreitamente com os marcadores mais tradicionais da aptidão para a resistência, tal como o desempenho na corrida de longa distância. Além disso, espera-se que esse limiar aumente com a idade durante a infância. Uma compreensão dos determinantes dos limites do desempenho muscular sustentável deveria, portanto, se provar útil na identificação de fatores que influenciam a aptidão de resistência durante a maturação biológica.

Conley et al. esboçaram os mecanismos metabólicos que poderiam explicar e definir o nível sustentável de desempenho muscular (22; Figura 5.4). Com cargas de trabalho acima do nível máximo sustentável, os subprodutos da glicólise anaeróbia (íons de hidrogênio, lactato, fosfato) inibem a concentração de ADP, limitam a fosforilação oxidativa, e conduzem à fadiga muscular. Isso ocorre, pois o processo de glicólise durante o exercício submáximo produz uma quantidade de piruvato que excede a demanda da via metabólica aeróbia. Em geral, concorda-se atualmente que esse processo ocorra independentemente da disponibilidade de oxigênio. Ou seja, os íons de hidrogênio e o lactato se acumulam a partir do aumento da glicólise mesmo quando o suprimento de oxigênio é adequado para o metabolismo oxidativo.

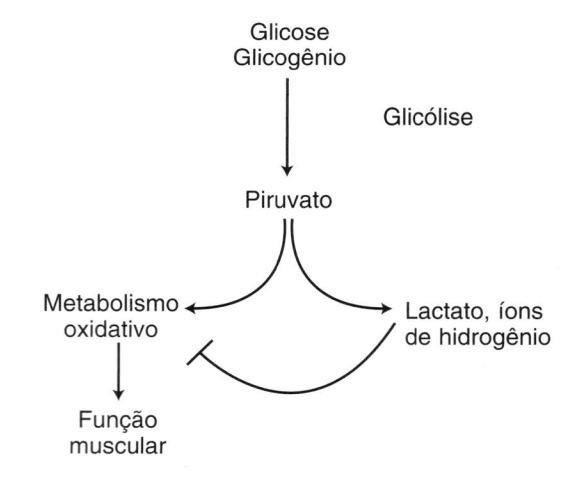

▶ FIGURA 5.4 Modelo metabólico para um nível sustentável de desempenho muscular. O aumento da intensidade do trabalho acelera a glicólise e a produção de piruvato. Dada a atividade metabólica oxidativa suficiente, a conversão de piruvato em lactato e íons de hidrogênio, com resultante fadiga, é limitada.

O limite do desempenho muscular sustentado, então, é definido pela mais alta intensidade de trabalho que falha em produzir um aumento progressivo nos íons de hidrogênio, no lactato e em outros subprodutos glicolíticos anaeróbios. Nesse nível, o piruvato gerado pelo metabolismo glicolítico é primariamente desviado para a via metabólica aeróbia. Como conseqüência, o suprimento do ATP é mantido e as ações inibitórias desses subprodutos da glicólise anaeróbia sobre o metabolismo oxidativo são prevenidas. Nesse modelo, os processos metabólicos celulares, em vez do suprimento de oxigênio, limitam o metabolismo oxidativo durante o exercício em estado estável em intensidades acima do nível máximo sustentável. A criança com boa aptidão possui uma capacidade oxidativa celular maior do que aquela com baixa aptidão, e isso permite um nível sustentável mais alto de desempenho muscular.

Esse conceito prediz um certo padrão de alteração nos limites do exercício sustentado – e desempenho de resistência – durante o crescimento das crianças. Foi visto previamente que, pelo menos metabolicamente, as crianças se tornam progressivamente mais anaeróbias e menos aeróbias à medida que ficam mais velhas. Essas tendências são manifestadas na relação entre a potência anaeróbia e o $\dot{V}O_2$máx durante os anos de crescimento. Blimkie et al. demonstraram isso quando combinaram dados de três estudos para mostrar que a razão entre a potência anaeróbia e a aeróbia, entre as idades de 8 e 19 anos, aumentou de 2,0 para 3,0, tanto nos homens quanto nas mulheres (18; Figura 5.5).

A aptidão para a resistência aumenta com a idade em crianças. Mas a queda concomitante na capacidade aeróbia e o aumento na capacidade anaeróbia, de acordo com as idéias mecanicistas precedentes, deveriam fazer com que os limites

do desempenho de resistência sustentáveis, relativos ao tamanho corporal, diminuíssem constantemente, conforme as crianças crescessem. Isso é, de fato, a tendência observada no desempenho da resistência relativo ao tamanho corporal.

Rowland estimou o expoente de classificação da massa para as alterações no desempenho da corrida de 1,6 km em crianças entre as idades de 5 e 13 anos, utilizando dados da bateria de testes da Aliança Americana para a Saúde, Educação Física, Recreação e Dança (American Alliance for Health, Physical Education, Recreation and Dance - AAH-PERD) e os padrões de massa corporal de crianças saudáveis nos Estados Unidos (81). Nos meninos, a velocidade na corrida de 1,6 km se relacionou à massa corporal pelo expoente de classificação de 0,66, enquanto o expoente nas meninas foi de 0,45.

Entre as idades de 5 e 15 anos, a velocidade de um menino desempenhando seu melhor teste de 1,6 km dobra, mas pode-se esperar que seu peso aumente por um fator de 3,4. Em relação ao tamanho corporal, então, o desempenho de resistência declina durante os anos da infância. Essa observação, forneceria a tendência concomitante nas capacidades aeróbia e anaeróbia, sendo coerente com a explicação metabólica para os limites do desempenho muscular sustentável exposta por Conley et al. (22). São também oferecidas evidências de que as alterações do desenvolvimento na função metabólica contribuem para o padrão de mudanças na aptidão para a resistência nas crianças em crescimento.

Os limites do desempenho sustentável obviamente não podem ser definidos por observações diretas desses processos metabólicos. Entretanto, existem dois meios pelos quais esse limiar pode ser operacionalmente abordado: a máxima fase estável de lactato e a potência crítica. Dados limitados estão disponíveis na idade pediátrica para essas medidas, mas ambas são promissoras para a descoberta de novas informações para as alterações desenvolvimentais na aptidão para a resistência.

Fase Estável Máxima de Lactato

A fase estável máxima de lactato (MLSS) é a maior intensidade de exercício que pode ser sustentada sem um aumento do nível de lactato sangüíneo (16). Espera-se, portanto, que a MLSS reflita o nível máximo sustentável de desempenho muscular e, por extensão, a capacidade de desempenho de resistência. A partir de achados precedentes, os valores da MLSS expressos relativamente ao tamanho corporal deveriam cair à medida que as crianças crescem. Esse efeito deveria ser consistente com a observação de que o desempenho de resistência não se aprimora proporcionalmente com a massa corporal, enquanto as crianças crescem (p. ex., relativo ao seu tamanho corporal, uma menina de 6 anos pode correr 1,6 km mais rápido do que uma de 16 anos).

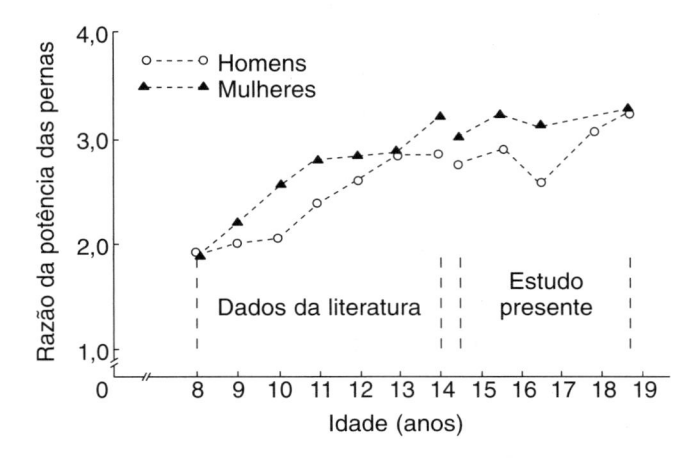

▶ FIGURA 5.5 Alterações na razão entre a potência anaeróbia e aeróbia (pelo teste de Wingate e avaliação do $\dot{V}O_2$máx) durante a infância e a adolescência (Referência 18).

Reimpresso com permissão de C.J.R. Blimkie, P. Roche e O. Bar-Or, 1986.

Nos adultos, estima-se que a MLSS ocorra a aproximadamente 4,0 mmol · L⁻¹. Esse valor pode ser mais baixo em crianças, mas os poucos estudos disponíveis são conflitantes. Williams e Armstrong (110) demonstraram que a MLSS ocorreu em níveis de 2,1 e 2,3 mmol ·L⁻¹ em meninos e meninas de 13 anos de idade, respectivamente (uma intensidade de exercício equivalente a 77% do $\dot{V}O_2$pico). A MLSS foi definida como o nível de lactato sangüíneo que corresponde a mais alta intensidade de exercício que pode ser sustentada com um acúmulo de lactato menor ou igual a 0,5 mmol · L⁻¹ durante os últimos cinco minutos de uma série de dez minutos de exercício. Os autores notaram que os valores da MLSS e do percentual do $\dot{V}O_2$pico foram similares aos descritos em adultos altamente treinados.

Mocellin et al. (62) encontraram uma MLSS muito superior (5,0 mmol · L⁻¹) em seu estudo de meninos de 11 a 12 anos, um valor que representava 88% do $\dot{V}O_2$pico. Billat et al. calcularam a velocidade de corrida na MLSS utilizando somente dois estágios de quinze minutos de corrida a 60 e 75% do $\dot{V}O_2$máx, separados por um período de recuperação de quarenta minutos (17). Os valores de lactato sangüíneo foram de 3,9 ± 1,0 mmol · L⁻¹ para os meninos (*n* = 6) e as meninas (*n* = 7). A velocidade na MLSS foi de 8 a 8,5 km · h⁻¹ (cerca de 5 milhas · h⁻¹, equivalente a um ritmo de corrida de doze minutos por milha), que correspondeu a 65% do $\dot{V}O_2$máx. Os autores concluíram que "o conhecimento desse valor (é) de interesse particular para se iniciar um programa de treinamento resistido para se evitar o estado de *overtraining* nas crianças (de 12 anos de idade)" (p. 71).

Quando Benecke et al. estudaram 34 indivíduos homens de 11 a 20 anos, a MLSS (Figura 5.6) e o percentual do $\dot{V}O_2$máx foram independentes da idade (14). O valor médio da MLSS foi 4,2 ± 0,7 mmol · L⁻¹, e a intensidade média na MLSS foi de 66,5 ± 7,7% do $\dot{V}O_2$máx. Os autores concluíram que esses achados "sustentam a teoria de que com a ma-

turidade física os fatores neuromusculares podem contribuir para as alterações nas respostas a determinados exercícios mais do que as mudanças no metabolismo oxidativo e/ou glicólise" (p. 1474).

Considerando essa informação, Armstrong e Welsman descobriram que "diferenças na metodologia excluem a combinação de dados de vários estudos para formar um quadro composto das respostas do lactato sangüíneo submáximo das crianças durante o desenvolvimento. Além disso, a predominância de meninos adolescentes na amostra de indivíduos restringe a extrapolação para outros grupos, para os quais a informação é notavelmente esparsa" (6, p. 460). No entanto, essa abordagem parece promissora conceitualmente como uma maneira de identificar tendências maturacionais na aptidão de resistência, dada a metodologia padrão para se (a) medir a MLSS e expressar valores relativos ao tamanho corporal e à intensidade de exercício e (b) estudar as respostas do lactato em diferentes estágios do desenvolvimento biológico em meninos e meninas.

Associado estreitamente ao conceito da MLSS está o limiar anaeróbio ventilatório (LAV), que é o ponto em um teste de exercício incremental no qual a ventilação minuto diverge do consumo de oxigênio. Considera-se que o LAV reflita o início do acúmulo de lactato no sangue, o qual, de acordo com os conceitos delineados por Conley et al. (22), indicaria a intensidade acima da qual as vias glicolíticas anaeróbias alcançariam o metabolismo aeróbio.

A idéia de que um valor relativo à massa do desempenho muscular sustentável máximo declina com o crescimento das crianças é suportada pela observação de que o LAV, expresso como percentual do $\dot{V}O_2$máx, declina durante os anos da infância. Reybrouck et al. descreveram uma queda no LAV relativo de 70% do $\dot{V}O_2$máx aos 6 anos para 55% do $\dot{V}O_2$máx aos 16 anos, tanto nos meninos como nas meninas (76). Achados similares foram relatados por Cooper et al. (24), Weymans et al. (108) e Kanaley e Boileau (48). Em um estudo longitudinal, Vanden Eynde et al. testaram trinta meninos por seis anos sucessivos (102). O valor médio do LAV como percentual do $\dot{V}O_2$máx caiu de 68,4% do $\dot{V}O_2$máx um ano e meio antes do pico de velocidade de crescimento para 59,4% do $\dot{V}O_2$máx um ano e meio depois do pico de velocidade de crescimento.

O Conceito de Potência Crítica

Quando um indivíduo realiza séries de exercício em taxas variáveis de trabalho, a potência é inversamente relacionada ao tempo de exaustão por uma curva hiperbólica (41). Essa curva se aproxima assintoticamente de uma "potência crítica" (PC) que define a mais alta taxa de trabalho que pode ser sustentada por longos períodos de tempo (Figura 5.7). A potência crítica, portanto, oferece uma avaliação da capacidade de resistência aeróbia, enquanto considera-se que o grau de

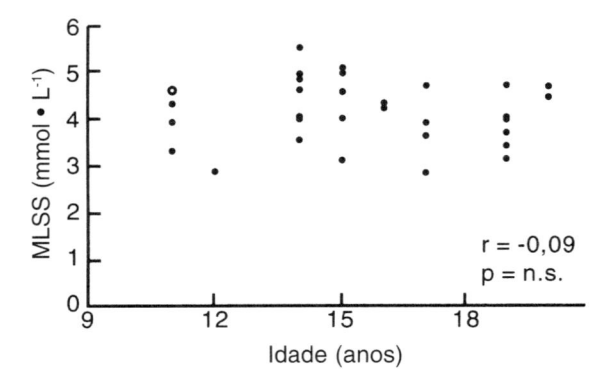

▶ FIGURA 5.6 Fase estável máxima de lactato (MLSS) em relação à idade (Referência 14).
Reimpresso com permissão de R. Benecke et al. 1996.

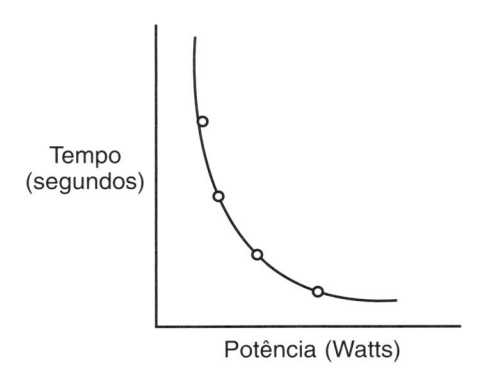

▶ FIGURA 5.7   O conceito de potência crítica. Uma curva hiperbólica é obtida quando o tempo de exercício até a exaustão é plotado contra a produção de potência. A potência crítica é a assíntota. A mesma relação pode ser expressa como uma função linear na qual a potência crítica se torna o intercepto *y*.
Reimpresso com a permissão de S.G.Fawkner e N. Armstrong, 2002.

inclinação da curva da relação reflita a capacidade de trabalho anaeróbio (AWC). A potência crítica corresponde, conceitualmente, ao desempenho muscular máximo sustentável e poderíamos esperar que ela se relacionasse a MLSS se a hipótese metabólica estiver correta. Todos os três deveriam servir como marcadores de desempenho de campo nos eventos de resistência. [Esses achados de Poole et al. em adultos sugeriram, de fato, que a taxa de trabalho na MLSS coincide com a assíntota da relação potência crítica (75)].

A curva pode ser expressa como $t = AWC/(P-PC)$, em que *t* é o tempo de fadiga e *P* é a produção de potência. Essa equação pode ser organizada para fornecer um modelo linear: $P = PC + (AWC \cdot t^{-1})$, em que AWC é a inclinação e PC é o intercepto *y*.

Conduzir um teste para determinar a potência crítica é simples, necessitando apenas cronometrar o tempo de uma série de períodos de ciclismo, com várias cargas de trabalho. A dificuldade está em definir um desempenho de exaustão, que é particularmente incerto em taxas de trabalho mais leves. O número de tentativas, a cadência apropriada de pedaladas, o período de recuperação entre os testes e a variação das cargas de trabalho ou sua duração, são fatores que precisam ser considerados ao se planejar tal investigação (ver Referência 4 para discussão). Claramente, precisa-se também estar cientes dessas variáveis ao se comparar achados sobre a potência crítica entre os vários estudos.

Fawkner e Armstrong estudaram diferentes métodos de avaliação da potência crítica em oito meninos e nove meninas (10,3 ± 0,4 anos de idade) usando um cicloergômetro de frenagem eletrônica (35). A potência crítica foi calculada a partir de três testes que variavam de 2 a 25 minutos de duração com uma cadência de 70 rpm. Nenhuma diferença

significativa na potência crítica foi observada nos valores dos três testes em um dia (86,2 ± 18,1 W), cinco testes em dias separados (87,5 ± 14,6 W), e três testes em dias separados (88,7 ± 16,0 W). Esses representaram 79,3; 72,6 e 73,0% do $\dot{V}O_2$pico, respectivamente. Esses valores correspondem de 75 e 82% do $\dot{V}O_2$pico em estudos similares em adultos utilizando-se protocolos similares e métodos analíticos (38, 61).

Nos adultos, a potência crítica é alta em atletas de resistência (47) e já foi demonstrado que aumenta com treinamento aeróbio (46). Quando o conceito da potência crítica é traduzido na relação velocidade-tempo, na corrida e na natação, a velocidade crítica está relacionada tanto ao desempenho quanto ao acúmulo de lactato.

Hill et al. (42) investigaram essa abordagem em nadadores agrupados por idade (8-18 anos). Três tentativas de testes contra-relógio foram conduzidas em distâncias escolhidas individualmente com base na idade e no desempenho na natação (23-457 m). A velocidade crítica calculada correlacionou-se com o desempenho no teste contra-relógio de longa duração (183-2.286 m), o qual não foi utilizado para determinar velocidade crítica. Os coeficientes de correlação variaram de $r = 0,89$ a $0,99$, dependendo do grupo de idade, e os valores foram cerca de 33% maiores nos nadadores mais velhos do que nos mais novos. A velocidade crítica, porém, superestima a velocidade sustentável para a distância de nado, fazendo com que os autores tivessem cautela com relação ao fato de que "enquanto a velocidade crítica é um índice da habilidade de resistência que pode ser usado para se avaliar e monitorar nadadores, o parâmetro estimado deve ser interpretado com cuidado se for para ser utilizado para ajudar a determinar as velocidades de treinamento ou predizer o desempenho de resistência" (42, p. 290).

Deveríamos esperar que a velocidade ou potência crítica aumentasse com o crescimento das crianças do mesmo modo (e pelas mesmas razões) que os valores absolutos de $\dot{V}O_2$máx aumentam. Pela explanação metabólica do desempenho muscular sustentável, entretanto, espera-se que o aumento da PC com a idade seja menor que o aumento de massa corporal esperado. Isto é, relativamente à massa corporal, a PC em crianças mais jovens deveria ser maior do que nas mais velhas. No estudo de Hill et al. (42), isso provavelmente se mostrou real, uma vez que, como esperado, o peso (não descrito) foi cerca de duas vezes maior nos nadadores mais velhos, enquanto a velocidade crítica subiu cerca de 33%.

Cinética do Consumo de Oxigênio

O consumo de oxigênio aumenta do primeiro ao segundo minuto de uma carga de trabalho baixa a moderada

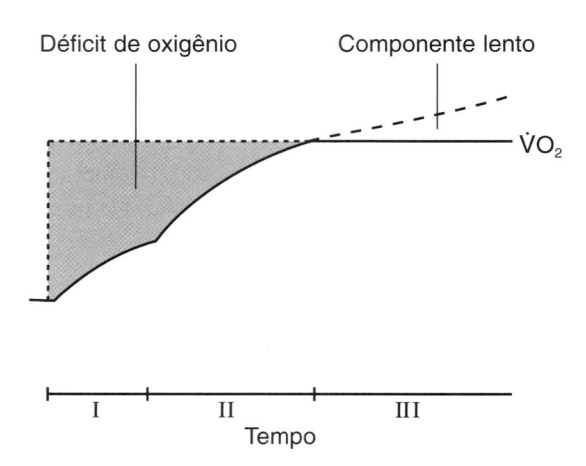

► FIGURA 5.8   Cinética do consumo de oxigênio no início do exercício.

para atingir um valor platô de estado-estável. Uma vez que a necessidade de energia está presente desde o tempo zero, o déficit de oxigênio – ou a energia necessária antes que o consumo de oxigênio se inicie – deve ser providenciada por fontes metabólicas anaeróbias. Considera-se que a taxa de aumento no consumo de oxigênio e a extensão do déficit de oxigênio inicial, então, reflitam as capacidades relativas das vias metabólicas aeróbia e anaeróbia.

No início do exercício de intensidade moderada, a cinética do oxigênio é melhor descrita por um modelo trifásico (109). A fase I indica o crescimento do $\dot{V}O_2$ resultante do aumento no fluxo sangüíneo muscular, a fase II reflete a extração aumentada de oxigênio e a fase III é o estado-estável (Figura 5.8). Na análise da cinética do oxigênio no início do exercício, considera-se importante excluir a fase I do modelo, uma vez que somente a fase II corresponde ao aumento exponencial no consumo de oxigênio no nível das células musculares.

Quando o exercício é mais intenso (i. e., acima do limite anaeróbio), o $\dot{V}O_2$ não se estabiliza ao final da fase II. Esse aumento no consumo de oxigênio além do terceiro minuto do exercício com carga constante, que recebe o nome de *componente lento* do $\dot{V}O_2$, pode se aproximar do nível do $\dot{V}O_2$máx. Entretanto, em alguns casos, o exercício altamente intenso pode ser tolerado por uma duração tão curta que não há tempo suficiente para esse componente lento se desenvolver. A maneira pela qual esse componente lento é considerado em modelos matemáticos da cinética do oxigênio pode confundir as comparações entre os estudos. Seu significado fisiológico continua incerto. Dentre os fatores postulados que contribuem estão o lactato, a epinefrina, o trabalho cardíaco e ventilatório, a temperatura, o potássio e o recrutamento das fibras de contração rápida (37).

De nossas considerações sobre os padrões de desenvolvimento metabólico, espera-se que as crianças demonstrem uma cinética do $\dot{V}O_2$ mais rápida (i. e., maior capacidade aeróbia e menor capacidade anaeróbia) dos que os adultos. Ainda permanece em debate se tal questão é verdadeira, uma vez que diferentes abordagens metodológicas e analíticas para essa questão produziram resultados variados.

Armon et al. (5) estudaram a dinâmica do consumo de oxigênio em cargas de trabalho acima do limiar anaeróbio (LA) em 22 crianças saudáveis de 6 a 12 anos e, em 7 adultos, de 27 a 40 anos (Figura 5.9). Em intensidades de exercício bem acima do LA, o $\dot{V}O_2$ aumentou por seis minutos em cada um dos adultos (i. e., todos demonstraram um componente lento do $\dot{V}O_2$), mas o aumento observado foi menos da metade daquele observado nas crianças. A magnitude do componente lento foi bem maior nos adultos do que nas crianças (1,76 ± 0,63 *vs.* 0,20 ± 0,42 mL · kg⁻¹ · min⁻¹). As crianças demonstraram uma cinética de oxigênio mais rápida, conforme o conceito de que as crianças são mais aeróbias e menos anaeróbias do que os adultos. Alguns pesquisadores consideraram que o componente lento do $\dot{V}O_2$ reflete o metabolismo do lactato, e o menor aumento observado nas crianças nesse estudo se encaixa nesse conceito. Achados similares em relação a uma cinética mais rápida do oxigênio nas crianças foram descritos por Macek e Vavra (57) e Sady (94).

Outros estudos, porém, falharam em verificar essa diferença maturacional na cinética do $\dot{V}O_2$. Cooper et al. não encontraram diferenças na taxa de aumento do $\dot{V}O_2$ no início do exercício, quando compararam sujeitos de 7 a 9 anos com outros de 15 a 18 anos, que se exercitaram a 75% do limiar anaeróbio (23). Valores médios do $t_{1/2}$ (tempo necessário para se atingir a metade do $\dot{V}O_2$ entre o valor inicial e o

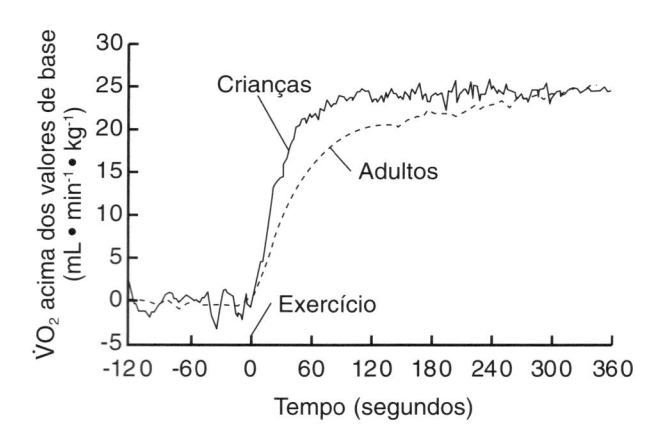

► FIGURA 5.9   Respostas médias do $\dot{V}O_2$ para a mesma taxa de trabalho em crianças e adultos, demonstrando a cinética de oxigênio mais rápida nas crianças (Referência 5).
Reimpresso com permissão de Armon et al., 1991.

de estado-estável) para crianças e adultos foram similares (24,8 e 23,0 segundos, respectivamente) durante exercício em intensidades acima e abaixo do LA no estudo de Zanconato et al. (111).

Mais recentemente, Hebestreit et al. relataram que as cinéticas do $\dot{V}O_2$ de meninos e homens foram similares nos primeiros dois minutos de exercício, variando de 50 a 130% do $\dot{V}O_2$pico (40). Nesse estudo, a fase I foi excluída da análise. Os valores respectivos para as constantes de tempo para os meninos *versus* os homens foram de 22,8 ± 5,1 segundos *versus* 26,4 ± 4,1 segundos a 50% do $\dot{V}O_2$pico, 28,0 ± 6,0 segundos *versus* 28,1 ± 4,4 segundos a 100% do $\dot{V}O_2$pico, e 19,8 ± 4,1 segundos *versus* 20,7 ± 5,7 segundos a 130% do $\dot{V}O_2$pico. Os autores concluíram que "esses achados contrastam com a crença comum, que as crianças dependem menos do processo de degradação e síntese da energia anaeróbia no início do exercício".

Esses autores observaram que as diferenças entre os achados de seu estudo e o de outros pesquisadores mostraram que constantes de tempo mais rápidas nas crianças poderiam ser explicadas pelas diferenças na análise dos dados. Em alguns estudos anteriores, uma equação exponencial foi utilizada para modelar a resposta total do $\dot{V}O_2$, uma análise que não conseguiu diferenciar as fases I e II, e não considerou a influencia do componente lento do $\dot{V}O_2$. De fato, quando Hebestreit et al. reavaliaram seus dados usando as abordagens utilizadas em estudos anteriores, constantes de tempo mais rápidas foram observadas nas crianças.

Riner et al. estudaram a cinética do oxigênio em 25 crianças e adolescentes durante uma caminhada com inclinação em esteira (5,6 km · h^{-1}) a 85 e 100% do $\dot{V}O_2$máx (77). Análises de regressão linear e exponencial no curso do tempo de aumento do $\dot{V}O_2$ foram conduzidas nos primeiros 120 segundos de exercício. O $t_{1/2}$ foi significativamente menor nas meninas em idade pré-menarca e meninos em idade pré-púbere, do que nos adolescentes mais velhos.

Os resultados desses estudos sugerem que quando a resposta total de tempo do $\dot{V}O_2$ no início do exercício for modelada, a diferença maturacional esperada nas constantes de tempo entre as crianças e os adultos é observada. Mas quando a fase I é excluída, nenhuma diferença na cinética do $\dot{V}O_2$ é observada entre crianças e adultos. Porém, Fawkner et al. recentemente descreveram uma cinética do oxigênio mais rápida nas crianças mesmo quando a fase I foi excluída da análise (36). Esses pesquisadores observaram trinta crianças saudáveis nas idades de 11 a 12 anos e trinta adultos, que se exercitaram durante seis minutos a 80% do $\dot{V}O_2$ do limiar anaeróbio. Múltiplas transições entre a pedalada com e sem carga foram realizadas para se obter um intervalo de confiança de ≤ cinco segundos. A resposta média do tempo foi calculada a partir de um único modelo exponencial seguindo

a fase I, que foi considerada como sendo de quinze segundos de duração. Observou-se que as crianças possuem uma resposta significativamente mais rápida do que os adultos, tanto do sexo masculino (19,0 ± 2,0 e 27,9 ± 8,6 segundos, respectivamente) quanto do feminino (21,0 ± 5,5 e 26.0 ± 4,5 segundos, respectivamente). Nenhuma diferença com relação ao gênero foi observada dentro dos grupos de crianças e adultos.

Fawkner et al. consideraram mais provável que a cinética mais rápida do $\dot{V}O_2$ nas crianças refletisse uma maior capacidade mitocondrial para a fosforilação oxidativa do que nos adultos (36). Isso é consistente com outras evidências que apontam para a mesma conclusão apresentada neste capítulo e nos anteriores.

Enquanto a explicação para o componente lento não está clara, a magnitude desse aumento no $\dot{V}O_2$ nas crianças não parece estar relacionada ao nível de aptidão aeróbia. Obert et al. descobriram que o componente lento contribuiu com a mesma quantidade da resposta total do $\dot{V}O_2$ em doze crianças nadadoras altamente treinadas (de 10 a 13 anos) e no grupo controle não treinado, durante exercício abaixo e acima da intensidade do limiar anaeróbio (71). Esses achados não estão de acordo com os estudos em adultos, que indicam uma atenuação do componente lento com o treinamento resistido. Obert et al. notaram, entretanto, que essa discrepância poderia ser explicada pelo fato de que as medidas pós-treinamento, naqueles estudos em adultos, foram realizadas nas mesmas intensidades absolutas, em vez de relativas. Um achado interessante no estudo de Obert et al. foi a ausência de relação entre a magnitude do componente lento do $\dot{V}O_2$ e a mudança nos níveis de lactato sangüíneo. Isso sugere que o lactato não possui um papel crítico na gênese do aumento do $\dot{V}O_2$ naqueles indivíduos.

Gaesser e Poole diferenciaram o componente lento a curto prazo do $\dot{V}O_2$ a partir do aumento gradual do $\dot{V}O_2$ observado durante o exercício de longa duração (40-60 minutos), que recebeu o nome de "fluxo de oxigênio" (37). A mecânica do fluxo de oxigênio é presumivelmente diferente, considerando-se que o aumento no $\dot{V}O_2$ não é tipicamente acompanhado pelo aumento no nível de lactato sangüíneo, como é normalmente observado com o componente lento do $\dot{V}O_2$. O grau do fluxo de oxigênio nas crianças e adultos quando pedalam na mesma intensidade relativa (60-65% do $\dot{V}O_2$) tem sido demonstrado como sendo consistentemente similar (13, 21, 58, 92).

Parece apropriado concluir que essa questão das diferenças maturacionais na cinética do $\dot{V}O_2$ está longe de ser esclarecida. Avanços nessa área seriam acelerados pela identificação de um padrão de avaliação e análise das respostas do $\dot{V}O_2$ no início do exercício. A interpretação das diferenças entre as crianças e os adultos no que diz respeito à capacidade metabólica permanece como o próximo desafio.

A Relação Entre a Aptidão Aeróbia e a Atividade Física

A aptidão e a atividade física são duas idéias operacionais e mecanicistas inteiramente diferentes. A aptidão física descreve o quão bem um indivíduo pode executar uma tarefa, enquanto a atividade física denota a quantidade de movimento que um indivíduo realiza diariamente. A primeira diz respeito a um *atributo* físico, governado por fatores como a força muscular, a distribuição de oxigênio, ou a coordenação neuromotora, os quais são amplamente determinados pela genética. A segunda é um *comportamento*, determinado na maior parte das vezes por influências psicológicas. A aptidão é avaliada por marcadores de desempenho (tempo para correr 1,6 km, número de abdominais), enquanto a atividade é avaliada em termos de gasto calórico. Entretanto, uma ligação entre as duas pode ocorrer. Respostas anatômicas e fisiológicas com atividade suficiente (i. e., treinamento físico) aprimoram a aptidão.

Essa distinção entre aptidão e atividade física tem sido examinada dentro do contexto preventivo do papel do exercício nos cuidados com a saúde. As pesquisas em adultos, no momento, claramente indicam que a atividade e a aptidão físicas, podem desempenhar um papel salutar em vários tipos de processos patológicos, incluindo a aterosclerose (doença arterial coronária), a osteoporose (fraturas ósseas), o acúmulo de gordura corporal (obesidade), e a hipertensão (infarto).

Atenção considerável tem sido dada à população adulta sobre a questão de qual seria mais importante – aptidão física ou atividade física – para alcançar os benefícios à saúde. Como Paffenberger et al. concluíram: "Estudos [em adultos] não somente de atividade física, mas também de aptidão física, revelaram relações importantes para a saúde. Certamente, essa não é uma relação ou situação qualquer. Essas perguntas são sempre levantadas: Pode existir aptidão sem a atividade física? Pode haver saúde sem aptidão? Pode haver saúde sem atividade física? A resposta é provavelmente não" (73, p. 38).

Nas crianças, a questão da conexão do exercício com a saúde e o impacto relativo da aptidão e da atividade física são menos claros. Uma vez que doenças influenciadas favoravelmente pelo exercício ocorrem na vida adulta, conexões entre o exercício na infância e possíveis problemas de saúde são mais difíceis de serem documentados. Ainda assim, uma boa razão para a promoção do exercício na infância, para diminuir futuros riscos à saúde, pode ser dada pela lógica de que (a) atividade e aptidão físicas podem caminhar juntas da infância até a vida adulta e (b) os problemas de saúde em questão – aterosclerose, osteoporose, obesidade e hipertensão – geralmente têm suas origens nos anos pediátricos (82).

Se a atividade ou aptidão física é mais importante para os resultados do exercício na saúde, nas populações pediátricas, não está claro. Há cinqüenta anos, o foco estava inteiramente sobre aquilo que era percebido como uma "crise de aptidão", uma reação a resultados de estudos sobre crianças americanas com escores inaceitavelmente baixos em testes de desempenho motor. Com uma compreensão maior dos mecanismos de ligação entre o exercício e a saúde, aquela visão mudou. Em geral, atualmente, é aceito que o estabelecimento de hábitos de atividades físicas regulares, de diferentes tipos, é igualmente ou até mesmo mais importante do que a aptidão para a saúde presente e futura das crianças (25, 82).

A resposta a essa questão da aptidão *versus* atividade é importante para os professores de educação física e profissionais da saúde pública que estão criando estratégias para melhorar os hábitos saudáveis nas crianças. A melhoria da aptidão requer programas de treinamento formais, enquanto o aprimoramento da atividade se baseia nas diferentes intervenções com objetivo do aumento da quantidade de exercício diário. Uma pergunta importante nesse sentido, então, é o quanto a atividade física nas crianças contribui para sua aptidão física. Esse problema tem quase sempre sido considerado no contexto da aptidão fisiológica aeróbia (i. e., o quanto a atividade diária influencia no $\dot{V}O_2máx$). Os efeitos de um estilo de vida sedentário *versus* um estilo ativo na infância sobre a força muscular, a potência anaeróbia e o desempenho de resistência não têm sido bem discutidos.

Essa distinção entre os efeitos da saúde, da aptidão e da atividade física seria considerada desnecessária, uma vez que poderia assumir-se que indivíduos mais ativos são mais aptos, e vice-versa (82). Em adultos, tem sido observado que este é o caso (15, 32), mas a conexão entre o nível habitual de atividade e a aptidão física (ao menos como é definida pelo $\dot{V}O_2máx$) é mais tênue nas crianças.

Em 1994, Morrow e Freedson revisaram dez estudos publicados que tratavam da associação entre a atividade física habitual e a aptidão aeróbia em jovens (64). Em apenas metade desses achados, aproximadamente, observou-se uma relação significativa e mesmo nesses estudos, as correlações foram baixas ($r \cong 0,20$). (Talvez seja pertinente apontar que, uma relação inversa – uma associação negativa entre a atividade e a aptidão – não foi descrita em um único estudo). Os autores sugeriram três possíveis explicações para esses achados: (a) a atividade física não foi avaliada de forma precisa nesses estudos, (b) jovens têm um alto nível de aptidão aeróbia, ou (c) na verdade não existe – ou pelo menos é muito limitada – uma relação entre a atividade física e aptidão aeróbia na juventude.

Estudos mais recentes não ofereceram evidências convincentes sobre uma ligação entre a aptidão aeróbia e a atividade física nas crianças. Loftin et al. examinaram a associação do $\dot{V}O_2$pico e os níveis de atividade física em dezesseis alunos do ensino básico e dezesseis do ensino médio (55). A aptidão aeróbia foi avaliada com um teste de esteira, enquanto os padrões de atividade física foram mensurados por meio da freqüência cardíaca em dois períodos de doze horas por dois dias. Uma correlação média de $r = 0,27$ foi observada em oito comparações independentes da atividade e do $\dot{V}O_2$pico.

Allor e Pivarnik argumentaram que a baixa relação entre a aptidão aeróbia e a atividade física nas crianças podia ser explicada pelo uso de métodos de campo imprecisos para a estimativa da atividade (2). Eles estudaram a relação entre o $\dot{V}O_2$máx (com um teste de esteira) e a atividade física (por meio de monitor de freqüência cardíaca, acelerômetro e diário de atividades realizadas), em 46 meninas da 6ª série. Uma associação significativa foi observada entre o $\dot{V}O_2$máx e a atividade, quando a última foi estimada pela freqüência cardíaca ($r = 0,44$, $p < 0,01$). No entanto, nenhuma relação entre a aptidão e a atividade foi observada utilizando-se o acelerômetro ($r = 0,13$) ou diário de atividades ($r = 0,09$).

Armstrong et al. examinaram a relação entre a estimativa da freqüência cardíaca de atividade física durante um período de três dias letivos e o desempenho no teste anaeróbio de Wingate e de $\dot{V}O_2$pico mensurado por meio da corrida em esteira em crianças britânicas de 12 anos (11). Nenhuma relação significante foi observada entre a aptidão aeróbia e anaeróbia com as atividades diárias. Os coeficientes de correlação variaram de -0,13 a +0,16 nos meninos e, de -0,02 a 0,04 nas meninas.

Kemper et al. investigaram a associação da atividade física habitual e o $\dot{V}O_2$máx longitudinalmente em um período de quinze anos entre as idades de 13 e 27 anos, de 181 participantes do *Amsterdam Growth and Health Longitudinal Study* (51). Eles constataram uma relação significativa entre a atividade física diária (por meio de entrevista padronizada) e o $\dot{V}O_2$máx (teste de corrida em esteira), nos mesmos indivíduos durante um período de quinze anos. Porém, os autores notaram que a implicação prática desse achado é pequena, uma vez que o aumento no escore de atividade física correspondeu à apenas 2 a 5% de melhora da aptidão aeróbia.

A partir desses dados é difícil exibir uma justificativa efetiva de que a quantidade de atividade física na população infantil tenha muito efeito sobre a aptidão aeróbia. Existem boas razões, de fato, para se esperar essa ausência de efeito. Exercício sustentado com duração e intensidade necessárias para o aprimoramento do $\dot{V}O_2$máx em crianças é raramente observado nas atividades diárias típicas das crianças. Além disso, os níveis de atividade relativos ao tamanho corporal declinam durante a infância nos meninos, enquanto o $\dot{V}O_2$máx relativo à massa permanece estável (ambos, entretanto, diminuem nas meninas). Ainda, outros fatores além das respostas ao treinamento, particularmente o conteúdo de gordura corporal, poderiam explicar a fraca associação observada entre o $\dot{V}O_2$máx por quilograma e a quantidade de atividade física diária em jovens. Uma resposta mais definitiva para essa questão, porém, espera por métodos mais exatos para se avaliar níveis de atividade física habitual em indivíduos em idade pediátrica.

Seria possível estimar o quanto as atividades normais diárias das crianças contribuem para o $\dot{V}O_2$máx? Não existem estudos direcionados a essa questão, mas pode-se obter alguma idéia sobre a magnitude de tais efeitos, examinando-se os extremos da atividade física em pessoas jovens. Se uma criança em idade pré-púbere é colocada em um treinamento padronizado de resistência com duração, intensidade e freqüência controladas, as melhorias no $\dot{V}O_2$máx não são significativas, tipicamente 5 a 10% (ver Capítulo 11). Pouca informação está disponível no outro extremo do espectro da atividade física. Em um estudo, observou-se que a média do $\dot{V}O_2$máx durante uma caminhada em esteira foi de 37,2 mL $\cdot$ kg^{-1} $\cdot$ min^{-1}, em cinco crianças que permaneceram acamadas por um período de nove semanas devido a uma fratura femoral (80). Os testes foram repetidos mensalmente por quatro meses consecutivos, e depois novamente no sexto e nono mês. O $\dot{V}O_2$pico aumentou com os testes sucessivos até o terceiro mês, quando os valores subseqüentemente se estabilizaram. A diferença entre o $\dot{V}O_2$pico médio no teste inicial e aquele que se estabilizou (43,1 mL $\cdot$ kg^{-1} $\cdot$ min^{-1}) foi considerada uma estimativa da perda durante o prolongado período de repouso (i. e., cerca de 13%).

Essa informação escassa sugere que a plasticidade do $\dot{V}O_2$máx nas crianças, do extremo do repouso no leito ao treinamento resistido, é de aproximadamente 20% (i. e., +7 a −13%). Considerando-se que a variação normal na atividade física entre uma população de crianças em idade escolar é bem menor do que essa, podemos inferir que tais diferenças na atividade não têm um grande impacto no $\dot{V}O_2$máx.

É interessante comparar esses achados com aqueles dos estudos em adultos, em que os dados sobre o declínio da aptidão aeróbia com o repouso no leito são mais abundantes (95). O treinamento resistido aumenta o $\dot{V}O_2$máx em média 20% em adultos previamente sedentários. O repouso no leito por um período de duas a três semanas resulta em um declínio similar da aptidão aeróbia. Essa plasticidade nos adultos, então, é cerca de 40%, duas vezes aquela nas crianças. Isso sugere que variações na atividade física diária nos adultos poderiam ter maior influência sobre o $\dot{V}O_2$máx, e isso é consistente com a observação de que existem maiores correlações entre a aptidão aeróbia e a atividade física habitual na população de adultos.

Diferenças de Gênero no $\dot{V}O_2$máx

Entre os jovens adultos, os valores médios de $\dot{V}O_2$máx expressos relativamente à massa corporal são de 20 a 25% mais altos nos homens do que nas mulheres. Alguns fatores ajudam a explicar essa discrepância, incluindo as diferenças relacionadas ao gênero na massa corporal magra e no conteúdo da gordura corporal, a concentração de hemoglobina, a atividade física habitual e a razão entre massa muscular e corporal (33). Em uma meta-análise de treze estudos em homens e mulheres, Sparling verificou que expressar o $\dot{V}O_2$máx em litros por minuto, mililitros por quilograma por minuto e mililitros por quilograma de massa corporal magra por minuto, resulta em diferenças relacionadas ao gênero de 56, 28 e 15%, respectivamente (99). Quando uma análise similar foi realizada nos estudos de homens e mulheres treinados no mesmo esporte, as diferenças foram de 52, 19 e 9%. Apesar dos níveis de hemoglobina serem mais altos nos homens, isso parece ser responsável por apenas uma pequena parte das diferenças relacionadas ao gênero no $\dot{V}O_2$máx observadas nos adultos (27).

Esses dados indicam, então, que vários fatores interagem conjuntamente e são responsáveis pelas diferenças relacionadas ao gênero na potência aeróbia máxima nos adultos. Ao final de tal análise, um pequeno percentual das diferenças no $\dot{V}O_2$máx nos adultos, entre os gêneros, fica sem explicação. Ainda será visto que isso parece ser verdade também nas crianças em idade pré-púbere.

Os determinantes principais das diferenças do gênero sobre o $\dot{V}O_2$máx em adultos (massa muscular, gordura corporal, concentração de hemoglobina) refletem influências dos hormônios sexuais testosterona e estrogênio. Da mesma forma, essas variações entre homens e mulheres se tornam claras durante a puberdade. Antes dessa idade, quando nenhuma influência dos hormônios sexuais é esperada, as diferenças do gênero no $\dot{V}O_2$máx são menores, mas ainda evidentes. Nesta seção, serão discutidos os determinantes dessas diferenças relacionadas ao gênero nas crianças. Seriam as variações sexuais um reflexo dos mesmos fatores observados nos indivíduos em idade pós-púbere? Ou será que determinantes adicionais têm um papel na diferenciação da potência aeróbia entre meninos e meninas? O que explica essas influências antes dos eventos hormonais na puberdade, porém, permanece um mistério.

Essa análise será feita gradualmente, começando pelas diferenças no $\dot{V}O_2$máx absoluto e terminando pelos determinantes fundamentais mais específicos da potência aeróbia máxima. Ficará aparente que essa progressão transita entre dados que são mais ou menos indiscutíveis, e aqueles que devem ser considerados como inteiramente especulativos.

$\dot{V}O_2$máx Absoluto

O valor absoluto de $\dot{V}O_2$máx aumenta durante os anos pré-púberes de uma forma curvilinear, tanto nos meninos quanto nas meninas, e enquanto existe uma considerável sobreposição, os valores médios dos meninos são consideravelmente maiores do que aqueles das meninas. Em sua análise de 32 estudos, Krahenbuhl et al. constataram que a diferença média com relação aos gêneros entre as idades de 6 e 11 anos foi de aproximadamente 0,200 L · min^{-1}, uma diferença de 15 a 19% (54). Aos 12 anos, observou-se que os valores de $\dot{V}O_2$máx absoluto foram 25% maiores nos meninos em relação às meninas.

Em uma revisão similar da literatura, Armstrong e Welsman examinaram as diferenças com a idade em relação ao gênero sobre o $\dot{V}O_2$pico em 3.050 meninos e 2.167 meninas (6). Utilizando-se de regressão linear, eles constataram que o $\dot{V}O_2$pico médio determinado pelo teste em esteira foi aproximadamente 12% mais alto nos meninos quando comparado ao $\dot{V}O_2$pico das meninas aos 10 anos, aumentando para 23% aos 12 e 37% aos 16 anos de idade.

Em resumo, a habilidade média dos meninos em idade pré-púbere em utilizar oxigênio durante o teste de exercício máximo é cerca de 12 a 15% mais alta do que a média das meninas na mesma idade.

$\dot{V}O_2$máx por Quilograma de Massa Corporal

Comparações da potência aeróbia máxima entre grupos precisam expressar esses valores em relação ao tamanho corporal. Quando o $\dot{V}O_2$máx é relativo à massa corporal, as pequenas diferenças médias relacionadas ao gênero observadas nos valores absolutos durante os anos pré-púberes, são amplificadas. Em vez de aumentarem paralelamente, as curvas dos meninos e das meninas divergem. Nos meninos, de fato, não existe nenhuma curva: o $\dot{V}O_2$máx por quilograma permanece estável em aproximadamente 52 mL · kg^{-1} · min^{-1} ao longo dos anos de crescimento. Os valores nas meninas, por outro lado, declinam continuamente quase a partir da idade em que pode ser mensurado pela primeira vez, de cerca de 50 mL · kg^{-1} · min^{-1} aos 8 anos para 40 mL · kg^{-1} · min^{-1}, aos 15 anos (6, 54).

O uso da proporção padrão nesses estudos pode tornar obscura a forma como o $\dot{V}O_2$máx se desenvolve com o aumento do tamanho corporal. No entanto, esses dados indicam uma diferença relacionada ao gênero distinta na relação entre a aptidão aeróbia e as dimensões corporais.

A discrepância relacionada ao gênero é pequena aos 6 anos (cerca de 1,5%), mas aumenta progressivamente para 32% aos 16 anos (54).

Em resumo, quando ajustadas para a massa corporal, as diferenças relacionadas ao gênero na potência aeróbia máxima nas crianças persistem. Mais ainda, a magnitude dessas diferenças entre meninos e meninas se torna maior com a idade. As diferenças nos padrões de alteração precisam ser consideradas.

Composição Corporal

O $\dot{V}O_2$máx está estreitamente relacionado com a massa corporal magra (LBM) ou, mais especificamente, com a massa muscular. Espera-se, portanto, que as diferenças relacionadas ao gênero nessas variáveis, contribuam para variações no $\dot{V}O_2$máx absoluto. De fato, as curvas de desenvolvimento da massa muscular estimadas para a idade nos meninos e nas meninas, e aquelas para o $\dot{V}O_2$máx absoluto, são essencialmente idênticas (Figura 3.3 no Capítulo 3, Figura 5.10a). As diferenças relacionadas ao gênero no $\dot{V}O_2$máx absoluto nos anos pré-púberes podem, portanto, ser amplamente justificadas pelas variações no desenvolvimento da massa muscular corporal (ou LBM) nos meninos e nas meninas.

Diferenças na massa muscular relativas à massa corporal podem também contribuir para as diferenças relacionadas ao gênero no $\dot{V}O_2$máx específico da massa. Malina e Bouchard notaram que a massa muscular nos meninos aumenta o peso corporal de aproximadamente 42 a 54% entre as idades de 5 e 17 anos (60). Nas meninas o aumento é menor: 40% aos 5 anos, subindo para 45% aos treze. A explicação para essas diferenças relacionadas ao gênero em termos musculares antes da puberdade é desconhecida. Os níveis de testosterona durante a infância são bastante baixos e iguais em meninos e meninas (60). As diferenças no crescimento muscular nos anos pré-púberes entre os meninos e as meninas podem refletir ações diferenciais relacionadas ao gênero do eixo GH-IGF-I.

Enquanto o $\dot{V}O_2$máx absoluto é associado estreitamente com a massa corporal magra, o tecido adiposo reduz o valor de $\dot{V}O_2$máx por quilograma, atuando como um componente inerte que infla o denominador. A queda no $\dot{V}O_2$máx relativo à massa durante a infância nas meninas tem, portanto, tradicionalmente sido explicada pelo acúmulo de gordura corporal durante os últimos anos da idade pré-púbere.

Os números se encaixam bem para sustentar essa idéia. Por meio da avaliação das dobras cutâneas, o percentual de gordura corporal aumenta progressivamente em média na menina de 13,5% aos 6 anos para 18,5% aos 12 anos de idade (56). Aos 16 anos, esse número sobe para 23,0%. Como já exposto, uma redução de 25% no $\dot{V}O_2$máx por quilograma é observada durante esses dez anos. Acima do mesmo intervalo de tempo, o percentual de gordura corporal – e do $\dot{V}O_2$máx por quilograma – permanece estável nos meninos.

A maior parte dos estudos indica que quando o $\dot{V}O_2$máx é expresso em relação à composição corporal, as diferenças relacionadas ao gênero em crianças são reduzidas mas não inteiramente eliminadas. Rowland et al. (86) compararam os

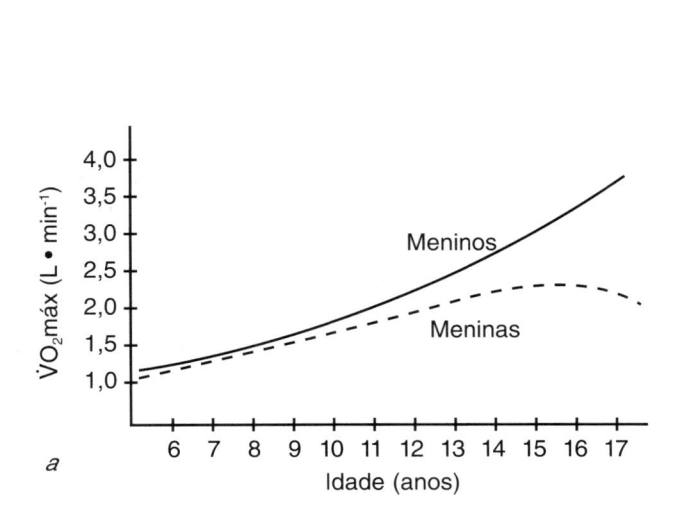

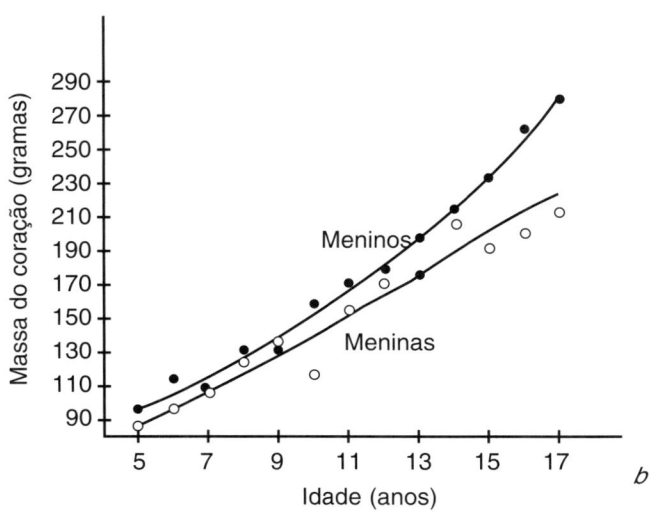

► FIGURA 5.10   (a) Desenvolvimento do $\dot{V}O_2$máx absoluto e (b) alteração da massa do coração de acordo com a idade em meninos e meninas (Referências 54 e 50). As duas curvas são similares àquela para o aumento da massa muscular esquelética (Figura 3.3 no Capítulo 3).

valores de $\dot{V}O_2$máx durante um teste em cicloergômetro entre 25 meninos (12,0 ± 0,4 anos) e 24 meninas (11,7 ± 0,5 anos). Os valores de $\dot{V}O_2$máx relativos à massa para os meninos e as meninas foram de 47,2 ± 6,1 e 40,4 ± 5,8 mL · kg⁻¹ · min⁻¹, respectivamente (uma diferença de 17%). Quando os valores foram expressos em relação à massa corporal magra (calculada através da mensuração das dobras cutâneas), a diferença caiu para 6%. Por meio desses dados, então, as diferenças na massa corporal magra são responsáveis por aproximadamente dois terços das diferenças relacionadas ao gênero no $\dot{V}O_2$máx. Esses números mimetizam aqueles descritos anteriormente nos adultos.

Esses achados são similares àqueles descritos por Sunnegardh e Bratteby em crianças suecas de 8 anos (100). Esses pesquisadores constataram uma diferença de 14,8% entre os meninos e as meninas no $\dot{V}O_2$máx relativo à massa corporal (52,7 e 45,9 mL · kg⁻¹ ·min⁻¹, respectivamente). Quando o $\dot{V}O_2$máx foi ajustado para a LBM, a diferença diminuiu para 6,8%. Em um estudo longitudinal de crianças de 12 a 17 anos, Kemper et al. relataram que o $\dot{V}O_2$máx por quilograma foi aproximadamente 20% maior nos homens em todas as idades (52). Quando os valores de $\dot{V}O_2$máx foram expressos relativamente à LBM, uma diferença de 6% relacionada ao gênero permaneceu.

Os achados desses estudos, que utilizaram a espessura das dobras cutâneas para avaliar a composição corporal, são muito consistentes. Porém, quando Vinet et al. estimaram a LBM por meio da absorciometria por emissão dupla de raio X, em seu estudo sobre as diferenças relacionadas ao gênero no $\dot{V}O_2$máx, os achados foram diferentes (103). Os meninos exibiram um $\dot{V}O_2$máx por quilograma mais alto do que as meninas (47,9 *vs.* 40,9 mL · kg⁻¹ ·min⁻¹), mas quando ajustado para a LBM (expresso alometricamente para o expoente 1,33), as diferenças relativas ao gênero na potência aeróbia máxima desapareceram totalmente. Quando o $\dot{V}O_2$máx foi relacionado à LBM por meio da proporção padrão (LBM^{1,0}), os meninos apresentaram um valor maior em média 6,2%, mas essa diferença não foi estatisticamente significativa. Esses autores concluíram que as diferenças no $\dot{V}O_2$máx entre meninos e meninas poderiam ser explicadas inteiramente pelo impacto do gênero na composição corporal, e que essas variações "não refletiam uma diferença básica funcional relativa ao gênero".

Welsman et al. examinaram os efeitos relativos ao gênero de crianças sobre a relação do $\dot{V}O_2$pico com o volume muscular da coxa determinado por imagem de ressonância magnética (107). Todos, exceto dois dos 32 indivíduos estavam no estágio I da escala de Tanner, de acordo com índices dos pêlos púbicos. Nenhuma diferença significativa na média do volume muscular da coxa foi observada entre os meninos e as meninas, mas os meninos apresentaram um $\dot{V}O_2$pico relativo à massa significativamente maior. O volu-

me muscular da coxa foi altamente correlacionado com o $\dot{V}O_2$pico absoluto nos dois gêneros (r = 0,80). Nenhuma diferença significativa foi observada quando o $\dot{V}O_2$pico foi expresso em relação ao volume muscular da coxa.

Em resumo, as diferenças relacionadas ao gênero no $\dot{V}O_2$máx absoluto, nos anos pré-púberes, podem estar relacionadas amplamente às variações no desenvolvimento da massa muscular corporal (ou LBM) nos meninos e nas meninas. Aumentos do percentual de gordura corporal, por outro lado, são responsáveis pelo declínio na potência aeróbia máxima expressa relativamente à massa corporal durante a infância nas meninas. Mesmo considerando essas influências, porém, alguns estudos indicam que uma pequena diferença relacionada ao gênero no $\dot{V}O_2$máx (cerca de 5 a 6%) permanece.

Concentração de Hemoglobina

Nenhuma diferença significativa é observada nos níveis de hemoglobina entre os meninos e as meninas durante os anos pré-púberes, e espera-se que a concentração de hemoglobina não tenha, portanto, qualquer papel nas diferenças relacionadas ao gênero no $\dot{V}O_2$máx. A similaridade na concentração de hemoglobina é refletida pelos valores semelhantes da diferença arteriovenosa de oxigênio máxima, nos meninos e meninas (discutida anteriormente neste capítulo). Armstrong e Welsman descobriram que a concentração de hemoglobina sangüínea foi uma variável explicativa não significativa na análise de níveis múltiplos das alterações observadas no $\dot{V}O_2$máx em crianças de 11 a 13 anos de idade (7). A concentração de hemoglobina sangüínea, portanto, não influencia as diferenças relacionadas ao gênero no $\dot{V}O_2$máx nos anos pré-púberes.

Volume Sistólico Máximo

A maioria dos estudos indicaram que, depois de se considerar todos os fatores precedentes, uma pequena diferença relacionada ao gênero (cerca de 5%) no $\dot{V}O_2$máx, ainda precisa ser explicada. Em um esforço para fazê-lo, pode-se retornar à equação de Fick e avaliar os potenciais papéis das seguintes variáveis: a freqüência cardíaca máxima, o volume sistólico e a difAVO$_2$. A freqüência cardíaca máxima durante os anos pediátricos é independente do gênero (86, 103), e já foi visto anteriormente neste capítulo que a difAVO$_2$ durante exercício exaustivo não é diferente nos meninos e nas meninas. Mais uma vez, o volume sistólico máximo é identificado como sendo o elemento-chave na determinação das diferenças no $\dot{V}O_2$máx entre os indivíduos, neste caso, entre meninos e meninas.

Um grande número de estudos examinou as diferenças relacionadas ao gênero no volume sistólico nas crianças durante o exercício submáximo e máximo. Nessas análises pode-se assumir que, o volume sistólico submáximo (mensurado em intensidade moderada de exercício) representa o volume sistólico no pico do exercício, uma vez que valores submáximos são altamente preditivos do volume sistólico máximo (85).

Vários estudos descreveram valores significativamente mais altos de volume sistólico e mais baixos de freqüência cardíaca em uma taxa específica de trabalho nos meninos, quando comparados às meninas (4, 7, 39, 49, 101). Turley e Wilmore (101) compararam variáveis cardiovasculares entre doze meninos e doze meninas nas idades de 8 a 9 anos, em três testes realizados em cicloergômetro com uma carga de trabalho em estado-estável (20, 40 e 60 W) e velocidades de esteira (4,8; 6,4 e 8 km $\cdot$h^{-1}). Os valores absolutos foram comparados, uma vez que nenhuma diferença significativa foi observada em relação ao tamanho corporal, à massa livre de gordura, ou ao volume estimado de tecido magro da perna entre os dois grupos. Não houve diferenças estatísticas significativas no volume sistólico entre os dois grupos em qualquer uma das comparações. Porém, nas seis comparações, os valores foram mais altos nos meninos do que nas meninas. A média em todas as tentativas foi de 61 mL para os meninos e de 57 mL para as meninas (atingindo uma diferença relacionada ao gênero de 7%, coerente com os estudos analisados anteriormente que relacionavam o $\dot{V}O_2$máx à dimensão e composição corporais).

Armstrong e Welsman examinaram essa questão por uma perspectiva longitudinal (7). Eles usaram o modelo de regressão de múltiplos níveis para avaliar as diferenças relacionadas ao gênero nas respostas cardíacas ao exercício submáximo em esteira (8 km $\cdot$ h^{-1}) em crianças avaliadas anualmente, com idades de 11 a 13 anos. O débito cardíaco foi estimado pela técnica de inalação do CO_2 exalado. A freqüência cardíaca nas meninas foi significativamente maior nos três testes. O volume sistólico foi maior nos meninos, mas a diferença foi estatisticamente diferente somente no segundo teste. Essas diferenças foram observadas mesmo quando o tamanho e a composição corporais estavam controlados.

Dois estudos examinaram as influências relacionadas ao gênero sobre o volume sistólico durante exercício máximo. Entre 24 meninas na pré-menarca e 25 meninos em idade pré-púbere, Rowland et al. (86) constataram que o índice médio do volume sistólico máximo avaliado por ecocardiografia Doppler foi de 62 ± 9 mL $\cdot$ m^{-2} nos meninos e 55 ± 9 mL $\cdot$ m^{-2} nas meninas ($p < 0,05$). Quando o volume sistólico foi expresso relativamente à massa corporal magra, as diferenças relativas ao gênero diminuíram, mas os valores permaneceram maiores 5,2% nos meninos. Nenhuma diferença significativa foi observada entre os meninos e as meninas na freqüência cardíaca máxima ou na diferença arteriovenosa de oxigênio.

Vinet et al. não puderam confirmar esses resultados em um estudo similar no qual utilizaram a absorciometria por emissão dupla de raio X em vez das dobras cutâneas para avaliar a composição corporal (103). Foi verificado que as diferenças relativas ao gênero no volume sistólico máximo desapareceram quando os valores foram relacionados à LBM^{0,79} derivada alometricamente.

Outros Fatores

Existem outros fatores que poderiam justificar as pequenas e inexplicáveis diferenças com relação ao gênero no $\dot{V}O_2$máx observadas na maioria dos estudos, uma vez que a gordura e a massa magra corporais sejam consideradas? Existem diferenças de gênero na razão entre a massa muscular e a massa magra? Poderia existir uma contribuição das diferenças da atividade física habitual entre os gêneros, geralmente consideradas irrelevantes, nas diferenças observadas no $\dot{V}O_2$máx? A pequena e inexplicada diferença no $\dot{V}O_2$máx entre os gêneros seria simplesmente um reflexo da variação nos métodos de avaliação da composição corporal? Poderiam existir diferenças menores na atividade das enzimas aeróbias celulares relacionadas ao gênero? Nenhuma informação está disponível para responder a essas possibilidades.

Existem evidências indicando que o tamanho do coração é menor nas meninas, o que poderia refletir em uma dimensão menor do ventrículo diastólico esquerdo final e assim, em um menor volume sistólico (50, 66, 98). A Figura 5.10b demonstra área de secção transversa derivada dos pesos cardíacos por idade, em estudos de autópsias. Os valores são consistentemente maiores em indivíduos do gênero masculino do que naqueles do feminino, e a curva de desenvolvimento é marcadamente similar àquelas da massa muscular (Figura 3.3) e do $\dot{V}O_2$máx (Figura 5.10a). No que diz respeito à explicação sobre as pequenas diferenças residuais do gênero no $\dot{V}O_2$máx, no entanto, teríamos que estabelecer que o tamanho do coração é *desproporcionalmente* menor em relação à massa corporal magra nas mulheres, porém essa informação não está disponível.

Depois de considerados todos esses fatores, a capacidade funcional do sistema de transporte e utilização do oxigênio, relativo às demandas musculares, não é substancialmente diferente entre meninos e meninas na idade pré-púbere. No máximo, uma diferença de 5%, que não é responsável pelas variações no tamanho e na composição corporais, pode ser observada.

Conclusões

Melhorias ontogenéticas no $\dot{V}O_2$máx em relação à massa corporal podem ser determinadas pelo aumento no tamanho do tecido em exercício (músculo esquelético) e mudanças na capacidade funcional de seu sistema energético (capacidade das enzimas aeróbias). O tamanho cardíaco aumenta em conjunto com esse desenvolvimento para adequar a distribuição ao consumo de oxigênio celular na musculatura em exercício.

Na equação de Fick, fatores que influenciam o tamanho do ventrículo esquerdo em repouso são responsáveis pelo volume sistólico de repouso de uma criança, o que em contrapartida determina o volume sistólico no exercício → débito cardíaco máximo → consumo máximo de oxigênio. Do ponto de vista cardíaco, então, a aptidão aeróbia fisiológica pode ser definida por meio de variáveis que afetam a dimensão diastólica ventricular, tais como o volume plasmático, a freqüência cardíaca (tônus vagal) e os efeitos hormonais no coração. (Serão vistas no próximo capítulo, entretanto, evidências que indicam que os fatores periféricos, mais do que os centrais (coração), podem ser decisivos no controle e definição dos limites da circulação sangüínea durante o exercício.)

Aumentos no desempenho de resistência à medida que as crianças crescem independem do $\dot{V}O_2$máx e são, em vez disso, ligados ao aprimoramento da economia no exercício submáximo. O limite do desempenho muscular sustentado, definido pelo equilíbrio das funções das enzimas celulares aeróbias e anaeróbias, pode ser um conceito útil no entendimento dos fatores que determinam o desempenho no campo durante o crescimento.

O nível da atividade física habitual nas crianças, em contraste com aquele nos adultos, não é um preditor útil do $\dot{V}O_2$máx. Não se pode esperar que variações nas atividades diárias realizadas pelos jovens, substancialmente alterem sua utilização máxima de oxigênio.

Uma vez que a composição e tamanho corporais sejam considerados, pouca diferença é observada entre meninos e meninas, na potência aeróbia máxima. Entretanto, não está claro se as pequenas variações no $\dot{V}O_2$máx (cerca de 5%) representam diferenças biológicas reais entre meninos e meninas.

Questões para Discussão e Direcionamento de Pesquisa

1. Como o $\dot{V}O_2$máx realmente se relaciona com as dimensões corporais à medida que as crianças crescem? As diferenças de gênero existem nessa tendência, independentemente do tamanho e da composição corporais?

2. Que fatores causam as diferenças de gênero na composição corporal nos anos pré-puberais e que influenciam a aptidão física?

3. Os fatores que influenciam as diferenças interindividuais no $\dot{V}O_2$máx entre as crianças são similares àqueles responsáveis por alterações ontogenéticas?

4. Que fatores são responsáveis por determinar o volume do ventrículo esquerdo em repouso, os quais parecem ser determinantes críticos do $\dot{V}O_2$máx?

5. Como o limite do desempenho muscular sustentado se altera durante o crescimento? Que abordagens práticas de teste podem ser utilizadas para avaliá-lo? O que determina seu limiar?

6. Quanto as atividades diárias contribuem para a aptidão aeróbia – fisiológica e funcional – das crianças?

7. Qual é o meio mais apropriado de analisar a cinética do consumo de oxigênio? As diferenças maturacionais realmente existem? Se existem, como refletem as tendências do desenvolvimento da capacidade aeróbia e anaeróbia das crianças?

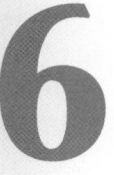

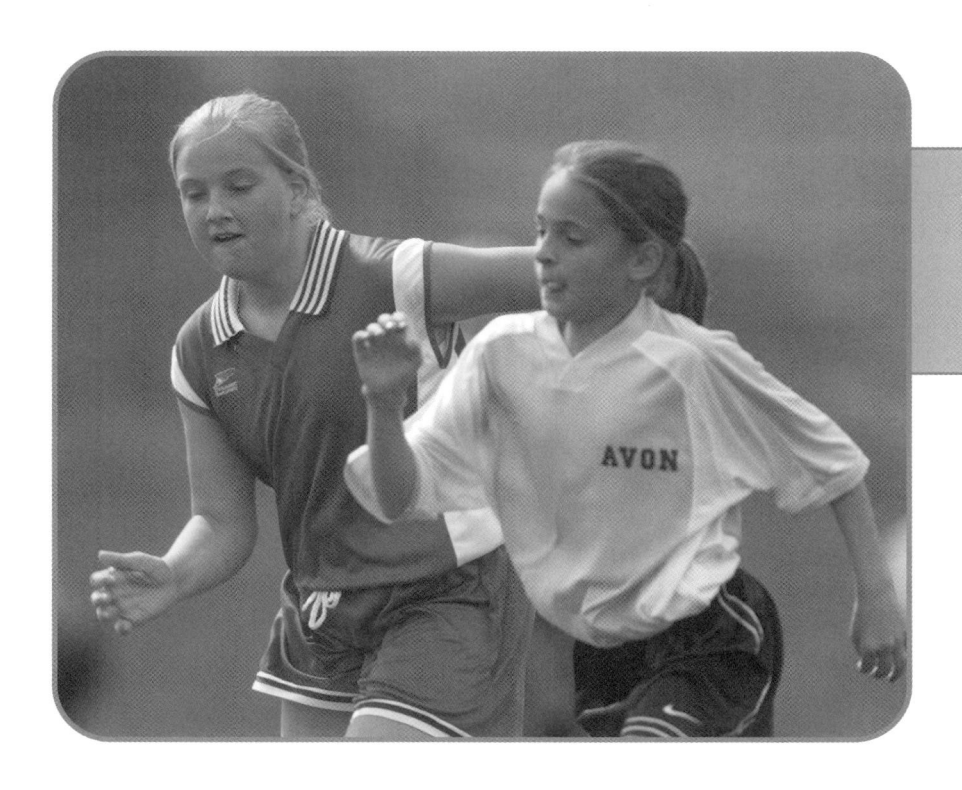

Respostas Cardiovasculares ao Exercício

O coração de um animal é a base para sua vida, seu membro chefe, o sol de seu microcosmo; do coração, toda sua atividade depende, de seu coração, toda sua vivacidade e força surgem.

William Harvey (1642)

▶ *Neste capítulo serão discutidos:*

- os meios pelos quais o sistema cardiovascular responde ao exercício;
- como essas respostas mudam com a idade durante a infância;
- o meio apropriado de ajustar as variáveis cardíacas ao tamanho corporal.

Há preocupações – persistentes ainda hoje – de que o coração de uma criança não esteja apto a tolerar o exercício tão bem como o de um adulto. No final do século XVIII, Beneke et al., levantaram a questão sobre a percepção de uma discrepância entre o crescimento do coração e os tamanhos da aorta e artéria pulmonar (ver referência 43). Enquanto o volume do coração aumenta proporcionalmente à massa corporal, a circunferência dos grandes vasos cresce relativamente à altura do corpo (i. e., linearmente). Considerava-se que essa "desarmonia natural" predispunha a criança à hipertensão e "diminuía o vigor dessa criança nesse período" (43).

Mais recentemente, outro problema surgiu: Estudos do efeito do exercício em crianças têm consistentemente demonstrado que em um dado nível de consumo de oxigênio, o débito cardíaco (Q) tende a ser menor na criança do que no adulto (8). Em um $\dot{V}O_2$máx de 1.4 L · min⁻¹, por exemplo, o débito cardíaco típico para um adulto é cerca de 14 L · min⁻¹, mas em uma criança é de 11 L · min⁻¹. Essa resposta hipocinética tem sido considerada importante na limitação das adaptações das crianças ao exercício de alta intensidade, particularmente quando realizados no calor (31).

Ambas as preocupações parecem ser igualmente artificiais. No primeiro caso, a interpretação de Beneke expôs sua insuficiência na compreensão dos princípios fundamentais da hidrodinâmica. Como Karpovich apontou, o fluxo sangüíneo na aorta e na artéria pulmonar não está relacionado à circunferência desses vasos, mas sim à sua área de secção transversa (43), tendo sido mostrado que essa área cresce paralelamente ao volume do coração enquanto a criança cresce. Por várias décadas, crianças em idade escolar estavam restritas em suas atividades por causa desse erro geométrico.

A segunda questão poderia ser considerada biologicamente irrelevante, uma vez que crianças e adultos em geral não se exercitam com o mesmo consumo absoluto de oxigênio. Em um dado $\dot{V}O_2$, a criança apresenta um volume sistólico mais baixo em relação ao adulto porque seu coração é menor; o volume sistólico é expresso proporcionalmente ao tamanho corporal, entretanto, é o mesmo nos dois grupos. Como veremos adiante neste capítulo, todos os dados disponíveis indicam que nenhuma diferença maturacional na reserva funcional cardíaca durante o exercício existe quando as variáveis são ajustadas apropriadamente

para as dimensões corporais. Durante o exercício, o índice cardíaco e sistólico, o padrão da resposta do volume sistólico, a função miocárdica, as alterações dimensionais ventriculares relativas, o período de enchimento sistólico e diastólico, o redirecionamento do fluxo cardiovascular e o fator de exercício (razão entre a mudança no débito cardíaco e o aumento no consumo de oxigênio) são similares em crianças e adultos (77).

Várias técnicas de avaliação não-invasiva permitiram a compreensão das repostas cardíacas ao exercício nas crianças, particularmente a ecocardiografia Doppler e a bi-dimensional, a bioimpedância torácica, o dióxido de carbono inalado, e a técnica de inalação do acetileno. O leitor deve ter como referência várias revisões recentes que avaliaram a precisão e a praticabilidade desses métodos (7, 88, 111, 112, 113). Os resultados desses estudos, além de falharem em demonstrar qualquer singularidade em relação às respostas cardíacas dos jovens, sustentaram conceitos tradicionais – mas freqüentemente ignorados – aqueles relativos ao controle e à limitação da circulação sangüínea durante o exercício. Este capítulo começa com uma revisão geral sobre o conhecimento corrente relativo às respostas cardiovasculares das crianças ao exercício. Sob a luz dessas observações empíricas, as evidências sobre os fatores que definem essas respostas são, então, consideradas. Antes de começarmos essa análise, porém, é importante levantar a questão sobre a maneira apropriada de expressar as variáveis cardíacas em relação às dimensões corporais.

Relacionando as Variáveis Cardíacas ao Tamanho Corporal

As variáveis cardíacas dependentes do tamanho, o volume sistólico e o débito cardíaco têm sido tradicionalmente relacionados à área de superfície corporal (ASC) quando indivíduos de diferentes dimensões corporais são comparados. Essa prática se desenvolveu a partir da consideração da teoria da dimensionalidade e do conceito de que a taxa metabólica basal (TMB) estaria relacionada com a perda de calor corporal (i. e., a regra da superfície). Porém, se o débito cardíaco e o volume sistólico são realmente melhor ajustados pela ASC, particularmente durante o exercício, ainda é motivo de controvérsia (17). A ASC não é, de fato, uma maneira apropriada de normalizar a TMB nas crianças, uma vez que a TMB por metro quadrado de ASC diminui com a idade, declinando cerca de 18% entre 6 e 14 anos. O erro ocorre porque a ASC nunca é de fato avaliada, mas sim estimada por meio de equações de qualidade dúbia. Também é problemático que a ASC não leve em consideração as diferenças na composição corporal (i. e., o percentual da gordura corporal). Apesar dessas preocupações, várias observações empíricas têm sustentado o uso da ASC para o ajuste das variáveis cardíacas durante o exercício para o tamanho corporal nas crianças.

Dimensões do Coração

De acordo com a teoria da dimensionalidade, a massa ou o volume do coração (arquitetura tridimensional) deveria se relacionar à ASC (bidimensional) pelo expoente 1,5. Gutgesell e Rembold confirmaram isso quando combinaram dados obtidos a partir de múltiplos estudos ecocardiográficos e angiográficos para estimar o crescimento do coração em relação à ASC (35). Ao longo das faixas etárias, do bebê recém-nascido ao adulto, a relação entre o volume cardíaco e a ASC era não-linear, mas se tornou linear quando a ASC foi elevada à potência de 1,5. Eles notaram que quando sujeitos abaixo dos 5 anos eram excluídos, a relação do volume e da massa ventricular esquerda com a ASC se aproximava da linearidade.

No estudo de Muscatine com 904 crianças nas idades de 6 a 16 anos, a massa ventricular esquerda determinada ecocardiograficamente se relacionou à altura pela potência de 2,6, à ASC pela de 1,3, e à massa corporal pela de 0,75 (56). Nidorf et al. chegaram à mesma conclusão no seu estudo ecocardiográfico com 268 pessoas normais nas idades de 6 dias a 76 anos (61). Uma vez que o volume ventricular esquerdo se relaciona ao cubo do diâmetro, esses estudos indicam que a altura ao cubo seria uma variável para a normalização apropriada dos volumes ventriculares em repouso.

Em 201 meninos e meninas entre as idades de 6 e 17 anos, Daniels et al. (25) perceberam relações estreitas entre a massa ventricular esquerda – LVM (avaliada por meio de ecocardiografia) com o peso ($r = 0,84$), a altura ($r = 0,81$), a ASC ($r = 0,87$), e a massa corporal magra ($r = 0,86$). Na análise de regressão múltipla, a massa corporal magra ($LBM^{1,0}$) foi a mais importante entre todas, sendo responsável por 75% da variação na massa ventricular. Em outro estudo, Daniels et al. indicaram que a massa ventricular esquerda para a altura ao cubo, comparada ao expoente da ASC ou a outros expoentes para a altura, foi a mais estreitamente associada para LVM/LBM (24).

Após revisarem essa literatura, Batterham et al. concluíram que "o consenso atual é que uma estimativa da massa livre de gordura (FFM) fornece a mais apropriada variável para o tamanho corporal [e] que a dimensão cardíaca deveria ser classificada pelo expoente apropriado da FFM, derivado do modelo alométrico" (10, p.500). A descrição feita por Blimkie et al. das relações entre o $\dot{V}O_2$máx, o tamanho do coração e a massa corporal magra em 117 meninos nas idades de 10 a 14 anos sustentam esses dados (15). As variáveis do diâmetro ventricular esquerdo diastólico final, volume sistólico em repouso e massa ventricular esquerda calculada foram todas estreitamente correlacionadas com o $\dot{V}O_2$máx ($r = 0,75$ a $0,84$). A análise de regressão múltipla indicou, porém, que todas essas relações poderiam ser explicadas por suas associações compartilhadas com a massa corporal magra.

Débito Cardíaco e Volume sistólico

Mais uma vez por meio da teoria da dimensionalidade, as taxas de volume de fluxo (i. e., volume sobre tempo, como o débito cardíaco em litros por minuto) deveriam ser expressas como o comprimento ao cubo dividido pelo comprimento (que é considerado equivalente ao tempo), ou o comprimento ao quadrado. Isso significa que área de superfície corporal, a qual se relaciona ao quadrado da altura corporal, deveria ser um denominador apropriado para o ajuste de tamanho do débito cardíaco.

De Simone et al. examinaram a associação do volume sistólico e o débito cardíaco em repouso (avaliados por ecocardiografia modo-M) com medidas antropométricas em crianças e adolescentes (27). Dentro da população pediátrica, o volume sistólico em repouso foi relacionado à ASC pelo expoente de classificação 0,82, ao peso corporal pelo expoente 0,57, e à altura pelo expoente 1,45. Os respectivos expoentes para o débito cardíaco foram 0,53, 0,38 e 0,92. Os expoentes de classificação foram diferentes para o débito cardíaco e volume sistólico devido à influência do declínio na freqüência cardíaca em repouso com a idade. Os autores preveniram que o uso de qualquer medida antropométrica para normalizar as avaliações cardíacas precisa levar em conta a influência da gordura corporal.

Esse estudo nos lembra que é esperado que o ajuste apropriado do tamanho para as variáveis cardíacas em repouso nas crianças seja diferente daquele durante o exercício máximo. A análise alométrica indica que $Q^{x+y} = VS^x \times FC^y$. No exercício máximo, o expoente y para a freqüência cardíaca (FC) nas crianças é zero (i. e., a freqüência cardíaca máxima é independente do tamanho corporal dos 6 aos 16 anos). Portanto, os valores máximos do débito cardíaco (Q) e do volume sistólico (VS) deveriam se relacionar a outras medidas antropométricas por expoentes similares. Em repouso, porém, a freqüência cardíaca está inversamente relacionada à massa e à idade. O expoente em crianças não foi determinado, mas em animais para a $FC_{repouso} \sim M^{-0,25}$ (94). Conseqüentemente, em repouso, os expoentes alométricos para o volume e débito cardíacos, relativos a qualquer tipo de avaliação antropométrica, são diferentes.

Dados limitados obtidos em crianças durante o exercício sugerem que a área de superfície corporal seja uma maneira apropriada de ajustar as variáveis cardíacas ao tamanho corporal. Armstrong e Welsman estudaram a influência do tamanho corporal sobre o débito cardíaco e volume sistólico durante uma corrida submáxima em esteira (8 km • h^{-1}) em meninos e meninas nas idades de 11 a 13 anos (4). Alterações no débito cardíaco (determinadas pela técnica de inalação de CO_2) aumentaram diretamente com a idade, em ambos os gêneros, em proporção direta à área de superfície corporal.

Porém, Turley e Wilmore reportaram em seu estudo de crianças de 7 a 9 anos de idade durante o exercício máximo, que os valores do índice cardíaco (Q/ASC) e sistólico (VS/ASC) não eram independentes do tamanho (107). Em uma carga de trabalho de 60 Watts, uma correlação de $r = -0,82$ foi observada entre Q/ASC e ASC, e de $r = 0,29$ entre VS/ASC e ASC.

Rowland et al. (84) perceberam que a ASC serviu como uma maneira válida para normalizar os valores de débito cardíaco e volume sistólico máximos para o tamanho corporal em um grupo de 24 meninas em idade pré-menarca (idade média 12,2 ± 0,5 anos). As equações foram:

$$Q_{máx} = 1,02ASC^{1,08}$$
$$VS_{máx} = 1,73ASC^{1,05}$$

O coeficiente de correlação entre Q/ASC e ASC foi de 0,04. Outras variáveis antropométricas apropriadas para o ajuste do débito cardíaco nesse estudo foram a massa, $M^{0,59}$, e a altura, $H^{1,76}$. Em um estudo similar em meninos em idade pré-púbere, os mesmos autores perceberam que o volume sistólico máximo estava relacionado à ASC pelo expoente 1,03 (83). Vinet et al. reportaram que o volume sistólico e o débito cardíaco máximos se relacionavam à massa corporal magra pelos expoentes 0,79 e 0,76, respectivamente, em 35 crianças em idade pré-púbere (110).

Em resumo, a literatura corrente sugere que os valores do débito cardíaco e volume sistólico no exercício poderiam ser apropriadamente ajustados à massa corporal por $ASC^{1,0}$, $H^{3,0}$ ou $LBM^{1,0}$. Entretanto, a análise alométrica de uma população específica de sujeitos deve comprovar que os limites de confiança de 95% dos expoentes alométricos se encaixam nessa previsão.

Respostas Circulatórias ao Exercício: Fundamentos

Enquanto não existe um instrumento preciso para estimar o débito cardíaco de forma não-invasiva, os pesquisadores oferecem uma descrição consistente e razoável de como as variáveis circulatórias respondem ao exercício durante os anos pediátricos. As tendências essenciais envolvem alterações nas variáveis relacionadas ao tamanho (volume sistólico) e nas independentes do tamanho (freqüência cardíaca).

De maneira interessante, o equilíbrio entre esses dois padrões de desenvolvimento no estabelecimento do débito cardíaco é diferente em repouso quando comparado àquele em exercício máximo.

A informação a seguir sobre as variáveis cardíacas em repouso e durante o exercício nas crianças é resumida a partir de duas revisões recentes (77, 104). O leitor deve ter essas fontes como referência para maior discussão e aprofundamento.

O Coração em Repouso

A taxa metabólica em repouso nas crianças pequenas é maior em relação ao seu tamanho e à sua área de superfície corporais do que nas crianças mais velhas. Conseqüentemente, espera-se que o débito cardíaco acompanhe a mesma tendência. Katori estabeleceu isso em uma investigação sobre o débito cardíaco em repouso, por meio do método da diluição com contraste e ausculta (*earpiece dye dilution method*) em 151 indivíduos nas idades de 4 a 78 anos (44). O débito cardíaco por quilograma de massa corporal diminui de aproximadamente 240 mL • kg^{-1} • min^{-1} nos indivíduos mais jovens para 120 mL • kg^{-1} • min^{-1} na metade da adolescência. Quando expresso relativamente à área de superfície corporal, diminuições similares foram observadas. Essa curva de declínio do débito cardíaco relativo à massa é essencialmente idêntica ao padrão de queda da TMB. Estudos utilizando cateterização cardíaca, impedância cardiográfica e ecocardiografia Doppler revelaram um valor médio consistente para o índice cardíaco em repouso nas crianças em posição supina de 4,1 a 4,4 L • min^{-1} • m^{-2} (49, 54, 98).

A diminuição progressiva no débito cardíaco em repouso, relativo à massa corporal na medida que as crianças crescem deve refletir alterações concomitantes no volume sistólico em repouso, na freqüência cardíaca, ou em ambos. Os valores do volume sistólico são paralelos ao tamanho e às dimensões corporais. Krovets et al., por exemplo, perceberam que o volume sistólico em repouso durante a cateterização cardíaca em 29 sujeitos de 0 a 20 anos estava relacionado com a massa corporal e ASC pelos coeficientes de $r = 0,87$ e $r = 0,90$, respectivamente (49). Achados similares foram descritos por Sproul e Simpson (98). Nesses dois estudos, os valores do índice sistólico na posição supina ficaram em média de 44 e 42 mL • m^{-2}, respectivamente.

Esses dados indicam que a mudança relacionada ao tamanho no débito cardíaco em repouso, paralela à TMB, pode ocorrer em função do declínio na freqüência cardíaca em repouso com o aumento da idade. A freqüência cardíaca basal cai de 10 a 20 batimentos por minuto (bpm) entre as idades de 5 e 15 anos. A freqüência cardíaca basal nos homens é cerca de 80 bpm aos 5 anos e 62 bpm aos 15 anos de idade. Depois dos 10 anos, a freqüência cardíaca basal é de, aproximadamente, 3 a 5 batimentos mais rápida nas meninas que nos meninos.

Como esperado, a taxa de declínio na freqüência cardíaca em repouso se aproxima estreitamente da diminuição no $\dot{V}O_2$ relativo à massa. A TMB (expressa em calorias por metro quadrado da ASC por hora) cai cerca de 23% nas meninas entre as idades de 6 e 16 anos, enquanto a queda da freqüência cardíaca basal é por volta de 20%. Nos animais adultos, a freqüência cardíaca em repouso (f_h) está relacionada à massa corporal (M) por meio da equação alométrica $f_h \sim M^{-0,25}$, que é idêntica à equação que vincula a taxa metabólica relativa ao peso à massa corporal (94).

Obviamente, a taxa de disparo do nódulo sinusal em repouso está ligada estreitamente ao gasto metabólico de energia. O mecanismo para essa associação é desconhecido. Estudos de bloqueio autonômico indicam que a queda na freqüência cardíaca em repouso com a idade é provavelmente independente das diferenças maturacionais nas descargas dos sistemas parassimpático ou simpático. Alterações intrínsecas na taxa de despolarização do nódulo sinusal parecem mais prováveis, tais como as mudanças no fluxo de íons na membrana do nódulo sinoatrial ou a permeabilidade, ou mesmo alterações na localização das células marcapasso predominantes dentro do nódulo.

Um grande número de estudos não conseguiu indicar quaisquer diferenças maturacionais na contratilidade miocárdica durante o crescimento das crianças. A função contrátil é independente da idade, conforme já demonstrado por meio da avaliação do tempo dos intervalos sistólicos, da fração de encurtamento ventricular ecocardiográfica e do estresse de parede, e da fração de ejeção determinada com a angiografia por radionuclídeo.

A pressão sangüínea sistêmica em repouso aumenta progressivamente durante o crescimento das crianças. Uma criança recém-nascida saudável tem a pressão sangüínea de cerca de 70/55 mmHg. Aos 10 anos de idade, o valor esperado aumentará para 110/62 mmHg, e aos 15 anos para 115/65 mmHg.

Variáveis Cardíacas Com o Exercício

Espera-se que a relação entre os valores de freqüência cardíaca, volume sistólico, débito cardíaco, e taxa metabólica no exercício máximo durante um teste progressivo incremental na esteira ou bicicleta sejam diferentes daqueles em repouso. Enquanto a relação entre o $\dot{V}O_2$máx e a massa corporal se altera em relação àquela em repouso, o expoente de classificação ainda é tipicamente < 1,00. Uma vez que a diferença arteriovenosa de oxigênio máxima seja independente do tamanho (pelo menos até a puberdade), as relações alométricas do débito cardíaco máximo e das medidas an-

tropométricas deveriam ser similares àquela do $\dot{V}O_2$máx. A freqüência cardíaca no exercício máximo na infância permanece inalterada, portanto, todo o aumento no débito cardíaco pode ser atribuído ao crescimento do volume sistólico, o que conseqüentemente influencia o tamanho diastólico cardíaco.

A freqüência cardíaca aumenta constantemente com o exercício progressivo tanto nas crianças como nos adultos. Em uma alta intensidade de trabalho, porém, a freqüência cardíaca começa a diminuir à medida que a carga aumenta. Em um estudo de caminhada em esteira, treze crianças demonstraram tal diminuição quando a intensidade do exercício atingiu 60% do $\dot{V}O_2$máx (81). Cerca de um terço dos sujeitos demonstraram uma estabilização na freqüência cardíaca (definida como sendo um aumento menor do que 3 batimentos no estágio final).

A freqüência cardíaca em uma dada intensidade de trabalho declina conforme as crianças crescem. Isso reflete o aumento do tamanho do coração e do volume sistólico. Uma vez que a demanda de oxigênio e do débito cardíaco, necessária para uma carga de trabalho específica, permanece a mesma independentemente do tamanho corporal, uma criança maior satisfaz esses requisitos por meio de uma maior dependência do volume sistólico e menor da freqüência cardíaca do que as crianças mais jovens e menores.

Como observado anteriormente, a freqüência cardíaca máxima durante um teste de esteira ou de bicicleta permanece estável ao longo dos anos pediátricos, e os valores são similares nos meninos e meninas. Isso significa que as fórmulas utilizadas para estimar uma freqüência cardíaca-alvo máxima nos adultos (tal como 220 menos a idade), não são apropriadas para crianças e jovens adolescentes. De qualquer forma, a freqüência cardíaca pico independe da modalidade de teste. As mais altas freqüências são atingidas durante a corrida em esteira (200-205 bpm), enquanto aquelas durante uma caminhada ou um teste em bicicleta são normalmente 5 a 10 batimentos inferiores.

O índice sistólico máximo nos meninos é tipicamente 58 a 63 mL · m^{-2}, e o valor nas meninas é cerca de 5 mL · m^{-2} menor. Como analisado previamente, e como ainda será discutido adiante neste capítulo, as diferenças interindividuais no volume sistólico estão relacionadas à proporção de enchimento ventricular diastólica, mais do que à contratilidade intrínseca ou pós-carga.

Nenhuma diferença dramática foi observada no débito cardíaco máximo em relação à área da superfície corporal, durante o crescimento. Comparações de estudos que utilizam uma variedade de técnicas de avaliação têm fornecido valores razoavelmente consistentes de 10 a 12 L · min^{-1} · m^{-2}. Consistente com a mensuração do $\dot{V}O_2$máx, os valores de débito cardíaco máximo são tipicamente menores em meninas do que em meninos. A taxa de aumento do débito cardíaco com o exercício em relação as mudanças no consumo de oxigênio (o coeficiente de exercício) em crianças (5,7 a 6,5) é similar àquele observado nos adultos.

Uma série aguda de exercício de resistência é um evento hipertensivo nas crianças bem como nos adultos. Durante um teste incremental de esteira ou de bicicleta, a pressão sistólica aumenta até valores que são tipicamente 40% maiores do que em repouso, com pouca alteração na pressão diastólica. Existe alguma evidência que sugere que a magnitude do aumento da pressão sistólica, em repouso até o pico de exercício, pode ser maior nos indivíduos mais velhos do que nos mais novos. O declínio estável da resistência vascular periférica nas crianças durante tal teste (geralmente ao redor de 50%) também não é diferente daquele observado nos adultos.

Respostas Cardiovasculares ao Exercício Progressivo Agudo

As respostas cardíacas a uma série de exercício incremental têm sido tradicionalmente consideradas no contexto da equação de Fick: O consumo de oxigênio dos músculos em exercício reflete o produto da distribuição de oxigênio pelo débito cardíaco e sua extração celular, conforme indicado pela diferença no conteúdo do oxigênio arterial e venoso. Isso nos oferece uma expressão matemática exata do $\dot{V}O_2$máx. Porém, a equação de Fick também tem sido usada para definir fatores que regulam e limitam o consumo de oxigênio e, a partir dessa perspectiva, já causou concepções equivocadas no que diz respeito ao controle da circulação sangüínea durante o exercício.

A maior parte das pesquisas indicam que os limites da provisão circulatória de oxigênio para os músculos em exercício limitam o $\dot{V}O_2$máx. Analisando a questão pelo ponto de vista da equação de Fick, isso indica que os fatores cardíacos que limitam o rendimento são fundamentais para o entendimento da capacidade máxima da aptidão aeróbia fisiológica. (Já utilizamos uma abordagem tradicional quando identificamos os fatores responsáveis pelo volume sistólico máximo como aqueles que definem o $\dot{V}O_2$máx). Esse conceito, entretanto, não é consistente com um século de pesquisa que indica que os fatores periféricos, não os centrais, controlam e limitam a circulação durante o exercício progressivo. Em particular, o claro declínio da resistência vascular periférica, juntamente com a ação de bombeamento muscular, são considerados os meios que promovem o aumento do fluxo sangüíneo durante o exercício. De fato, a maioria dos pesquisadores têm considerado o coração como o elemento *responsivo* e não *responsável* pela reação

circulatória ao exercício. Dados recentes em crianças indicam que a resposta circulatória em indivíduos imaturos segue o mesmo padrão.

É importante examinar essa idéia em detalhes, pois se a perspectiva periférica estiver correta, os fatores responsáveis pela limitação do $\dot{V}O_2$máx são diferentes daqueles sugeridos pela equação de Fick. Esta seção se inicia com uma breve revisão histórica dos dados de pesquisa que levaram ao enfoque dos fatores circulatórios periféricos. Serão examinados então os achados empíricos, mais especificamente nas crianças, para determinar se tais observações concordam com o modelo do controle periférico das respostas circulatórias ao exercício.

Perspectiva Histórica

Historicamente, as incertezas sobre as respostas cardíacas normais ao aumento da atividade física têm refletido "a dificuldade para se estudar o indivíduo durante os movimentos bruscos do exercício" (100, p. 237). Não é surpresa, então, que um entendimento sobre a dinâmica circulatória tem seguido paralelamente o desenvolvimento de técnicas que permitam a avaliação do sistema cardiovascular ao movimento.

Na primeira metade do século XX, dados foram obtidos a partir de preparações isoladas de coração e pulmão, ou de cães anestesiados com o peito aberto. Quando, em 1914, Patterson e Starling anunciaram sua lei do coração (69) – o estiramento do miocárdio causa um aumento na força contrátil muscular – concluiu-se que o fluxo circulatório durante o exercício ocorria da mesma forma. Acreditava-se que o retorno venoso aumentado ao coração (a partir da vasodilatação periférica e da ação da bomba muscular) aumentava a pressão de enchimento ventricular esquerda e a dimensão diastólica (pré-carga). Esse estiramento do miocárdio desencadeava um aumento na força contrátil e no volume sistólico. Ao mesmo tempo a freqüência cardíaca subiu, como resultado da estimulação simpática do estiramento atrial (o reflexo de Bainbridge, discutido posteriormente). Os aumentos combinados na freqüência cardíaca e no volume sistólico foram então responsáveis pelo aumento no débito cardíaco com o exercício.

Esse ponto de vista foi amplamente aceito até o ano de 1950, quando estudos utilizando técnicas de diluição com contraste e cateterização cardíaca, tanto nos seres humanos quanto nos cães, indicaram que o volume sistólico em sujeitos na posição supina, de fato, não mudou com o aumento da intensidade do exercício (92). Ao mesmo tempo, o volume diastólico ventricular esquerdo permaneceu constante ou diminuiu ligeiramente (41). Em seu artigo de revisão de 1959, Rushmer e Smith argumentaram que "condições altamente distorcidas" dos modelos de pesquisa anteriormente utilizados falharam em mimetizar adequadamente as alterações fisiológicas em sujeitos acordados e intactos, "retardando seriamente" o entendimento das repostas cardíacas ao exercício (92). (De fato, esse argumento não era ilusório, uma vez que o modelo de coração-pulmão de Starling, já havia eliminado os efeitos da resistência venosa, da pressão intratorácica, do volume vascular, da alteração na freqüência cardíaca, da influência neurogênica, e dos fatores humorais). Conseqüentemente, o mecanismo de Starling para explicar o aumento do débito cardíaco ficou com má reputação.

Ainda assim, a idéia de que a dilatação arteriolar local nos músculos em contração serviria como o fator primário do aumento do fluxo sangüíneo durante o exercício prevaleceu. Em 1967, Guyton propôs que os tecidos individuais auto-regulavam o fluxo sangüíneo em relação às suas necessidades metabólicas, por meio do aumento na condutância vascular e que no caso do exercício vigoroso, "a causa primária do aumento no débito cardíaco seria a vasodilatação muscular local" (36, p.806). Ele concluiu a partir dessa pesquisa, que "o coração possui relativamente pouco efeito sobre a regulação normal do débito cardíaco".

Essa linha de raciocínio foi amplamente baseada no estudo de Donald e Shepherd (28), que não observaram prejuízo no aumento normal do débito cardíaco durante o exercício em cães desnervados (i. e., animais com ausência de estimulação simpática do coração). A resposta da freqüência cardíaca foi reduzida, mas o volume sistólico foi maior do que antes da desnervação, consistente com o fato de que o controle da circulação seja um efeito primário do aumento do retorno venoso dos fatores periféricos não-autonômicos. (Achados similares são observados atualmente em pacientes que passaram por transplante do coração e não possuem a presença da estimulação simpática [20]). Sustentando esse conceito, Guyton, em estudo com modelo animal, constatou que "um aumento na eficácia do coração como uma bomba não pode por si só aumentar o débito cardíaco mais do que um pequeno percentual, a menos que outro efeito ocorra simultaneamente no sistema circulatório periférico para transportar o sangue de vasos periféricos até o coração" (37, p.182).

No seu estudo clássico de 1967, Bevegard e Shepherd acreditaram no papel passivo do coração: "O coração serve como uma bomba propulsora de força, desenhada para descarregar qualquer volume que receba, aumentando sua taxa ou seu volume sistólico. A menos que ocorra uma dilatação dos vasos de resistência em algum leito vascular sistêmico, mediado por mecanismos locais, humorais e nervosos, um aumento na taxa não resultará em aumento no débito cardíaco" (11, p.180). Smith et al. (97) e Clausen (21) consideraram essa vasodilatação muscular local como sendo uma resposta gradual à necessidade metabólica, indicando que a queda da resistência vascular periférica seria responsável, não somente pelo aumento na circulação sangüínea durante o exercício, mas, também, pelo controle do fluxo circulatório, para adequar-se às necessidades metabólicas.

Revisões mais recentes dos mecanismos que cercam as respostas circulatórias ao exercício têm focado sua atenção em um outro fator periférico, a bomba muscular, no aumento do fluxo sangüíneo durante o exercício. Enquanto já havia sido reconhecido, há muito tempo, que o músculo poderia impulsionar o sangue de volta ao coração, Rowell et al. consideraram essa função como sendo primária: "A bomba muscular é um determinante importante do retorno venoso e da pressão de enchimento ventricular durante o exercício e pode ser visualizada como um segundo coração na porção de retorno venoso do circuito, tendo a capacidade de gerar fluxo sangüíneo, competindo com aquele do ventrículo esquerdo" (76, p. 775).

Durante as duas últimas décadas, o foco da pesquisa tem mudado para o papel do sistema nervoso autonômico no controle das respostas cardiovasculares ao exercício. Especificamente, um aumento reflexivo no impulso simpático para a elevação da freqüência cardíaca, da contratilidade miocárdica, e da pressão sangüínea, em resposta a várias descargas aferentes, são agora considerados fatores fundamentais nas respostas circulatórias ao aumento da atividade física. Estudos iniciais trabalharam com o exercício estático, mas o conceito do controle reflexo autonômico da circulação durante o exercício tem sido generalizado também para as atividades dinâmicas (58, 75).

Observações Empíricas

Observações recentes em crianças sustentam essas descrições anteriores da dinâmica cardiovascular normal durante o exercício. É importante examinar de perto tais descobertas empíricas, uma vez que qualquer idéia proposta sobre os mecanismos que controlam essas respostas deve, obrigatoriamente, obedecer a essas observações.

O volume sistólico eleva-se na fase inicial do exercício em posição vertical, mas permanece estável enquanto a intensidade do exercício aumenta. Esse padrão ocorre enquanto a freqüência e o débito cardíaco aumentam linearmente com a taxa de trabalho. Essa estabilização do volume sistólico é um dos achados mais consistentes na fisiologia cardiovascular, tendo sido demonstrada nas crianças por meio de bioimpedância torácica (48, 89), eco-cardiografia de Doppler (64, 80), inalação de CO_2 (9, 47, 105), diluição com contraste (30) e técnicas de inalação de acetileno (23, 29). Os valores tipicamente sobem de 30 a 40% no momento em que a intensidade atinge 50% do

V̇O₂máx, mas nenhuma mudança é observada além desse ponto à medida que a taxa de trabalho aumenta.

A pista para o significado desse aumento inicial no volume sistólico vem da observação de que quando uma criança (ou adulto) se exercita em posição supina, em geral nenhuma alteração significativa no volume sistólico ocorre com o exercício progressivo. Rowland et al. compararam diferenças nas respostas cardiovasculares ao exercício realizado em bicicleta na posição vertical e supina em treze meninos de 10 a 15 anos de idade (82). Em repouso, os índices cardíaco e sistólico foram significativamente maiores na posição supina (índice sistólico: 71±15 *versus* 51±12 mL • m⁻²; índice cardíaco: 4,18±1,00 *versus* 4,01±1,39 L • min⁻¹ • m⁻²). Enquanto os indivíduos pedalavam na posição supina a 50 rotações por minuto (rpm) com um incremento de carga de 25 Watts, nenhuma mudança significativa foi observada no volume sistólico (Figura 6.1). Na posição vertical um aumento típico de 29% foi observado após o segundo incremento de carga, mas o volume sistólico permaneceu inalterado em intensidades mais altas. Na taxa de trabalho de 50 Watts, e acima dela, nenhuma diferença significativa foi observada no índice sistólico, nas posições sentada e supina. Esses achados são consistentes com os estudos similares em adultos (11, 41, 92) e também com o trabalho de Rushmer e Smith em cães (92).

Essa informação sustenta o conceito de que o aumento inicial no volume sistólico durante o exercício reflete a mobilização de sangue atraído pela gravidade nas extremidades inferiores dependentes. Quando um indivíduo adulto assume a posição ereta, o volume sangüíneo nas pernas aumenta de 500 para 1.000 cm³, e a diminuição resultante no volume sangüíneo central faz com que o débito cardíaco e o

volume sistólico caiam de 20 a 40%. Alterações similares têm sido observadas nas crianças (48). No início do exercício em posição vertical, as contrações dos músculos das pernas mobilizam esse sangue, aumentando o volume central, e elevando o volume sistólico e o débito cardíaco (63). Uma vez que esse processo esteja completo, o volume sistólico permanece estável com o aumento da carga de trabalho, da mesma forma como acontece durante o exercício em posição supina, e os valores são similares tanto durante o exercício nessa posição como no exercício em posição vertical em intensidades de trabalho mais altas. Por meio dessa interpretação, então, o aumento de 30 a 40% no volume sistólico observado no início do exercício em posição vertical deveria ser interpretado simplesmente como um fenômeno de "re-enchimento" – uma mobilização do volume sangüíneo dependente nas pernas – e não como parte do processo fundamental pelo qual o fluxo circulatório aumenta durante o exercício.

Duas conclusões adicionais são sugeridas a partir dessa informação. Primeiramente, quando a posição supina é considerada como um ponto de partida, o volume sistólico não oferece qualquer contribuição ao aumento no débito cardíaco em resposta ao exercício. Em segundo lugar, a razão entre o volume sistólico máximo o de repouso, durante o exercício em posição vertical não é, como tem sido suposto, um marcador da resposta cardíaca funcional ao exercício. Essa razão, de fato, reflete apenas a diferença entre o volume sistólico na posição supina e ereta. Diferenças individuais entre o volume sistólico máximo e o de repouso enquanto pedalando na posição vertical indicam variações nas influências posturais (possivelmente função autonômica), e não da capacidade miocárdica.

A dimensão diastólica ventricular esquerda final permanece estável ou declina gradualmente à medida que a intensidade do exercício aumenta. O volume de enchimento ventricular esquerdo não aumenta enquanto a freqüência cardíaca, o débito cardíaco e o consumo de oxigênio aumentam durante o exercício progressivo até a exaustão. O padrão mais típico observado em estudos ecocardiográficos, de fato, tem sido um declínio gradual na dimensão diastólica ventricular esquerda final com o aumento da carga de trabalho. (A única exceção a isso é um pequeno aumento no tamanho diastólico no início do exercício em posição vertical, que se considera refletir o aumento transitório no enchimento cardíaco do sangue mobilizado a partir das extremidades inferiores).

Nottin et al. (64) demonstraram esse padrão em meninos (idade média de 11,7 ± 0,6 anos). A dimensão diastólica ventricular esquerda final caiu de 44 ± 4 mm em repouso para 41 ± 5 mm durante o exercício máximo. O mesmo padrão foi observado quando se comparou a um grupo de indivíduos adultos. Utilizando a mesma técnica, Rowland et al. descreveram uma tendência idêntica de alterações na di-

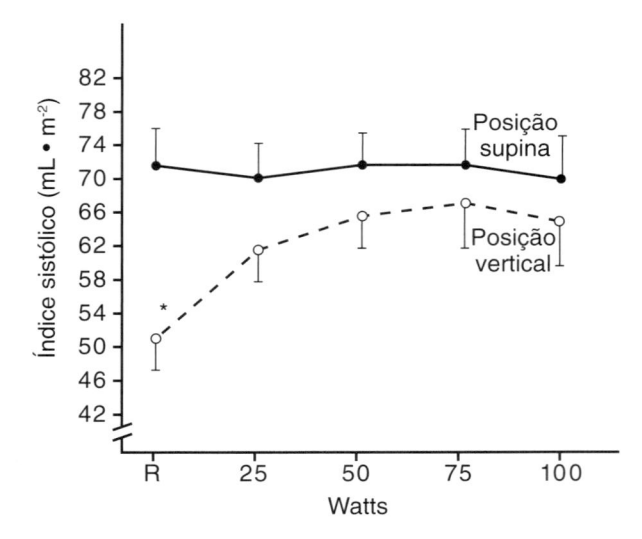

▶ FIGURA 6.1   Resposta do índice sistólico ao exercício progressivo em cicloergômetro em posição supina e vertical em crianças (Referência 82).

Reimpresso com permissão de Rowland, 2003.

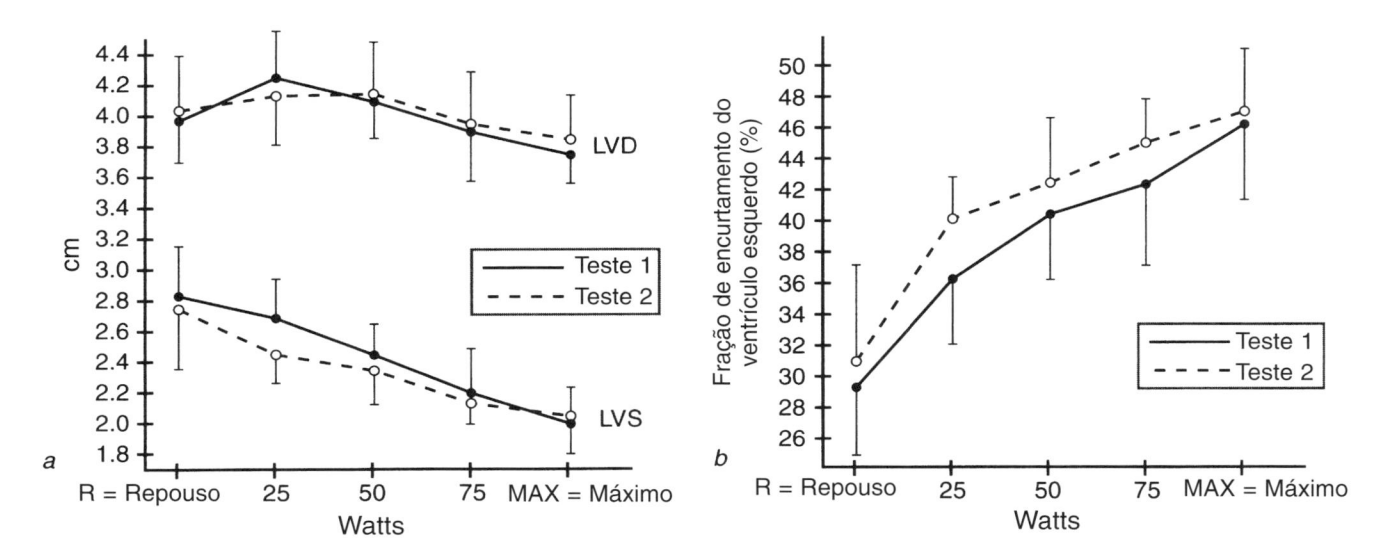

▶ FIGURA 6.2 (*a*) Alterações dimensionais sistólicas e diastólicas do ventrículo esquerdo (VE) e (*b*) alterações na fração de encurtamento ventricular durante o exercício máximo em cicloergômetro em posição vertical em meninos de 10 a 12 anos de idade (Referência 80).

mensão diastólica ventricular esquerda com o exercício em dois estudos separados de crianças em idade pré-púbere (80, 82; Figura 6.2). De fato, então, os estudos em crianças e adultos indicam que a pré-carga do ventrículo esquerdo não se altera, ou pode até mesmo diminuir ligeiramente durante o exercício agudo progressivo.

Portanto, precisamos explicar como o tamanho diastólico ventricular esquerdo permanece estável durante um teste de exercício, no qual o retorno sistêmico venoso aumenta quatro vezes. A única explicação aceitável é a de que a freqüência cardíaca precisa combinar com o aumento do retorno venoso para manter um volume sangüíneo estável e constante, atravessando a válvula mitral a cada batimento. O resultado dessa resposta da freqüência cardíaca é um tamanho diastólico final constante (ou ligeiramente diminuído) e pouca alteração na pressão atrial.

Essa explicação leva a duas novas perguntas: Como a taxa de disparo do nódulo sinusal se torna compatível com o volume venoso que retorna ao coração, e por que isso deveria ocorrer? O reflexo de Bainbridge, através do qual a freqüência cardíaca aumenta em resposta à elevação da pressão atrial direita, é o mecanismo ideal para explicar a estreita complementaridade entre a freqüência cardíaca e o retorno venoso. A existência desse reflexo, entretanto, tem sido sempre cercada de controvérsias (ver referência 38 para discussão).

Mas por que a freqüência cardíaca "defende" o tamanho ventricular esquerdo durante o exercício? Linden apontou que existem razões tanto físicas quanto fisiológicas pelas quais a prevenção do alargamento da câmara ventricular é

vantajosa para o coração (53). Mais importante, conforme expresso pela lei de Laplace, um raio ventricular aumentado resulta em aumento na tensão da parede. A dilatação do ventrículo durante o exercício causaria uma diminuição na eficiência mecânica por meio do aumento na carga de trabalho das fibras musculares individuais.

A força contrátil do coração se torna acentuada conforme a taxa de trabalho aumenta. Com o aumento da taxa de trabalho, o coração esvazia-se de forma mais efetiva durante cada batimento, um fenômeno que fica bastante óbvio com o uso da ecocardiografia bi-dimensional. Enquanto o tamanho diastólico ventricular esquerdo final (LVED) gradualmente cai, um declínio ainda mais dramático é observado na dimensão sistólica final (LVES). Como resultado, a fração de encurtamento ventricular esquerda, (LVED – LVES)/LVED × 100%, sobe durante o exercício progressivo.

Em seu estudo comparativo, Nottin et al. constataram que a fração de encurtamento ventricular esquerda subiu em média 37% no estado de repouso para 47% durante o exercício máximo nos meninos e de 36 para 49% nos homens (64). Rowland e Blum descreveram um aumento de 31%, antes do exercício para 47% no pico do exercício em meninos aos 10 a 12 anos de idade (80).

Isso levanta uma outra questão: se o tamanho diastólico ventricular esquerdo é estável conforme a intensidade do exercício aumenta, e a câmara ventricular esvazia-se mais completamente a cada batimento, como pode o volume sistólico (i. e., a quantidade de sangue que sai do ventrículo) permanecer inalterado? A resposta deve ser, como ilustrado na Figura 6.3, que o aumento na força contrátil serve para

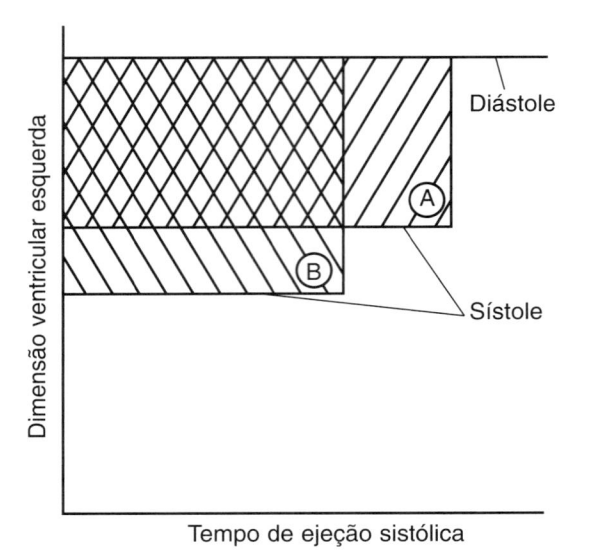

▶ FIGURA 6.3 À medida que ocorre a diminuição do tempo de ejeção sistólica do exercício de baixa intensidade (volume sistólico descrito como a área do retângulo A) ao de alta intensidade (retângulo B), o ventrículo esquerdo esvazia-se mais completamente (a dimensão sistólica declina e a fração de encurtamento aumenta em B comparando-se com A). O volume sistólico, no entanto, não se altera (a área do retângulo A se iguala à do retângulo B).

ejetar o mesmo volume sangüíneo em um período mais curto, enquanto a freqüência cardíaca aumenta (16). Sustentando esse conceito, Rowland et al. (90) encontraram um aumento de 20% na fração de encurtamento entre a primeira carga de trabalho e o pico do exercício em crianças, enquanto o tempo médio de ejeção sistólica caiu 24% (e o volume sistólico permaneceu estável). Um aumento na força contrátil miocárdica durante o exercício progressivo, então, parece *manter*, mais do que aumentar, o volume sistólico.

O início do exercício é acompanhado por uma queda dramática na resistência vascular periférica, que continua a cair de forma curvilínea à medida que a intensidade de trabalho aumenta. Resultados típicos foram observados em um estudo com dez meninos, nos quais a resistência vascular sistêmica média calculada caiu dramaticamente no início do exercício em bicicleta, de 13,9 ± 4,4 unidades no pré-exercício para 8,0 ± 1,5 unidades, com a primeira carga de trabalho de 25 Watts (80). Apenas quedas mínimas foram subseqüentemente observadas à medida que a intensidade de trabalho subia (6,8 ± 1,1 unidades a 50 Watts e 6,0 ± 1,5 a 75 Watts). Essa queda na resistência periférica reflete a dilatação arteriolar dos músculos em exercício, sendo refletida por alterações mínimas na pressão arterial sangüínea sistêmica (tipicamente de cerca de 20 mmHg) que ocorre em um teste de exercício máximo, mesmo quando o débito cardíaco aumenta cerca de quatro vezes (Figura 6.4).

A partir dessas observações empíricas, torna-se aparente que aquilo que o ventrículo esquerdo experimenta durante o exercício não é substancialmente diferente do que experimenta no estado de repouso. O volume de enchimento é o mesmo, e a quantidade ejetada por batimento não se altera. A alteração durante o exercício é que o sangue deve ser ejetado mais freqüentemente e em uma taxa mais rápida por batimento. O desafio fisiológico para o coração durante o exercício é bater mais freqüentemente e com uma força maior, tendo como resultado um volume de enchimento ventricular (pré-carga) e volume sistólico mais estável. Estudos em crianças sugerem que não existe efeito maturacional sobre esses fatores.

Fatores Periféricos

O cenário descrito na seção anterior é consistente com uma bomba cardíaca central funcionando de uma forma responsiva a fatores que definem o retorno venoso sistêmico. Isto é, as observações empíricas suportam o conceito de que os determinantes da resposta circulatória ao exercício e suas ligações com os requerimentos metabólicos do músculo sejam periféricos, mais do que centrais, em sua origem. Nesta seção, serão examinados os fatores periféricos que poderiam contribuir para essa resposta.

Resistência Vascular Periférica Reduzida

Fazer com que a freqüência cardíaca suba por si só não resultará no aumento do débito cardíaco. Quando o coração de um animal ou ser humano é ritmado de forma artificial, a elevação da freqüência cardíaca é acompanhada de uma

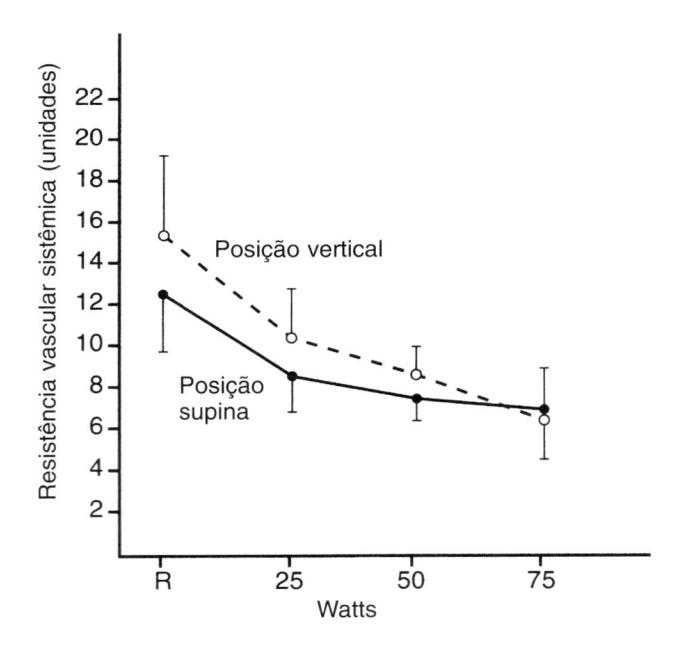

▶ FIGURA 6.4 A queda na resistência vascular sistêmica em crianças durante o exercício progressivo é igual nas posições supina e vertical (Referência 82).
De T.W. Rowland et al., 2003.

queda no volume sistólico (74). Essas observações indicam que um aumento no retorno venoso sistêmico, para manter a pressão de enchimento cardíaco, é necessário para aumentar o fluxo circulatório. Isso é atingido por meio da queda na resistência arterial periférica.

A dilatação arteriolar dentro do músculo ocorre imediatamente no início do exercício, com o rápido aumento do fluxo sangüíneo muscular. Os mecanismos de controle neurológicos podem estar envolvidos, mas a maior atenção tem sido dada ao efeito vasodilatador local dos fatores químicos – como os íons potássio, os íons hidrogênio, a adenosina, o oxido nítrico e o lactato – bem como a hipóxia tecidual (26)

A queda resultante na resistência vascular periférica aumenta o débito cardíaco, conforme previsto por meio da equação Pressão = Fluxo × Resistência, na qual podemos esperar que um aumento no fluxo ocorra juntamente com uma queda na resistência, desde que a pressão cardíaca seja mantida pelo aumento da força de contratilidade miocárdica. Esse efeito é observado em fístulas arteriovenosas, experimentais, induzidas cirurgicamente, ou mesmo de ocorrência natural (3, 14). Esses extravasamentos produzem um aumento no débito cardíaco, à medida que fazem com que o sangue desvie das arteríolas de alta resistência, mas não têm efeitos cardíacos diretos.

A influência de uma fístula arteriovenosa sobre a resistência periférica e, secundariamente, a circulação sangüínea, não está distante das condições do exercício dinâmico. Binak et al. (14) demonstraram isso em um estudo com sete indivíduos com fístulas arteriovenosas traumáticas da extremidade inferior, que passaram por testes de exercício, com e sem a oclusão do extravasamento (por meio de um anel de pressão sangüínea). Em repouso, o débito cardíaco subiu de 3,9 para 7,9 L · min^{-1} quando a fístula estava aberta, enquanto a resistência periférica caiu de uma média inicial de 1.183 dyn · s^{-1} · cm^{-2} para 639 dyn · s^{-1} · cm^{-2}. O exercício com a fístula obstruída resultou em um aumento do débito cardíaco de 3,9 L · min^{-1} para 4,9 L · min^{-1} e em uma queda da resistência periférica de 1.183 dyn · s^{-1} · cm^{-2} para 918 dyn · s^{-1} · cm^{-2}.

Bomba Muscular

Como o coração, o músculo é o tecido contrátil que cerca o leito vascular (canais vasculares múltiplos, não somente um ventrículo), equipado com válvulas (venosas) unidirecionais, e nervos que auxiliam na coordenação da contração. E, como o coração, o músculo tem um "volume sistólico" definido, que é o reflexo da pré-carga (suprimento sangüíneo das arteríolas sistêmicas), da contratilidade intrínseca, da pós-carga (tônus venoso sistêmico, função diastólica ventricular), e da taxa de contração (p. ex., cadência da pedalada durante o ciclismo).

A evidência da função do músculo como uma bomba vascular é amplamente derivada de estudos de deslocamentos centrais de volume e pressão sangüíneas em direção oposta às extremidades inferiores durante o exercício (ver referência 78 para uma análise). Existem dois mecanismos pelos quais a contração muscular pode servir como uma bomba circulatória. Primeiramente, a contração muscular comprime as veias intramusculares, oferecendo energia cinética para o sangue e propelindo-o centralmente (com o auxílio da orientação unidirecional das válvulas venosas). Em segundo lugar, o efeito da contração muscular na redução da pressão venosa intramuscular para valores mais baixos, ou até mesmo negativos, causa um aumento no gradiente de influxo arteriovenoso durante o período subseqüente de relaxamento muscular (i. e., um efeito de "sucção").

Um grande número de investigadores já tentou caracterizar traços da função da bomba muscular durante o exercício. Gotshall et al. introduziram a idéia de que a eficiência muscular pode ser definida como a capacidade da bomba muscular de satisfazer os requerimentos metabólicos do exercício (32). Esses autores analisaram a magnitude da resposta do débito cardíaco ao exercício como um indicativo do rendimento da bomba muscular e a diferença arteriovenosa de oxigênio como um marcador inverso da eficiência da bomba. Seus voluntários adultos pedalaram em uma carga constante de 200 Watts, e em cadências de 70, 90 e 110 rpm. Com o aumento da cadência de pedalada, o consumo de oxigênio e o débito cardíaco subiram, mas a diferença arteriovenosa de oxigênio caiu. Esses autores sentiram que a taxa aumentada de bombeamento do músculo (i. e., a cadência de pedalada) sob uma força contrátil constante (carga de trabalho) estava associada com a melhoria na efetividade da bomba muscular.

Rowland e Lisowski realizaram um estudo similar em crianças (86). As respostas hemodinâmicas foram avaliadas em indivíduos pedalando em cadências de 41, 63 e 83 rpm, em uma condição de carga constante (50 Watts) e também de zero de carga. O gasto de energia e, também, o débito cardíaco subiram, mas a diferença arteriovenosa de oxigênio permaneceu inalterada com uma cadência de pedalada maior, tanto com zero de carga como também na condição de carga constante. Os valores da diferença arteriovenosa de oxigênio foram significativamente maiores nos períodos de trabalho com carga do que naqueles sem carga, sugerindo que a efetividade da bomba muscular nas crianças é influenciada por aumentos na carga, mas não pela freqüência contrátil (taxa de pedaladas).

Várias questões permanecem em aberto no que diz respeito às características funcionais da bomba muscular e de seu papel na dinâmica circulatória durante o exercício. As taxas contráteis rápidas impedem o tempo adequado de enchimento, limitando, por conseqüência, sua função? As contrações de alta intensidade têm o mesmo efeito? O que limita a função contrátil durante um teste de exercício máximo?

Qual é a ação conjunta entre a taxa e a força contrátil na definição da eficácia da bomba?

Sucção Ventricular

Não sendo um fator periférico por si só, o efeito da sucção diastólica da contratilidade ventricular é importante no controle do retorno venoso sistêmico ao coração. O enchimento diastólico do ventrículo ocorre somente quando existe um gradiente de pressão entre o átrio e o ventrículo, fazendo com que a válvula átrio-ventricular se abra. Isso ocorre em dois momentos separados durante uma única diástole ventricular. O primeiro, que recebe o nome de fase de enchimento rápido, ocorre precocemente, quando a pressão no ventrículo em relaxamento cai abaixo daquela do átrio. Essa fase é responsável por aproximadamente 80% do enchimento ventricular no estado de repouso. Posteriormente na diástole, o gradiente gerado pela contração atrial é responsável pelo restante. Com o início do exercício leve e o aumento da freqüência cardíaca, o tempo reduzido de enchimento diastólico faz com que essas duas fases da diástole ocorram virtualmente de modo simultâneo.

A extensão pela qual a sucção ventricular serve para aumentar o retorno venoso e elevar o enchimento diastólico é determinada pelo ponto oposto da pressão ventricular no início da diástole, uma vez que isso estabelece a magnitude do gradiente entre o átrio e o ventrículo. Evidências sugerem que a função sistólica inotrópica aumentada do ventrículo no exercício de alta intensidade pode estar diretamente relacionada à extensão desse declínio da pressão e também à amplitude do gradiente de pressão átrio-ventricular. Udelson et al. reportaram que a estimulação adrenérgica através da infusão de isoproterenol em homens adultos diminuía o ponto mais baixo da pressão ventricular esquerda na diástole, aumentando, dessa forma, o fluxo sangüíneo transmitral (108).

Rowland et al. estimaram alterações no gradiente átrio-ventricular esquerdo utilizando ecocardiografia Doppler em meninos de 10 a 14 anos de idade, durante o exercício incremental na bicicleta na posição vertical (87). Os gradientes da pressão transmitral média e de pico aumentaram quatro vezes do repouso para o exercício máximo. Isso foi acompanhado de uma diminuição da média estimada do período de enchimento diastólico, de 0,48 a 0,14 segundos. O fluxo por batimento através da válvula mitral (equivalente ao volume sistólico ventricular) subiu 40% no início do exercício e, subseqüentemente, não mostrou qualquer alteração (Figura 6.5). Os autores interpretaram esses dados como se eles sugerissem que o efeito principal de um aumento no gradiente átrio-ventricular com o exercício fosse o de aumentar a velocidade de enchimento para se ajustar à diminuição do tempo de enchimento diastólico, mais do que aumentar o

volume total de retorno venoso sistêmico. Se isso for verdadeiro, o efeito da sucção aumentada do ventrículo durante o exercício permitiria, mas não definiria, os aumentos no fluxo circulatório.

Respostas Hemodinâmicas ao Exercício: Explicações Alternativas

A idéia de que fatores periféricos dentro do sistema circulatório governem as respostas circulatórias ao exercício é bem aceita pela maioria dos cientistas do exercício. É surpreendente, no entanto, que no esforço de explicar os fatores que limitem essas respostas – por exemplo, a definição do $\dot{V}O_2$máx – a importância desses determinantes periféricos seja normalmente ignorada. De fato, quando consideramos as variáveis que poderiam influenciar a hemodinâmica durante o exercício, de uma perspectiva periférica mais do que central, os fatores de definição da aptidão aeróbia fisiológica podem ser analisados sob uma luz totalmente diferente. Esses pontos de vista alternativos podem ser importantes na explicação das mudanças desenvolvimentais na potência aeróbia durante o crescimento das crianças.

Limites do Consumo de Oxigênio

Quando considerado pelo ponto de vista da equação de Fick (como fizemos anteriormente neste capítulo), a habilidade para gerar um volume sistólico máximo é um fator que define as diferenças interindividuais no $\dot{V}O_2$máx. Análises mais aprofundadas indicam que as variáveis que influenciam o tamanho do enchimento diastólico ventricular esquerdo

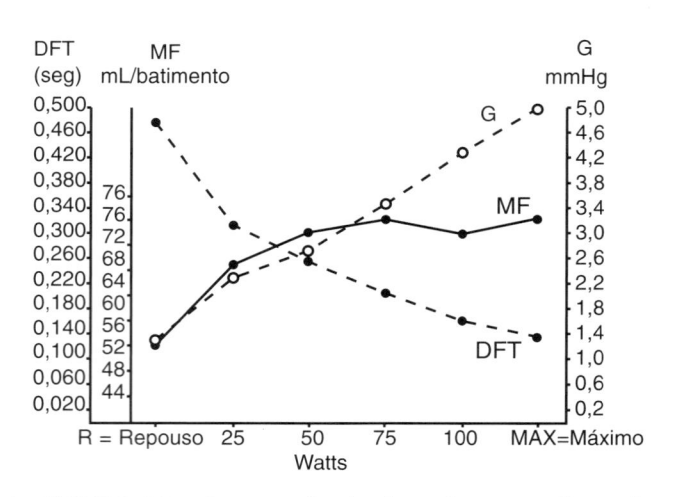

► FIGURA 6.5 Comparação de alterações no gradiente de fluxo mitral médio (G), volume de fluxo por batimento (MF) e no tempo estimado de enchimento diastólico (DFT) com o exercício progressivo em crianças (Referência 87).

em repouso são fundamentais. Isso leva a uma consideração da importância de fatores, como o volume plasmático, o controle nervoso autonômico sobre o nódulo sinusal e os efeitos anabólicos cardíacos de hormônios tais como, o hormônio do crescimento, o IGF-I, a insulina e a testosterona.

Entretanto, não levando em consideração a equação de Fick, a lista de variáveis potenciais que podem influenciar o $\dot{V}O_2$máx é diferente. Em particular, acredita-se que os mais importantes candidatos sejam os fatores que influenciam a magnitude da vasodilatação periférica e a capacidade contrátil do músculo. Uma queda na resistência vascular periférica parece ser um fator crítico na iniciação e sustentação do débito cardíaco com o exercício (51, 103). Porém, a resistência periférica se aproxima de seu extremo inferior no ponto intermediário de um teste de exercício progressivo e muda pouco em altas intensidades de exercício. Dessa forma, parece improvável que os fatores que afetam a dilatação arteriolar limitem as respostas circulatórias a um período agudo de exercício progressivo (apesar de tais fatores poderem claramente definir as diferenças interindividuais no $\dot{V}O_2$máx).

A fadiga da bomba muscular é, conceitualmente, uma explicação atraente para os limites do fluxo sangüíneo com o exercício, porque implicaria que os limites, tanto da distribuição de oxigênio como do trabalho externo – o suprimento e demanda de energia – são idênticos. Essa seria uma maneira útil de explicar a estreita ligação observada entre a demanda de energia ($\dot{V}O_2$) e o suprimento de oxigênio (débito cardíaco), conforme a carga de trabalho aumenta. Mas, outros fatores que afetam a bomba muscular poderiam também estar envolvidos. Conforme a intensidade de trabalho aumenta, por exemplo, a força da contração muscular progressivamente obstrui os vasos arteriais e interrompe o fluxo sangüíneo e o suprimento de oxigênio (102, 111).

Um outro fator que poderia limitar o fluxo sangüíneo durante o exercício é, realmente, central: À medida que a freqüência cardíaca aumenta para ficar compatível com o retorno venoso sistêmico crescente, o tempo de enchimento diastólico poderia começar a comprometer o fluxo sangüíneo até o coração. Uma vez que o consumo de oxigênio miocárdico é totalmente dependente da taxa de fluxo sangüíneo coronário (de forma oposta à extração de oxigênio) durante o exercício, tal efeito criaria condições para uma isquemia miocárdica. Os papéis desses mecanismos na limitação do fluxo circulatório com o exercício são amplamente conjeturais, mas eles poderiam servir como alternativas plausíveis àquelas oferecidas pelo ponto de vista restrito da equação de Fick.

Regulador Fisiológico

Existe um ponto intrigante que diz respeito a esses potenciais fatores limitantes: No exercício máximo exaustivo, observamos que não há qualquer evidência desses mecanismos (62). Isto é, não existem marcadores eletrocardiográficos ou bioquímicos da insuficiência coronária, e o músculo não se encontra em espasmo tetânico. Além disso, o retorno venoso sistêmico, o débito cardíaco e a freqüência cardíaca estão ainda aumentando no momento da exaustão. Noakes (62) sentiu que essas observações poderiam ser explicadas pela existência de um "regulador fisiológico" – inicialmente proposto por Hill et al. (39) – que interrompe o exercício antes que ocorra uma perigosa isquemia miocárdica ou uma anaerobiose muscular.

Mecanismos similares podem diferenciar os níveis de $\dot{V}O_2$máx e aptidão de resistência nas crianças atletas de resistência daquelas das não-atletas. Essas crianças atletas, é claro, são caracterizadas por um fluxo circulatório superior quando em exercício máximo. Estudos em atletas de resistência adultos revelam características que são consistentes com a função superior das variáveis circulatórias periféricas. Eles exibem (a) uma melhor vascularização muscular (i. e., aumento no "volume sistólico" da bomba muscular; 93), (b) função das enzimas aeróbias musculares mais elevada (40), e (c) fatores, tais como a potência anaeróbia muscular e a capacidade neuromuscular, melhorados (67). Esses atletas demonstram um maior potencial para a dilatação arteriolar periférica (33), e o enchimento ventricular diastólico melhorado pode aumentar seu retorno venoso sistêmico (95). Essas questões não foram discutidas em crianças atletas.

Exercício Prolongado em Estado-Estável

Um adulto que realiza um exercício de carga constante em uma intensidade ao redor de 60% do $\dot{V}O_2$máx, por 45 a 60 minutos, demonstra alterações hemodinâmicas chamadas de *redirecionamento de fluxo cardiovascular*. Essas alterações incluem (a) um aumento progressivo da freqüência cardíaca por volta de 15% acima dos valores de base, (b) uma diminuição simultânea de 15% no volume sistólico, e (c) pequenas quedas na pressão arterial sangüínea média; com pouca mudança no débito cardíaco (72). Em vários estudos, as crianças têm demonstrado padrões de fluxo quantitativos e qualitativos similares como os adultos (5, 19, 91, 106).

Cheatham et al. estudaram as respostas cardiovasculares a 40 minutos de ciclismo na intensidade do limiar anaeróbio ventilatório (por volta de 65% do $\dot{V}O_2$máx) em oito meninos de 10 a 13 anos e dez homens de 18 a 25 anos de idade (19; Figura 6.6). Após dez a quarenta minutos de exercício, a freqüência cardíaca subiu em 9,5% nos meninos e 13,6% nos homens. Enquanto isso, o volume sistólico caiu 8,8% e 11,6%, respectivamente. A pressão arterial média caiu em 4,2% nos homens, mas permaneceu estável nos meninos. A

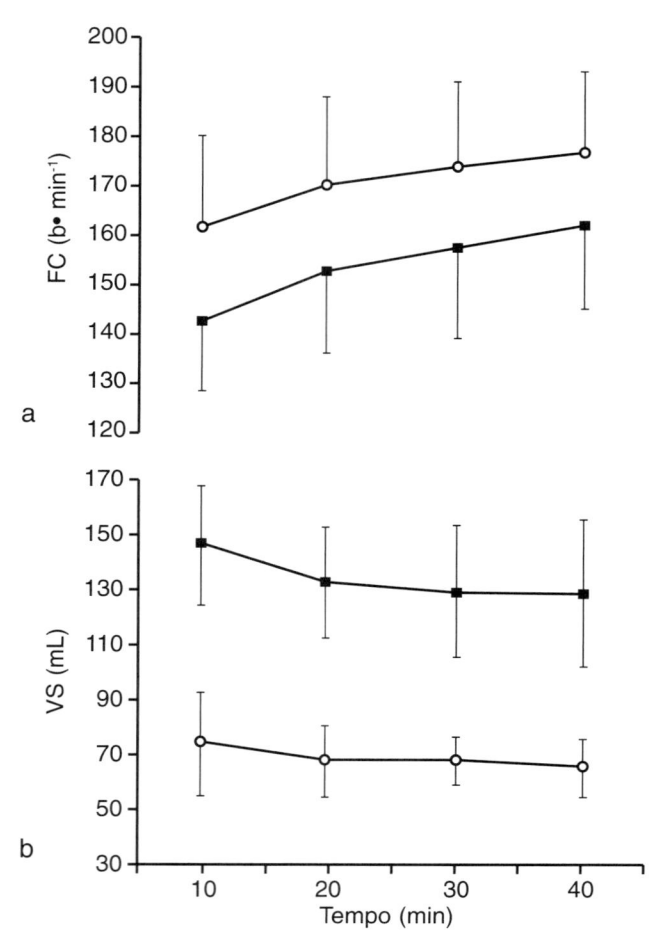

► FIGURA 6.6   Alterações na *(a)* freqüência cardíaca e *(b)* no volume sistólico durante o exercício submáximo sustentado em meninos *(círculos abertos)* e homens *(quadrados preenchidos)*. (Referência 106).
Reimpresso com permissão de C.C. Cheatham et al. 2000.

queda do volume plasmático nos homens foi maior do que nos meninos (-10,2% *vs.* -5,7%, $p < 0,05$), mas essa queda não estava relacionada ao declínio do volume sistólico em qualquer dos grupos.

Alguns mecanismos foram propostos para explicar o redirecionamento de fluxo cardiovascular, entretanto, a maioria deles está centrada nas respostas ao aumento na temperatura corporal. O aumento do suor, com a desidratação resultante e perda de volume plasmático, compensados pelo aumento da freqüência cardíaca, foram comumente presumidos. Cheatham et al.; porém, consideraram que a causa primária para o redirecionamento do fluxo cardiovascular é a necessidade de uma quantidade maior de sangue para a pele o que auxilia na dissipação do calor, causando uma diminuição no volume sangüíneo central, na pressão de enchimento diastólica e no volume sistólico (19). O aumento na freqüência cardíaca foi explicado como uma resposta compensatória para manter o débito cardíaco.

De acordo com o modelo periférico da dinâmica circulatória durante o exercício, descrito anteriormente, entretanto, uma outra explicação é plausível. O débito cardíaco constante ao longo do tempo durante um trabalho em estado-estável indica que o retorno venoso sistêmico não está mudando. Um efeito primário de tal exercício na taxa de disparo do nódulo sinusal então seria o responsável por todas as mudanças observadas com o redirecionamento do fluxo cardiovascular. Existem, de fato, evidências de que aumentos nos níveis de catecolaminas – associados com a elevação da temperatura corporal, [H$^+$], e da concentração de lactato – paralelamente (podem causar) a elevação da freqüência cardíaca durante o exercício prolongado.

Retornaremos a esse assunto quando as diferenças maturacionais na regulação da temperatura durante o exercício forem discutidas no Capítulo 12. A questão é que a análise das respostas circulatórias ao exercício sob uma perspectiva periférica, mais do que central, pode alterar a percepção em relação ao mecanismo que governa a resposta hemodinâmica durante o exercício sustentado.

Dinâmica da Recuperação Cardíaca

Uma perspectiva periférica, mais do que central, similarmente afeta a interpretação das diferenças na recuperação da freqüência cardíaca após o exercício. Duas tendências foram identificadas. Na primeira, a taxa da recuperação cardíaca está diretamente relacionada ao nível de aptidão aeróbia; ou seja, aqueles com um $\dot{V}O_2$máx mais alto mostram uma diminuição mais rápida na freqüência cardíaca a partir de valores máximos depois de um teste de exercício progressivo, o que, acredita-se ser devido aos seus níveis mais altos de tônus parassimpático.

Na segunda, uma freqüência cardíaca progressivamente mais lenta de recuperação é observada à medida que as crianças crescem independentemente do nível de aptidão aeróbia – ou da freqüência cardíaca máxima, que permanece estável (73, 114). Washington et al., por exemplo, relataram uma freqüência cardíaca média em um minuto de recuperação de 133, 138 e 148 bpm em meninos agrupados por ASC como < 1,0 m², 1,00 a 1,19 m², e ≥ 1,2 m², respectivamente (114).

Baraldi et al. mostraram que a recuperação da freqüência cardíaca após um minuto de exercício de alta e baixa intensidades foi mais rápida em crianças de 7 a 11 anos, do que em adultos de 26 a 42 anos (6). Eles levantaram a hipótese de que os níveis mais baixos de catecolaminas circulantes, associados a uma menor concentração de lactato e [H$^+$] mais baixo, foram responsáveis por essa diferença nas crianças.

Ohuchi et al. avaliaram o papel das alterações relacionadas à maturidade na atividade do sistema nervoso autônomico na determinação das diferenças na recuperação da freqüência cardíaca entre crianças e adultos (65). Sete meninos e duas meninas (de 9 a 12 anos), e seis homens adultos e duas mulheres (de 17 a 21 anos) realizaram um teste máximo de esteira e um de quatro minutos com carga constante, com a mensuração da freqüência cardíaca em intervalos de um minuto durante a recuperação. A avaliação da atividade do sistema nervoso autonômico foi realizada em repouso, por meio da verificação dos componentes de alta e baixa freqüência da variabilidade da freqüência cardíaca. Uma correlação inversa significativa foi observada entre o log da variabilidade de alta freqüência e a taxa de declínio na freqüência cardíaca, depois do exercício, em ambos os protocolos. Essas descobertas sugerem que uma maior modulação parassimpática da freqüência cardíaca nas crianças pode ser responsável por sua mais rápida diminuição na freqüência cardíaca depois do exercício, em comparação aos adultos.

Pelo modelo periférico, entretanto, as diferenças na freqüência cardíaca de recuperação após o exercício podem ser definidas em termos da quantidade de retorno venoso sistêmico, que poderia ser governado pelo grau de dilatação arteriolar e – quando a recuperação ativa estiver envolvida – por ações da bomba muscular. As variações relacionadas à idade nesses fatores, após o término do exercício, então, poderiam ser responsáveis por mudanças desenvolvimentais na recuperação da freqüência cardíaca.

A recuperação da freqüência cardíaca em crianças tem sido considerada mais rápida nos meninos do que nas meninas. Porém, isso poderia ser explicado por níveis tipicamente mais altos de aptidão aeróbia nos meninos. Mahon et al. examinaram a recuperação da freqüência cardíaca depois do exercício submáximo nas mesmas intensidades relativas e absolutas em meninos e meninas (55). Com a mesma carga de trabalho absoluta (70 Watts), o declínio da freqüência cardíaca foi mais rápido nas meninas do que nos meninos. Em 85 a 90% do $\dot{V}O_2$máx, porém, nenhuma diferença em relação ao gênero foi observada na taxa de recuperação da freqüência cardíaca.

As dimensões do ventrículo esquerdo durante a recuperação do exercício máximo têm sido descritas em adultos (46, 71) e crianças (79). Elas mostram tendências idênticas. A dimensão diastólica ventricular esquerda final, que declina ligeiramente durante o exercício, se reverte aos valores pré-exercício. A dimensão sistólica final, a qual cai mais dramaticamente com o exercício progressivo, mostra a mesma tendência de recuperação. Conseqüentemente, a fração de encurtamento ventricular declina lentamente dos níveis máximos.

Rowland e Lisowski examinaram alterações no retorno venoso sistêmico, imediatamente após a interrupção do bombeamento muscular em crianças e adultos (85). No primeiro estudo, doze meninos (de 12,0 ± 1,3 anos) realizaram um protocolo de teste em bicicleta até a exaustão. Em exercício máximo, os indivíduos imediatamente tiraram seus pés

dos pedais e balançaram suas pernas de forma fraca. As variáveis cardíacas foram registradas por meio de ecocardiografia Doppler e de eletrocardiografia nos primeiros quinze segundos de recuperação. Durante aquele período, o débito cardíaco (igual ao retorno venoso sistêmico) caiu levemente em nove dos doze indivíduos, mas permaneceu essencialmente inalterado nos outros três, com um declínio total de 15,8% (Figura 6.7).

No segundo estudo, o débito cardíaco foi avaliado por alterações na bioimpedância torácica durante a recuperação de um período de exercício de quatro minutos, a aproximadamente 60% do $\dot{V}O_2$máx em nove homens (idade de 27 ± 3,7 anos). Nesses sujeitos, o débito cardíaco caiu para 89% dos níveis máximos durante os primeiros 20 segundos depois que a atividade da bomba muscular foi eliminada. Depois de um minuto de recuperação, os valores de débito cardíaco ainda estavam 40% acima dos níveis em repouso.

O principal achado nesses dois estudos foi que, após a ação da bomba muscular ser interrompida repentinamente, pouca alteração é observada no débito cardíaco (ou retorno venoso sistêmico). Isso sugere que quaisquer diferenças proporcionadas pelo desenvolvimento na recuperação da freqüência cardíaca em crianças precisam ser explicadas, pelo menos no modelo periférico, dentro do contexto de variações no retorno venoso sistêmico. Além disso, as descobertas nesses estudos implicam que tais variações refletiriam diferenças na vasodilatação periférica após o exercício.

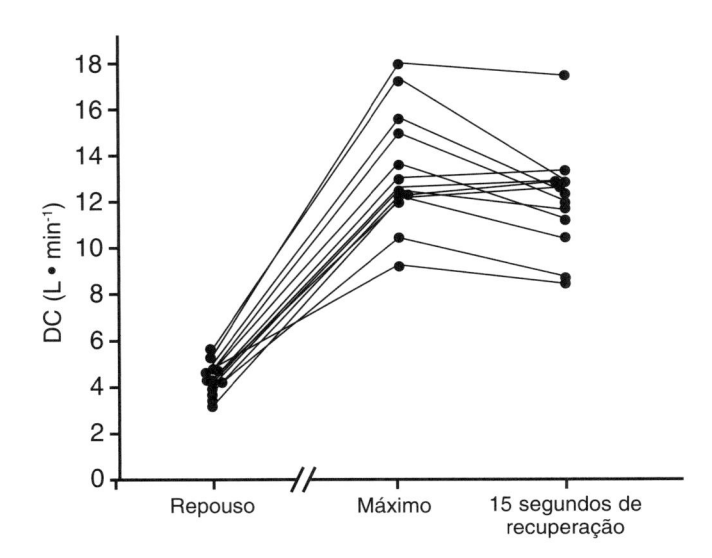

▶ FIGURA 6.7 Curvas individuais para o débito cardíaco em repouso, durante o exercício máximo em cicloergômetro e durante 15 segundos de recuperação passiva em meninos de 12 anos de idade (Referência 85).

Reimpresso com permissão de T.W. Rowland e R. Lisowski, 2003.

Energética Miocárdica

O trabalho cardíaco em repouso e durante o exercício é refletido pelo consumo de oxigênio miocárdico ($M\dot{V}O_2$), que está diretamente relacionado à taxa de fluxo sangüíneo coronário. Uma vez que a avaliação direta dessas variáveis é impraticável, o $M\dot{V}O_2$ pode ser previsto de forma não-invasiva em indivíduos adultos pelo produto da pressão sangüínea sistólica e da freqüência cardíaca (duplo-produto), que possui um coeficiente de correlação de $r = 0,85$ (60). Essa avaliação não ganhou muita atenção nas crianças, possivelmente porque a relação do $M\dot{V}O_2$ com o duplo-produto não foi estabelecida nesta faixa etária.

Não deveríamos esperar que o consumo de oxigênio miocárdico em repouso relativo à massa do coração mudasse à medida que as crianças crescem. Entre 6 e 15 anos de idade, a freqüência cardíaca em repouso nos meninos cai de 92 para 74 bpm, enquanto a pressão sistólica aumenta de 94 para 105 mmHg. Isto é, o duplo-produto no estado de repouso não parece ser influenciado pela maturação biológica.

No exercício máximo a história do desenvolvimento é diferente. A freqüência cardíaca de pico é estável ao longo dos anos pediátricos, enquanto a pressão sistólica no exercício máximo aumenta progressivamente. A pressão sistólica de pico durante um teste progressivo realizado na bicicleta, em uma criança com ASC de 1,00 m² é 130 mmHg, enquanto em um adolescente mais velho com uma ASC de 2,00 m², a pressão máxima é de 170 mmHg (2). Com esses valores, o $M\dot{V}O_2$ relativo à massa do coração nas crianças mais velhas deveria ser 30% maior no exercício máximo do que aquele na criança mais jovem.

Os estudos limitados do duplo-produto em crianças sustentam essa idéia. Riopel et al. avaliaram o duplo-produto durante uma caminhada máxima em esteira em 288 jovens saudáveis nas idades de 4 a 21 anos (73). Os indivíduos foram divididos pelo tamanho corporal nos grupos I (0,72-1,09 m²), II (Figura 1,10-1,39 m²), III (1,40-1,89 m²), e IV (1,90-2,31 m²). Nenhuma diferença no duplo-produto foi observada entre os grupos no estado de repouso. Com o exercício, os valores subiram e divergiram entre os quatro grupos; a taxa de aumento foi relacionada ao tamanho corporal (Figura 6.8). No exercício máximo, o duplo-produto foi cerca de 40% maior nos indivíduos do grupo IV em relação aos do grupo I. Os valores subiram 3,8 vezes em relação ao repouso no primeiro grupo e 2,8 vezes no último.

O duplo-produto pôde também ser calculado a partir dos dados reportados por Washington et al. em crianças de 7 a 12 anos durante o exercício realizado na bicicleta (114). Os sujeitos foram divididos em três grupos de acordo com a área de superfície corporal. O duplo-produto de repouso foi independente do tamanho corporal. No exercício máximo,

porém, os valores foram mais altos nos indivíduos maiores do que nos outros dois grupos de indivíduos menores (35,3 $\times 10^3$ para os maiores *versus* 29,2 $\times 10^3$ para os menores).

Colan et al. calcularam o estresse da parede ventricular em repouso, um outro índice do consumo de oxigênio miocárdico, utilizando ecocardiografia em 256 sujeitos normais de 7 dias a 19 anos (22). O estresse na parede, expresso por batimento, subiu significativamente com a idade, mas devido à concomitante queda da freqüência cardíaca, nenhuma alteração significativa no estresse total em minutos, com idade, foi observada. Não houve diferenças relativas ao gênero nessas descobertas.

Esses dados limitados demonstram que o $M\dot{V}O_2$ no estado de repouso não se altera durante a infância, porém, o consumo de oxigênio miocárdico no exercício máximo parece aumentar à medida que as crianças crescem. As implicações dessa elevação na taxa metabólica miocárdica no pico do exercício são desconhecidas.

O papel das mudanças da freqüência cardíaca durante a infância na energética cardíaca foi sugerido em estudos comparativos em animais por Ianuzzo et al. (42). Eles compararam as atividades das enzimas glicolíticas (fosfofrutoquinase, fosforilase) e das enzimas aeróbias (citrato sintase, 3-hidroxiacil-CoA desidrogenase) no miocárdio ventricular de mamíferos que variavam em tamanho desde camundongos até gado. Nenhuma relação foi observada entre a massa corporal e a capacidade das enzimas glicolíticas. Por outro lado, a

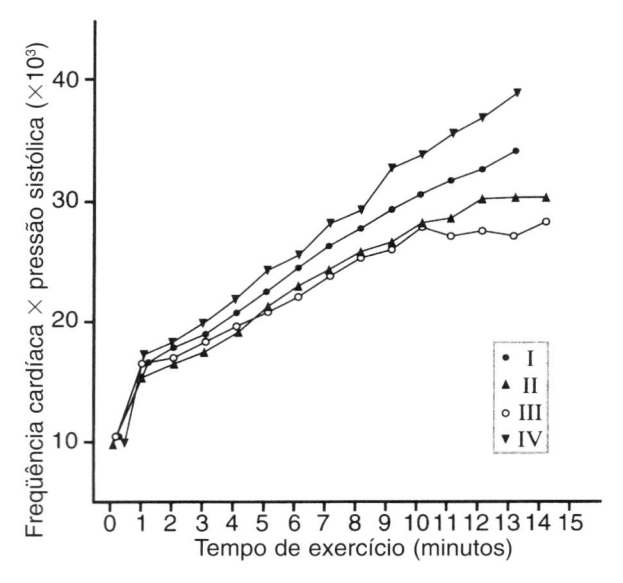

▶ FIGURA 6.8 Duplo-produto (freqüência cardíaca × pressão sistólica) no exercício de caminhada na esteira em crianças agrupadas pela área de superfície corporal: I (0,72 – 1,09 m²), II (1,10 – 1,39m²), III (1,40 – 1,89m²) e IV (1,90 – 2,31m²). (Referência 73).

Reimpresso com permissão de D.A. Riopel, A.B.Taylor e A.R. Hohn, 1979.

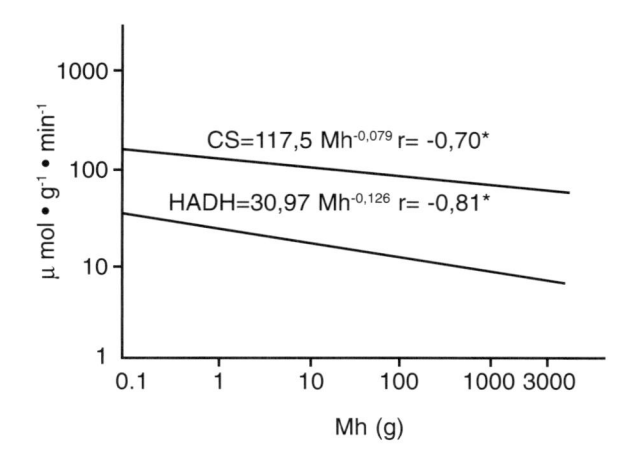

▶ **FIGURA 6.9** A atividade das enzimas aeróbias cardíacas dos mamíferos é negativamente relacionada com a massa cardíaca (Mh). CS = citrato sintase; HADH = 3-hidroxiacil-CoA desidrogenase (Referência 42).
Reimpresso com permissão do S.F. Lewis e R.G. Haller, 1990.

capacidade das enzimas aeróbias foi inversamente relacionada à massa cardíaca ($r = -0,70$ a $-0,81$; Figura 6.9) e positivamente correlacionada com a freqüência cardíaca ($r = 0,86$). A atividade citrato sintase, por exemplo, foi de 73 $\mu mol \cdot g^{-1} \cdot min^{-1}$ no gado e 181 $\mu mol \cdot g^{-1} \cdot min^{-1}$ nos camundongos. Isso sugere que exista uma relação causal entre a freqüência das contrações miocárdicas e a atividade das enzimas aeróbias miocárdicas. (Note que os valores médios de pressão arterial foram similares em todos esses animais).

Para testar esse conceito – que a freqüência de contrações miocárdicas definem a capacidade bioquímica aeróbia no músculo cardíaco – os mesmos autores por meio de marca-passo imprimiram um ritmo de forma artificial no coração de animais maiores (porcos) para comparar com as freqüências de animais menores (180 bpm) durante um período de 35 a 42 dias (42). Nenhuma alteração significativa foi observada na função glicolítica. Entretanto, a atividade das enzimas do ciclo de Krebs aumentou em 39% e das enzimas de oxidação de gorduras em 57%.

A freqüência cardíaca é, então, o determinante central da taxa metabólica cardíaca, quando outras influências hemodinâmicas (p. ex., pressão sangüínea) se mantêm constantes. Alterações no volume sistólico, por outro lado, só afetam minimamente o $M\dot{V}O_2$. Como Starnes apontou, a atividade metabólica miocárdica não está necessariamente relacionada ao débito cardíaco (99).

Essa informação sugere, também, que mudanças no $M\dot{V}O_2$ durante a infância podem refletir alterações na capacidade das enzimas aeróbias mais do que das enzimas glicolíticas. Isso é consistente com o conceito de que os requisitos metabólicos do coração podem ser atendidos pela fosforilação oxidativa, uma vez que o fluxo sangüíneo coronário seja adequado. Já que o miocárdio não pode parar para descansar e se recuperar, ele possui pouca tolerância à falta de oxigênio ou dependência das vias metabólicas não-aeróbias (42).

Hereditariedade no Tamanho Cardíaco

Acredita-se que a aptidão de resistência nas crianças, bem como nos adultos, esteja ligada a fatores genéticos mais do que a fatores ambientais. Isto é, espera-se que o desempenho de uma estrela da natação aos oito anos de idade reflita principalmente suas características genéticas de uma capacidade cardiovascular e resistência muscular superiores. Também parece evidente que uma característica que define o atleta talentoso em termos de resistência – seja criança ou adulto – é um volume de enchimento ventricular esquerdo maior (i. e., o tamanho diastólico final). Conseqüentemente, espera-se que os estudos de hereditariedade demonstrem uma forte influência genética sobre o tamanho cardíaco. Surpreendentemente, esse não é o caso.

Bielen et al. examinaram a influência da hereditariedade nas medidas ecocardiográficas das dimensões ventriculares esquerdas de quinze pares de gêmeos monozigóticos e dezenove pares dizigóticos de 6 a 8 anos de idade (13). Essa análise revelou que não havia influências significativas das características genéticas sobre o diâmetro interno ventricular esquerdo ou na espessura da parede. Uma significativa variação genética foi observada, entretanto, para a massa ventricular esquerda calculada. Os autores concluíram que, pelo menos no estado de repouso, as características cardíacas associadas a uma aptidão de resistência superior não são herdadas. Eles sugeriram que a hereditariedade do $\dot{V}O_2máx$ (cerca de 50%) pode ocorrer em função da herança de características não-cardíacas, ou de fatores cardíacos que são expressos somente durante o exercício (tais como o enchimento diastólico ou a contratilidade miocárdica).

A última idéia foi sustentada por um outro estudo ecocardiográfico realizado pelos mesmos autores em gêmeos de 18 a 31 anos (12). Nessa investigação, as variáveis cardíacas foram avaliadas não somente em repouso, mas também durante o exercício submáximo em posição supina em uma freqüência cardíaca de 110 bpm. A média das dimensões diastólicas ventriculares esquerdas finais aumentou com o exercício em 1,1 a 1,8 mm. Em repouso, uma significativa influência genética foi observada para a espessura da parede ventricular, mas não para o diâmetro interno. Entretanto, a magnitude do aumento na dimensão diastólica final com o exercício mostrou um componente genético de 24%.

Adams et al. compararam avaliações do tamanho cardíaco em gêmeos monozigóticos e dizigóticos em idade universitária e em irmãos do mesmo sexo (1). As alterações médias no tamanho ventricular para os gêmeos monozigóticos não foram diferentes daquelas dos outros grupos. Entretanto, as diferenças para os três grupos, foram significativamente menores do que aquelas para um grupo aleatório de sujeitos. Depois de 14 semanas de treinamento resistido, o $\dot{V}O_2$máx médio aumentou em 9,2 mL · kg⁻¹ · min⁻¹, e a dimensão diastólica ventricular esquerda final em 1,9 mm ($p < 0,07$). No entanto, as mesmas constatações nas comparações dos gêmeos prevaleceram. Esses resultados indicaram que as influências familiares e culturais são mais importantes para o tamanho cardíaco do que as influências genéticas.

Exercício Isométrico (Estático)

As respostas cardiovasculares ao exercício isométrico, no qual o comprimento muscular não se altera, diferem daquelas do exercício dinâmico. Duas razões podem ser imediatamente sugeridas; (a) O exercício estático ocorre sem as contrações rítmicas da bomba muscular, e (b) durante o exercício isométrico, a dilatação arteriolar local compete com os vasos sangüíneos de compressão, pelos músculos em contração. Esse último efeito deve se tornar progressivamente mais influente à medida que a força de contração aumenta. O resultado combinado desses efeitos é uma resposta menor do débito cardíaco e da freqüência cardíaca ao exercício estático do que às atividades dinâmicas.

O que caracteriza o exercício isométrico, apesar disso, é um aumento significativo da pressão sangüínea sistólica e diastólica (70). A extensão desse aumento depende da carga relativa e absoluta, da duração da contração, da massa muscular envolvida e do ângulo articular. Essa resposta hipertensiva tem sido analisada por alguns autores como crítica na manutenção do fluxo para os vasos cujos lúmens estejam sendo comprometidos pelas contrações musculares.

Como já mencionado previamente, os reflexos neurológicos são considerados importantes na mediação das respostas simpáticas ao exercício estático. Dois tipos de impulsos neurais, durante o exercício, foram descritos. No primeiro, chamado de *comando central*, sinais do córtex motor disparam sinais eferentes para o músculo esquelético, como também para o controle autonômico central da medula (115). Juntos, eles aumentam os estímulos simpáticos para aumentar a freqüência cardíaca e pressão sangüínea paralelamente às contrações musculares. Um segundo mecanismo envolve uma alça de retroalimentação, começando com sinais aferentes que surgem de receptores mecânicos e metabólicos do próprio músculo (66). Eles causam um aumento do disparo dos reflexos dos centros autonômicos medulares, que, em contrapartida, aumentam os impulsos simpáticos para o sistema cardiovascular com a elevação da intensidade do exercício. Estudos que sustentam essas duas idéias têm sido limitados a sujeitos adultos.

O fluxo sangüíneo para os músculos em exercício durante contrações estáticas não aumenta, mas, conforme a força da contração cresce (mensurada como o percentual da contração voluntária máxima [MVC]), o fluxo decai. Alguns autores sugerem que o fluxo através dos vasos sangüíneos seja totalmente obstruído acima de 70% da MVC.

Alterações cardíacas, com o exercício isométrico em adultos, variam entre os diferentes estudos. Talvez os achados mais típicos sejam os descritos por Cassone et al. (18) em 16 atletas do sexo feminino nas idades de 17 a 21 anos. Com o exercício de força de preensão manual a 75% da MVC por um minuto, nenhuma mudança foi observada no tamanho ventricular diastólico ou sistólico, no volume sistólico ou na contratilidade miocárdica. O débito cardíaco subiu modestamente em 43%, o que foi inteiramente conseqüência de um aumento na freqüência cardíaca. Entretanto, outros autores descreveram declínios no volume sistólico e nas dimensões ventriculares esquerdas com as contrações estáticas de alta intensidade (45, 52).

Estudos na Juventude

Um grande número de estudos tem examinado as respostas cardiovasculares ao exercício estático nas crianças (34, 50, 101, 109). Strong et al. forneceram dados relativos às respostas da pressão sangüínea ao exercício isométrico em 170 meninos e meninas negros saudáveis (101). As mensurações da pressão sangüínea foram feitas depois de 30 segundos do exercício de força de preensão manual a 50% da MVC. O aumento na pressão sistólica foi de 18 ± 9 mmHg para os meninos e 16 ± 8 mmHg para as meninas, correspondendo a 19% e 15% de aumento em relação aos valores de repouso, respectivamente. Nesse estudo, foi observada uma relação inversa entre a pressão sangüínea em repouso e a alteração percentual ($r = -0,43$ para os meninos e $r = -0,36$ para as meninas).

Gumbiner e Gutgesell descreveram as respostas cardiovasculares a três minutos de exercício de força de preensão manual a 33% da MVC em 18 jovens de 9 a 18 anos (34). A pressão sistólica média subiu de 115 ± 4 para 128 ± 6 mmHg, e a pressão diastólica de 64 ± 3 para 76 ± 4 mmHg. A freqüência cardíaca aumentou de 78 para 91 bpm. Avaliações ecocardiográficas indicaram que não houve alteração na fração de encurtamento do ventrículo esquerdo, tampouco nas dimensões diastólica e sistólica finais. Laird et al. realizaram um estudo similar com resultados semelhantes em 32 adolescentes saudáveis que desempenharam contrações a 25%

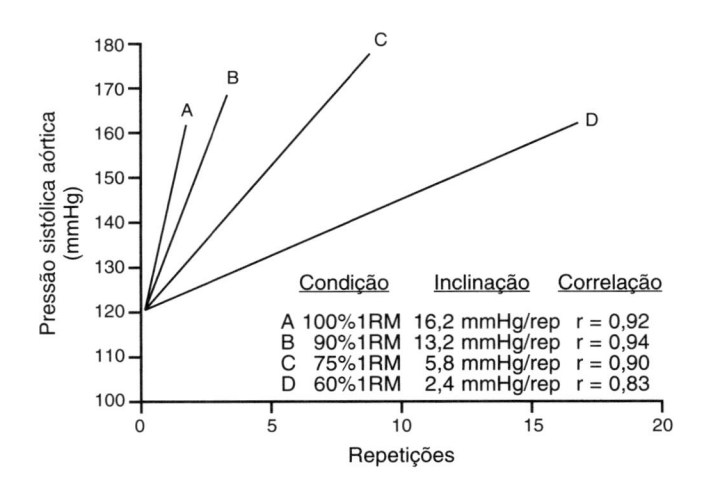

▶ FIGURA 6.10 Resposta da pressão sistólica aórtica em crianças a diferentes intensidades de exercício resistido (Referência 59). Reimpresso com permissão de Nau et al. 1990

da MVC (50). Novamente, as dimensões diastólica e sistólica ventriculares do lado esquerdo, bem como o volume sistólico, permaneceram constantes. A freqüência cardíaca aumentou de 70 ± 9 para 88 ± 11 bpm e a pressão arterial média de 78 ± 7 para 92 ± 7 mmHg.

Verhaaren et al. fizeram as mesmas avaliações em 82 crianças (idade de 11,0 ± 0,9 anos) (109). Os indivíduos realizaram exercício de força de preensão manual por dois minutos a 33% da MVC. O débito cardíaco foi avaliado por meio da técnica de ecocardiografia Doppler. Uma relação inversa foi observada nas respostas do volume sistólico e da freqüência cardíaca. Nos meninos, a freqüência cardíaca subiu 12,7%, enquanto o volume sistólico caiu 3,9%. A freqüência cardíaca nas meninas subiu 12,7% e o volume sistólico se mostrou inalterado. As alterações na pressão sangüínea foram similares nos meninos e meninas. A pressão sistólica subiu de 108 ± 10 para 121 ± 14 mmHg nos meninos e de 112 ± 11 para 126 ± 14 mmHg nas meninas.

Quando uma série de exercícios isométricos é realizada, a pressão sangüínea sobe progressivamente a cada exercício. Nau et al. demonstraram isso em oito crianças avaliadas durante cateterização cardíaca em decorrência de disritmia (59). Os indivíduos realizaram o exercício de supino em uma intensidade de 60, 75, 90 e 100% da MVC até a exaustão. O pico da pressão sangüínea intra-arterial observado foi independente da intensidade do exercício. A 60% da MVC os sujeitos realizaram em média 16,9 repetições; a 75% da carga da MVC, 8,9 repetições; e a 90%, 3,7 repetições. Na fadiga, a pressão sangüínea de pico não mostrou qualquer diferença significativa entre as cargas submáximas, sendo similar àquela observada a 100% da MVC (1RM), na qual a pressão aórtica aumentou em média de 120/81 mmHg em repouso

para 162/130 mmHg no exercício máximo (Figura 6.10). Ao mesmo tempo, a freqüência cardíaca média subiu de 86 para 139 bpm. Quando consideradas como mudanças percentuais a partir dos valores de repouso, essas respostas são similares àquelas observadas nos indivíduos adultos.

Comparações Entre Crianças e Adultos

Outros estudos já compararam diretamente as alterações hemodinâmicas com o exercício estático entre crianças e adultos. Smith et al. encontraram mudanças cardiovasculares similares durante três minutos de exercício de força de preensão manual sustentado a 30% da MVC na posição supina, em meninas na pré-menarca e mulheres na idade universitária (96). O volume sistólico e o débito cardíaco foram estimados utilizando a bioimpedância torácica. A freqüência cardíaca subiu em 8% nas meninas e 13% nas mulheres, sendo que não houve alteração significativa no débito cardíaco em qualquer dos grupos. O volume sistólico caiu 13% nas meninas e 12% nas mulheres.

Turley et al. compararam as respostas da freqüência cardíaca e da pressão sangüínea ao exercício de força de preensão manual estático a 10, 20 e 30% da MVC em 27 meninos de 7 a 9 anos e 27 homens de 18 a 26 anos (105). Nenhuma diferença foi observada na resposta da freqüência cardíaca entre os dois grupos em qualquer das intensidades (a 30% da MVC, o aumento foi de 15 ± 9 % nos meninos e 21 ± 15% nos homens). A 30% da MVC, o aumento da pressão sangüínea foi maior nos homens (35 ± 11%) do que nos meninos (24 ± 11%; Figura 6.11).

Um achado importante nesse estudo foi que o índice de confiabilidade do teste-reteste da pressão sangüínea

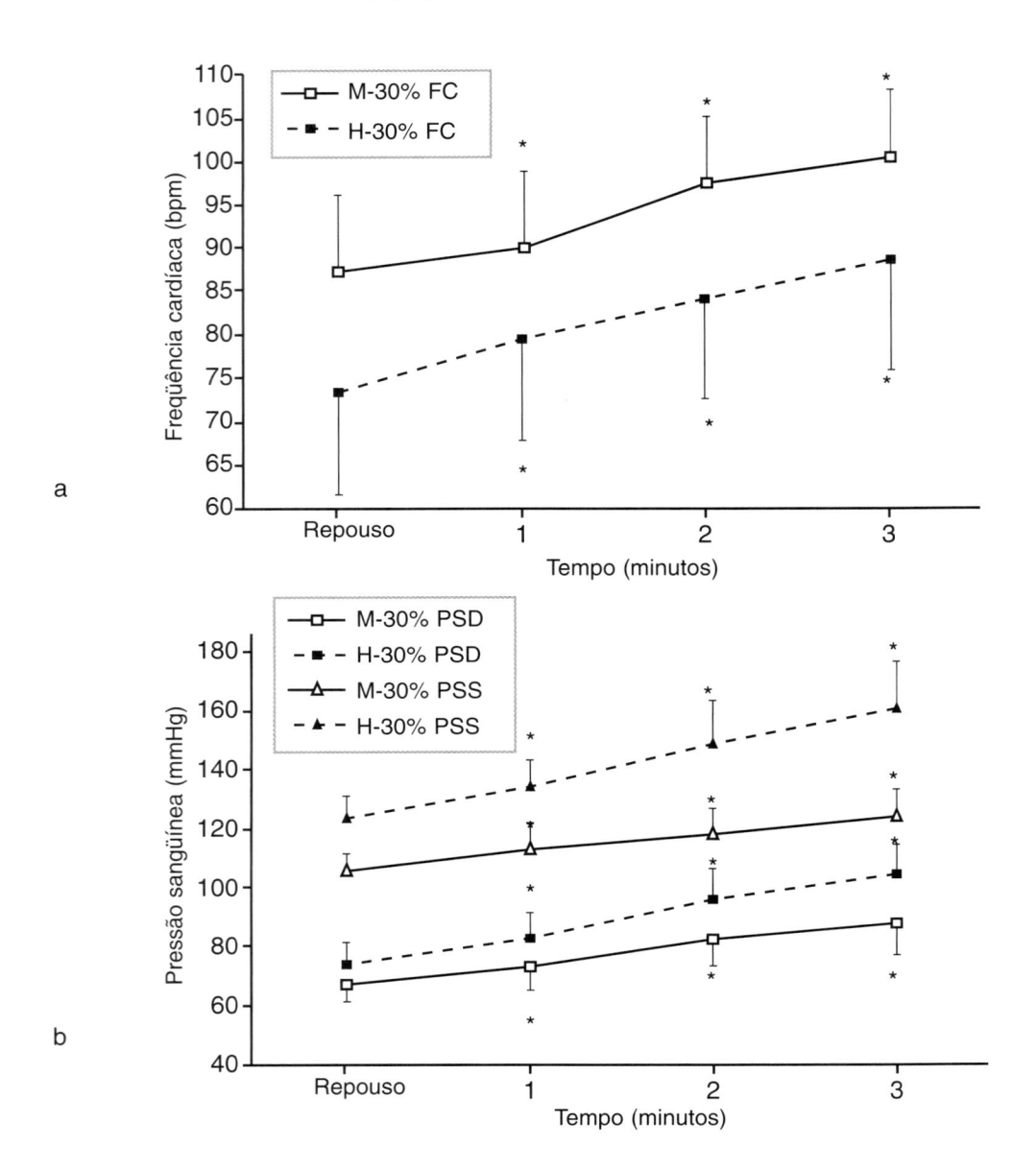

▶ FIGURA 6.11 Respostas absolutas da (a) freqüência cardíaca e *(b)* pressão sangüínea a 30% da contração voluntária máxima (MVC) no exercício de preensão manual em homens (H) e meninos (M) (Referência 105).
Reimpresso com permissão de K.R.Turley et al. 2002.

média foi baixo a 10 e 20% da MVC nos meninos (coeficientes de correlação intraclasse de -0,04 e -0,07) e a 10% da MVC nos homens (intraclasse $r = 0,29$). A reprodutibilidade da resposta da pressão diastólica foi particularmente suspeita, com coeficientes de correlação intraclasse variando amplamente (de -0,16 a 0,70). A reprodutibilidade da freqüência cardíaca foi, por outro lado, moderadamente alta para ambos os grupos, em todas as intensidades ($r = 0,35$ a 0,87)

Matthews e Stoney (57) e Palmer et al. (68) não encontraram diferenças entre os adultos e as crianças em relação à resposta da pressão sangüínea no exercício a 30% da MVC. No entanto, esses autores descreveram respostas de freqüência cardíaca maiores nas crianças.

Essa informação geralmente indica que pouca ou nenhuma diferença maturacional ou de gênero, tanto qualitativa como quantitativa, ocorre nas respostas cardiovasculares ao exercício isométrico. Entretanto, não foi estudado o quanto a pressão sangüínea, com altas sobrecargas de exercício, aumenta nas crianças, e os efeitos da isometria na função miocárdica, particularmente naqueles com doença cardíaca, precisam ser determinados.

Conclusões

Os padrões e a magnitude relativa das respostas cardiovasculares ao exercício dinâmico sustentado progressivo, bem como as contrações isométricas, são semelhantes entre crianças e adultos. Isso sugere que os determinantes das adaptações circulatórias ao aumento do trabalho muscular não sejam afetados pela maturação biológica. Evidências, tanto nos adultos como nas crianças, indicam que fatores periféricos, particularmente a dilatação arteriolar e a ação de bombeamento dos músculos, são controladores determinantes que fazem com que a circulação aumente em resposta às demandas metabólicas do exercício dinâmico.

Aumentos no volume sistólico são responsáveis pela adequação do débito cardíaco ao tamanho corporal, mas as mudanças no gasto metabólico em repouso, relativas ao tamanho corporal, são devidas às diferenças na freqüência cardíaca. No entanto, a contratilidade miocárdica é essencialmente independente da idade ou maturação.

O consumo de oxigênio do miocárdio relativo à massa cardíaca no estado de repouso permanece constante durante os anos da infância. Porém, o $M\dot{V}O_2$ durante o exercício máximo parece aumentar com o crescimento das crianças, devido a elevação na pressão sistólica de pico. As implicações dessa tendência são desconhecidas.

Estudos da hereditariedade com relação ao tamanho cardíaco têm demonstrado somente uma pequena influência genética sobre o tamanho ventricular esquerdo. Isso contraria os dados que indicam que o $\dot{V}O_2$máx nas crianças, o qual em parte é determinado moderadamente por fatores hereditários, estaria relacionado às dimensões do enchimento ventricular esquerdo em repouso.

Questões para Discussão e Direcionamento de Pesquisa

1. Como a freqüência cardíaca está ligada ao gasto metabólico, tanto em repouso quanto durante o exercício? Por que as crianças apresentam taxas-pico mais altas de disparo do nódulo sinusal durante o exercício máximo?

2. Que mecanismos são responsáveis pelo aumento na pressão sangüínea sistêmica durante o curso da infância?

3. Como os fatores periféricos (bomba muscular esquelética, dilatação arteriolar) definem as respostas circulatórias ao exercício?

4. Que fatores causam a dilatação arteriolar local nos músculo em exercício? Existem diferenças maturacionais nessas respostas?

5. O que causa o redirecionamento de fluxo cardiovascular?

6. O que é responsável pelas diferenças relativas à idade na taxa de recuperação da freqüência cardíaca após o exercício?

7. Quais são as implicações do mais alto $M\dot{V}O_2$ no exercício máximo nas crianças mais velhas em relação às mais jovens?

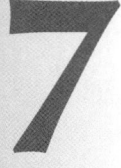

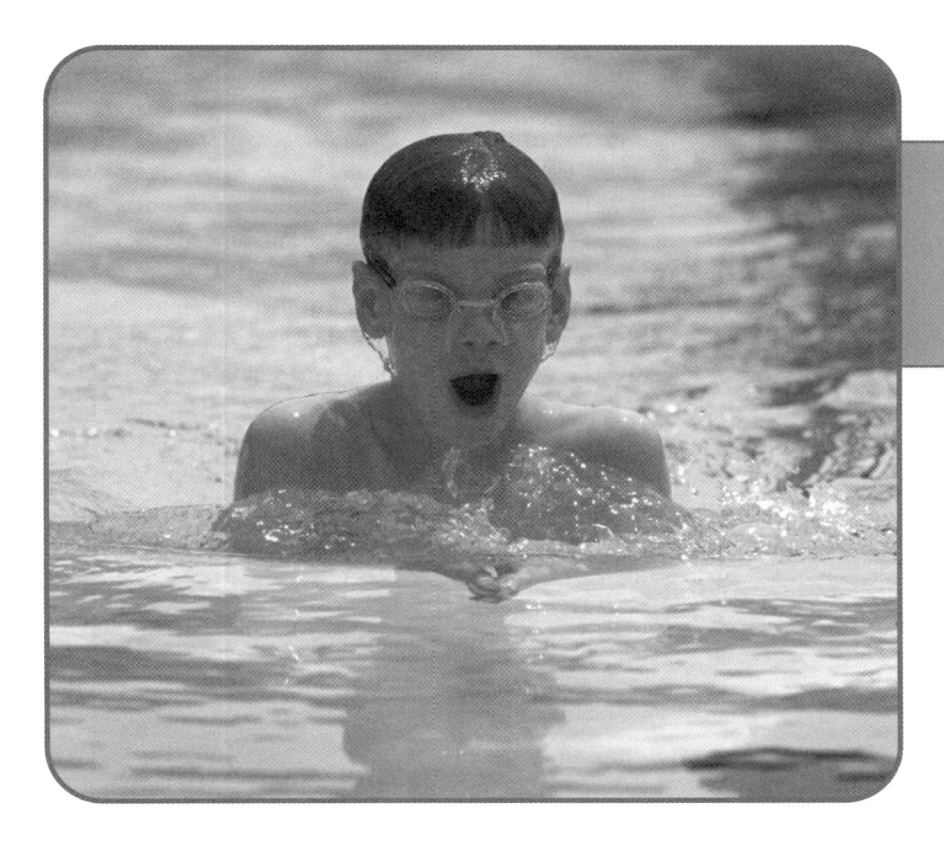

Respostas Ventilatórias

O controle da ventilação é um dos problemas não resolvidos da fisiologia. A ventilação em repouso pode ser comparada a um quebra-cabeça, enquanto a ventilação de exercício pode ser comparada a um enigma tridimensional, tal qual o cubo de Rubik. As diversas combinações dos possíveis fatores devem ser consideradas simultaneamente.

Erling Asmussen (1983)

▶ *Neste capítulo serão discutidos:*

- como as contribuições para a ventilação minuto (volume corrente, freqüência respiratória) em repouso e durante o exercício se desenvolvem durante a infância;
- os mecanismos pelos quais o controle da ventilação pode diferir nas crianças e nos adultos; e
- as respostas ventilatórias ao exercício sustentado nos jovens.

Na primeira parte da cadeia de distribuição do oxigênio, os pulmões servem como um elo de ligação entre o ar ambiente e a circulação sangüínea de oxigênio para os músculos em atividade. Durante o exercício, o fornecimento dessa respiração externa não é uma tarefa fácil. Admite-se apenas pequenas alterações no conteúdo de dióxido de carbono e de oxigênio arterial, e a [H^+] sangüínea deve ser mantida dentro de limites estreitos de tolerância. Além disso, esse gás sangüíneo e a homeostase ácido-básica devem ser sustentados enquanto a demanda por ventilação aumenta durante o exercício máximo para um valor que é 20 a 30 vezes maior do que aquele no estado de repouso.

O aumento na ventilação é atingido por meio da elevação tanto na freqüência respiratória (f_R), como no volume corrente por respiração (V_C). As contribuições relativas de cada um desses fatores devem ser equilibradas para prevenir aumentos inapropriados na resistência das vias aéreas, na impedância para o fluxo aéreo, ou na ventilação do espaço-morto (V_D). Além disso, alguns mecanismos devem ser usados para compatibilizar as respostas ventilatórias com a demanda metabólica dos músculos em exercício. Como Whipp e Ward concluíram, "A adequação da resposta ventilatória ao exercício pode ser mais bem considerada, não em relação ao nível atual de ventilação atingida, mas ao grau de homeostase do gás sangüíneo arterial para o exercício moderado e também pelo grau de hiperventilação compensatória nas taxas de trabalho que produzem acidose metabólica" (49, p. 13).

O trabalho da ventilação durante o exercício para distender o pulmão e superar a resistência das vias aéreas ao fluxo ocorre com um custo metabólico. No exercício máximo, as demandas metabólicas da respiração em um adulto saudável podem atingir até 10 a 14% do $\dot{V}O_2$ corporal total. Ainda assim, a capacidade ventilatória não atinge seu pico no exercício exaustivo. A ventilação minuto ($\dot{V}_E$) no exercício máximo é tipicamente de 60 a 70% da ventilação voluntária máxima (VVM), a mais alta ventilação que pode ser atingida em um breve teste de respirações repetitivas e forçadas até a exaustão em repouso.

É tentador traçar paralelos entre as respostas circulatórias e ventilatórias ao exercício progressivo, uma vez que nos

dois casos, elas envolvem aumentos combinados de (a) um volume que está relacionado ao tamanho corporal (volume sistólico no caso da circulação e volume corrente no caso da respiração) e (b) um fator independente do tamanho, definido pelo tempo (freqüência cardíaca e respiratória). Contanto, os fatores que controlam o aumento do débito cardíaco e a da ventilação minuto com o exercício são diferentes. Aumentos no débito cardíaco (Q) ocorrem em resposta direta à demanda metabólica; ou seja, uma relação linear é observada entre o Q e $\dot{V}O_2$ ao longo de um teste progressivo até a exaustão.

Em intensidades mais baixas, a ventilação também acompanha a demanda metabólica, ou o $\dot{V}O_2$, também de maneira linear. Em aproximadamente 55 a 65% do $\dot{V}O_2$máx, entretanto, CO_2 excessivo é gerado acima daquele produzido através do metabolismo muscular esquelético pelo tamponamento do aumento ácido láctico com o bicarbonato. Como resultado, a $\dot{V}_E$ sobe de forma mais intensa do que o $\dot{V}O_2$. Em níveis ainda mais altos de intensidade, o pH arterial começa a cair como conseqüência do acúmulo de ácido láctico, impulsionando a $\dot{V}_E$ como um mecanismo ácido-básico compensatório. Nesse momento, o aumento da $\dot{V}_E$ diverge daquele do $\dot{V}CO_2$, e a PCO_2 arterial cai (Figura 7.1).

O débito cardíaco máximo e a ventilação de minuto máxima, portanto, refletem duas idéias fisiológicas diferentes. A primeira reflete os limites da atividade metabólica aeróbia durante o exercício. A última, por outro lado, representa as respostas ventilatórias, não somente às demandas metabólicas impostas pelos músculos em exercício, mas também ao

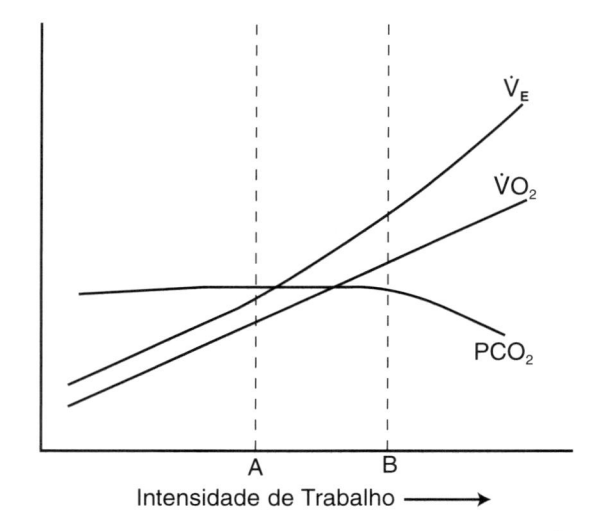

▶ FIGURA 7.1 Alterações na ventilação minuto ($\dot{V}_E$), no consumo de oxigênio ($\dot{V}O_2$) e na PCO_2 arterial com o aumento da intensidade de trabalho. A elevação da $\dot{V}_E$ é paralela a do $\dot{V}O_2$ até a intensidade A quando o aumento do tamponamento do lactato produz excessivo CO_2 e a $\dot{V}_E$ se acelera. Na intensidade B, a acidose metabólica adicional estimula a $\dot{V}_E$ como um mecanismo compensatório, e a PCO_2 cai.

aumento da necessidade de eliminar o dióxido de carbono adicional produzido pelo tamponamento do ácido láctico, e para compensar a acidose metabólica. É impressionante que o sistema pulmonar consiga isso com aproximadamente dois terços de sua capacidade funcional máxima.

Acredita-se que as respostas ventilatórias em um indivíduo saudável sejam capazes de sustentar a homeostase ácido-básica e também das trocas gasosas, até mesmo durante níveis exaustivos de exercício. A PO_2 arterial é mantida dentro de 5 mmHg dos valores de repouso, e o declínio do pH durante exercício máximo é mínimo. Portanto, a ventilação máxima não é considerada um fator limitante da aptidão aeróbia em crianças e tampouco nos adultos. Dempsey et al. no entanto, apontaram que "esse sistema pulmonar está longe de ser perfeito" (13, p.114). Estudos em crianças e adultos indicam que enquanto a hiperventilação alveolar, durante o exercício, compensa pelo aumento da [H^+], a queda na PCO_2 arterial para 25 a 32 mmHg não corrige totalmente a acidose metabólica. Ao mesmo tempo, a razão ventilação-perfusão se torna menos uniforme, causando um aumento de três vezes na diferença arteriovenosa de oxigênio durante exercício máximo. Enquanto a oxigenação arterial permanece estável nos indivíduos não treinados, a demanda ao exercício máximo de alto nível em atletas treinados adultos ultrapassa a capacidade ventilatória para manter a saturação normal de oxigênio, fazendo com que a PO_2 decline.

Os princípios básicos das respostas ventilatórias ao exercício são tão verdadeiros nas crianças como nos adultos. Porém, um número de diferenças maturacionais, nos ajustes pulmonares ao exercício, têm sido reconhecido. A diferença central é que, em qualquer nível de trabalho metabólico, as crianças hiperventilam em comparação aos adultos. Isso é mais obviamente expresso pelo seu maior equivalente ventilatório para o oxigênio ($\dot{V}_E/\dot{V}O_2$) e pelos níveis mais baixos de PCO_2 arterial durante o exercício. Isto é, os fatores que influenciam a hiperpnéia no exercício são estabelecidos em um limiar mais baixo de PCO_2 nos indivíduos em idade pré-púbere. A explicação para isso é desconhecida, mas a resposta está presumivelmente entre as características anatômicas, metabólicas e mecânicas da ventilação que são exclusivas das crianças.

Neste capítulo exploramos essas questões maturacionais. Seguindo uma descrição das diferenças relacionadas à idade nas respostas ventilatórias são exploradas as variações na mecânica respiratória para atingir uma ventilação minuto adequada. A forma como essas diferenças afetam a homeostase ácido-básica e do gás sangüíneo é considerada, particularmente, como sendo discrepâncias maturacionais nos fatores responsáveis pelo controle ventilatório. Finalmente, as variações entre as crianças e os adultos, no que diz respeito à forma como a ventilação responde ao exercício prolongado,

são examinadas. Estudos que discutem como esses fatores poderiam ser influenciados pelo treinamento atlético serão abordados no Capítulo 11.

Alterações do Desenvolvimento nos Componentes Ventilatórios

As mudanças que ocorrem nos componentes da ventilação à medida que as crianças crescem, tanto em repouso como durante exercício, foram bem descritas. A maior parte desse desenvolvimento ocorre paralelamente aos aumentos do tamanho pulmonar. Entre as idades de 5 e 14 anos, a capacidade pulmonar total aumenta de aproximadamente 1.400 para 4.500 cm³. Lyons e Tanner relataram que o volume pulmonar se correlacionava estreitamente, tanto com a estatura como com a estatura ao cubo, independentemente do gênero (28).

Valores em Repouso

A capacidade vital (CV), a maior quantidade de ar que pode ser expelido em um único esforço expiratório máximo, aumenta com a idade em proporção direta à massa corporal. A CV por quilograma, porém, é maior nos indivíduos do sexo masculino do que do feminino em todas as idades. Armstrong et al., por exemplo, descreveram uma CV média forçada de 2,50 L em meninos de 11 anos e de 2,19 L em meninas da mesma idade, quando a massa corporal e a estatura foram consideradas (3). Taussig et al. acreditavam que esse achado pudesse ser explicado pelas diferenças relacionadas ao gênero nas propriedades mecânicas do pulmão (47).

No estado de repouso, o volume corrente (V_C) aumenta com o crescimento do pulmão, mas os valores caem, tanto em relação à massa quanto à área de superfície corporal, durante a infância. Cassels e Morse encontraram valores médios de V_C de 321, 297 e 242 mL · m^{-2} da área de superfície corporal em meninas de 6 a 8, 8 a 12 e 12 a 17 anos de idade, respectivamente (11). Isso indica que a proporção de capacidade vital utilizada para o volume corrente cai à medida que as crianças ficam mais velhas. Robinson encontrou um valor médio da V_T / VC de 0,23 em meninos de 6 anos e de 0,13 naqueles com 17 anos de idade (40).

A freqüência respiratória em repouso cai progressivamente durante a infância. Robinson constatou que entre os 6 e 17 anos, a freqüência respiratória nos meninos cai de uma média de 24 para 13 respirações por minuto (40). Supostamente, a queda na freqüência respiratória em repouso, com o aumento do tamanho corporal, pode ser expressa pelo expoente de classificação para a massa de -0,53 e para a altura de -1,17 (6).

Considerando-se que tanto a freqüência respiratória, como o volume corrente (expresso relativamente ao tamanho corporal) declinam com o crescimento, não é surpreendente que com a ventilação minuto em repouso aconteça o mesmo. Reconhecendo-se também que a ventilação no estado de repouso deve ajustar-se para se tornar compatível com a demanda metabólica, esperaríamos observar similaridades na relação entre os valores de $\dot{V}_E$ e $\dot{V}O_2$ relativos ao tamanho.

Isso é comprovado nos estudos filogenéticos com mamíferos, nos quais a ventilação minuto em repouso está relacionada à massa corporal pelo expoente 0,80, similar àquele encontrado para o consumo de oxigênio (44). Uma análise alométrica da ventilação minuto em repouso, em relação ao tamanho corporal nas crianças, ainda não foi realizada. Entretanto, Morse et al. relataram que a ventilação minuto em repouso em um menino de 10 anos seria de 200 mL · kg⁻¹ · min⁻¹, enquanto a de um jovem de 16 anos, de 158 mL · kg⁻¹ · min⁻¹ (33).

Exercício Máximo

Devemos relembrar que os valores de $\dot{V}_E$ no exercício máximo, diferentemente daqueles para o débito cardíaco máximo, não expressam os limites da capacidade ventilatória. A $\dot{V}_E$máx reflete não somente uma resposta à taxa metabólica pico, mas também a influência da produção excessiva de CO_2 pelo tamponamento do lactato e a necessidade compensatória para que se reduza a acidose metabólica. Conseqüentemente, a $\dot{V}_E$máx não é sozinha uma expressão da aptidão metabólica aeróbia.

Do ponto de vista ontogenético, a $\dot{V}_E$máx se torna maior quando o volume do pulmão aumenta, mas as curvas de desenvolvimento para a $\dot{V}_E$máx podem também ser influenciadas por mudanças maturacionais na produção de lactato e por fatores que governam a acidose celular.

Estudos que examinaram os valores de $\dot{V}_E$máx em crianças, relativos ao tamanho corporal, produziram resultados variados. Rowland e Cunningham relataram a $\dot{V}_E$máx durante uma caminhada em esteira de vinte crianças, estudadas anualmente durante cinco anos, entre as idades de 9 e 13 anos (41; Figura 7.2). A $\dot{V}_E$máx média expressa por quilograma de massa corporal foi relativamente estável nos meninos, variando acima dos 5 anos, de 1,82 para 1,89 L · kg⁻¹ · min⁻¹. As meninas, porém, mostraram um declínio progressivo nos valores, de 1,90 L · kg⁻¹ · min⁻¹, no início do estudo, para 1,70 L · kg⁻¹ · min⁻¹, ao final. Outros autores relataram valores estáveis de $\dot{V}_E$máx por quilograma ao longo da infância em meninos (33, 40).

Por outro lado, Mercier et al. descobriram que a $\dot{V}_E$máx se classificava à massa corporal pelo expoente de 0,68, indicando que a $\dot{V}_E$máx aumentava mais lentamente do que a massa corporal durante o crescimento (32). Åstrand descreveu achados

similares, registrando uma $\dot{V}_E$máx média de 1,94 L · kg⁻¹ · min⁻¹, em meninos de 4 a 6 anos, e 1,59 L · kg⁻¹ · min⁻¹ em jovens de 14 a 15 anos (7).

Armstrong et al. realizaram um estudo transversal das respostas ventilatórias ao exercício em esteira em 101 meninos e 76 meninas nas idades de 8 a 11 anos (3). O expoente alométrico que relacionava a $\dot{V}_E$máx à estatura foi de 0,69, e à massa, de 0,48. Eles concluíram que "a abordagem convencional para explicar as diferenças no tamanho corporal na interpretação dos dados ventilatórios nas crianças, isto é, pela divisão com a massa corporal ou mesmo pela estatura, não é apropriada" (p. 1558). Naquele estudo, a $\dot{V}_E$máx foi significativamente maior nos meninos do que nas meninas, mesmo depois da normalização pelo tamanho corporal.

Padrões definitivos para a $\dot{V}_E$máx nas crianças, portanto, ainda não estão disponíveis. A maioria dos estudos descreveu valores de ventilação máxima nas crianças de 1,60 a 1,90 L · kg⁻¹ · min⁻¹, em relação à massa corporal, e de cerca de 0,50 L · m⁻¹ · min⁻¹, quando ajustados para a altura corporal. Como Armstrong et al. apontaram que, a maior parte da variabilidade nos valores de $\dot{V}_E$máx e, suas relações com o tamanho corporal poderiam ser explicadas pela influência de diferentes tipos de exercício e protocolos de avaliação (3). Boileau et al. descobriram que a $\dot{V}_E$máx foi 10% mais baixa durante um teste de bicicleta do que um de esteira nas mesmas crianças (8, pp. 162-168). Paterson et al. descreveram valores médios de $\dot{V}_E$máx de 67,6 e 73,3 L · min⁻¹, durante protocolos de caminhada e corrida em esteira, respectivamente (37).

A freqüência respiratória no exercício máximo declina lentamente com a idade durante a infância, e os valores são independentes do tamanho corporal. Rowland e Cunningham descobriram que a freqüência máxima durante testes de cami-

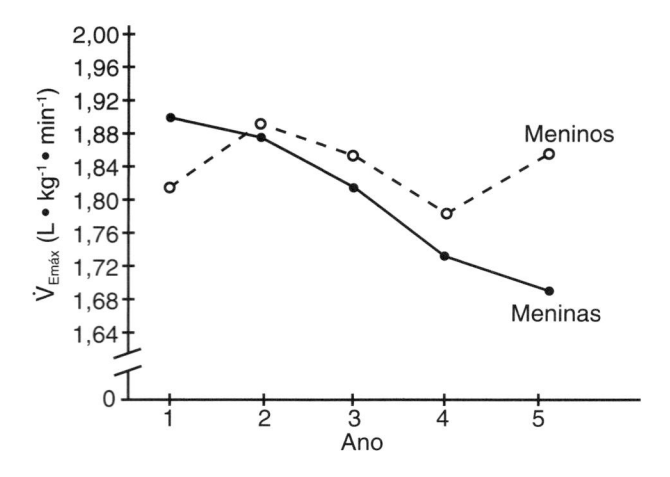

▶ FIGURA 7.2 Alterações longitudinais na $\dot{V}_E$máx por quilograma em meninos e meninas (Referência 41).
Reimpresso com permissão de T.W. Rowland, 1997.

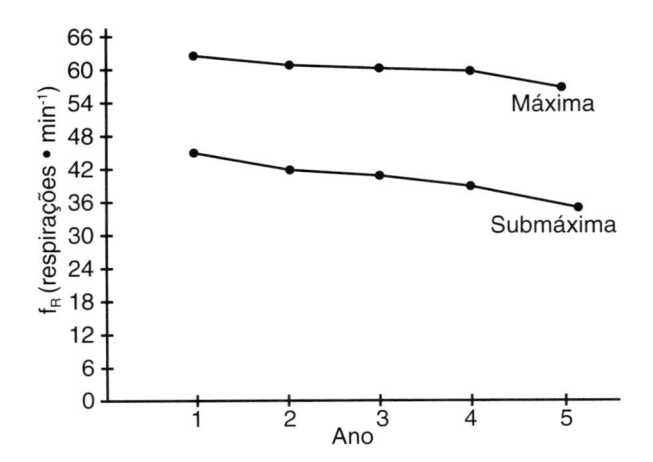

▶ FIGURA 7.3 Alterações longitudinais na freqüência respiratória máxima e submáxima (f_R) com a idade em crianças (Referência 41).
Reimpresso com permissão de T.W. Rowland, 1997.

nhada em esteira seriais, durante cinco anos, nas mesmas crianças, caiu de 65 para 57 respirações por minuto em média nos meninos, e de 63 para 57 nas meninas (41; Figura 7.3). Robinson relatou que meninos de 6 anos de idade realizavam 62 respirações por minuto no pico do exercício, comparado a 46 respirações nos jovens de 18 anos (40). Mercier et al. (32) calcularam que a freqüência respiratória máxima ($f_R$máx) nas crianças poderia ser expressa relativamente à massa corporal (M) pela seguinte equação alométrica:

$$f_R\text{máx} = 137M^{-0,27}$$

Deve ser notado que esse expoente de classificação de massa é similar a outros que refletem o tempo (relógio) biológico (ver Capítulo 1).

Nenhuma diferença relacionada ao gênero, na $f_R$máx, ou na taxa de declínio da freqüência respiratória com a idade tem sido observada nas crianças. No estudo realizado por Armstrong et al. as freqüências respiratórias no pico do exercício foram de 52 ± 10 e 53 ± 12 respirações por minuto nos meninos e nas meninas, respectivamente (3).

Os valores absolutos de volume corrente no exercício máximo aumentam com o crescimento, de acordo com as maiores dimensões do pulmão. A razão da f_R com o V_C no pico do exercício, então, declina durante o crescimento da criança. Rowland e Cunningham descobriram que a razão caiu de 60,7 para 29,2 nos meninos, e de 58,9 para 32,6 nas meninas entre as idades de 9 a 13 anos (41). Contrariamente a esses achados, Armstrong et al. (3) observaram que a razão média f_R/V_C no pico do exercício era maior nas meninas (60,0) do que nos meninos (48,0).

Armstrong et al. constataram expoentes de classificação alométrica para o $V_C$máx de 1,71 para estatura e de 0,27 para a massa (3). Quando normalizados pela estatura e massa, os valores de $V_C$máx foram significativamente maiores nos meninos do que nas meninas. Outros estudos constataram que o volume corrente no pico do exercício está estreitamente relacionado à massa corporal (7, 32, 41). Rowland e Cunningham relataram que o $V_C$máx por quilograma se manteve essencialmente inalterado durante os cinco anos de um estudo longitudinal (41). O valor médio, cerca de 30 mL · kg^{-1}, foi similar em meninos e meninas. Mercier et al. descobriram que o $V_C$máx nas crianças, estava relacionado à massa corporal pelo expoente de classificação 0,96 e para a altura pelo expoente 2,90 (32).

Em resumo, a maioria dos estudos indica que o aumento absoluto na $V_E$máx, com a idade durante a infância, é um reflexo do maior volume corrente com o crescimento. Diferenças na $V_E$máx relacionadas ao tamanho corporal, porém, podem ser mais influenciadas por variações na f_R.

Mecânica Ventilatória

Os pulmões são essencialmente sacos elásticos que se expandem através da ação do diafragma e dos músculos intercostais. A pressão negativa intrapulmonar resultante aspira o ar através das vias aéreas de condução e expande os espaços alveolares de ar. Naquele local, ocorre a difusão dos gases através da membrana alvéolo-capilar, uma interface que é ampla (cerca de 125 m² no adulto médio) e magro (com uma espessura de 1/50 vezes aquela de um pedaço de papel de carta do correio aéreo; 13).

O gasto de energia dos músculos da respiração para atingir a ventilação minuto é influenciado tanto pela complacência ou distensibilidade do pulmão e da parede torácica, como também pela resistência ao fluxo oferecida pelas vias aéreas de condução. A complacência é definida pela alteração no volume pulmonar em resposta a um dado gradiente de pressão transmural. A resistência obedece as previsões das leis de Ohm e Poiseuille, e muda em resposta ao raio das vias aéreas, bem como aos gradientes de pressão que controlam o fluxo aéreo. A eficiência da energia na respiração depende da maximização da condutância do fluxo aéreo, a partir da otimização da complacência e limitação da resistência.

Esses aspectos da mecânica pulmonar e da dinâmica do fluxo são alterados à medida que as crianças crescem. A complacência pulmonar melhora durante a infância, sendo que as alterações mais significativas ocorrem nos primeiros anos. Ao mesmo tempo, a resistência das vias aéreas diminui de forma progressiva e, novamente de forma mais proeminente nos anos pré-escolares. Acima dos 5 anos de idade, as alterações tanto na complacência como na resistência se tornam relativamente pequenas.

Lanteri e Sly descreveram alterações na mecânica da respiração durante a anestesia geral (para cirurgia urológica ou reparação de hérnia inguinal) em 63 crianças de 3 semanas a 15 anos de idade, cujos pulmões foram considerados normais (26). A complacência aumentou com o tamanho corporal, classificando-se a estatura pelo expoente 1,76. A resistência das vias aéreas caiu em relação à altura corporal pelo expoente -1,29. Esses achados transversais indicam que a complacência e a alteração na resistência mudam à medida que as crianças crescem, mas não apresentam a mesma proporção de envolvimento.

Se essas observações aplicam-se aos efeitos da complacência e resistência sobre o trabalho ventilatório em intensidades mais altas de trabalho é desconhecido. Os achados sugerem que o gasto metabólico dos músculos da respiração para atingirem as demandas ventilatórias do exercício deveria ser superior nas crianças menores, com um aprimoramento na eficiência de energia durante os anos de crescimento. A extensão pela qual a complacência muda durante o exercício nos adultos é controversa. Uma diminuição na complacência pulmonar tem sido descrita e atribuída ao aumento do volume sangüíneo pulmonar. Outros estudos constataram que não havia mudanças ou mesmo um aumento na complacência com o exercício (49).

Padrões da Freqüência Respiratória e do Volume Corrente

Um outro aspecto da mecânica da respiração que pode afetar a eficiência da ventilação é a contribuição relativa da freqüência respiratória e do volume corrente para atingir uma dada ventilação minuto. Uma maior dependência da f_R (i. e., uma razão maior f_R/V_C) aumenta o trabalho ventilatório necessário para superar a resistência das vias aéreas. Por outro lado, um amplo V_C é gerado ao custo de um maior esforço para superar as forças elásticas do pulmão e da parede torácica. O trabalho elástico realizado para atingir um volume corrente de 1 L é quatro vezes aquele necessário para o volume corrente de 0,5 L (49). Como já sugerido por Whipp e Ward, o corpo ajusta as contribuições relativas da f_R e do V_C "de tal forma que o trabalho necessário será minimizado" (49, p. 20).

Essas considerações ditam as contribuições relativas da freqüência respiratória e do volume corrente no curso de um teste de exercício progressivo. Observações em adultos indicam que para limitar o trabalho necessário para superar as forças elásticas, o volume corrente sobe somente até 60% da capacidade vital em uma carga de trabalho moderada e então se estabiliza. Nas intensidades mais altas, aumentos na ventilação surgem em função de uma freqüência respiratória mais alta.

Alguns dados sugerem que esses padrões de resposta da f_R e V_C sejam diferentes nas crianças em relação aos adultos; se for verdade, isso significaria que as influências relativas

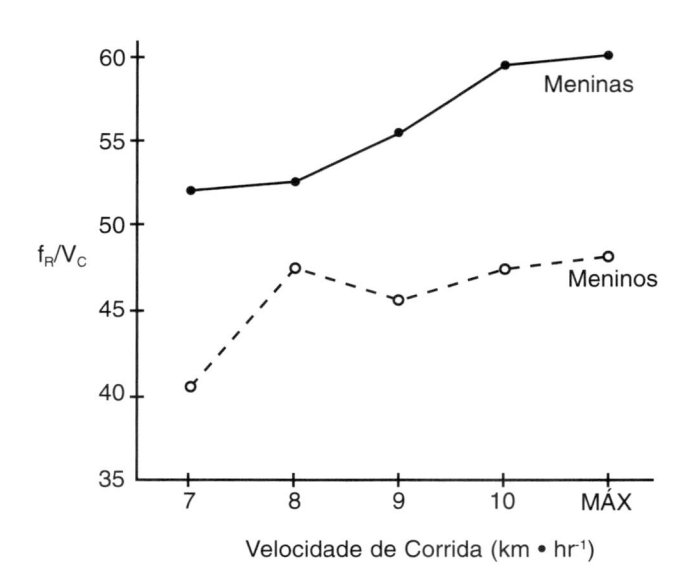

► FIGURA 7.4   Aumento nos valores médios de f_R/V_C durante o exercício progressivo em meninos e meninas (Referência 3)

das mudanças na resistência das vias aéreas e na complacência pulmonar durante o exercício são afetadas pela maturação biológica. Boule et al., por exemplo, constataram que o V_C subiu linearmente durante um teste máximo realizado na bicicleta em crianças de 6 a 15 anos, enquanto a f_R se estabilizou em 67% do pico de exercício (9). Similarmente, Rowland e Green descobriram que a razão f_R/V_C caiu em altas intensidades de exercício realizado na esteira em meninos de 10 a 14 anos (42).

Outras informações indicam um padrão tipicamente adulto. Armstrong et al. descreveram um aumento tanto no V_C como na f_R durante um teste progressivo de esteira em meninos e meninas de 8 a 11 anos de idade (3). À medida que a intensidade do exercício aumentou, uma maior dependência na f_R para gerar $\dot{V}_E$ foi observada, através do aumento na razão f_R/V_C (Figura 7.4). Entre 67 e 85% do $\dot{V}O_2$máx nos meninos, por exemplo, a razão subiu de 40,5 para 47%. Durante esse aumento na intensidade de trabalho, o V_C como percentual da capacidade vital permaneceu relativamente estável (38,2 a 41,1% no início e fim dessa variação de intensidades).

Ventilação do Espaço-morto

Um outro aspecto dos volumes respiratórios que precisa ser considerado é uma possível alteração na ventilação do espaço-morto anatômico e fisiológico relativo (V_D) nas crianças em crescimento. A ventilação alveolar é V_E - V_D, portanto, poderíamos esperar que mudanças nas vias aéreas não ventiladas, em relação a aumentos no tamanho corporal, influenciassem as trocas gasosas. Os dados são bastante claros apesar de que V_D/V_C, em uma dada respiração, permanece constante durante os anos pediátricos.

A ventilação do espaço-morto em repouso está relacionada estreitamente ao peso corporal ao longo da infância, com um valor de aproximadamente 1,0 cm³ · lb⁻¹ (38). Shephard e Bar-Or constataram que não havia diferença significativa no espaço-morto relativo calculado entre crianças pré-adolescentes e adultos, durante exercício a 80% do $\dot{V}O_2$máx (46). Similarmente, Gadhoke e Jones descreveram que não havia diferenças relacionadas à idade na razão V_D/V_C em meninos nas idades de 9 a 15 anos, pedalando com cargas de trabalho idênticas (17). Os valores médios foram 0,21, 0,18 e 0,14 a 400, 600 e 800 kp · m · min⁻¹, respectivamente.

Controle da Ventilação

Há pouco tempo, as respostas ventilatórias ao exercício eram consideradas como estando sob o controle de um sistema de retroalimentação de quimiorreceptores, sensível a mudanças na PO_2 arterial (controle pela hipóxia), na PCO_2 (estímulo pela hipercapnia), e [H⁺]. Hoje podemos reconhecer que esse conceito é demasiadamente simplista e que "a PCO_2 e a PO_2 de exercício parecem ser funções reguladas mais do que fatores reguladores primários" (5, p. 25). O meio principal pelo qual o exercício estimula a hiperpnéia, porém, permanece incerto. Mecanismos humorais parecem ser improváveis, considerando-se o aumento muito rápido na $\dot{V}_E$ com o início do exercício. A maioria dos pesquisadores preferem uma explicação neurológica, por meio de um controle descendente primário do cérebro que seja proporcional aos estímulos para a atividade locomotora, ou reflexos ascendentes da contração do músculo esquelético (13, 14). Forster concluiu que "os mecanismos da hiperpnéia do exercício permanecem controversos porque os pesquisadores ainda não desenvolveram um método para estudar esse fenômeno. Essa falha se deve pelo menos parcialmente ao fato de o sistema de controle ventilatório ser extremamente complexo e pobremente compreendido"(16, p.134).

Existe evidência considerável de que o controle ventilatório tem um ponto de início da PCO_2 mais baixo nas crianças em relação aos adultos. Essa conclusão está baseada primariamente nas observações de que a inclinação da relação entre a $\dot{V}_E$ e o $\dot{V}CO_2$ se torne mais nivelada à medida que as crianças crescem (2, 12). Também, a pressão parcial do oxigênio ao final da respiração ($PETCO_2$) (um indicador da PCO_2 arterial) durante o exercício é mais baixa nas crianças do que nos adultos (2). Gratas-Delamarche et al. compararam as respostas ventilatórias ao CO_2 inalado em meninos em idade pré-púbere e jovens adultos (20). As crianças exibiram um limiar de sensibilidade menor ao CO_2 (valor de $PETCO_2$ quando a ventilação aumentou acima do nível de

estado-estável). Essas crianças também demonstraram uma inclinação mais acentuada na relação linear entre a ventilação minuto e a $PETCO_2$. Gautier et al. constataram que a pressão da boca gerada 0,1 segundo depois da oclusão da via aérea diminuía entre as idades de 4 e 16 anos (18). Esses autores sentiram que as maiores pressões observadas nas crianças mais jovens indicavam um nível mais alto de controle ventilatório neural.

Mais recentemente, Ohuchi et al. compararam as respostas ventilatórias e dos gases sangüíneos ao exercício máximo em esteira, em sete meninos de 8 a 11 anos e seis jovens rapazes de 14 a 21 anos (36). A freqüência respiratória máxima foi mais alta nos meninos (66 ± 6 *vs.* 46 ± 4 respirações por minuto, nos jovens rapazes), mas nenhuma diferença significativa foi observada no volume corrente máximo com relação à massa corporal. No pico do exercício, o pH arterial foi maior nos meninos do que nos jovens rapazes (7,33 ± 0,01 *vs.* 7,28 ± 0,01), mas os valores de PO_2 arterial foram similares nos dois grupos. Todavia, tanto no limiar anaeróbio como no pico do exercício, a PCO_2 arterial foi significativamente mais baixa nos meninos (Figura 7.5). Os meninos demonstraram um aprimoramento menor na razão entre o espaço-morto fisiológico e o volume corrente durante a progressão do exercício, mas não ocorreram diferenças significativas entre os dois grupos na ventilação alveolar total. Esses dados indicam que o ponto de ajuste homeostático para a PCO_2 arterial é mais baixo nas crianças do que nos adultos, mas a razão pela qual isso ocorre ainda permanece obscura.

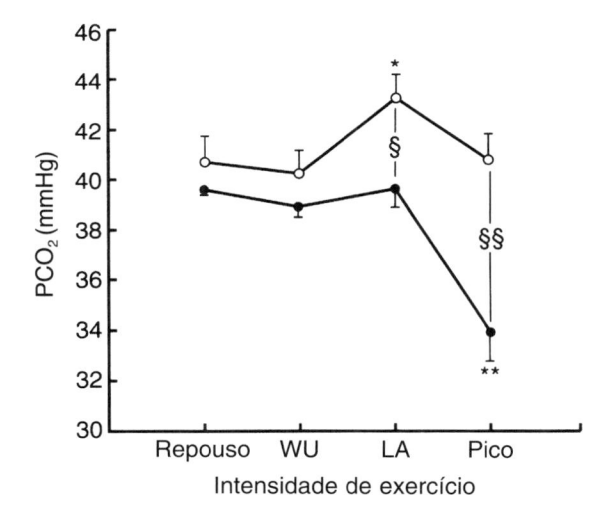

▶ FIGURA 7.5 Alterações na PCO_2 com aumento da intensidade do exercício em crianças *(círculos sólidos)* e sujeitos pós-puberais *(círculos abertos)*. (Referência 36) WU = trabalho abaixo do limiar anaeróbio; LA = limiar anaeróbio; * = p < 0,05; ** = p < 0,01 *vs.* repouso; § = p < 0,05 entre os dois grupos; §§ = p < 0,01 entre os dois grupos.
Reimpresso com permissão de Ohkwwa et al. 1999.

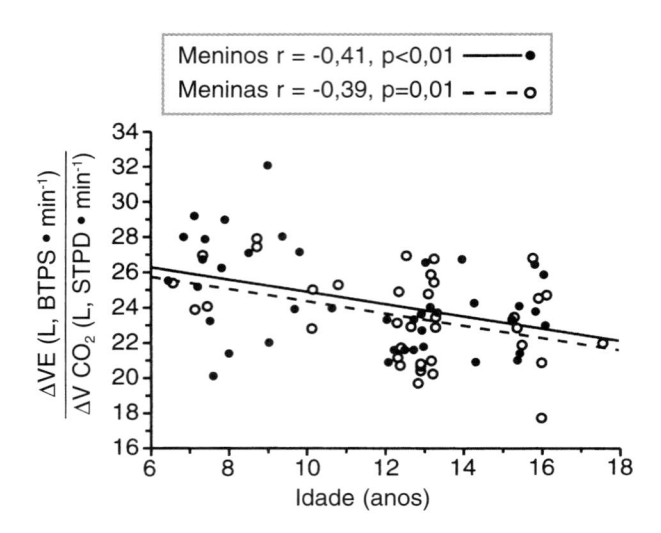

▶ FIGURA 7.6   Alterações relacionadas à idade na relação entre a $\dot{V}_E$ e o $\dot{V}CO_2$ (Referência 34).
Reimpresso com a permissão de Nagano et al. 1998.

Os achados de Nagano et al. sustentam a idéia de que crianças mais jovens respiram mais durante o exercício para eliminarem uma dada quantidade de CO_2, e isso resulta em um ponto de ajuste mais baixo da PCO_2 arterial (34). Esses autores examinaram a relação entre a idade e o controle da ventilação durante exercício de esteira em 80 crianças nas idades de 6 a 17 anos. Tanto em repouso como no pico do exercício, nenhuma correlação foi observada entre a idade e a razão da $\dot{V}_E$ com a produção de CO_2, razão da ventilação alveolar efetiva com a produção de CO_2, razão do espaço-morto pulmonar com o volume corrente, ou mesmo da PCO_2 arterial. No limiar anaeróbio ventilatório, a PCO_2 arterial subiu com a idade, enquanto a razão entre a PCO_2 alveolar e o $\dot{V}CO_2$ caiu. A análise de regressão linear indicou que a inclinação da relação entre a $\dot{V}_E$ e o $\dot{V}CO_2$ (Figura 7.6), bem como entre a ventilação alveolar e o $\dot{V}CO_2$, diminuíram com a idade. Não houve diferenças com relação ao gênero nesses achados.

As crianças demonstram níveis de lactato mais baixos e uma queda menor no pH arterial durante um teste de exercício máximo em relação aos adultos. Evidências sugerem, porém, que o declínio moderado no pH com o exercício nas crianças não é consistente com sua concentração de lactato dramaticamente inferior. Hebestreit et al., por exemplo, reportaram concentrações de lactato após o exercício de 5,7 e 14,2 mmol · L^{-1} em crianças e homens, respectivamente, depois de um teste de máximo de 30 segundos realizado na bicicleta (23). Os valores médios do pH venoso foram de 7,32 nas crianças e 7,18 nos adultos.

Ratel et al. levantaram a hipótese de que este declínio limitado no pH poderia ser devido a um desenvolvimento temporal diferente na regulação da PCO_2 arterial pela ventilação nas crianças (39). Para investigar esta questão, eles

compararam dados encontrados para ácido-básicos em 11 meninos (9,6 ± 0,7 anos) e 10 homens (20,4 ± 0,8 anos) durante repetidas séries de exercício de curta duração e alta intensidade. Depois do décimo tiro de velocidade, a concentração média de lactato foi de 8,5 ± 2,1 mmol · L^{-1}, nos meninos, e de 15,4 ± 2,0 mmol · L^{-1} nos adultos, com a respectiva [H^+] de 43,8 ± 11,3 e 66,9 ± 9,9 nmol · L^{-1}. Em um dado nível de lactato, a [H^+] foi mais baixa nos meninos do que nos homens (Figura 7.7). Também, os valores de PCO_2 arterial determinados em uma dada [H^+] foram menores nos meninos do que nos homens (Figura 7.8). Os autores

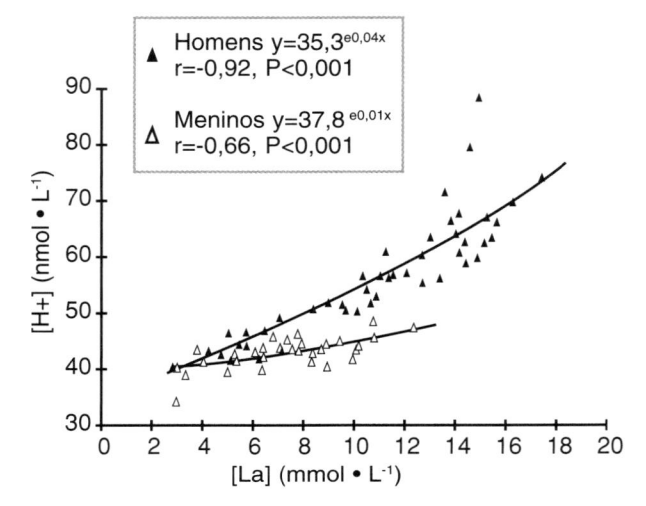

▶ FIGURA 7.7   Relação entre a [H^+] e a concentração de lactato, [La], durante dez tiros de velocidade em meninos e homens (Referência 39).
Reimpresso com permissão de Ratel et al. 2002.

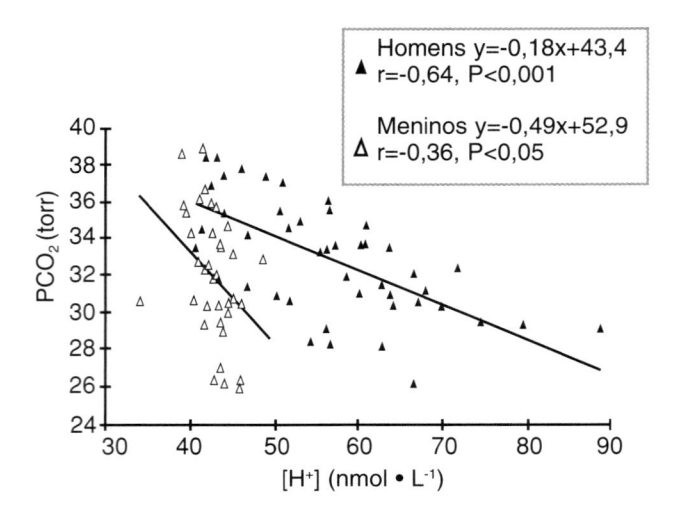

▶ FIGURA 7.8   Relação entre a PCO_2 arterial e a [H^+] sangüínea durante dez tiros de velocidade em meninos e homens (Referência 39).
Reimpresso com permissão de Ratel et al. 2002.

concluíram que as crianças regulam melhor sua [H⁺] sangüínea do que os adultos, e que isso pode ocorrer devido a uma resposta compensatória ventilatória maior.

Descobriu-se que o controle ventilatório é significativamente influenciado por fatores genéticos, em um estudo que comparou a sensibilidade à hipercapnia entre pares de gêmeos adolescentes monozigóticos e dizigóticos (25). Existe também evidência de que o treinamento esportivo possa influenciar as respostas ventilatórias ao CO_2. Alguns estudos mostraram que atletas adultos possuem um controle ventilatório menor do que não-atletas (10), mas outros não conseguiram confirmar esse achado (30). Mais especificamente, os estudos sugeriram que os atletas adultos de resistência tinham uma resposta ventilatória baixa ao CO_2, enquanto aqueles que possuem excelência em esportes anaeróbios (p. ex., corrida de velocidade), apresentam respostas mais altas (35).

McGurk et al. examinaram essa questão em um grupo de nadadores de 12 anos de idade, praticantes regulares, mas que não eram considerados como atletas altamente treinados (31). Baseados nas respostas ventilatórias ao CO_2 inalado, os indivíduos foram divididos em dois grupos, os com alta e os com baixa responsividade. Eles então passaram por dois testes de corrida de velocidade (corrida de 50 metros, teste de potência de pico aláctica) e dois testes de resistência (corrida de 1,6 km e teste em cicloergômetro PWC_{170}). Os resultados foram variados. A capacidade de corrida nos indivíduos com alta responsividade foi significativamente melhor do que naqueles com baixa responsividade no teste de potência aláctica, mas nenhuma diferença foi observada no tempo de corrida de 50 metros. Não houve diferenças entre os grupos nos testes de resistência. Os autores puderam somente inferir que esses achados não foram conclusivos e que mais pesquisas são necessárias.

Equivalente Ventilatório de Oxigênio

As crianças também hiperventilam em relação aos requerimentos metabólicos do sistema aeróbio do trabalho físico. Isso é manifestado por meio de seu maior equivalente ventilatório de oxigênio ($\dot{V}_E/\dot{V}O_2$) em todos os níveis de exercício (29). Um declínio gradual no $\dot{V}_E/\dot{V}O_2$ ocorre continuamente ao longo da infância, como demonstrado pelo estudo transversal de Andersen et al. (1). Eles relataram um declínio gradual no $\dot{V}_E/\dot{V}O_2$ no exercício máximo entre as idades de 8 e 16 anos, com os valores caindo aproximadamente de 34 para 24. Nenhuma diferença foi observada nessas mudanças entre meninos e meninas.

Similarmente, Armstrong et al. não puderam encontrar qualquer diferença no $\dot{V}_E/\dot{V}O_2$ relacionada ao gênero, durante a corrida em esteira (3). Os valores para os meninos e as meninas em 70 a 75% do $\dot{V}O_2$pico foram 23,3 ± 2,9 e 24,1 ± 2,4, respectivamente, e 29,8 ± 3,2 e 29,5 ± 3,1 no pico do exercício. Entretanto, no estudo longitudinal de Rowland e Cunningham, os meninos demonstraram um $\dot{V}_E/\dot{V}O_2$ submáximo mais baixo do que as meninas, mas com uma taxa similar de declínio em um período de cinco anos (41). No exercício máximo, o $\dot{V}_E/\dot{V}O_2$ médio caiu de 37,2 para 34,1 nos meninos, mas nenhuma alteração foi observada nas meninas (39,6 para 39,4). Godfrey também relatou que as meninas possuem um equivalente ventilatório de oxigênio maior, relativo aos requerimentos metabólicos no exercício máximo do que os meninos, exceto em idades bem jovens (19).

Em qualquer comparação desse tipo, com exercícios de alta intensidade, deve-se lembrar que o $\dot{V}_E/\dot{V}O_2$ é influenciado pelo grau de produção de lactato. Como Godfrey apontou, qualquer comparação do $\dot{V}_E/\dot{V}O_2$ em termos de idade ou gênero, no exercício máximo, pode ser influenciada por diferenças no metabolismo anaeróbio (19).

Cinética da Ventilação no Início do Exercício

Outras evidências para diferenças maturacionais no controle ventilatório vêm dos estudos que examinaram a dinâmica respiratória no início do exercício. No início do exercício de carga constante nos adultos, a constante de tempo da mudança do $\dot{V}O_2$ é tipicamente 20 a 40 segundos, e o estado-estável é atingido em cerca de três minutos. O $\dot{V}CO_2$ sobe mais lentamente, e o aumento da $\dot{V}_E$ é ainda mais demorado, não atingindo o estado-estável em quatro a cinco minutos.

Welsman et al. mostraram que a taxa e a magnitude da resposta hiperpnéica nas crianças foi aumentada em comparação com aquelas nos adultos (48). Esses autores estudaram os ajustes ventilatórios no início do exercício em doze meninos e dez meninas (nas idades de 11 a 12 anos) e em doze homens e nove mulheres (de 19 a 26 anos). Os indivíduos completaram um protocolo de rampa com não menos do que quatro transições de carga. As constantes de tempo para o $\dot{V}O_2$, o $\dot{V}CO_2$, e a $\dot{V}_E$ foram todas significativamente menores para as crianças em comparação aos adultos. Houve um retardo no aumento do $\dot{V}CO_2$ em relação ao do $\dot{V}O_2$ por um período mais longo nos adultos em comparação com as crianças (nos meninos em 23,8 ± 5,9 segundos; nas meninas, 22,9 ± 8,4 segundos; nos homens, 44,9 ± 14,5 segundos; nas mulheres, 37,1 ± 7,6 segundos). A inclinação da mudança na $\dot{V}_E$ com o $\dot{V}CO_2$ foi significativamente maior nas crianças do que nos adultos e nas mulheres quando comparadas aos homens.

Esse estudo sustenta achados anteriores. Cooper et al. constataram uma taxa 30% mais rápida na elevação da $\dot{V}_E$ e do $\dot{V}CO_2$ em crianças de 7 a 10 anos de idade, quando comparadas a adolescentes de 15 a 18 anos (12). Uma vez que a produção de CO_2 relativa a um nível particular de trabalho metabólico deveria ser independente de idade, os autores sugeriram que sua descoberta poderia ser explicada por uma menor estocagem de CO_2 nas crianças em idade pré-púbere.

Armon et al. relataram que não havia diferenças significativas entre adultos e crianças nos estoques totais de CO_2 em repouso, mensurado utilizando-se de uma técnica que avalia o balanço do bicarbonato (2). Entretanto, os achados de Zanconato et al. sugerem que isso não poderia ser confirmado durante o exercício (50). Eles mensuraram os estoques de CO_2 em meninos de 6 a 10 anos e em adultos de 21 a 39 anos. Nenhuma diferença foi observada entre os dois grupos em repouso. Durante o exercício, porém, os estoques de CO_2 aumentaram 31% nos adultos, mas permaneceram inalterados nas crianças. Esses autores sugeriram que os adultos podem estocar mais CO_2 devido a uma quantidade maior de gordura corporal (a qual dissolve o CO_2) ou aos mais altos níveis de hemoglobina (a qual se liga ao CO_2).

Mantendo a Normoxemia

Em repouso, a PO_2 alveolar nos adultos é aproximadamente 100 mmHg; a queda de 160 mmHg na atmosfera ambiente resulta da umidificação do ar à medida que ele atravessa as vias aéreas superiores. Por causa das disparidades na ventilação-perfusão no pulmão, a PO_2 arterial é cerca de 90 mmHg. Durante o exercício, aumentos na ventilação minuto servem para a reposição de oxigênio nos alvéolos, à medida que a difusão de O_2 através da membrana alvéolo-capilar se acelera. Como resultado, nos adultos não treinados a PO_2 arterial é mantida a 90 mmHg, mesmo durante altas intensidades de exercício. Isso ocorre apesar do aumento na diferença de O_2 alvéolo-arterial para 20 ou 30 mmHg, um efeito da pouca compatibilidade da ventilação e da perfusão.

Geralmente leva cerca de 0,3 segundos para que ocorra um equilíbrio na PO_2 entre os alvéolos e os capilares pulmonares. Em um adulto em repouso, há pleno tempo para obter isso, uma vez que a média do tempo de trânsito dos eritrócitos nos capilares pulmonares é de aproximadamente 0,75 segundos. Com o exercício severo, o tempo de trânsito cai cerca da metade, então, o tempo para a troca de oxigênio normalmente não limita a oxigenação arterial no exercício máximo.

Em atletas adultos altamente treinados, as demandas mais altas da atividade metabólica e cardiovascular excedem a capacidade das respostas ventilatórias de manter a normoxemia em altas intensidades de exercício (14). No exercício máximo um atleta normal tem um fluxo sangüíneo pulmonar que é 50% superior àquele de um indivíduo não-atleta. Um menor tempo de trânsito dos eritrócitos pode então limitar o período disponível para atingir uma troca completa de oxigênio. Além disso, o aumento do gradiente alvéolo-arterial é de 34 a 45 mmHg, comparado com os 20 ou 30 mmHg de indivíduos não treinados (i. e., os atletas apresentam uma maior disparidade entre a ventilação-perfusão com o exercício). O acúmulo de fluidos pulmonares pode também ocorrer nos indivíduos altamente treinados. Como

conseqüência, a hipoxemia arterial é observada nesses atletas durante o exercício máximo, quando eles têm uma PO_2 arterial de 55 a 75 mmHg.

Essa queda no nível de oxigênio arterial no exercício máximo no atleta de resistência pode ter um impacto significativamente negativo na diferença arteriovenosa de oxigênio máxima, resultando em uma queda no $\dot{V}O_2$máx potencial. Uma redução típica na saturação de oxigênio de 86 ou 92% é refletida em um $\dot{V}O_2$máx de 6 a 8% mais baixo. Nos extremos desse efeito, atletas cuja saturação cai para 84 ou 86%, podem esperar uma redução de 12 a 14% na potência aeróbia máxima (14).

Enquanto estudos desses fatores têm sido realizados amplamente em homens, existe evidência de que a hipoxemia arterial também ocorra no pico do exercício em atletas mulheres adultas. Harms et al. relataram que 40% dos jovens corredores de longa distância saudáveis demonstraram uma queda na saturação de oxigênio tanto no exercício submáximo quanto no máximo (22). Em um segundo estudo, com os mesmos indivíduos, a saturação de oxigênio arterial média caiu para 91,8 ± 0,4% no exercício máximo (21). Por meio da administração de oxigênio e da observação das alterações na saturação de oxigênio, eles estimaram que a diminuição resultante no $\dot{V}O_2$máx foi de 6,3%.

Oxigenação Arterial nas Crianças

Dados limitados estão disponíveis sobre crianças. Eriksson et al. mensuraram os gases arteriais sangüíneos durante um teste progressivo máximo em bicicleta em seis meninos de 13 a 14 anos (15). A PO_2 média foi de 98 mmHg em repouso, 95 mmHg a 600 km · h^{-1}, e 94 mmHg na exaustão. A diferença de oxigênio alvéolo-arterial subiu de 8 mmHg em repouso para 14 mmHg no exercício submáximo e 24 mmHg no exercício máximo. Esses valores são similares àqueles tipicamente observados durante testes de exercício em adultos.

Laursen et al. estudaram a incidência de hipoxemia arterial induzida pelo exercício em meninas em idade pré-menarca (27). Dezenove meninas não treinadas com uma média de idade de 11,1 ± 1,6 anos realizaram um teste máximo em bicicleta, e o percentual da saturação da oxihemoglobina arterial foi estimado utilizando-se um oxímetro de orelha. O $\dot{V}O_2$pico para o grupo foi de 43,7 ± 7,1 mL · kg^{-1} · min^{-1}, e a ventilação minuto de pico foi de 66,3 ± 12,5L · min^{-1}. O percentual médio da saturação arterial durante os últimos 30 segundos de exercício foi de 96,6 ±1,2% (limite de confiança de 95%: 95,5 a 97,7%). Nenhuma relação foi observada entre a mudança da saturação de oxigênio e o $\dot{V}O_2$ (Figura 7.9).

Esses achados sugerem que a hipoxemia arterial induzida pelo exercício não ocorre em meninos e meninas não treinados. O quão bem a normoxemia é mantida durante o

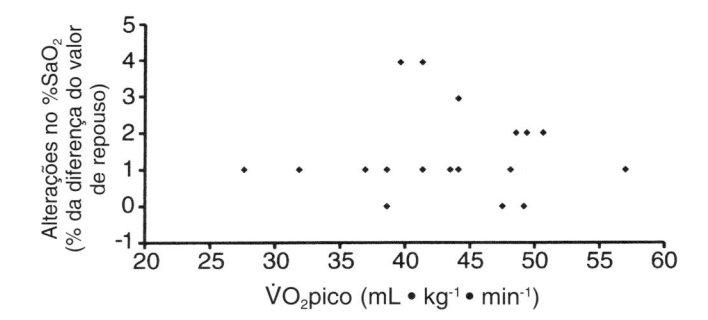

▶ FIGURA 7.9 Alterações percentuais da saturação de oxigênio (%SaO$_2$) do repouso até o exercício máximo em relação ao V̇O$_2$pico em meninas adolescentes (da referência 27).

De P.B. Laursen et al., "Incidence of exercise-induced arterial hypoxemia in prepubescent females" Pediatric Pulmonology 34:37-41 copyright © (2002, John Wiley and Sons, Inc.).

Reimpresso com permissão de Wiley-Liss, Inc., uma subsidiária de John Wiley & Sons, Inc.

exercício nas crianças atletas – e o efeito de quaisquer mudanças no V̇O$_2$máx – ainda precisa ser investigado.

Capacidade de Difusão Pulmonar

A capacidade dos gases de atravessar a interface alvéolo-pulmonar é normalmente estimada pela mensuração da capacidade de difusão do monóxido de carbono (D$_L$CO). Esse valor aumenta com o exercício, e alguns dados sugerem que a capacidade de difusão pulmonar possa ser maior nas crianças do que nos adultos. Shephard et al. descobriram que a inclinação da razão linear entre a D$_L$CO e o V̇O$_2$ durante o exercício foi de aproximadamente duas vezes aquela observada nos estudos em adultos (45). Entretanto, Johnson et al. não observaram quaisquer diferenças na capacidade de difusão na membrana no exercício máximo em uma comparação de quatro crianças de 8 a 12 anos com seis indivíduos de 15 a 28 anos (24).

Exercício Prolongado em Estado-Estável

Quando um adulto realiza exercício prolongado em estado-estável (45-60 minutos), em uma intensidade moderada, uma série de alterações chamadas de *ventilatory drift* (aumento da ventilação em função do tempo durante o exercício em uma carga constante) é observada (13). A freqüência respiratória aumenta de 15 a 40%, enquanto o volume corrente declina de 10 a 15%. Um pequeno aumento é observado na V̇$_E$, que está fora de proporção em relação ao V̇O$_2$ e V̇CO$_2$. Os gases sangüíneos arteriais nessa situação tipicamente refletem uma leve alcalose respiratória (o pH arterial é tipicamente de 7,40 a 7,50) com uma pequena depressão na PCO$_2$.

Tradicionalmente, os padrões observados no aumento ventilatório (*ventilatory drift*) têm sido relacionados aos efeitos do aumento da temperatura central. Dempsey et al. descreveram isso da seguinte forma:

> Durante o trabalho pesado prolongado, um estímulo ventilatório significativo ligado à produção metabólica de calor está implicado pela magnitude do aumento observado na temperatura central e sangüínea, e também pela predominância de um padrão respiratório taquipnéico. Essa "quase ofegância" taquipnéia, com o aumento da ventilação do espaço-morto, é uma resposta única aos estímulos ventilatórios em seres humanos, nos quais os mais importantes tipos de respostas ao estímulo quimiorreceptor e ao exercício, por si só, aumentam o volume corrente. (13, p. 101)

Essa interpretação implica no fato de que o aumento na freqüência respiratória em resposta à elevação na temperatura central tenha um papel primário no aumento ventilatório (*ventilatory drift*). A maior f$_R$/V$_C$ em uma dada V̇$_E$ aumenta a ventilação minuto no espaço-morto (V̇$_D$), possivelmente contribuindo para uma elevação compensatória na V̇$_E$. Outros mecanismos etiológicos para o aumento ventilatório (*ventilatory drift*) também foram sugeridos, incluindo respostas ao nível elevado de epinefrina circulante, a congestão venosa pulmonar, a fadiga muscular respiratória e os fatores psicológicos.

Rowland e Rimany compararam o aumento ventilatório (*ventilatory drift*) em meninas em idade pré-menarca de 9 a 13 anos e em mulheres jovens de 20 a 31 anos (43). Elas pedalaram por quarenta minutos em uma intensidade média de 63% do V̇O$_2$máx. Nenhuma diferença significativa no aumento da V̇$_E$ (7,1% para as meninas e 11,7% para as mulheres) foi observada nos dois grupos (Figura 7.10). A freqüência respiratória subiu 15% nas meninas e 14% nas mulheres, enquanto o V$_C$ caiu em 6% e 2%, respectivamente. Nenhuma diferença na elevação da temperatura da membrana timpânica entre os dois grupos foi registrada.

Esses achados são similares àqueles relatados por Asano e Hirakoba quando compararam meninos e homens (4). Esses dados limitados que mostram que não existem diferenças maturacionais no aumento ventilatório (*ventilatory drift*) sugerem, portanto, que a sensibilidade respiratória ao mecanismo que dispara essas mudanças (provavelmente a temperatura central) é similar em crianças e adultos.

Conclusões

Os padrões básicos da resposta ventilatória ao exercício são similares em crianças e adultos. No entanto, existem certas características anatômicas e funcionais das crianças em idade pré-púbere que distinguem suas alterações ventilatórias durante o exercício em relação aos indivíduos maduros.

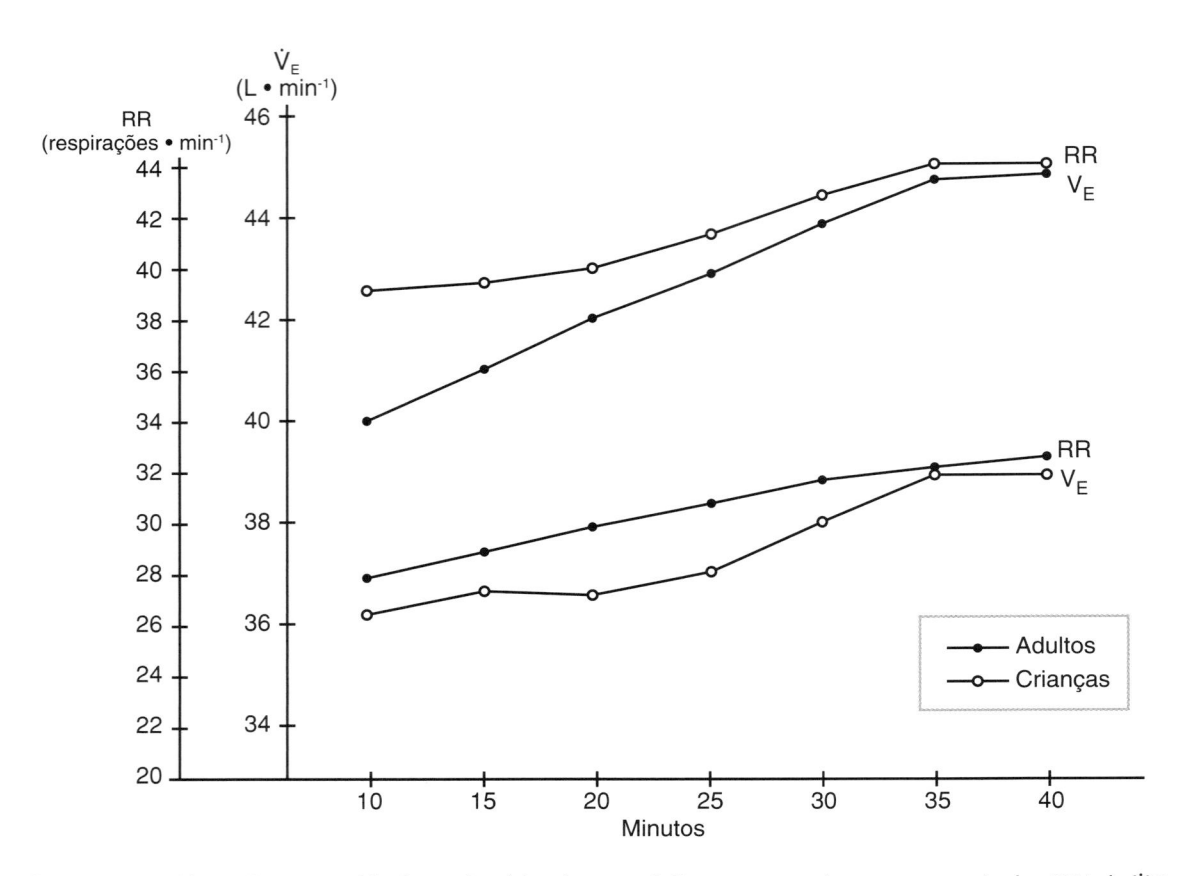

▶ FIGURA 7.10   Alterações nas variáveis respiratórias durante ciclismo sustentado em carga estável a 63% do $\dot{V}O_2$máx em meninas e mulheres. ($\dot{V}_E$ = ventilação minuto; RR = taxa respiratória (Referência 43).
Reimpresso com permissão de T.W. Rowland e T.A. Rimany, 1995.

A explicação para essas diferenças não é clara e o entendimento das variações quantitativas e qualitativas nas respostas das crianças permanece um desafio para os fisiologistas do exercício pediátrico. Da mesma forma, as implicações das diferenças maturacionais, para o desempenho atlético ou, no outro extremo, para as doenças crônicas pulmonares, nas respostas ventilatórias ao exercício, permanecem especulativas.

As crianças hiperventilam durante o exercício em comparação aos adultos. Existem evidências abundantes para sustentar essa conclusão: A sua $\dot{V}_E$ para um determinado equivalente metabólico ($\dot{V}_E/\dot{V}O_2$) é mais alta em todas as intensidades de exercício. A PCO_2 arterial é mais baixa e o pH maior no exercício máximo nos indivíduos jovens, e a inclinação da relação entre a $\dot{V}_E$ e o $\dot{V}CO_2$ diminui com a idade. Apesar de as crianças desenvolverem uma acidose metabólica menor durante o exercício (como resultado de uma produção de lactato menor), sua resposta ventilatória compensatória é exagerada. A cinética da ventilação no início do exercício é mais rápida nas crianças do que nos adultos. Essa resposta hiperventilatória se torna menos óbvia à medida que as crianças crescem, sugerindo que fatores relacionados

à maturação biológica, que não incluem influências humorais da puberdade, estejam envolvidos.

As crianças respiram mais rápido que os adultos para atingirem uma ventilação minuto específica. Podemos assumir que isso simplesmente reflita o fato de que as crianças tenham pulmões menores (e, portanto, volumes correntes menores). Entretanto, uma maior f_R/V_C tem sido observada mesmo quando a $\dot{V}_E$ é ajustada para a idade e o tamanho corporal. Poderíamos esperar que uma f_R/V_C mais alta aumentasse a ventilação minuto do espaço-morto, possivelmente contribuindo para uma $\dot{V}_E$ relativamente maior como um mecanismo compensatório.

A complacência pulmonar é menor e a resistência das vias aéreas maior nas crianças, mas elas se aproximam dos valores encontrados em adultos nos últimos anos da infância. A influência desses fatores sobre o trabalho muscular ventilatório, à medida que as crianças crescem, é desconhecida.

A oxigenação arterial normal é mantida nas crianças no exercício máximo. Não há certeza de que crianças atletas de resistência experimentem a hipoxemia induzida pelo exercício como os adultos. Essa questão é importante, uma vez que uma queda na saturação de oxigênio no pico do exercício pode ter um efeito negativo significativo na potência aeróbia máxima.

As crianças demonstram alterações no fluxo ventilatório durante o exercício sustentado em estado-estável, similares àquelas dos adultos. Assumindo que essas alterações refletam uma resposta aos aumentos na temperatura central, essas descobertas significam que (a) os aumentos de temperatura são independentes do *status* maturacional e (b) a ligação entre a temperatura e o aumento na f_R é similar em crianças e adultos.

Questões para Discussão e Direcionamento de Pesquisa

1. Qual é a explicação para a hiperventilação relativa nas crianças com o exercício, comparando-se aos adultos? O que essa observação nos diz sobre a mecânica responsável pela hiperpnéia do exercício?

2. As crianças atletas experimentam a hipoxemia induzida pelo exercício? Caso isso ocorra, qual é o mecanismo? Quanto a aptidão aeróbia fica comprometida?

3. Existem diferenças maturacionais na capacidade de difusão pulmonar durante o exercício?

4. Quanto as mudanças nas propriedades mecânicas dos pulmões (complacência, resistência), à medida que as crianças crescem, afetam as demandas metabólicas da musculatura ventilatória durante o exercício intenso?

5. Quão importantes são as alterações na ventilação minuto do espaço-morto que poderiam resultar de uma maior f_R/V_C nas crianças?

6. Como os valores de $\dot{V}_E$ e V_C durante o exercício podem ser mais bem relacionados com as diferenças no tamanho corporal?

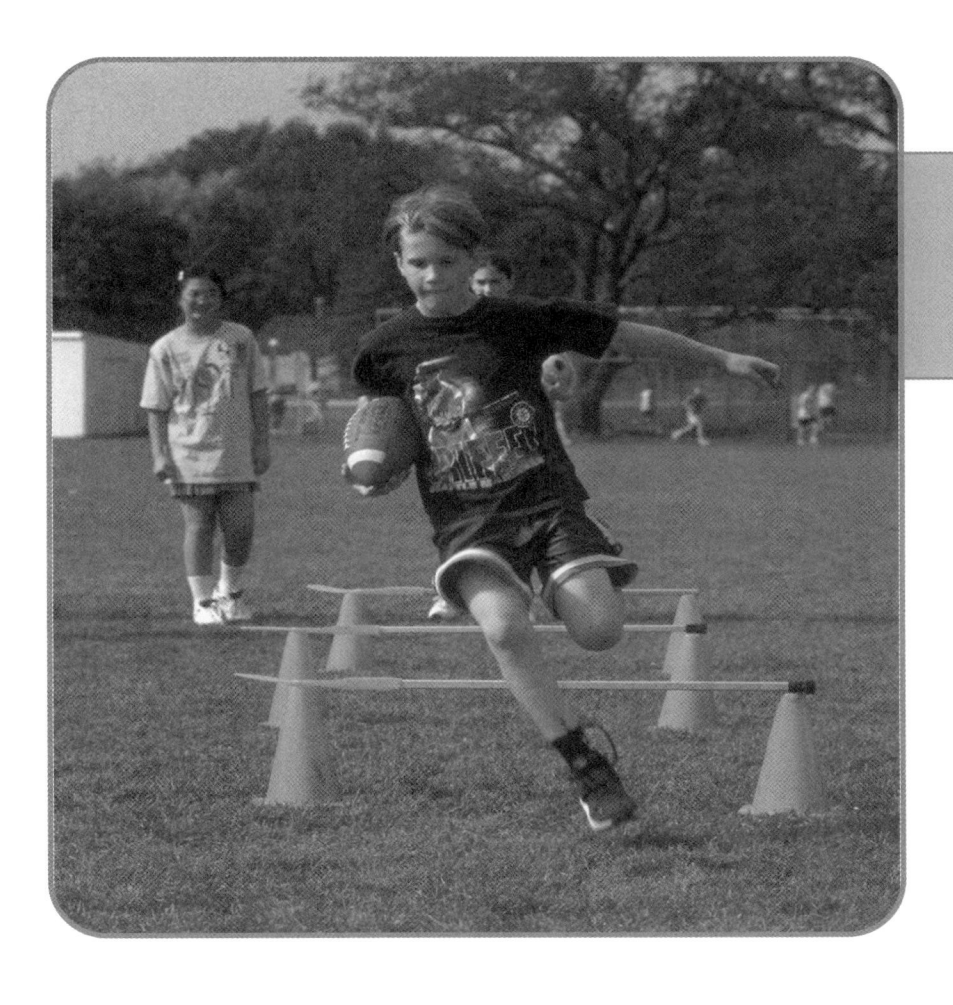

Demandas de Energia na Locomoção com Sustentação de Peso

O custo da energia em uma viagem aumenta com o tamanho, mas o custo de unidade é mais barato como carga de caminhão (e ainda mais barato como carga de trem).

William Calder (1984)

▶ *Neste capítulo serão discutidos*

- como o custo de energia na locomoção, relativo ao tamanho corporal, diminui com a idade;
- os mecanismos que poderiam ser responsáveis por melhoras relacionadas à idade na economia no exercício em atividades de que exigem sustentar o peso; e
- as influências do gênero, da aptidão física e do grau de inclinação na corrida na economia no exercício.

A maior necessidade energética das crianças para mover a massa corporal em uma determinada velocidade de corrida ou caminhada talvez seja o aspecto mais consistentemente documentado da fisiologia do exercício pediátrico. Robinson foi o primeiro a descrever essa diferença maturacional na economia da locomoção em seu trabalho presciente no Harvard Fatigue Laboratory, em 1938 (39). Grupos de indivíduos do sexo masculino, entre 6 e 75 anos, caminharam sobre uma esteira a uma velocidade de 5,6 km · h⁻¹, 8,6% de inclinação, por 15 minutos. O $\dot{V}O_2$ declinou em média 33,0 mL · kg⁻¹ · min⁻¹, no grupo mais jovem, para 23,9 mL · kg⁻¹ · min⁻¹, naquele mais velho. Ao longo da infância, o $\dot{V}O_2$ médio relativo à massa caiu em 16% nos últimos anos da adolescência. Essa pesquisa indicou, portanto, não somente que as crianças são menos econômicas do que os adultos no exercício realizado em esteira, mas também que aprimoramentos na economia de energia submáxima ocorrem continuamente ao longo dos anos de crescimento.

Desde aquele tempo, essa tendência durante exercício que exige a sustentação de peso tem sido documentada por vários autores. Em sua revisão, publicada em 2000, Morgan delineou informações sobre 17 estudos que compararam a economia na caminhada e na corrida, tanto entre crianças e adultos, como entre crianças mais jovens e mais velhas (30). Uma vez que as condições experimentais e as diferenças de idade variaram amplamente nesses estudos, também foram diversificadas as diferenças no $\dot{V}O_2$ por quilograma entre os grupos de estudo. Entretanto, a magnitude das diferenças entre as crianças e os adultos, no que diz respeito ao custo da energia relativo à massa para a locomoção em esteira, foi similar àquele descrito por Robinson (39) há quase 70 anos (aproximadamente 15 a 20%).

Enquanto a maior parte desses estudos foi transversal, as pesquisas longitudinais revelaram mudanças similares na economia ao longo do tempo. No estudo de Crescimento, Saúde e Aptidão de Amsterdã, o $\dot{V}O_2$ de indivíduos do sexo masculino durante a corrida em esteira caiu de 37,6 para 30,3 mL · kg⁻¹ · min⁻¹, entre os 13 e 27 anos (54). Os respectivos valores nas mulheres foram de 36,5 a 29,8 mL · kg⁻¹ · min⁻¹. Em seu estudo longitudinal de caminhada em esteira, Ro-

wland et al. relataram uma queda na demanda de energia de 31,0 mL · kg⁻¹ · min⁻¹ aos 9 anos para 26,5 mL · kg⁻¹ · min⁻¹ aos 13 anos de idade (44). Baseando-se nessas informações longitudinais e transversais, é possível predizer que o $\dot{V}O_2$ por quilograma durante um dado nível de exercício em esteira diminua durante a infância em média cerca de 1,0 mL · kg⁻¹ · min⁻¹ a cada ano.

O significado da Economia: A Alometria é Apropriada?

Existe alguma confusão e conflito de opiniões relacionadas à forma como essas mudanças desenvolvimentais nos requerimentos metabólicos relativos à massa corporal com a locomoção submáxima deveriam ser interpretadas. Muitos as vêem simplesmente como alterações na energética para mover a massa corporal. Isto é, a economia no exercício é definida como a quantidade de energia despendida por quilograma em um dado teste de esteira, sendo que a massa corporal serve como a carga de trabalho. Ou seja, "por quilograma" é interpretado no contexto da carga que precisa ser movida. Logo, a observação de que a economia melhora com a idade é tomada como uma indicação de que em um determinado nível de trabalho, crianças mais jovens precisam utilizar uma quantidade maior de energia para mover uma dada carga de massa corporal. A partir desse ponto de vista, a análise das diferenças de economia entre indivíduos por meio da alometria, poderia não ser apropriada.

Uma outra alternativa, entretanto, sugere que as diferenças no $\dot{V}O_2$ por quilograma durante a locomoção na infância possam refletir uma relação mais ampla entre a utilização de energia e o tamanho corporal. Isto é sugerido por observações da economia no exercício em animais, particularmente nas relações alométricas similares observadas entre o $\dot{V}O_2$ e as dimensões corporais em repouso e durante o trabalho submáximo. Temos reiterado várias vezes nestas páginas que a taxa metabólica basal ou a de repouso, por quilograma de massa corporal, está inversamente relacionada ao tamanho corporal, com um expoente de classificação para a massa de 0,75 (47). Enquanto a explicação não é conhecida, um conceito popular se mantém, o de que a produção de energia está relacionada à área da superfície corporal para se adequar ao calor perdido e, desta forma manter a *homeostase* térmica (a regra da superfície). Portanto, a taxa metabólica em repouso é apropriada à área de superfície e não à massa corporal e, uma vez que a razão da área de superfície corporal em animais menores para a massa é maior, eles possuem uma taxa metabólica de repouso mais alta por quilograma de massa do que os animais maiores. A "chama metabólica" mais intensa dos animais menores é considerada um reflexo da taxa metabólica mais elevada por célula, bem como uma contribuição relativamente maior dos órgãos com as taxas metabólicas mais altas (ver Capítulos 4 e 5).

Quando um animal realiza um exercício submáximo, essas relações não mudam. O expoente de classificação de massa para o $\dot{V}O_2$ no deslocamento submáximo é aproximadamente 0,67. Essa observação sugere que os fatores responsáveis pela relação entre o $\dot{V}O_2$ e a massa corporal em repouso e durante o exercício poderiam ser similares. Isto é, a taxa metabólica poderia ser regulada em relação a um fator externo – tal como a área de superfície corporal – em vez da massa que está sendo deslocada. Essa possibilidade é sugerida pela observação de que as diferenças entre crianças e adultos no custo da energia submáxima específica da massa são eliminadas quando o $\dot{V}O_2$ é expresso relativamente à área de superfície corporal (14, 40, 41). E, como nos animais, o expoente de classificação da massa de 0,58, descrito por Holliday et al. (18) para o $\dot{V}O_2$ em repouso nas crianças é similar ao valor de 0,65 observado empiricamente nas crianças durante o exercício submáximo (40). Pode ser, então, que os arranjos metabólicos definidos em repouso, em relação às dimensões corporais, simplesmente persistam quando as taxas metabólicas aumentam em resposta ao exercício.

Esses dois pontos de vista não são diferentes da interpretação alternativa da potência aeróbia máxima. O $\dot{V}O_2$máx por quilograma da massa corporal indica (a) a demanda de oxigênio para mover um quilograma de massa corporal no exercício exaustivo ou (b) a mais alta utilização de oxigênio, normalizada para o tamanho corporal?

Essa questão se torna importante quando queremos comparar a economia de corrida entre dois grupos de indivíduos. Se aceitarmos que a economia reflete estritamente uma necessidade de energia para mover a massa, poderíamos argumentar que a análise alométrica não é apropriada. Por outro lado, a interpretação alternativa das diferenças de economia durante o exercício – como uma resposta metabólica ajustada à área de superfície corporal que reflete os mecanismos em repouso – parece requerer uma abordagem alométrica para comparações válidas entre grupos.

Também poderia ser que a interpretação que utilizamos não faça qualquer diferença. Quando Davies et al. compararam o uso da proporção padrão, escala alométrica e análise de covariância (ANCOVA) para comparar a economia de corrida de corredores de longa distância adultos do sexo masculino e feminino, os resultados foram os mesmos (nenhuma diferença relacionada ao gênero), independentemente do método de ajuste estatístico (13). Em crianças, Walker et al. (55), Armstrong et al. (2) e Welsman e Armstrong (58), constataram que comparações entre grupos na economia de corrida não eram afetadas nem pelo uso da proporção padrão nem pela análise alométrica.

Freqüência de Passada

Biologistas já reconheceram que os animais menores correm de forma menos econômica do que os maiores. A Figura 8.1 mostra como o consumo de oxigênio se relaciona à massa corporal com o aumento da velocidade de corrida entre animais de diferentes tamanhos (47). Obviamente, quanto menor o animal, mais energeticamente cara será a sua locomoção em um nível específico de trabalho. Não somente o $\dot{V}O_2$ por quilograma, em uma dada velocidade, é inversamente proporcional à massa corporal, mas a taxa de aumento nas demandas de energia específicas da massa, com a maior velocidade de corrida, aumentam à medida que o tamanho dos animais diminui.

Os biólogos preferiram expressar a economia de corrida nos animais pela inclinação da relação entre o $\dot{V}O_2$ por quilograma e a velocidade da corrida (em mililitros por quilograma por quilômetro). Esse valor é independente da velocidade e seu uso permite comparações da economia energética entre animais que habitualmente se movem em diferentes velocidades. Um esboço dessa inclinação *versus* a massa corporal é descrito na Figura 8.2. Novamente, uma clara evidência de que a energia gasta para mover a massa corporal está indiretamente relacionada ao tamanho do animal.

Essa relação entre o tamanho corporal e a economia é precisamente aquela observada entre crianças e adultos (Figura 8.3). Mais ainda, a corrida ou caminhada em esteira, em uma velocidade específica, torna-se progressivamente mais barata do ponto de vista energético durante os anos de infância. A partir de observações filogenéticas paralelas nos animais adultos, pode-se inferir que (a) o aprimoramento na

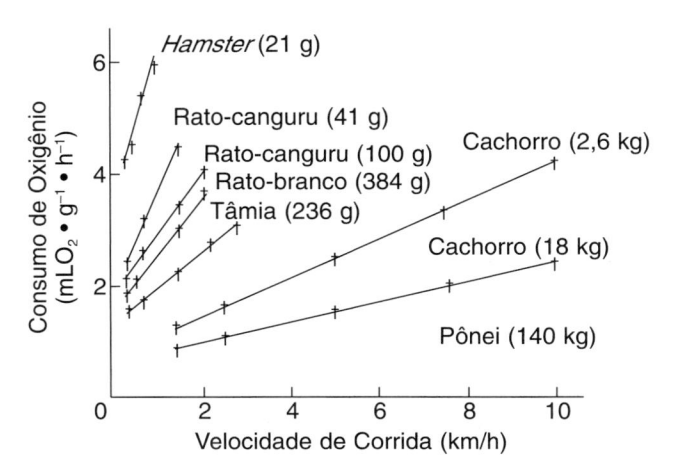

▶ FIGURA 8.1 Animais menores têm maior necessidade metabólica relativa à massa corporal a uma dada velocidade de corrida e um aumento mais acentuado no $\dot{V}O_2$ do que os animais maiores (Referência 47).

Reimpresso com permissão de C.R. Taylor, N.C. Heglund e G.M.O. Maloiy, 1982.

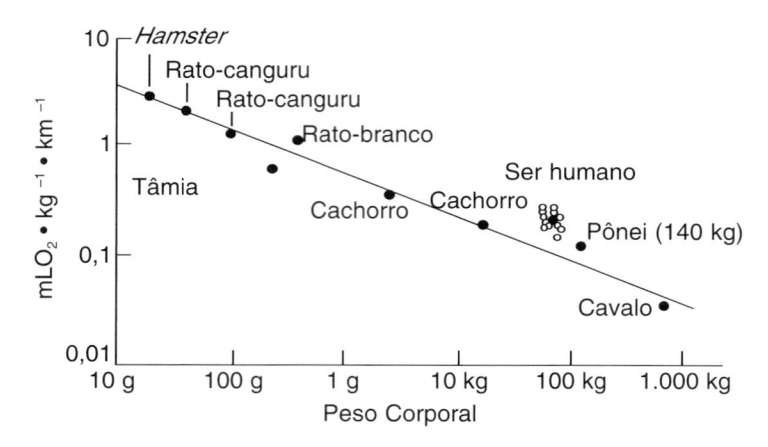

► FIGURA 8.2 O custo de energia da corrida (demanda de oxigênio para transportar 1 kg por 1 km) diminui com o aumento do tamanho corporal em animais (Referência 47).

Reimpresso com permissão de C.R. Taylor, N.C. Heglund e C.M.O. Maloiy, 1982.

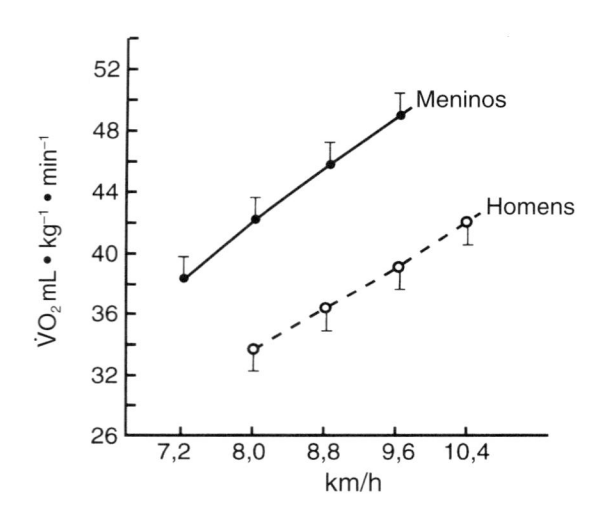

► FIGURA 8.3 Economia de corrida submáxima em esteira em meninos e homens (Referência 41).

Reimpresso com permissão de T.W. Rowland, 1987.

economia de corrida à medida que as crianças crescem reflete um princípio biológico amplo, e não simplesmente uma alteração isolada que ocorre durante o crescimento humano, e (b) o mecanismo responsável por essa tendência na economia durante a infância reflete de algum modo um aumento no tamanho corporal.

Por meio da explicação tradicional, mudanças na economia de corrida dos animais, em relação ao tamanho corporal, ocorrem devido ao fato de que, em uma dada velocidade, animais menores apresentam uma freqüência de passadas mais alta do que os maiores. Isso se baseia na suposição – apoiada em evidências empíricas – de que a energia necessária para realizar uma única passada deveria ser independente do tamanho do animal. Taylor et al. documentaram isso, calculando

que a energia metabólica gasta (5 Joules) por passada por quilograma de massa corporal nos mamíferos é a mesma, independentemente do tamanho do animal (49). Portanto, como Schmidt-Nielsen concluíram, "O animal pequeno precisa de mais passos para se deslocar em uma dada distância, e isso custa mais. Se relacionássemos o custo da locomoção para um passo (ou para qualquer outra dimensão linear), constataríamos que os animais são igualmente econômicos, sejam grandes ou pequenos" (47, p.176).

Esse raciocínio é claro: o trabalho de uma única contração é o produto da força e da distância sobre a qual a força age. Todos os músculos dos mamíferos produzem a mesma força máxima por área de secção transversa. A maioria dos animais encurta seus músculos por meio de uma fração similar do comprimento muscular de repouso. A massa corporal é em geral proporcional à massa muscular. Conseqüentemente, o trabalho realizado em uma contração isolada deveria estar relacionado à massa muscular e à massa corporal total (47).

Então, por essa explicação, o aprimoramento progressivo na economia de corrida, à medida que as crianças ficam mais velhas, é um reflexo do declínio progressivo no número de passadas necessárias para correr em uma dada velocidade. Se isso for verdade, esperaríamos constatar que o $\dot{V}O_2$ expresso por quilograma por passada é similar nos adultos e nas crianças e independente da maturação biológica. Estudos com crianças têm geralmente sustentado esse conceito.

Rowland et al. (41) descobriram que a freqüência de passadas foi cerca de 17% maior nos meninos do que nos homens, ao longo de três velocidades de corrida em esteira (8,0, 8,8 e 9,6 km · h⁻¹; Figura 8.4). Em comparação com os meninos, a economia de corrida foi superior nos homens em todas as ve-

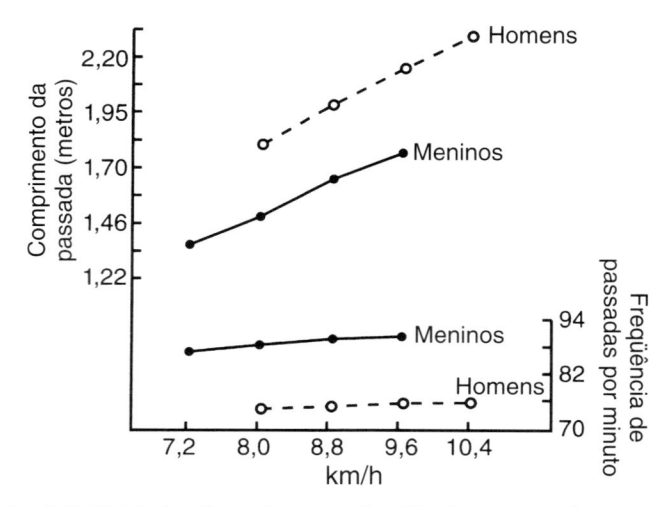

► FIGURA 8.4 Comprimento e freqüência de passadas com o aumento da velocidade da esteira em meninos em idade pré-púbere e homens (Referência 41).

Reimpresso com permissão de T.W. Rowland et al., 1987.

locidades (em 9,6 km · h⁻¹, os valores de $\dot{V}O^2$ para os adultos e as crianças foram 40,0 ± 5,0 e 49,5 ± 4,4 mL · kg⁻¹ · min⁻¹, respectivamente), e o custo do $\dot{V}O_2$ ao aumento da velocidade na esteira por 1,6 km · h⁻¹ foi menor nos homens do que nos meninos (5,6 *versus* 7,2 mL · kg⁻¹ · min⁻¹). Entretanto, quando o $\dot{V}O_2$ por quilograma foi expresso de forma relativa a uma única passada, nenhuma diferença foi observada entre os dois grupos em qualquer velocidade. A razão do $\dot{V}O_2$ por quilograma com a freqüência de passadas foi de 0,46, 0,51 e 0,53 para os adultos e 0,48, 0,51 e 0,54 para as crianças, nas três respectivas velocidades. Achados similares têm sido relatados por outros autores (14, 26, 51, 52).

Em um estudo longitudinal de cinco anos, Rowland et al. mensuraram a freqüência de passadas e o custo energético submáximo durante caminhada na esteira em meninos e meninas de 9 a 13 anos (44). Como já esperado, a economia de corrida melhorou ao longo do estudo. Entretanto, nenhuma mudança significativa no $\dot{V}O_2$ por quilograma, por passada foi observada, exceto por um declínio nas meninas nos dois últimos anos.

Podemos examinar a validade da hipótese que a economia de corrida seja aprimorada com a idade (a) comparando-se a economia nas crianças e nos adultos se exercitando em velocidades separadas, ajustadas para o tamanho corporal, ou (b) estudando a economia nas crianças maiores e nos adultos menores, os quais possuem tamanho e comprimento de passadas similares. Maliszewski e Freedson observaram que quando a economia é comparada entre crianças e adultos na mesma velocidade na esteira, a criança está se exercitando em uma intensidade de trabalho relativa mais alta (26). "Tais diferenças na intensidade relativa", observaram, "chamam a atenção para a falta de proporcionalidade da tarefa que está sendo avaliada" (p. 352). Isso poderia alterar não somente a freqüência de passadas, mas também a relação entre a freqüência e o comprimento de passadas, os fatores biomecânicos e a utilização de substratos.

Maliszewski e Freedson (26) compararam o custo de energia na corrida em esteira na mesma velocidade (9,6 km · h⁻¹) e em uma velocidade relativa ajustada para o tamanho corporal (3,71 de comprimento da perna por segundo) em 25 adultos (de 18 a 34 anos) e 21 crianças (de 9 a 11 anos). (A velocidade relativa ao comprimento da perna foi derivada do estudo piloto que identificou o ritmo preferido para os dois grupos). Na mesma velocidade, o $\dot{V}O_2$ foi de 34,9 ± 3,2 mL · kg⁻¹ · min⁻¹ nos adultos e de 40,6 ± 2,6 mL · kg⁻¹ · min⁻¹ nas crianças (p<0,001). Em uma velocidade ajustada ao tamanho corporal, entretanto, nenhuma diferença significativa foi observada na economia entre os dois grupos (39,0 ± 3,5 e 37,7 ± 2,8 mL · kg⁻¹ · min⁻¹ para os adultos e as crianças, respectivamente; Figura 8.5). Esse estudo indicou, então, que quando a tarefa a ser realizada é ajustada para as dimensões corporais, crianças e adultos são igualmente econômicos.

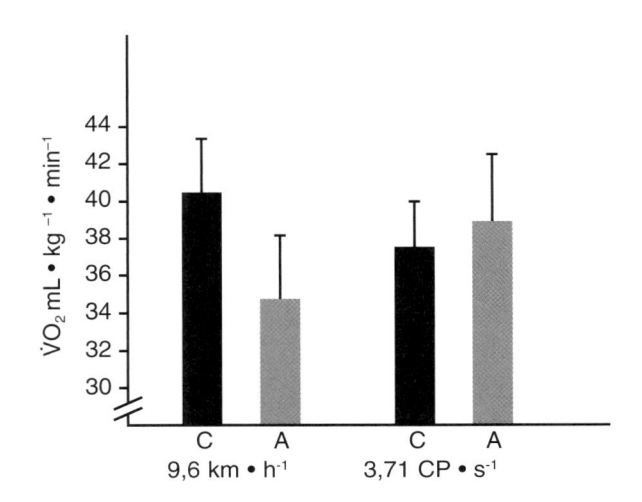

▶ FIGURA 8.5   A economia de corrida em esteira a uma velocidade de 9,6 km · h⁻¹ é melhor em adultos do que em crianças, mas quando a velocidade é ajustada para o tamanho corporal (3,71 de comprimento de perna por segundo [CP · s⁻¹]), a diferença na economia entre os grupos desaparece (26).

Estudos em adultos indicam que o consumo de oxigênio absoluto por passada, em um determinado indivíduo, altera-se de modo significativo com a velocidade de caminhada, gerando uma curva no formato de U cujo ponto oposto identifica a velocidade de caminhada mais econômica. Workman e Armstrong relataram que nos adultos essa velocidade adequada diminui com o tamanho corporal e que o custo absoluto do $\dot{V}O_2$ por passada na velocidade adequada também está diretamente relacionado ao tamanho corporal (Figura 8,6; 60). Quando o custo do $\dot{V}O_2$ por passada foi expresso por quilograma, os dados de todos os indivíduos, independentemente do tamanho, seguiram a mesma curva (Figura 8.7).

Esse tipo de análise não foi realizado em crianças. Ainda precisa ser pesquisado, se crianças e adultos são caracterizados por curvas de velocidade-tamanho similares ou diferentes e por velocidades economicamente adequadas. A importância dessa relação, entretanto, é sugerida nos achados de Bowen et al., que utilizaram um analisador de oxigênio telemétrico portátil para avaliar, por meio de um teste de campo, o custo metabólico da caminhada em uma velocidade normal e auto-selecionada, em 94 crianças de 5 a 15 anos (7). Nenhuma correlação foi observada entre o custo do $\dot{V}O_2$ e a massa corporal. Os autores postularam que "as velocidades de caminhada, auto-selecionadas pelos indivíduos, estavam próximas às suas velocidades mais econômicas" (p. 592). De acordo com os achados de Maliszewski e Feedson (26), então, esses resultados implicam que a economia energética, em uma velocidade auto-selecionada (i. e., relacionada ao tamanho corporal) é independente da idade durante a infância.

Dois estudos examinaram a economia em jovens e adultos com as mesmas dimensões corporais, com resultados

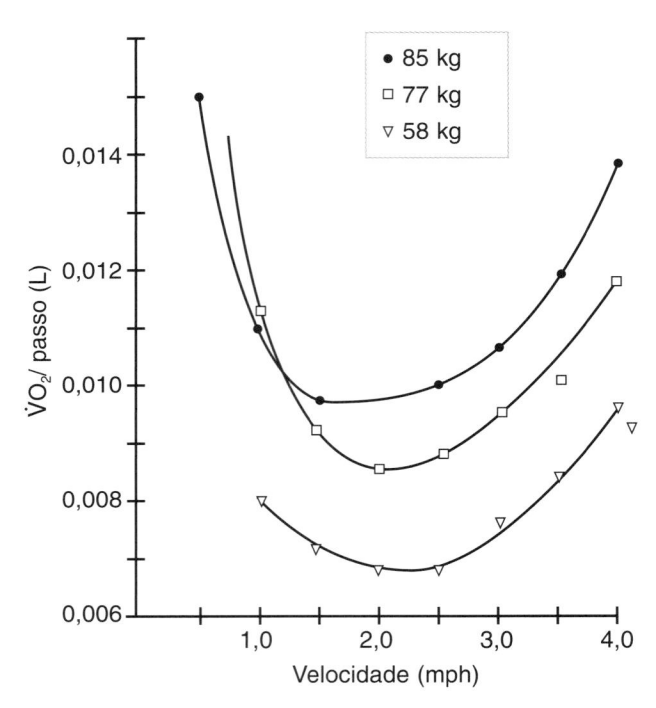

▶ FIGURA 8.6 Consumo de oxigênio por passada em diferentes velocidades de níveis de caminhada em adultos de pesos diferentes (Referência 60).
Reimpresso com a permissão de J.M. Workman e B.W. Armstrong, 1963.

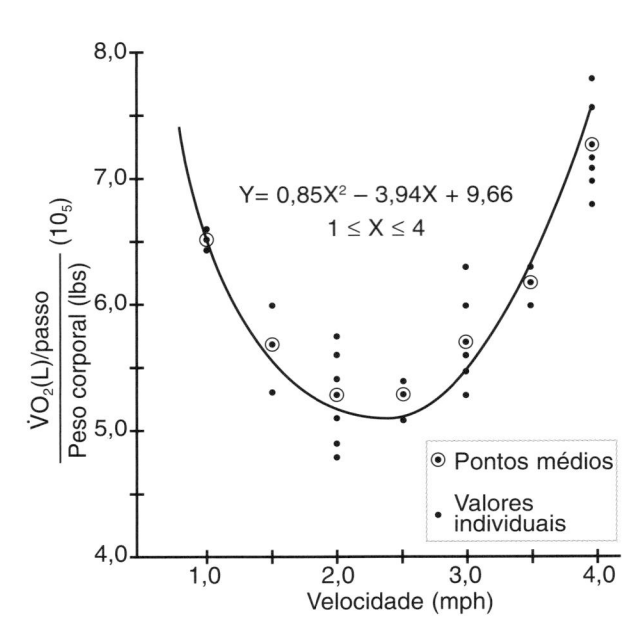

▶ FIGURA 8.7 Consumo de oxigênio por passada ajustado para o peso corporal em adultos durante diferentes velocidades de níveis de caminhada (Referência 60).
Reimpresso com a permissão de J.M. Workman e B.W. Armstrong, 1963.

conflitantes. Ambos envolveram jovens meninas adolescentes, em vez de indivíduos na idade pré-púbere.

Grossner et al. compararam as demandas metabólicas de 10 meninas (idade de 13 ± 0,6 anos) e dez mulheres jovens (idade de 22,9 ± 3,0 anos) durante corrida e caminhada em esteira (16). Os dois grupos foram pareados pela estatura e peso. Nenhuma diferença significativa foi observada entre as meninas e as mulheres no $\dot{V}O_2$ submáximo a 3,0 milhas · h⁻¹ (12,3 ± 1,7 e 10,9 ± 1,4 mL · kg⁻¹ · min⁻¹, respectivamente) ou a 5,5 milhas · h⁻¹ (30,5 ± 3,5 e 29,0 ± 2,0 mL · kg⁻¹ · min⁻¹, respectivamente).

Em um estudo similar, entretanto, Perkins et al. descobriram que as diferenças na economia entre meninas adolescentes e mulheres jovens não poderiam ser atribuídas a variações na freqüência de passadas (34). Treze adolescentes do sexo feminino (13 ± 0,9 anos) e 23 mulheres (21 ± 1,5 anos) realizaram uma caminhada em esteira a 3,0 milhas · h⁻¹ e uma corrida a 5,5 milhas · h⁻¹. Nenhuma diferença significativa na estatura, no peso, no comprimento da perna, na freqüência de passadas submáxima, foi verificada entre os dois grupos. A economia na esteira foi melhor nas mulheres do que nas meninas. O $\dot{V}O_2$ submáximo foi significativamente maior nas meninas tanto durante a caminhada (16,4 ± 1,7 vs. 14,4 ± 1,1 mL · kg⁻¹ · min⁻¹) quanto na corrida (38,1 ± 3,7 vs. 33,9 ± 2,4 mL · kg⁻¹ · min⁻¹).

Pesquisas nos adultos indicam que um indivíduo inconscientemente seleciona a combinação ideal de freqüência e o comprimento de passadas durante a corrida em uma dada velocidade. Morgan et al. demonstraram que isso é verdadeiro também para as crianças (31). A escolha livre do comprimento de passadas na velocidade de esteira de 1,34 m · s⁻¹ foi inicialmente determinada para 28 meninos e meninas de 6 anos de idade. Os indivíduos então realizaram caminhadas de 5 minutos na mesma velocidade com comprimentos de passada que eram -10, -5, +5 e +10% mais curtos ou mais longos do que o comprimento de passada escolhido livremente. Os indivíduos demonstraram o menor $\dot{V}O_2$ na passada escolhida livremente, e também um aumento curvilíneo no consumo de oxigênio foi observado enquanto o comprimento da passada se desviava daquele de livre escolha. As diferenças foram de 3,2 e 4,0 mL · kg⁻¹ · min⁻¹ nos comprimentos de passada mais curto e mais longo, respectivamente. Os autores concluíram que, como os adultos, as crianças adotam um comprimento de passadas que minimiza o custo de energia.

A Hipótese do Custo da Geração de Força

A hipótese do custo da geração de força diz que a força muscular, e não o trabalho, é o fator determinante do custo metabólico da corrida. Mais especificamente, de acordo com esse conceito, diferenças na *taxa* de geração de força podem explicar tanto a relação linear entre a velocidade de corrida e o consumo metabólico, quanto o custo metabólico mais alto por quilograma de corrida em animais pequenos (p. ex., crianças) do que nos maiores (adultos).

A idéia essencial é que quando os indivíduos correm em um ritmo mais rápido, o tempo de contato dos pés com o solo – durante o qual os músculos são forçados a suportar ou mesmo propelir a massa corporal contra a gravidade – torna-se menor. A taxa da geração de força deve, portanto, aumentar para atingir esse objetivo em um período de tempo mais curto. Isto é, um indivíduo menor, correndo na mesma velocidade que outro indivíduo maior, precisa da produção de uma taxa de força mais rápida por passada, e o mesmo é verdadeiro para um único indivíduo correndo a uma velocidade mais rápida. Em ambos os casos, essa taxa acelerada de produção de força resulta em um aumento do consumo metabólico de energia.

Kram (23) desenvolveu o seguinte conceito: um pico da força vertical de reação do solo de duas a três vezes o peso corporal é esperado em indivíduos de todos os tamanhos. Mais ainda, a quantidade de força muscular necessária para gerar uma dada força de reação do solo não muda com a velocidade de corrida. Isto é, a força vertical empregada por um animal que corre é proporcional à massa corporal em uma dada velocidade. O pico da força vertical de reação do solo, de fato, cresce um pouco à medida que a velocidade de corrida aumenta, mas a quantidade de tempo despendida com o pé em contato com o solo (i. e., o tempo em que a força é aplicada) diminui. Conseqüentemente, "obtida a média ao longo de um período de passadas completo, um animal correndo exerce uma força vertical sobre o solo que é igual ao peso corporal, independentemente da velocidade da corrida, e a média da força muscular durante uma passada não muda com a velocidade de corrida" (p. 139).

As demandas metabólicas da energia de corrida (E) são ditadas pelo produto da força vertical média aplicada sobre o solo (F) e a taxa na qual a força é aplicada. Essa taxa, por outro lado, está inversamente relacionada à extensão de tempo na qual a força é aplicada, ou ao tempo de contato do pé ($1/t_c$):

$$E \sim F\,(1/\,t_c)$$

Durante um ciclo de passadas, a força vertical de reação do solo média (F) é equivalente à massa corporal (M), portanto

$$E/M = c((1/\,t_c)$$

Onde *c* é o coeficiente de gasto. Kram forneceu dados indicando que por meio de diferentes velocidades de corrida e

tamanhos dos animais, *c* é de fato relativamente constante, o que sustenta a hipótese.

Como indicado por essa equação, o custo metabólico da corrida, expresso por quilograma de massa corporal é inversamente proporcional ao tempo de contato do pé e diretamente à taxa de geração da força muscular. Roberts et al. examinaram essa conclusão estudando a relação entre as demandas metabólicas da corrida e o tempo de contato do pé com o solo em cinco espécies de pássaros corredores e em corredores humanos (38). Foi constatado que o consumo metabólico de energia é diretamente relacionado à taxa da geração de força ($1/t_c$) com o aumento da velocidade de corrida em todos esses animais.

Por que a taxa de produção de força aumenta o trabalho metabólico? Kram e Taylor explicaram isso como um efeito do recrutamento das fibras de contração rápida que são menos econômicas energeticamente, quando um animal corre em uma velocidade maior com um t_c menor (24). Estudos *in vitro* demonstraram que a taxa de consumo de energia de um músculo em contração isométrica está diretamente relacionada à sua velocidade máxima de encurtamento (37).

Algumas suposições são inerentes a esse conceito, a maioria das quais tem sido sustentada por evidências experimentais: (a) A taxa do ciclo das pontes-cruzadas nos músculos ativos está associada à velocidade dos movimentos da perna; (b) o maior gasto metabólico de energia durante a corrida é para produzir força para sustentar o peso corporal (i. e., outras demandas, tal como a energia para impulsionar os membros, são pequenas); (c) as fibras musculares operam em uma relação força-velocidade similar, em diferentes velocidades de corrida (d) as forças de solo horizontais não contribuem significativamente para a produção de força; e (e) o correspondente tempo de contato do pé com o solo ($1/t_c$) indica a velocidade máxima de encurtamento dos músculos extensores da perna.

A hipótese do custo da geração de força foi desenvolvida a partir de estudos nos quais animais e seres humanos correram em uma superfície plana. Foi sugerido que esse conceito não se sustenta para a corrida com inclinação, tanto em aclive como em declive. Minetti et al. descreveram o gasto metabólico com o tempo de contato com o solo para indivíduos adultos correndo a uma velocidade fixa em diferentes inclinações (29). O tempo de contato do pé com o solo não foi alterado de forma perceptível na corrida com inclinações variadas, enquanto as demandas de energia mudaram significativamente (p. ex., o gasto metabólico de energia para correr com uma inclinação de até 15% quase dobrou em relação àquele da corrida no plano). Esses autores concluíram que o modelo de Kram e Taylor (24) para corrida no plano não se aplica à corrida com inclinação.

Parece, entretanto, que a questão mais básica das mudanças no custo metabólico da corrida com inclinação *relativas ao tamanho corporal* não foi respondida nesse estudo. De fato, essa questão é complicada: deve-se lembrar que o custo metabólico por quilograma para realizar um trabalho vertical contra a gravidade é independente do tamanho corporal (e presumivelmente da freqüência de passadas e do tempo de contato com o solo). Quando a corrida é realizada em uma inclinação ascendente, um componente independente do tamanho do gasto de energia contribui para as demandas metabólicas gerais.

A extensão pela qual as alterações no tempo de contato do pé influenciam o custo metabólico do aumento na velocidade da corrida e também as diferenças no custo metabólico entre a corrida de crianças e adultos, na mesma velocidade, deveria ser influenciada pelas mesmas proporções relativas que as mudanças do comprimento e da freqüência de passadas contribuem para maiores velocidades de corrida. Nos adultos, o comprimento da passada aumenta até velocidades moderadamente altas e então se estabiliza. A freqüência de passadas é então responsável pelos maiores aumentos na velocidade (e menor tempo de contato com o solo).

Essas relações entre o comprimento e a freqüência de passadas ainda não foram devidamente pesquisadas nas crianças. Os poucos estudos geralmente pesquisaram o desenvolvimento neuromuscular normal de crianças pequenas, com poucos indivíduos e limitados períodos de acompanhamento (19, 59, pp. 56-57). Rolwand et al. relataram que meninos e jovens adultos do gênero masculino respondiam a maiores velocidades de corrida em esteira (7,2; 8,0; 8,8 e 9,6 km · h⁻¹) com um maior comprimento e virtualmente com uma freqüência constante de passadas (41). A razão entre o comprimento de passadas com o comprimento da perna foi idêntica nos dois grupos. Como já esperado, as crianças utilizaram um comprimento de passadas mais curto e uma maior freqüência de passadas em qualquer velocidade, mas o padrão de mudança no comprimento e na freqüência de passadas com o aumento da velocidade foi o mesmo em relação aos adultos. Comparações entre as crianças mais velhas e os adultos, durante a corrida ou caminhada em um teste de campo, ainda não foram realizadas.

Quando Maliszewski e Freedson testaram crianças e adultos a uma velocidade de corrida de 9,6 km · h⁻¹, a média da freqüência de passadas ficou em 92 passadas por minuto nas crianças e 78 passadas por minuto nos adultos (26). A razão entre a freqüência e o comprimento de passadas foi significativamente maior nas crianças (53 *vs.* 38 nos adultos).

Schepens et al. avaliaram a freqüência e o comprimento de passadas em adultos e crianças de diferentes idades enquanto corriam ao longo de uma plataforma de força em velocidades variadas (46). A velocidade máxima de corrida aumentou de 9 km · h⁻¹ aos 2 anos para 26 km · h⁻¹ nos adultos. Na velocidade de pico, os autores consideraram "peculiar" que a freqüência de passadas (4 Hz) fosse independente da idade, significando que o aumento na velocidade máxima foi o

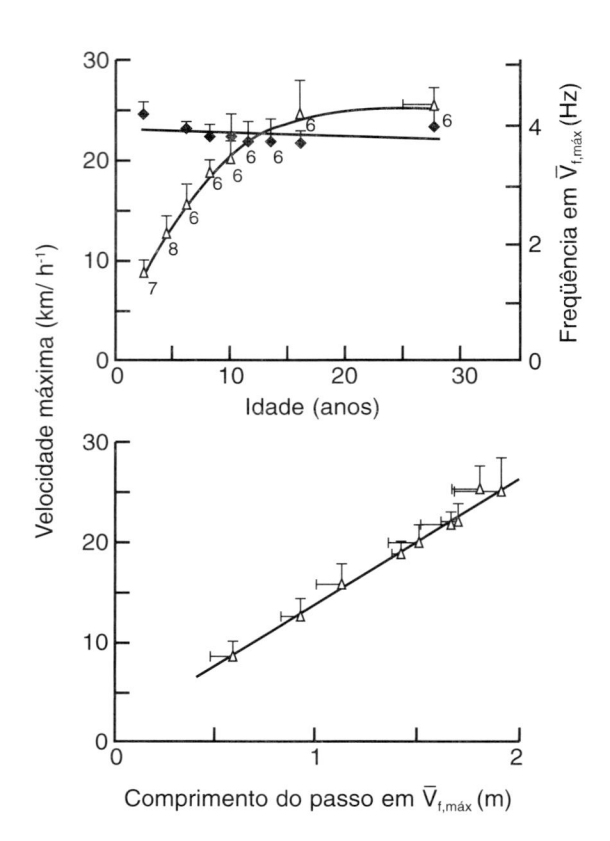

► FIGURA 8.8 *Acima:* A velocidade máxima de corrida *(triângulos abertos)* aumenta durante o crescimento até os 16 anos, mas a freqüência de passadas na velocidade máxima *(diamantes sólidos)* permanece constante. *Abaixo:* Alterações no comprimento do passo, portanto, são responsáveis pelo aumento na velocidade máxima (Referência 46).

Reimpresso com permissão de B. Schepons, P.A. Willens e G.A. Cavagna, 1988.

resultado de mudanças desenvolvimentais no comprimento máximo de passadas (Figura 8.8).

Em resumo, a premissa básica sobre a hipótese do custo da geração de força é consistente com as observações relativas ao custo metabólico específico da massa e às variações da freqüência de passadas durante a corrida conforme as crianças crescem. Mais informações são necessárias sobre os padrões de desenvolvimento do tempo de contato com o solo e os vetores de velocidade da força do solo, durante o crescimento das crianças, para uma melhor avaliação sobre a validade desse conceito.

Eficiência da Passada e Retração Elástica

O conceito sobre a eficiência da passada e como ele muda com os aumentos no tamanho corporal foi introduzido no Capítulo 1. Como descrito por Calder, durante a locomoção sobre o solo, a distância da excursão (L_{exc}) pode ser definida como a distância entre a posição dianteira total e a completa extensão traseira da perna (8). Essa distância de excursão é um fator do maior ângulo entre essas posições da perna e o seu comprimento. Em animais maduros de tamanhos variados, esse ângulo diminui de acordo com o tamanho corporal ($\sim M^{-0,10}$), enquanto a distância de excursão (por causa do aumento do comprimento da perna) se relaciona a $M^{0,15}$.

O comprimento da passada (L_{st}) é a distância entre dois passos e nos animais, em uma transição de trote para galope, o L_{st} se relaciona à massa pelo expoente 0,38. Durante a caminhada, o comprimento da passada e a distância de excursão são os mesmos, mas na corrida, $L_{st} > L_{exc}$ em razão da fase área sem apoio, a eficiência da passada é definida como:

$$L_{st}/L_{exc} \sim M^{0,38}/M^{0,15} = M^{0,23}$$

Isso significa que na medida em que os animais ficam maiores, sua eficiência de passadas aumenta, o que é o resultado de um maior tempo de fase aérea durante uma determinada passada. Pode ser que a maior distância coberta para uma dada excursão de perna, durante a corrida, seja traduzida em uma menor demanda de energia para cobrir uma dada distância nos animais maiores.

Pouca informação está disponível sobre as crianças. Schepens et al. relataram que tanto os valores do ângulo da perna como da distância de excursão relativa eram ligeiramente maiores nas crianças do que nos adultos, e que os mesmos diminuíam com a idade. Esses autores verificaram também que as crianças atingiam os valores dos adultos ao redor dos 12 anos de idade (46). Portanto, a freqüência de passos mais alta nas crianças é devida a um comprimento de perna mais curto, parcialmente compensado pelo aumento na amplitude do movimento.

Thorstensson (51) constatou que a razão entre o comprimento da passada e o da perna, consistentemente com os dados em animais, era maior nos meninos (1,10; 1,36 e 1,47 em 8, 10, e 11 km $\cdot$ h^{-1}, respectivamente) do que nos homens (0,98, 1,21 e 1,31 nas mesmas respectivas velocidades). Isto é, as crianças têm uma distância de excursão maior e uma passada mais longa em relação ao seu comprimento de pernas do que os adultos. Entretanto, como esses dois fatores se relacionam entre si, em termos de eficiência na passada, não está claro.

Essas observações levantam questões sobre como as mudanças na retração elástica são responsáveis pelas diferenças na eficiência na passada e, conseqüentemente, nas demandas de energia para a locomoção. A corrida pode ser considerada como uma série de saltos ou pulos com uma perna, na qual a retração elástica do tecido conectivo da perna e o músculo podem contribuir para produzir um efeito de mola. O grau pelo qual a retração elástica poderia contribuir para a energia cinética da corrida e como as crianças poderiam diferir dos

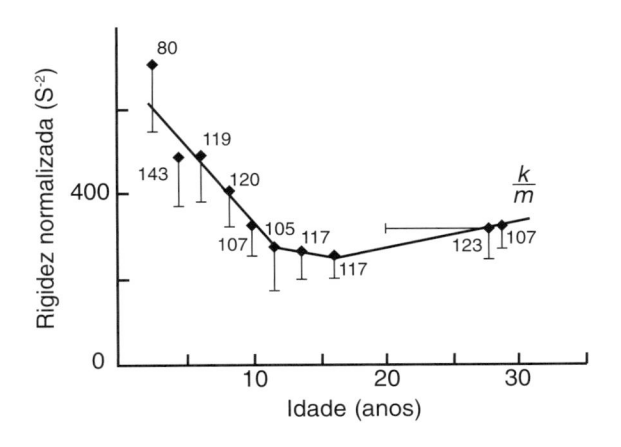

▶ FIGURA 8.9   Rigidez vertical *(k/m)* relativa à idade (Referência 46).
Reimpresso com permissão de B. Schepens, P.A. Willems e G.A. Cavagna, 1998.

adultos em termos de "rigidez" da perna ainda não foram bastante pesquisados. Estudos anteriores sugerem que os indivíduos mais jovens poderiam apresentar níveis mais baixos de retração elástica em suas pernas (6, 33).

Schepens et al. estudaram a mecânica da corrida em 58 crianças de 2 a 16 anos e em seis adultos saudáveis de 23 a 31 anos, com atenção especial para a retração elástica (46). Os indivíduos correram ao longo de uma plataforma de força em velocidades variáveis até seu limite máximo. A rigidez vertical específica da massa, calculada a partir da inclinação da plotagem gráfica da aceleração vertical e do deslocamento do centro de (gravidade) massa corporal diminuíam com a idade (Figura 8.9).

Eficiência Muscular

A eficiência muscular é o trabalho realizado durante o exercício relativo à energia gasta. Os valores são determinados mais prontamente durante um teste de ciclismo, quando o trabalho é estabelecido precisamente pela carga aplicada e a energia despendida é definida pelo consumo de oxigênio convertido ao seu equivalente calórico, considerando-se a razão de troca respiratória concomitantemente mensurada.

A eficiência mecânica durante o exercício é afetada pelas variáveis que contribuem para o metabolismo em repouso, a produção de trabalho externo (eficiência do acoplamento contrátil e da fração de energia liberada pelo ATP nas células musculares), e o trabalho interno (i. e., aquele necessário para superar as forças elásticas). Para mensurar a eficiência mecânica em termos de trabalho externo apenas, esta pode ser expressa como a eficiência líquida (o trabalho realizado dividido pela energia gasta acima daquela do estado de repouso), a eficiência do trabalho (o trabalho realizado dividi-

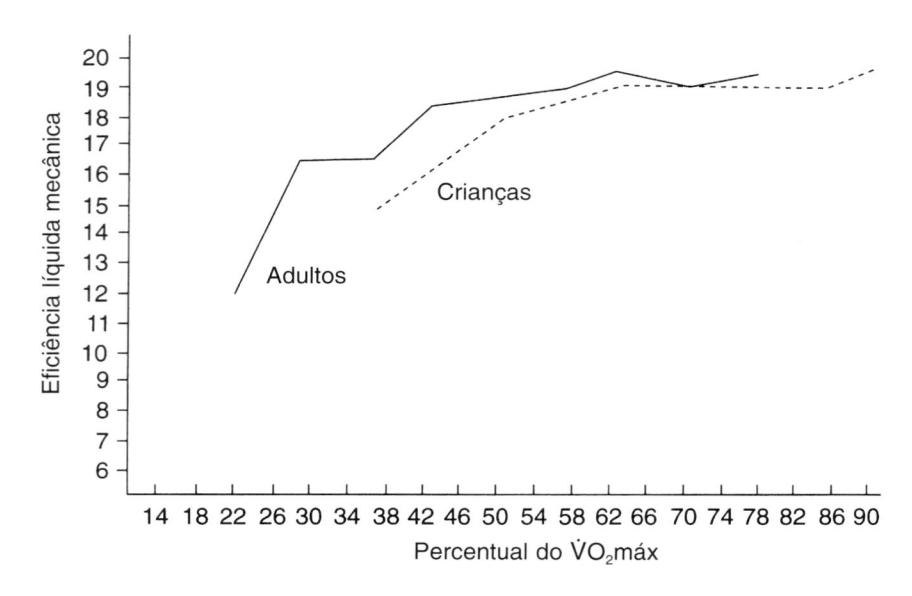

▶ FIGURA 8.10   Eficiência líquida estimada durante o ciclismo, relativa à intensidade de trabalho em meninos e homens (Referência 45).
Reimpresso com permissão de T.W. Rowland, 1990.

do pela energia gasta acima daquela no ciclismo sem carga), ou a eficiência delta (a mudança no trabalho realizado entre duas cargas dividida pela mudança na energia gasta entre as mesmas duas cargas).

Tem sido geralmente assumido que a eficiência mecânica durante o exercício é similar nas crianças e nos adultos. Isto é, a energética da contração muscular parece ser independente da maturação biológica. Conseqüentemente, diferenças entre crianças e adultos na economia de corrida não podem ser explicadas pelas variações na eficiência mecânica muscular.

Essa conclusão é baseada em um número limitado de dados de pesquisa, entretanto, nem todos a sustentam. Cooper et al. relataram valores médios para a eficiência delta de 28 a 29% durante o exercício realizado em bicicleta em indivíduos do sexo masculino de 6 a 18 anos, respectivamente (9). Todavia, nesse estudo um aumento progressivo na eficiência foi observado nos indivíduos do sexo feminino para a mesma faixa etária. A eficiência média foi de 29% nas mais jovens e 33% nas mais velhas ($p < 0,05$). Por outro lado, Thompson relatou uma eficiência líquida de 19,2% em seis mulheres de 21 a 28 anos e 19,3% em seis meninas de 9 a 11 anos (50).

Rowland et al. (45) estudaram 19 meninos em idade pré-púbere (idade média de 10,5 anos) e 21 homens em idade universitária (idade média 21,3 anos). A eficiência líquida estimada foi similar durante o exercício em uma intensidade acima de 50% do $\dot{V}O_2$máx, mas abaixo daquele nível em que a eficiência tendia a ser maior nos homens (Figura 8.10). A eficiência delta média entre as cargas de trabalho em intensidades relativas similares foi de 23,2% para os meninos em idade pré-púbere e 22,5% para os jovens universitários.

Entre as cargas de trabalho absolutas equivalentes, os valores de delta foram 23,2 e 26,5%, respectivamente.

Utilizando-se um modelo experimental diferente, Zanconato et al. relataram que o custo do $\dot{V}O_2$ de trabalho, realizando um exercício de alta intensidade, foi maior nas crianças do que nos adultos (61). O $\dot{V}O_2$ foi mensurado durante séries de um minuto de exercício em carga constante realizado em bicicleta a 80% do limiar anaeróbio no $\dot{V}O_2$máx, e a 125% do $\dot{V}O_2$máx. O custo cumulativo de oxigênio (em mililitros por joule) foi consistentemente cerca de 25% maior nas crianças do que nos adultos. (Nessas altas intensidades, entretanto, diferenças entre crianças e adultos refletiram contribuições variadas do metabolismo anaeróbio, em vez da eficiência diferente na utilização de energia).

Mais informações são necessárias antes que possíveis discrepâncias na eficiência mecânica muscular possam ser desconsideradas como fatores contribuintes para as diferenças maturacionais na economia de corrida ou caminhada. Particularmente, mais informações precisam ser obtidas no que diz respeito a possíveis diferenças relacionadas ao gênero e à influência da intensidade do exercício sobre a eficiência mecânica.

Co-contração Muscular

Durante a maioria das formas de atividade motora, os grupos de músculos agonistas e antagonistas contraem-se simultaneamente para gerar a movimentação do membro, um processo chamado de *co-contração*. Quando o músculo antagonista é ativado mais do que o necessário para manter a estabilidade articular, entretanto, o custo energético para a movimentação do membro aumenta. Logo, uma ativação desnecessária dos músculos antagonistas promove um desperdício de energia e contribui para um gasto metabólico geral. Frost et al. acreditavam que uma grande quantidade de co-contração poderia contribuir para um gasto metabólico específico da massa maior nas crianças durante a caminhada e corrida em esteira (15). Essa idéia surge a partir do reconhecimento de que declínios na co-contração podem ocorrer durante o processo de desenvolvimento motor normal nas crianças (5).

Frost et al. (15) usaram a eletromiografia (EMG) para avaliar a atividade muscular durante a caminhada em esteira de três grupos de indivíduos: de 7 a 8, 10 a 12 e 15 a 16 anos de idade (cinco meninos e meninas em cada grupo). A atividade da EMG foi comparada entre o músculo vasto lateral e os músculos da panturrilha e entre o músculo tibial anterior e o músculo sóleo por um intervalo de 3 segundos durante o minuto final de cada uma das seis séries de 4 minutos de corrida e caminhada em diferentes velocidades. Os valores da EMG foram indexados à maior ativação registrada durante as mensurações prévias das contrações voluntárias máximas.

O índice de co-contração foi mais alto nos indivíduos mais jovens nas mesmas velocidades de esteira absoluta e relativa (Figura 8.11). Em geral, os valores nos músculos da coxa foram aproximadamente 30% maiores nas crianças de 7 a 8 anos do que naquelas de 10 a 12 anos. Ao mesmo tempo, o $\dot{V}O_2$ por quilograma foi cerca de 20% mais alto nos indivíduos mais jovens do que naqueles da faixa etária intermediária. Os autores concluíram que "apesar de não podermos determinar a causa ou função exatas dos níveis mais altos de co-contração nas crianças mais jovens, existe pouca dúvida de que eles estão as-

sociados a um aumento no custo metabólico da locomoção" (p. 186).

Diferenças de Gênero na Economia

Uma das questões mais intrigantes sobre a economia no exercício nas crianças é se os meninos e as meninas diferem em suas demandas energéticas submáximas. Estudos anteriores foram mais ou menos divididos igualmente, entre aqueles que mostravam uma maior economia nas meninas (i. e., um $\dot{V}O_2$ mais baixo por quilograma em uma dada condição de teste em esteira; 1, 3, 11, 56) e aqueles que não indicavam qualquer diferença relacionada ao gênero (12, 25, 27, 40). De aproximadamente quatorze pesquisas dirigidas a essa questão, entretanto, nenhuma relatou uma economia superior na corrida ou caminhada nos meninos.

Se as meninas realmente possuem uma economia maior durante o exercício que exige sustentação de peso (p. ex., corrida), por que isso ocorreria? Várias sugestões foram propostas: as meninas possuem uma taxa metabólica basal mais baixa do que os meninos, carregam um percentual maior de gordura corporal e sua massa corporal magra é menor e possuem características biomecânicas diferentes.

Estudos mais recentes não esclareceram essa questão. Walker et al. criaram equações generalizadas para prever o $\dot{V}O_2$ durante a corrida horizontal em 47 pessoas do gênero masculino e 35 do feminino, entre 12 e 18 anos (55). Depois de se considerar a velocidade, o gênero sexual falhou em se mostrar responsável por quaisquer outras variações adicionais significativas no gasto de energia.

Rowland et al. também não encontraram qualquer diferença relacionada ao gênero na economia da caminhada realizada em esteira em um estudo longitudinal de cinco anos com dez meninas e onze meninos, iniciado com uma idade média de 9,2 anos (44). A economia foi determinada durante o minuto final de uma caminhada de 4 minutos a 3,25 milhas · h⁻¹ e inclinação de 8%. Após cinco anos de estudo, o $\dot{V}O_2$ submáximo caiu 16% nas meninas (de uma média de 30,9 para 25,9 mL · kg⁻¹ · min⁻¹) e 13% nos meninos (de uma média de 31,1 para 26,9 mL · kg⁻¹ · min⁻¹).

Outros estudos sustentam a idéia de que as meninas são mais econômicas do que os meninos durante o exercício realizado na esteira, mas a explicação permanece indefinida. Armstrong et al. (2) estudaram os efeitos do gênero e tamanho corporal na economia no exercício realizado em esteira em 97 meninos e 97 meninas (idade média 12,2 anos). Os indivíduos correram a 8, 9 e 10 km · h⁻¹ em estágios de 3 minutos. Durante a corrida submáxima, nenhuma diferença significativa foi observada entre os gêneros no $\dot{V}O_2$ absoluto, mas o $\dot{V}O_2$ por quilograma, ou ajustado para a massa utilizando-se a alometria, foi maior nos meninos do que nas meninas.

Duas pesquisas indicaram que variações relacionadas ao gênero na composição corporal poderiam explicar as dife-

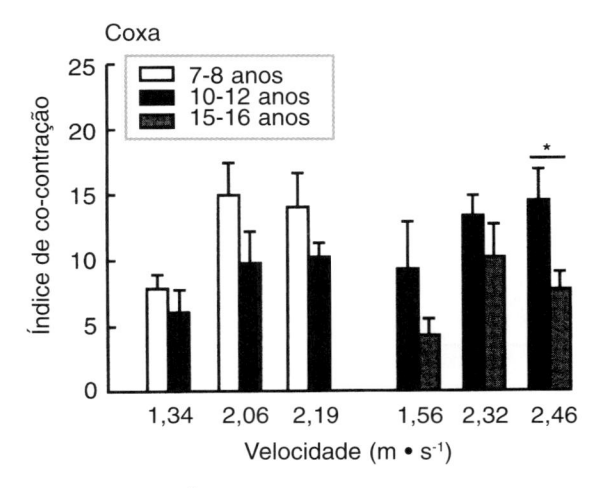

▶ FIGURA 8.11 Índice de co-contração para os músculos da coxa durante o exercício na esteira em três faixas etárias (Referência 15). * = p < 0,05.
Reimpresso com permissão de Frost et al., 1997.

renças na economia entre os meninos e as meninas. McMurray et al. avaliaram os fatores que contribuíam para a economia de corrida em indivíduos dos gêneros masculino e feminino de 8 a 18 anos (28). E observaram que nenhuma diferença em relação ao gênero foi verificada no $\dot{V}O_2$ relativo à massa em repouso, mas os indivíduos do sexo masculino apresentaram um valor significativamente maior ao correrem a 8 km · h^{-1}. Entretanto, quando o $\dot{V}O_2$ foi expresso relativamente à massa livre de gordura, nenhuma diferença na economia foi observada. A análise de regressão múltipla indicou que o $\dot{V}O_2$ absoluto durante a corrida estava relacionado mais estreitamente com a massa livre de gordura. Isso sugeria, então, que quaisquer diferenças relacionadas ao gênero na economia durante a corrida submáxima refletiam as variações na composição corporal dos meninos e das meninas.

Achados similares foram descritos por Morgan et al. (32) em seu estudo de 35 crianças (15 meninos e 20 meninas). O gasto de energia em repouso não foi significativamente diferente entre os dois gêneros. A economia durante uma corrida de 5 minutos em superfície plana a 5 milhas · h^{-1}, foi melhor nas meninas ($\dot{V}O_2$ = 36,5 ± 2,9 mL · kg^{-1} · min^{-1}) do que nos meninos ($\dot{V}O_2$ = 39,1 ± 2,8 mL · kg^{-1} · min^{-1}). Os valores de $\dot{V}O_2$ expressos relativamente à massa corporal magra estimada foram similares nos dois grupos (46,9 ± 3,4 e 44,8 ± 4.0 mL · kg^{-1} · min^{-1} para os meninos e as meninas, respectivamente). Os autores concluíram que "a maior demanda aeróbia submáxima da corrida demonstrada pelos meninos parece estar relacionada à presença de uma massa muscular maior" (p. 127).

Outros estudos falharam em documentar tal efeito da composição corporal. Welsman e Armstrong analisaram essa questão em um estudo longitudinal de três anos em 118 meninos e 118 meninas que tinham 11,2 ± 0,4 anos no início do estudo (58). As respostas do $\dot{V}O_2$ submáximo foram registradas durante a corrida horizontal em esteira em uma velocidade de 8 km · h^{-1}. Os dados foram analisados pelo gênero, pela idade e pelo nível de maturação sexual, utilizando-se de uma abordagem alométrica, com um modelo de regressão de múltiplos níveis. As alterações no $\dot{V}O_2$ submáximo durante os três anos foram explicadas principalmente por mudanças na massa corporal e espessura das dobras cutâneas. Nenhuma influência independente da maturação sexual foi observada. As meninas foram mais econômicas do que os meninos, mesmo quando as diferenças na espessura das dobras cutâneas foram consideradas. A diferença relacionada ao gênero se tornou mais pronunciada com o aumento da idade. A explicação para a maior economia de corrida nas meninas não foi aparentemente clara.

Ayub e Bar-Or se concentraram especificamente na questão da contribuição da adiposidade para o custo da energia na caminhada em crianças (4). Eles estudaram 23 crianças de 8,5 a 13,5 anos, as quais variavam no percentual de gordura

corporal de 11 a 43% e em massa de 27,1 a 82,5 kg. Os indivíduos realizaram caminhada em esteira por 4 minutos a 3, 4 e 5 km · h^{-1} a 50 e 70% do $\dot{V}O_2$máx. As correlações entre o $\dot{V}O_2$ absoluto e o percentual de gordura corporal foram altas (r = 0,32 a 0,98). No entanto, a correlação parcial do $\dot{V}O_2$máx e do percentual de gordura corporal caiu drasticamente quando o efeito da massa corporal foi ajustado. Os autores concluíram que depois de se considerar a massa corporal, o percentual de gordura foi responsável por apenas uma pequena variação nas demandas do $\dot{V}O_2$ da caminhada nas crianças.

Corrida em Aclive e Declive

Não é surpresa que a energia necessária para a corrida em aclive é maior do que aquela para se correr em uma superfície plana ou em uma área em declive. Qualquer pessoa que tenha participado de uma corrida de estrada em terreno inclinado está consciente do esforço durante a escalada em uma área em aclive e do alívio em uma área em declive. Existem razões teóricas para esperar que o estresse na corrida em aclive possa ser menor, ao menos até certo ponto, nas crianças do que nos adultos. Essa hipótese vem dos dados obtidos em animais que indicam que o trabalho para se mover a massa contra a gravidade é realizado com o mesmo gasto de energia, independentemente do tamanho do animal (ver Capítulo 1). Assim, sabemos que é necessário um $\dot{V}O_2$ maior por quilograma para aumentar a velocidade em 1,0 km · h^{-1} durante a corrida plana de seres pequenos (tais como as crianças) do que de maiores (como nos adultos). Mas a energia necessária para se levantar um quilograma de massa corporal em uma dada distância vertical contra a gravidade é idêntica nos animais maiores e menores. Isso significa que o *aumento relativo* no gasto de energia quando um animal se move de forma ascendente contra a gravidade é menor no animal de pequeno porte do que no de grande porte.

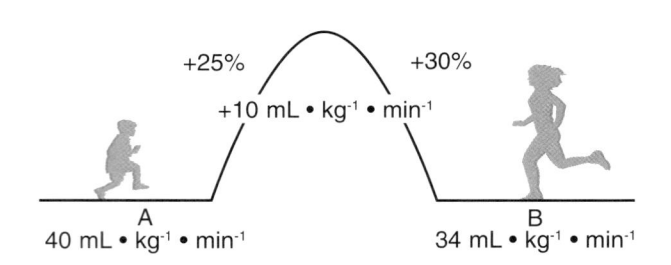

▶ FIGURA 8.12 Durante corrida horizontal à mesma velocidade, a criança A tem um $\dot{V}O_2$ maior por quilograma que o adulto B. O custo de energia específico para a massa para escalar uma montanha, no entanto, é independente da massa. Como resultado, o aumento relativo na intensidade de trabalho é maior no adulto (30%) que na criança (25%).

A Figura 8.12 demonstra como isso se aplicaria a uma criança A e um adulto B que estão correndo na mesma velocidade em terreno plano e então encontram uma elevação íngreme para escalar. Digamos que durante a corrida horizontal, a criança gaste 40 mL · kg⁻¹ · min⁻¹, enquanto o adulto, sendo mais econômico, tenha um $\dot{V}O_2$ de 34 mL · kg⁻¹ · min⁻¹. O custo metabólico específico da massa para se escalar uma área inclinada, entretanto, é o mesmo em ambos, talvez com um adicional de 10 mL · kg⁻¹ · min⁻¹. Isso significa um aumento relativo no gasto de energia que é maior nos adultos (+30%) do que nas crianças (+25%). (Note que isso não é verdadeiro se uma criança e um adulto estiverem correndo em uma superfície plana em uma velocidade ajustada para o tamanho corporal, na qual as demandas metabólicas por quilograma e o percentual de aumento com a escalada da área inclinada são os mesmos.)

Nenhuma pesquisa adequada está disponível para nos permitir avaliar se essas diferenças teóricas ocorrem de fato ou, no caso de ocorrerem, se sua magnitude possui qualquer significado prático. Hamar et al. (17) compararam o gasto energético durante uma corrida a 16 km · h⁻¹ e uma caminhada a 6 km · h⁻¹, horizontalmente e em uma inclinação de 5%, em 22 adolescentes especialistas em corrida de longa distância ($\dot{V}O_2$máx 68,2 ± 4,8 mL · kg⁻¹ · min⁻¹). O custo de oxigênio aumentou em 37% durante a corrida em aclive e 26% na caminhada em aclive. Não foram feitas comparações com adultos nesse estudo. Pivarnik e Sherman (36) relataram um aumento de 20% no $\dot{V}O_2$ por quilograma entre a corrida horizontal a 9,6 km · h⁻¹ e a corrida com 5% de inclinação, em homens aerobiamente treinados (idade média de 27,1 ± 4,8 anos, $\dot{V}O_2$máx 61 mL · kg⁻¹ · min⁻¹).

Uma análise dos efeitos maturacionais sobre a demanda de energia da corrida em declive seria mais complexa, dadas as contribuições de fatores tal como a recuperação da energia cinética. O $\dot{V}O_2$ diminui à medida que a inclinação na esteira se torna mais negativa, mas a taxa desse declínio é menor do que aquela do aumento observado com a corrida em aclive (36).

Webber et al. (57) compararam as alterações no $\dot{V}O_2$ durante corrida em declive em esteira em 16 crianças (10,4 ± 0,3 anos) e 15 adultos (27,1 ± 0,8 anos). Os indivíduos correram no plano por 5 minutos e então a uma inclinação de -10% por 30 minutos em uma velocidade que proporcionou uma freqüência cardíaca de 80 a 85% do máximo previsto para a idade. Como já esperado (uma vez que a velocidade na corrida foi ajustada para intensidade de trabalho relativa), os valores de $\dot{V}O_2$ por quilograma durante a corrida na superfície plana não foram diferentes entre os dois grupos. Similarmente, o declínio no gasto de energia específico para a massa foi o mesmo quando as crianças e os adultos iniciaram a corrida em declive (por volta de -25%; Figura 8.13). Por razões que não foram esclarecidas, os valores de $\dot{V}O_2$ por quilograma nos dois grupos divergiram durante os

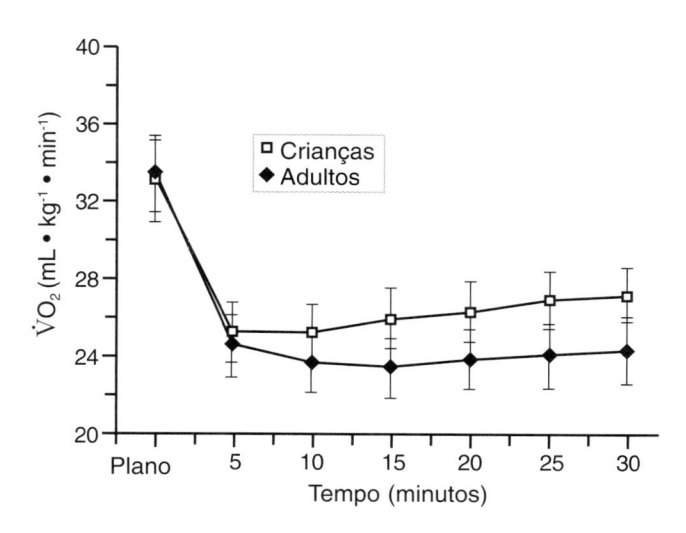

► FIGURA 8.13 Consumo de oxigênio em crianças e adultos durante corrida em esteira no plano e depois com um grau de declive –10% a uma velocidade ajustada para intensidade relativa por 30 minutos (Referência 57).
Reimpresso com permissão de L.M. Webber et al., 1989.

30 minutos de exercício em uma taxa constante; o das crianças se tornou maior do que aquele dos adultos.

Implicações para a Aptidão Aeróbia

Poderíamos intuitivamente esperar que melhorias na economia de corrida ou caminhada conforme as crianças crescem deveriam contribuir para aprimorar o desenvolvimento do desempenho no exercício de resistência. Esse conceito já foi discutido no Capítulo 5. Se o $\dot{V}O_2$ por quilograma permanece estável (nos meninos), um $\dot{V}O_2$ menor por quilograma em uma dada velocidade de corrida durante a infância significa que a intensidade relativa (percentual do $\dot{V}O_2$máx) naquela velocidade declina progressivamente. Isso deveria se traduzir com o a capacidade de uma criança de correr mais rápido uma certa distância ou por mais tempo em uma dada velocidade com o avanço da idade. (Tal análise é mais complicada nas meninas, nas quais tanto o $\dot{V}O_2$ máximo como o submáximo por quilograma declinam com a idade.)

Por exemplo, em um estudo longitudinal de cinco anos em crianças, diminuições no $\dot{V}O_2$ submáximo causaram um declínio no percentual do $\dot{V}O_2$máx de 66 para 60% nas meninas e de 65 para 51% nos meninos (44). Krahenbuhl et al. compararam a economia de corrida e o desempenho em um teste de 9 minutos em crianças quando estavam com uma idade média de 9,9 anos e novamente 7 anos mais tarde (20). A demanda de energia submáxima por quilograma caiu 13%, ao passo que o $\dot{V}O_2$máx permaneceu estável. Enquanto isso, o desempenho de resistência melhorou em 29%.

De forma interessante, nas crianças, ter uma melhor economia de exercício submáxima não parece conferir qualquer vantagem na capacidade de realizar atividades de resistência ou uma aptidão fisiológica superior ($\dot{V}O_2$máx; 21, 22, 42). Isso é verdade até mesmo para crianças atletas de resistência que têm valores similares de $\dot{V}O_2$máx, nas quais nenhuma relação tem sido observada entre o tempo de corrida na competição e a economia submáxima (10, 53). Além disso, o treinamento resistido que resulta em uma melhora pequena a modesta no $\dot{V}O_2$máx não altera tipicamente a economia submáxima (35, 43, 48).

Conclusões

A eficiência da conversão da energia química em trabalho muscular não é claramente diferente entre crianças e adultos. Um aumento maior no gasto de energia (relativo ao tamanho corporal) durante o exercício nas crianças se torna aparente (a) somente durante exercícios que envolvem a sustentação de peso, tais como a corrida e a caminhada e (b) somente quando as crianças realizam o exercício com a mesma carga de trabalho que os adultos. A economia no exercício definida desta forma se aprimora (i. e., o $\dot{V}O_2$ submáximo por quilograma diminui) continuamente durante o curso da infância.

Um grande número de mecanismos para explicar uma economia de corrida e na caminhada submáxima mais baixa em crianças pequenas têm sido também uma tendência observada nos estudos filogenéticos de animais maduros. Pode-se considerar como uma observação-chave, no entanto, que em um determinado nível de trabalho em esteira, a criança esteja correndo tanto em uma intensidade relativa de exercício maior, como também em uma taxa relativa mais

rápida para o tamanho corporal do que os adultos. Ambas as possibilidades relacionam-se a variações anatômicas e fisiológicas, incluindo a freqüência de passadas, a relação freqüência-comprimento de passadas, a utilização de substratos e aos fatores biomecânicos.

Além disso, não foi esclarecido qual a relevância biológica da observação de que em uma velocidade de corrida de 8 km · h^{-1}, um menino de 8 anos tenha um $\dot{V}O_2$ de 39 mL · kg^{-1} · min^{-1}, comparado a 32 mL · kg^{-1} · min^{-1} em um adulto de 20 anos de idade. Crianças de 8 anos e adultos de 20 não correm nas mesmas velocidades nem em recreação nem em competições esportivas. Em vez disso, o comprimento e a freqüência de suas passadas são controlados por características anatômicas e pelas dimensões corporais. Um estudo-chave realizado por Maliszewski e Freedson demonstrou que quando crianças e adultos correm em uma velocidade ajustada ao tamanho corporal (nesse caso, comprimento da perna), nenhuma diferença maturacional é observada na economia de corrida (26). A questão colocada pelo título de seu estudo – Será a economia de corrida diferente nos adultos e nas crianças? – foi respondida por seus achados: Depende do propósito do teste. Se as crianças e os adultos correm na mesma velocidade e inclinação de esteira, os adultos são mais econômicos. Mas se a velocidade é ajustada de acordo com o tamanho corporal, nenhuma diferença na economia de corrida é observada. Os autores sugerem que "um modelo de teste que ajuste a velocidade ao tamanho corporal possa ser mais apropriado para a determinação das diferenças fisiológicas e biomecânicas durante a corrida durante o desenvolvimento humano" (p. 359). A partir dessa perspectiva, o custo energético da locomoção com a sustentação de peso para crianças e adultos é similar.

Questões para Discussão e Direcionamento de Pesquisa

1. Qual o significado do $\dot{V}O_2$ submáximo em relação à massa corporal nas crianças? A massa serve como uma carga que incorre em um certo custo metabólico? Ou seria o gasto de energia, na medida em que a intensidade de trabalho aumenta, ligada a outros fatores, tal como a área de superfície corporal (como observado em repouso)?

2. Teriam as meninas uma economia de corrida superior àquela dos meninos? E, se for assim, que mecanismos explicariam essas diferenças relacionadas ao gênero? Teriam as diferenças de gênero quaisquer significados práticos no $\dot{V}O_2$ submáximo?

3. Como a relação entre a freqüência e o comprimento de passadas muda durante a maturação? Como isso poderia afetar as demandas metabólicas do exercício?

4. As diferenças maturacionais na retração elástica das pernas influenciam variações na economia de corrida?

5. Que papéis as mudanças na economia de corrida têm no aprimoramento observado durante o desenvolvimento na corrida de resistência?

6. A corrida em aclive revela diferenças biologicamente importantes no gasto metabólico durante o exercício entre as crianças e os adultos?

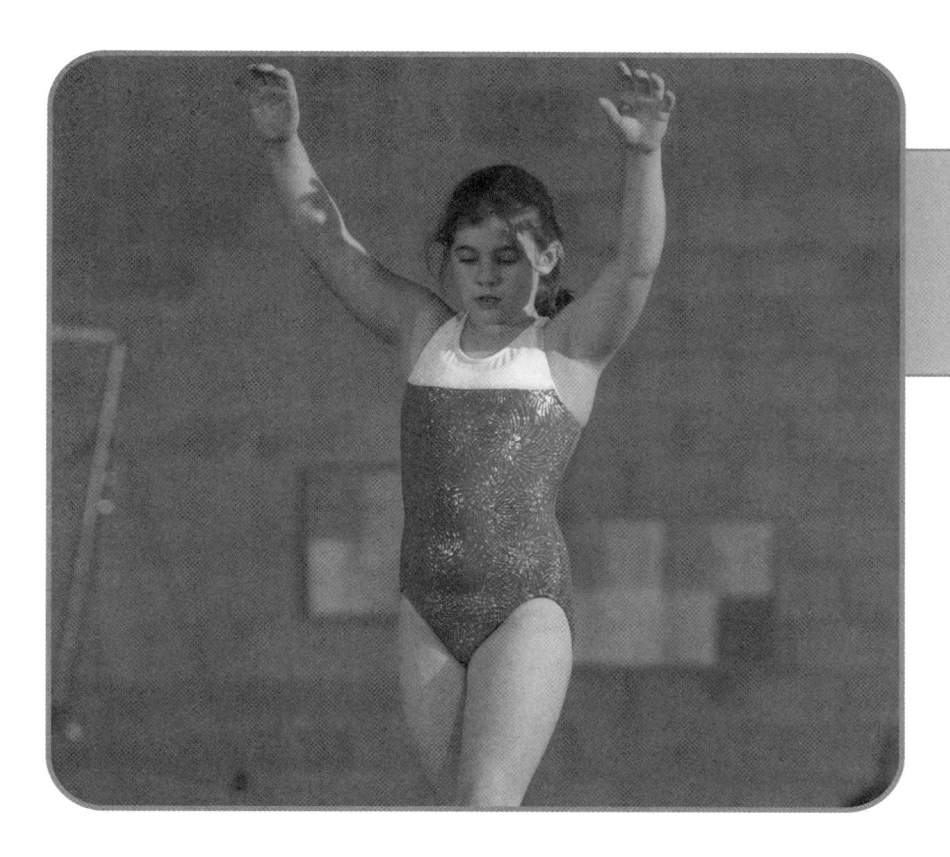

9

Atividades de Curta Duração com Alta Intensidade e Aptidão Anaeróbia

Na evolução, a capacidade anaeróbia tem sido um componente essencial para a sobrevivência, talvez até mais para nossos ancestrais, enquanto caçadores, do que uma alta capacidade aeróbia. Hoje, uma alta capacidade anaeróbia máxima, não tem significação prática, a não ser em determinadas disciplinas esportivas. O que deveria ser lembrado, porém, é o papel importante que a liberação da energia anaeróbia tem ao permitir alterações rápidas na produção de potência muscular.

Bengt Saltin (1990)

▶ **Neste capítulo serão discutidos:**

- as bases metabólicas da aptidão anaeróbia;
- o desenvolvimento de marcadores da aptidão anaeróbia à medida que as crianças crescem;
- as relações entre os processos bioquímicos, os testes laboratoriais e os testes de campo das atividades de curta duração com alta intensidade na juventude.

Quando os resultados de um indivíduo em uma série de testes de exercício com cargas variadas são esboçados graficamente, a potência externa está relacionada à duração do exercício por uma curva hiperbólica (i. e., quanto mais leve a carga, por mais tempo o exercício pode ser sustentado). Essa idéia foi debatida em uma discussão sobre o conceito de potência crítica no Capítulo 5. A Figura 9.1 compara essa curva de potência-duração entre crianças e adultos e indica que não existem diferenças maturacionais óbvias (66).

Em qualquer ponto ao longo da curva, o processo de contração muscular (o deslizamento dos filamentos de actina-miosina) e a fonte de energia para realizá-lo (ATP) são os mesmos. O que difere, quando a intensidade e a duração do trabalho são alteradas, é o processo metabólico – e os subprodutos resultantes – por meio do qual esse requerimento de energia é atendido. Neste capítulo serão examinadas aquelas atividades que envolvem a porção mais íngreme da curva potência-duração, que acontecem nos primeiros dois minutos de exercício, quando pequenas mudanças na produção externa de potência são associadas a alterações mais significativas na capacidade de sustentar o exercício. Essa

porção da curva é tradicionalmente associada com a contribuição energética da glicólise anaeróbia, e a capacidade de realizar atividades de alta intensidade e curta duração que supostamente de forma freqüente reflitam a "aptidão anaeróbia", ou os limites da capacidade metabólica anaeróbia.

No passado, acreditava-se que as atividades de alta intensidade e curta duração fossem supridas exclusivamente pelo metabolismo anaeróbio, e as atividades mais longas por processos aeróbios. Reconhece-se agora que, embora essa tendência seja válida, existe uma sobreposição das contribuições anaeróbias e aeróbias na curva potência-duração. De fato, ambas as formas de metabolismo contribuem para exercícios de quase todas as intensidades e durações.

O metabolismo anaeróbio responde rapidamente aos requisitos de energia do exercício e é capaz de satisfazer as necessidades de trabalho de alta intensidade. Os processos metabólicos aeróbios reagem mais lentamente ao exercício, porém oferecem mais energia para o trabalho sustentado. Gastin indicou que no exercício máximo de alta intensidade e curta duração (15 segundos), 88% da contribuição energética é anaeróbia e 12% aeróbia em adultos (32). Em um teste de esforço máximo de 60 a 75 segundos, a participação do metabolismo anaeróbio e aeróbio no fornecimento de energia são quase iguais. Em quatro minutos, 80% da demanda de energia para o exercício máximo é atendida pelo metabolismo aeróbio.

Dados limitados estão disponíveis para crianças. Chia et al. relataram que, dependendo da eficiência mecânica de uma criança, de 19 a 44% da energia utilizada no teste em cicloergômetro de Wingate de 30 segundos provém de fontes aeróbias (18). Counil et al. constataram que a contribuição aeróbia para a demanda de energia nesse teste foi de 26% nas crianças (20). Em um estudo comparativo entre crianças e adultos, Hebestreit et al. (36) relataram que a participação aeróbia estimada no teste em cicloergômetro de Wingate em meninos (de 9 a 12 anos) e homens (de 19 a 23 anos) foi de 34 e 23%, respectivamente (p< 0,01). Van Praagh et al. constataram que o $\dot{V}O_2$ alcançou de 60 a 70% dos valores máximos nas crianças durante um teste de Wingate (67). A importância desses dados é que testes interpretados como indicadores de "aptidão anaeróbia" podem incluir um componente aeróbio substancial.

Como os pais de qualquer criança de 3 anos já sabem, um alto nível de atividades curtas e intensas é característico das crianças. Utilizando técnicas de observação, Bailey et al. (6) constataram que ao longo de um período de 12 horas, a duração média de exercícios intensos em um grupo de crianças de 6 a 10 anos era de 3 segundos (Figura 9.2). Eles não registraram qualquer episódio isolado de exercício vigoroso que durasse 10 minutos consecutivos, e 95% de toda atividade intensa durou menos que 15 segundos. A duração média

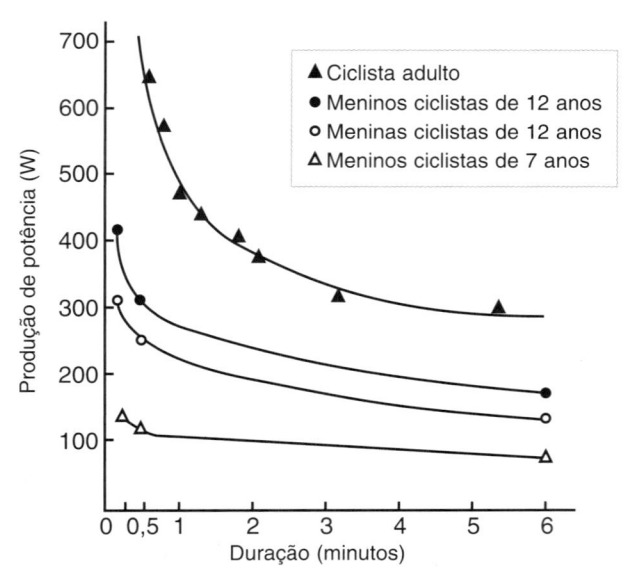

▶ FIGURA 9.1   Curvas de potência-duração para adultos (76) e crianças (66), compiladas por Van Praagh (66).

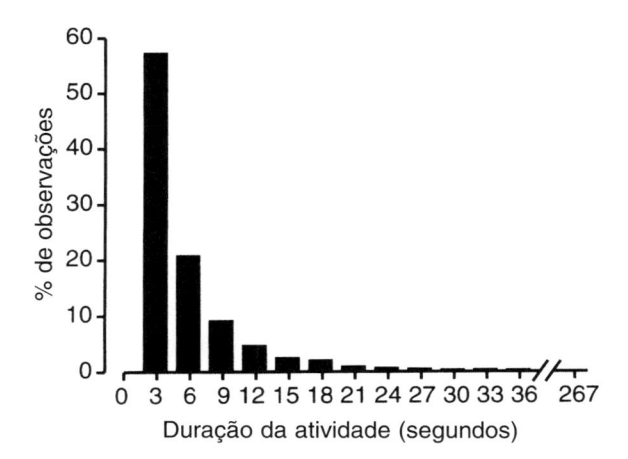

FIGURA 9.2 Duração da atividade de alta intensidade em crianças, determinada pela observação em condições naturais (Referência 6).
Reimpresso com a permissão de R.C. Bailey, 1995.

das atividades de todas as intensidades foi de 6 segundos. Achados similares foram documentados por outros pesquisadores (7, 34). Claramente, "esses resultados indicaram que as crianças se envolvem em períodos curtos e intensos de atividade física, intercalados por intervalos variáveis de atividades de baixa a moderada intensidade" (6, p. 1033).

Durante o curso da infância, essas atividades de alta intensidade e curta duração progressivamente declinam, quando mensuradas pelo nível de atividade ou gasto calórico (55, pp. 34-36). Entre 6 e 16 anos, o gasto energético diário total (em calorias por quilograma) diminui em quase 50%. A partir dessa observação poderíamos esperar que a utilização do metabolismo anaeróbio relativo à massa durante atividades rotineiramente diárias declinasse com a idade. Como já discutido no Capítulo 4, a capacidade anaeróbia glicolítica paradoxalmente parece *aumentar* conforme as crianças crescem.

Como indicado pela citação que abriu este capítulo, as atividades de alta intensidade e curta duração não têm sido tradicionalmente consideradas importantes para a saúde física. Contudo, pode-se argumentar que elas têm um significado crítico para os resultados da saúde na população pediátrica. Nesse atual paradigma da conexão entre o exercício e a saúde nos adultos, o hábito da prática regular de exercício moderado parece ser a melhor forma de se prever resultados positivos na saúde. Uma vez que atividades de alta intensidade e curta duração são aquelas que as crianças fazem diariamente, e o que podemos esperar que elas façam se encorajadas a praticar exercício, é esse tipo de atividade que deveria ser o foco dos esforços para aprimorar os hábitos pediátricos de atividade física. Pode-se esperar que as atividades de alta intensidade e curta duração aumentem o gasto calórico no tratamento e prevenção da obesidade, mantenham o desenvolvimento

muscular e promovam a saúde óssea. Portanto, o estudo da aptidão anaeróbia e os determinantes de atividades de alta intensidade e curta duração nas crianças são altamente relevantes do ponto de vista dos cuidados preventivos com a saúde.

Além disso, as atividades de alta intensidade e curta duração são características dos esportes praticados na juventude. O basquete, o futebol, o hóquei e a natação envolvem freqüentemente períodos curtos de atividade de alta intensidade, e espera-se que esses esportes sejam dependentes da capacidade metabólica anaeróbia. Entender como as crianças respondem fisiologicamente a esse tipo de exercício é importante na otimização do desempenho e nos cuidados com a segurança do praticante.

A aptidão anaeróbia é um conceito um tanto elusivo. No início, a avaliação da capacidade glicolítica é problemática, uma vez que não é possível mensurar diretamente a função enzimática anaeróbia e a utilização de substratos durante o exercício de alta intensidade. Como uma alternativa, os níveis de marcadores bioquímicos da glicólise anaeróbia, particularmente do lactato sangüíneo, podem ser mensurados. Entretanto, dada a influência de variáveis tais como a taxa de eliminação, o metabolismo e a transferência da membrana celular, não está claro o quanto esses marcadores oferecem uma visão exata dos processos metabólicos intracelulares.

A contribuição do metabolismo anaeróbio pode ser estimada subtraindo o consumo de oxigênio da demanda energética total em uma tarefa motora (i. e., calculando-se o déficit ou débito de oxigênio). A produção de potência durante o exercício de curta duração e alta intensidade em esteira ou bicicleta tem sido usada como uma medida laboratorial da aptidão anaeróbia, assumindo-se uma alta dependência dessas atividades da glicólise anaeróbia. Tal interpretação é limitada pela contribuição do metabolismo aeróbio a esses testes e pela influência de fatores como o tamanho muscular, a força e a motivação do indivíduo. Os testes de campo de curta duração, tal como a corrida de velocidade, também tem sido considerados como uma expressão da aptidão anaeróbia, mas outras variáveis, particularmente as neuromusculares e antropométricas, possuem um papel importante em tais desempenhos. Conseqüentemente, a aptidão para exercícios de curta duração não é necessariamente sinônimo de capacidade metabólica anaeróbia.

Neste capítulo foram discutidos métodos alternativos de se definir e indiretamente avaliar a aptidão anaeróbia no contexto da maturação biológica. O foco é o entendimento de como esses fatores separadamente mudam com o crescimento, como o desenvolvimento desses aspectos pode estar relacionado ao tamanho corporal e como os dois estão relacionados entre si. Para obter uma visão mais aprofundada do desempenho anaeróbio nas crianças, o leitor deve se referir às excelentes revisões feitas por Van Praagh (66) e por Van Praagh e Doré (68).

Aptidão Anaeróbia Metabólica

As evidências de alterações na capacidade anaeróbia glicolítica do músculo à medida que as crianças crescem foi revisada no Capítulo 4. Aquela informação é, portanto, somente resumida aqui. No geral, a evidência sobre a produção de lactato durante o exercício e das mudanças na atividade das enzimas glicolíticas, tanto nos estudos em seres humanos como em animais, indica que a maquinaria anaeróbia glicolítica se torna cada vez mais eficiente com a idade.

Dados limitados a partir de biópsia indicaram que a atividade das enzimas glicolíticas aumenta com o crescimento das crianças. Berg et al. (12) examinaram amostras do músculo vasto lateral de crianças de 4 a 18 anos e observaram correlações positivas, tanto da atividade da piruvato quinase como da aldolase com a idade ($r = 0,45$ e $0,35$, respectivamente). Entre essas idades, a atividade das enzimas glicolíticas aumentou em quase 50%. Da mesma forma, Haralambie descreveu um aumento nas enzimas glicolíticas 3-fosfoglicerato quinase, aldolase e piruvato quinase até os anos púberes (35; Figura 9.3). Eriksson e Saltin descreveram níveis de fosfofrutoquinase (PFK) em meninos de 11 anos que foram aproximadamente 30% daqueles encontrados em adultos não treinados (27). Como Van Praagh apontou, entretanto, esses estudos refletem valores no estado de repouso e não dizem nada sobre a capacidade durante o exercício (66).

Os achados nas crianças em crescimento imitam aqueles nos animais adultos de tamanhos variados, sugerindo que o mecanismo para as alterações maturacionais na atividade das enzimas anaeróbias em seres humanos seja de alguma forma relacionado ao tamanho corporal. Por exemplo, Emmet e Hochachka descreveram uma relação direta entre o tamanho do animal e as atividades das enzimas piruvato quinase, desidrogenase láctica e glicogênio fosforilase (26).

As crianças demonstram concentrações mais baixas de lactato sangüíneo do que os adultos em todos os níveis de exercício. O lactato máximo aumenta uniformemente ao longo dos anos da infância, indicando que os efeitos hormonais da puberdade não são primariamente responsáveis pelas diferenças entre crianças e adultos. Os níveis de lactato com o exercício máximo aumentam aproximadamente 50% entre 6 e 14 anos, uma magnitude de alteração similar àquela sugerida para os aumentos nas atividades das enzimas glicolíticas em repouso.

Aptidão Anaeróbia Laboratorial: Teste em Cicloergômetro de Wingate

Um número de testes de exercícios laboratoriais, que demandam uma alta produção de energia durante um período curto de tempo, tem sido utilizado como indicador da capacidade metabólica anaeróbia. Estes incluem séries curtas de exercício realizado na bicicleta, corrida em escada e testes em esteira não motorizada (ver Referências 8 e 72 para revisão). O teste mais popular é o teste anaeróbio em cicloergômetro de Wingate, projetado por Cumming (21) e posteriormente aprimorado por Bar-Or (10). Nesse teste de 30 segundos, dois indicadores de potência anaeróbia podem ser obtidos: a potência pico (o maior valor, normalmente obtido nos primeiros 5 segundos) e a potência média, ou a produção média de potência durante o teste todo. Estes são marcadores da função metabólica anaeróbia, mas a duração de 30 segundos não é suficiente para se avaliar a capacidade anaeróbia total, mas é longa o suficiente para permitir uma contribuição significativa do metabolismo aeróbio. A duração do teste de Wingate, então, representa um meio-termo entre essas duas desvantagens.

Achados a partir do teste de Wingate podem ser utilizados para predizer o desempenho nos testes de campo das atividades de alta intensidade e curta duração, tal como a corrida de velocidade. Como revisado adiante neste capítulo, entretanto, as associações relatadas entre as potências pico e média e a velocidade nos tiros de corrida foram moderados, fazendo com que Bar-Or concluísse que "a correlação entre os índices do teste de potência anaeróbia de Wingate e o 'desempenho anaeróbio' é bastante alta, mas não o suficiente para se utilizar o teste anaeróbio de Wingate como uma maneira de se prever o sucesso nessas tarefas específicas" (10, p. 388).

Os valores absolutos da potência anaeróbia aumentam progressivamente ao longo da infância nos meninos e nas meninas (Figura 9.4), com uma aceleração durante a puberdade nos meninos. Entre os 12 e 17 anos, a potência anaeróbia pico aumenta 121% nos meninos e 66% nas meninas (3). A maioria dos dados também indica que a potência anaeróbia ajustada para a massa corporal também sobe durante os

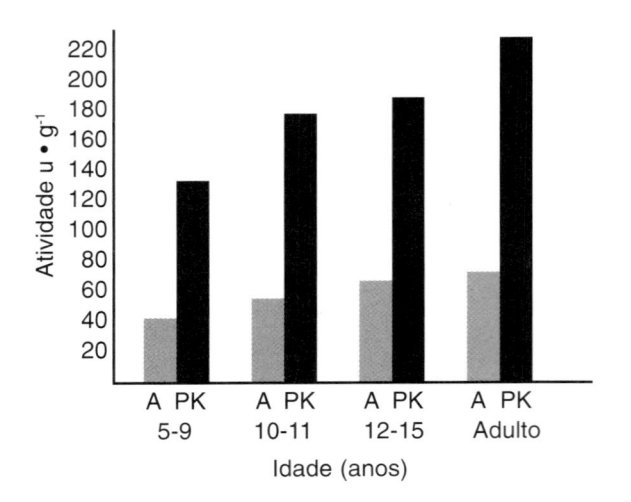

▶ FIGURA 9.3 Atividade das enzimas glicolíticas aldolase (A) e piruvato quinase (PK) em biópsias do vasto lateral de crianças de diferentes idades e adultos (Referência 35).

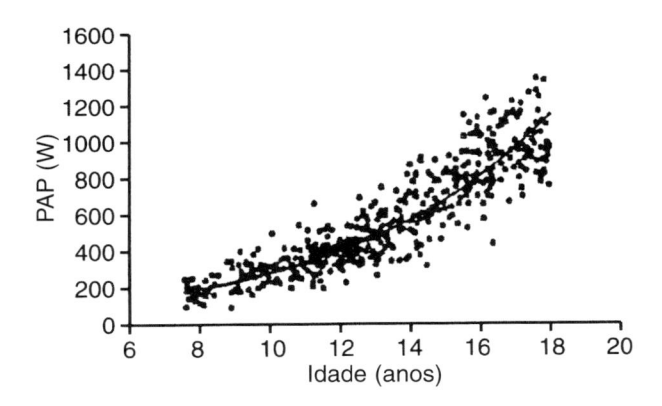

▶ FIGURA 9.4   Relação da potência anaeróbia pico (PAP) e da idade durante a infância (Referência 24).
Reimpresso com permissão de E. Doré, 2000.

anos pediátricos. Essa é a base para inferir que a aptidão anaeróbia se desenvolve durante a infância, em uma taxa mais alta do que pode ser explicada somente por mudanças no tamanho corporal. Essa conclusão é mesclada com preocupações de que a massa corporal possa não ser uma forma apropriada para normalizar as medidas da potência anaeróbia entre os indivíduos (discutido posteriormente). Estudos anteriores que examinaram as diferenças relacionadas ao gênero no desempenho anaeróbio no teste de Wingate foram conflitantes, mas Santos et al. concluíram que, em geral, tanto as diferenças na potência pico relativa (específica da massa) como na potência absoluta, são mínimas até o período da puberdade (56). Levantou-se a preocupação de que certos resultados do teste de Wingate, particularmente relacionados ao gênero, poderiam ter sido influenciados pela força de frenagem aplicada (1). Estudos mais recentes acrescentaram resultados que, tanto melhoraram o nosso entendimento, como causaram confusão na interpretação dessas questões.

Estudos Recentes

Começamos com o estudo mais antigo cujo os resultados nos oferecem um bom panorama das diferenças maturacionais na potência anaeróbia. Em 1995, Gaul et al. compararam o desempenho de meninos em idade pré-púbere, de 11 a 12 anos, com o de homens adultos em um teste de esforço exaustivo de 90 segundos realizado em bicicleta (33). Eles classificaram os achados em potência anaeróbia de curta duração (trabalho de 10 segundos), capacidade anaeróbia de duração intermediária (trabalho de 30 segundos) e capacidade anaeróbia de longa duração (trabalho de 90 segundos). As concentrações médias de lactato sangüíneo ao final do exercício subiram de uma média de $1{,}0 \pm 0{,}4$ mmol $\cdot$ L^{-1} em repouso para $8{,}2 \pm 1{,}4$ mmol $\cdot$ L^{-1} nos meninos, e de $1{,}5 \pm 0{,}4$ para $12{,}5 \pm 2{,}8$ mmol $\cdot$ L^{-1} nos homens.

A produção de potência absoluta foi maior nos adultos do que nas crianças, em todos os estágios de avaliação desse estudo (33). A diferença foi aproximadamente metade quando se normalizou pela massa corporal, pelo volume da coxa ou pela altura ao cubo. No geral, depois desses ajustes de tamanho, o desempenho anaeróbio nos meninos foi aproximadamente dois-terços daquele observado nos homens.

Quando os componentes de curta, média e longa duração do desempenho anaeróbio foram comparados entre crianças e adultos, o desempenho das crianças, expresso como um percentual daquele dos adultos, aumentou com uma duração maior. Essa tendência foi observada independentemente da maneira de normalização pelo tamanho. Por exemplo, quando o desempenho foi relacionado à massa corporal, as capacidades de curta, média e longa duração dos meninos, expressas como percentuais das obtidas nos homens, foram de 65, 68 e 79%, respectivamente.

Esse estudo, então, ilustra várias premissas básicas no que diz respeito a diferenças maturacionais na aptidão anaeróbia: (a) os meninos produzem menos lactato do que os homens em um teste de 90 segundos, sustentando a teoria da capacidade anaeróbia glicolítica diminuída nos indivíduos em idade pré-púbere, (b) outros fatores além do tamanho corporal contribuem para as diferenças no desempenho anaeróbio com a maturação biológica, e (c) as crianças demonstram um desempenho anaeróbio bem inferior àquele dos adultos nos testes de curta duração, o que presumivelmente expressa a crescente contribuição da aptidão aeróbia nos testes de mais longa duração.

A questão de como os índices de potência nos testes de exercício laboratoriais deveriam ser melhores relacionados ao tamanho ou à composição corporal permanece controversa. Van Praagh concluiu que não faz sentido relacionar a potência pico e média ao tamanho corporal em um teste no qual não existe sustentação de peso e argumentou que, em vez disso, a potência deveria ser relacionada ao tamanho dos músculos em atividade (66). O grupo da Universidade de Exeter forneceu um argumento convincente de que as técnicas de classificação alométrica são importantes nas análises válidas da aptidão anaeróbia (3, 22).

Porém, nem todos concordam. Doré et al. examinaram a relação entre a potência de curta duração e as dimensões corporais em mulheres pré-pubescentes, adolescentes e adultas (23). Os indivíduos realizaram três tiros de velocidade em esforço máximo em um cicloergômetro de frenagem mecânica. Quando a potência pico foi ajustada para a massa corporal, ou para a massa corporal magra, os valores foram significativamente maiores nos adultos do que nos dois grupos mais jovens. As diferenças caíram, mas não foram eliminadas quando a massa magra da perna foi utilizada para o ajuste dos valores de potência.

Em suas discussões sobre esses achados, os autores fizeram várias observações relativas à normalização relativa ao tamanho para a potência anaeróbia (23). Técnicas de avaliação para o volume da perna em indivíduos maduros podem não ser igualmente apropriadas para crianças em crescimento. Além do mais, o volume muscular da perna não inclui todos os músculos envolvidos em um teste de bicicleta de alta potência (i. e., braço, tronco e músculo glúteo máximo estão excluídos). Os autores concluíram que "em função da sua praticidade e precisão quando comparada às estimativas do volume de massa magra da perna e do percentual de gordura corporal, a massa corporal permanece uma variável apropriada de classificação para os futuros estudos de crescimento" (p. 479). Essa conclusão foi sustentada pelos seus achados de que os coeficientes de correlação entre a potência pico e a massa corporal, a massa livre de gordura e o volume magro da perna eram similares ($r = 0,57$ a $0,64$), independentemente da faixa etária.

Esse estudo foi similar com relação ao desenho experimental a outro que envolveu indivíduos do sexo masculino, entre 11 e 19 anos, realizado por Mercier et al. (45), que avaliaram os efeitos da idade e das características antropométricas sobre a potência anaeróbia máxima (utilizando um teste de força-velocidade). A massa corporal magra e a massa muscular total foram calculadas por meio da avaliação das dobras cutâneas, e o volume da perna foi estimado antropometricamente. A potência máxima absoluta aumentou com a idade e relacionou-se estreitamente ao volume da perna ($r = 0,84$) e à massa muscular total ($r = 0,88$). A maior correlação, no entanto, foi com a massa corporal magra ($r = 0,94$), que foi responsável por 88% da variação observada na potência anaeróbia máxima.

Tanto neste estudo quanto naquele de Doré et al. (23), a potência anaeróbia máxima expressa relativamente a qualquer variável antropométrica aumentou significativamente com a idade. Ou seja, tantos nos homens como nas mulheres, melhorias na potência anaeróbia com a idade não puderam ser explicadas por aumentos na massa corporal total, na massa corporal magra ou pelo volume muscular da perna isoladamente.

De Ste Crouix et al. (22) não concordaram com as conclusões de Doré et al. (23). Eles utilizaram o modelo de múltiplos níveis para examinar o desenvolvimento da potência anaeróbia durante o teste de Wingate em crianças em idade pré-púbere. Os indivíduos estavam com $10,0 \pm 0,3$ anos no primeiro teste, que foi repetido aos $11,8 \pm 0,3$ anos. Com a massa e composição corporais ajustados, nenhum efeito relacionado ao gênero no desempenho anaeróbio foi observado. Em seu primeiro modelo de análise, a massa corporal e a estatura se mostraram variáveis significativamente explanatórias, com expoentes de classificação de $0,76$ e $2,55$,

respectivamente, para a potência pico e de $0,75$ e $2,92$ para a potência média. A introdução da soma das dobras cutâneas aprimorou o ajuste do modelo e o expoente de massa aumentou para $1,49$ e $1,48$ para as potências pico e média, respectivamente. O volume estimado da coxa (mas não da força da perna) contribuíram significativamente tanto para a potência média como para a pico.

Esses autores sentiram que "mudanças na composição corporal afetam o desenvolvimento da produção de potência de curta duração e isso indica a necessidade de se considerar tanto a massa como a composição corporal como preditores da potência pico e média. A variação do expoente de massa entre os modelos para a potência pico e média destaca a sensibilidade do expoente de massa na introdução de outras variáveis explicativas e ainda realça as limitações do uso de uma razão convencional ($W \cdot kg^{-1}$)" (22, p. 146). Esse estudo também indicou que aumentos no volume muscular da coxa contribuem significativamente para alterações na potência anaeróbia, além das influências da massa corporal e da espessura das dobras cutâneas. E, consistentemente com outros estudos, esses autores constataram que até mesmo quando todos esses fatores antropométricos foram considerados, a potência anaeróbia ainda aumentou com a idade.

Utilizando uma abordagem analítica similar, Armstrong et al. estudaram o desenvolvimento da potência anaeróbia nos mesmos indivíduos nas idades de 12, 13 e 17 anos (3). Eles descobriram que as potências média e pico foram maiores nos meninos do que nas meninas, mas as diferenças foram reduzidas (embora persistiram) quando a composição corporal foi considerada. Para a potência média, a diferença relacionada ao gênero aumentou com a idade. No modelo inicial, o expoente de massa para a potência pico foi $0,88$ e para a potência média, $0,61$. Quando o modelo estatístico incluiu a espessura das dobras cutâneas, o expoente relativo mudou para $1,23$ e $1,12$, indicando que a potência anaeróbia pico e a média aumentam com a idade durante a adolescência, independentemente do tamanho e composição corporais.

Os achados de Welsman et al. sugerem a importância de se considerar o volume muscular da coxa nas comparações interindividuais da potência anaeróbia (73). Esses pesquisadores examinaram a relação entre o volume muscular da coxa determinado por meio de imagens de ressonância magnética e a potência anaeróbia durante o teste de Wingate, em meninos e meninas de 9 a 10 anos. As potências anaeróbia média e pico foram maiores nos meninos do que nas meninas, mesmo quando expressas relativamente à $M^{1,0}$ ou à classificação alométrica relativa a massa. Porém, não houve diferenças relacionadas ao gênero na potência anaeróbia pico ou média quando expressa relativamente ao volume muscular da coxa. Considerou-se que esse fato indicou que meninos e meninas não possuem diferenças qualitativas na função anaeróbia.

Entretanto, Van Praagh et al. não conseguiram confirmar esses achados em um grupo de meninos e meninas de 12 anos (71). A potência pico foi determinada por um teste de força-velocidade e a potência média pelo teste de Wingate. Os meninos demonstraram uma média de potência pico absoluta 33% maior do que as meninas; essa diferença foi reduzida para 31 e 15% quando corrigida para a massa corporal e massa livre de gordura, respectivamente. Quando ajustados para o volume magro da coxa (por meio de avaliações antropométricas), os meninos obtiveram um valor 21% mais alto para a potência pico. Achados similares foram obtidos para a potência anaeróbia média. Quando a análise de covariância foi utilizada para remover os efeitos da composição corporal, as mesmas diferenças relativas ao gênero persistiram.

Esses dados conflitantes dificultam conclusões relativas às diferenças relacionadas ao gênero na potência anaeróbia e ao meio mais apropriado para se ajustar os valores de potência para as dimensões corporais. Todos esses estudos recentes, todavia, sustentam de forma consistente os conceitos de que (a) a potência anaeróbia melhora durante os anos de crescimento e (b) algo além do tamanho corporal ou muscular é responsável por esses aprimoramentos.

Alguns aspectos dos testes de potência de curta duração ainda não foram explorados completamente. Por exemplo, Van Praagh et al. constataram diferenças de idade na *taxa* pela qual a potência foi desenvolvida durante os 30 segundos do teste de Wingate (70). Eles compararam a produção de potência em 18 meninos de 7,4 ± 0,2 anos e de 14 meninos de 12,9 ± 0,5 anos. As análises temporais indicaram que o grupo mais jovem não atingiu nem o trabalho nem a velocidade máxima antes de 15 segundos, enquanto o grupo de jovens mais velhos conseguiu atingir ambos em 10 segundos. Conseqüentemente, o trabalho supramáximo acumulado foi significativamente mais baixo no grupo mais jovem do que no mais velho durante os primeiros 5 segundos. Os autores sugeriram que "fatores neuromusculares, metabólicos e relacionados ao desenvolvimento pudessem explicar essas diferenças na 'aptidão anaeróbia' nos meninos em idade pré- e circum- púbere" (p. 92). Doré et al. descreveram achados similares em um grupo de 506 indivíduos do sexo masculino de 7 a 18 anos (24; Figura 9.5).

Mecanismos

Como já definido pela produção de potência de curta duração e por indicadores da capacidade glicolítica, a aptidão anaeróbia relativa ao tamanho corporal aumenta conforme as crianças crescem. A explicação para essa tendência não está clara. Por que as crianças deveriam se tornar relativamente mais anaeróbias metabolicamente com a idade? E qual seria o significado funcional desse padrão de mudança?

Qualquer que seja o mecanismo, não se trata de algo trivial. Nas curvas de crescimento para a potência anaeróbia relativa e absoluta oferecidas por Bar-Or (9), observa-se que a influência independente da massa é responsável por cerca de 30 a 40% do aumento nos valores de potência pico e média entre os 8 e 14 anos. Necessariamente, então, qualquer mecanismo proposto para o desenvolvimento relativo da capacidade e potência anaeróbia nas crianças precisa ser responsável por um efeito da mesma magnitude.

Alterações na razão entre a massa corporal e o volume dos músculos ativamente em contração podem ser responsáveis por algumas dessas tendências (44). Mas, como já apontado anteriormente, diferenças interindividuais consideráveis na potência anaeróbia são observadas mesmo quando os valores são relacionados ao volume de massa magra da perna ou à massa corporal magra. Alterações desenvolvimentais na ativação neuromuscular poderiam afetar o desempenho anaeróbio, mas isso ainda não foi claramente demonstrado (ver Capítulo 10). Diferenças na arquitetura muscular (15) ou nas relações entre o músculo e a articulação (44) entre crianças e adultos poderiam contribuir.

Parece improvável que quaisquer alterações na proporção de fibras musculares de contração rápida durante os anos pediátricos possam ser responsáveis pela extensão do aprimoramento independente do tamanho na produção de potência anaeróbia. Por outro lado, o aumento aparente na capacidade glicolítica das fibras tipo II, à medida que as crianças ficam mais velhas, como sugerido pelas alterações na atividade das enzimas e na produção de lactato, é uma explicação plausível. De acordo com o estudo de Berg et al. a atividade das enzimas glicolíticas (em repouso) aumenta cerca de 50% dos 4 aos 18 anos, consistentemente com a magnitude do crescimento dos níveis de lactato sangüíneo no exercício máximo durante o

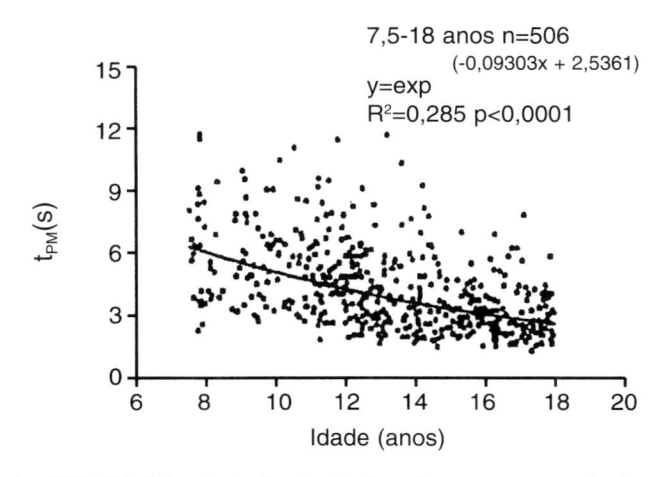

▶ **FIGURA 9.5** Relação da idade e do tempo para atingir a potência máxima (t_{PM}) durante um tiro de velocidade na bicicleta (Referência 24).

Reimpresso com permissão de E. Doré, 2000.

mesmo período (12). Dessa forma, a extensão dessas mudanças é similar àquelas observadas para os aumentos independentes da massa nas potências anaeróbias pico e média, no teste de Wingate, durante o crescimento das crianças (9).

Igualmente intrigante é o mistério do significado biológico do aprimoramento na aptidão metabólica anaeróbia e na produção de potência. Como já mencionado, os aumentos paralelos na atividade glicolítica, observados em estudos filogenéticos em animais adultos, sugerem que essa tendência esteja ligada ao tamanho corporal e não à maturação biológica. Além disso, as implicações funcionais das mudanças aparentes na capacidade glicolítica e potência anaeróbia em testes laboratoriais não estão claras. Como veremos na próxima seção, essas alterações não são necessariamente traduzidas em um melhor desempenho de campo nas atividades de alta intensidade e curta duração.

Aptidão para as Atividades de Curta Duração com Alta Intensidade nos Testes de Campo: Corrida de Velocidade

Os tiros de corrida de velocidade são um modelo particularmente apropriado para o estudo do desenvolvimento da aptidão para atividades de alta intensidade e curta duração nas crianças. A duração de uma corrida de velocidade de 40 a 50 m geralmente não é maior que 12 segundos, bem dentro do domínio de tempo esperado para a glicólise anaeróbia. Essa corrida é um exercício natural para as crianças, sendo fácil de testá-las. Além do mais, a corrida de alta intensidade e curta duração é uma característica típica de várias atividades esportivas da juventude.

A velocidade da corrida em uma dada distância melhora progressivamente durante a infância. Os fatores que contribuem para esse aprimoramento ainda não estão claros. Particularmente, a relação entre a capacidade na corrida de velocidade com as alterações no tamanho corporal e na capacidade anaeróbia, ainda precisa ser esclarecida. Pode-se começar a obter alguma perspectiva sobre essa questão, entretanto, por meio da constatação do maior tamanho corporal por dados experimentais em indivíduos adultos. Nesta discussão, porém, é importante reconhecer que os fatores que definem as diferenças interindividuais no desempenho da corrida de velocidade, tanto nos adultos como nas crianças, não são necessariamente os mesmos que determinam os aprimoramentos ontogenéticos na capacidade para a corrida de velocidade na medida em que as crianças crescem.

Estudos em Adultos

A velocidade durante um tiro de corrida é o produto do comprimento multiplicado pelo número de passadas. Os fatores que influenciam a velocidade de corrida, então, podem afetar tanto a freqüência na qual as pernas se movem como a força gerada em uma única passada para propelir a massa corporal contra a gravidade. A interação dessas duas variáveis é altamente complexa. Por exemplo, a maior freqüência de passadas pode ser atingida não somente por um reposicionamento mais rápido das pernas, mas também pela diminuição no tempo de contato dos pés com o solo em cada passada. A retração elástica poderia contribuir para uma proporção variável no comprimento de passadas além da força aplicada. Os vetores de força relativos horizontais e verticais, aplicados ao solo, afetam a quantidade de propulsão para a frente. Além disso, fatores externos como a resistência do vento, o tipo de calçado, o terreno e a temperatura ambiente afetam o desempenho na corrida de velocidade.

A relação entre a velocidade e o tempo durante a corrida apresenta duas fases distintas: uma de aceleração inicial durante os primeiros 30 metros de uma corrida de 100, seguida por uma de velocidade constante (ou máxima). (Em alguns indivíduos uma terceira fase posterior de desaceleração é observada). O desempenho na corrida de velocidade, então, depende da capacidade de acelerar rapidamente no início e, assim, manter uma alta velocidade até a linha de chegada. Uma vez que essas fases envolvem diferenças na produção de força e na biomecânica, pode ser necessário que os determinantes do desempenho em cada fase sejam considerados separadamente (39, 65).

Comprimento da Passada

Considera-se que o indivíduo com um comprimento de passada mais largo tenha geralmente uma vantagem no desempenho da corrida de velocidade, estando apto a produzir uma propulsão para a frente maior. Weyand et al. estudaram as contribuições relativas da freqüência e do comprimento de passadas para uma corrida de velocidade realizada em esteira em adultos de 18 a 36 anos de idade (75). Os indivíduos responderam ao aumento de velocidade predominantemente com o aumento do comprimento de passadas em velocidades mais baixas e com o aumento da freqüência em velocidades maiores. O comprimento de passadas na velocidade mais alta foi 1,69 vez maior nos corredores mais rápidos do que nos mais lentos, enquanto a freqüência de passadas foi 1,16 vez maior. Os autores concluíram que a freqüência de passadas não foi um fator determinante do desempenho na corrida de velocidade: "Certamente, os velocistas de elite possuem um percentual maior de fibras musculares de contração rápida e maior potência muscular para reposicionar seus membros, ainda assim correm pouco mais, ou até mesmo não mais rápido do que outros corredores medianos ou até mais lentos" (p. 1998). Outros autores, porém, sugeriram que a taxa de passadas pode ser mais importante do que o seu comprimento na determinação da velocidade máxima de corrida (49).

Produção de Força

Maiores comprimentos de passada são o resultado da maior força aplicada sobre a superfície de corrida para impulsionar o corpo contra a gravidade. Em um estudo realizado por Weyand et al. a força média específica da massa durante a corrida em esteira no plano foi 1,26 vez maior nos corredores mais rápidos do que nos mais lentos (74). Chelly e Denis relataram que a potência da perna dianteira, mensurada em esteira, estava relacionada com a fase de aceleração inicial ($r = 0,80$) e de velocidade máxima ($r = 0,73$) durante tiros de corrida realizados por corredores de 16 anos de idade (17).

Young et al. (77) estudaram a relação da força explosiva dos músculos extensores da perna durante o salto vertical, com o desempenho na corrida de velocidade de 50 metros em atletas juniores de elite (entre 16 e 18 anos). O melhor preditor do desempenho inicial (tempo para os primeiros 2,5 metros) foi o pico de força (relativo à massa corporal) produzido durante o salto vertical a partir de um ângulo de 120° do joelho. A velocidade máxima da corrida se correlacionou estreitamente com a força aplicada a 100 milissegundos do início do salto. Esses achados indicam que a força explosiva, como definida na realização do salto vertical, é um determinante crítico da velocidade nos tiros de corrida.

Força Muscular

Young et al. também examinaram a relação entre o desempenho na corrida de velocidade e a força muscular máxima determinada no agachamento isométrico (77). A força absoluta foi estreitamente relacionada com a velocidade máxima dos tiros de corrida ($r = 0,79$) e à capacidade de partida ($r = 0,72$). Similarmente, Mero et al. descreveram uma correlação entre a força isométrica absoluta máxima e a velocidade máxima de corrida de $r = 0,62$ (50).

Dowson et al. constataram que a força isocinética relacionou-se ao desempenho nos tiros de velocidade de corrida em corredores de elite (25). Contudo, essa relação foi amplamente explicada por diferenças no comprimento da perna e na massa corporal.

Capacidade Metabólica Anaeróbia

A glicólise anaeróbia contribui com aproximadamente 55 a 75% da demanda de energia em uma corrida de velocidade de 10 segundos de duração, enquanto o metabolismo aeróbio é responsável por 13% (54). Consistente com esses dados, a produção máxima de lactato sangüíneo em corredores adultos tem sido associada ao desempenho na corrida de velocidade de 30 metros (51).

Em um importante estudo, Weyand et al. descobriram, entretanto, que a produção de potência durante tiros de velocidade de corrida máxima não era limitada pela taxa do metabolismo anaeróbio (74). Eles demonstraram que não havia diferença significativa entre a velocidade máxima de corrida em condições de normóxia (20% de O_2) e hipóxia (13% de O_2). A participação metabólica anaeróbia dos indivíduos (estimada pelo déficit de oxigênio) aumentou para compensar as reduções na potência aeróbia. Esses achados sugerem que o desempenho nos tiros de velocidade não é normalmente limitado pela capacidade metabólica anaeróbia e que a velocidade máxima durante o tiro de corrida, conseqüentemente, não pode ser utilizada como um marcador da aptidão metabólica anaeróbia de um indivíduo.

Tipos de Fibras Musculares

Indivíduos que se destacam na corrida de velocidade possuem um percentual maior de fibras do tipo II (contração rápida) (19). Os movimentos rápidos e repetitivos necessários para um desempenho eficiente nesse tipo de prova e a maior taxa de desenvolvimento de força observada em atletas velocistas do que nos não-atletas, são consistentes com esse achado (54). A base genética presumida da proporção dos tipos de fibras sugere um alto grau de hereditariedade na capacidade para esse tipo de corrida.

Influências Neurais

A força muscular é controlada não somente pelo número de unidades motoras recrutadas, mas também pela taxa de disparo dos motoneurônios individuais. A influência desses fatores neurais sobre o desempenho na corrida de velocidade ainda não foi determinada. Lehnert e Weber demonstraram que a velocidade de condução dos motoneurônios é mais rápida nos atletas velocistas adultos (citado na Referência 49).

O Desempenho da Corrida de Velocidade Correlaciona-se com as Crianças

Diversos estudos têm descrito o aprimoramento no desempenho da corrida de velocidade durante o crescimento das crianças (60). Em alguns estudos, descobriu-se que a melhora na velocidade de corrida conforme o crescimento foi semelhante em meninos e meninas. Em outros, particularmente naqueles que envolveram uma faixa etária mais ampla, os meninos se saíram melhor. Por exemplo, nos resultados dos testes da AAHPERD (Aliança Americana para a Saúde, Educação Física, Recreação e Dança), a velocidade média de uma corrida de 45 metros melhorou cerca de 50% nos meninos e 23% nas meninas entre 7 e 17 anos (2; Figura 9.6).

Como Sargent observou, "À primeira vista, portanto, pode não parecer surpreendente que à medida que o tamanho muscular aumenta, o mesmo ocorra com o desempenho em eventos de curta duração. Porém, enquanto o tamanho muscular e, por conseguinte, a potência aumentam com a idade, o mesmo acontece com o tamanho do corpo que terá que ser deslocado" (57, p. 144). Assim, os determinantes do

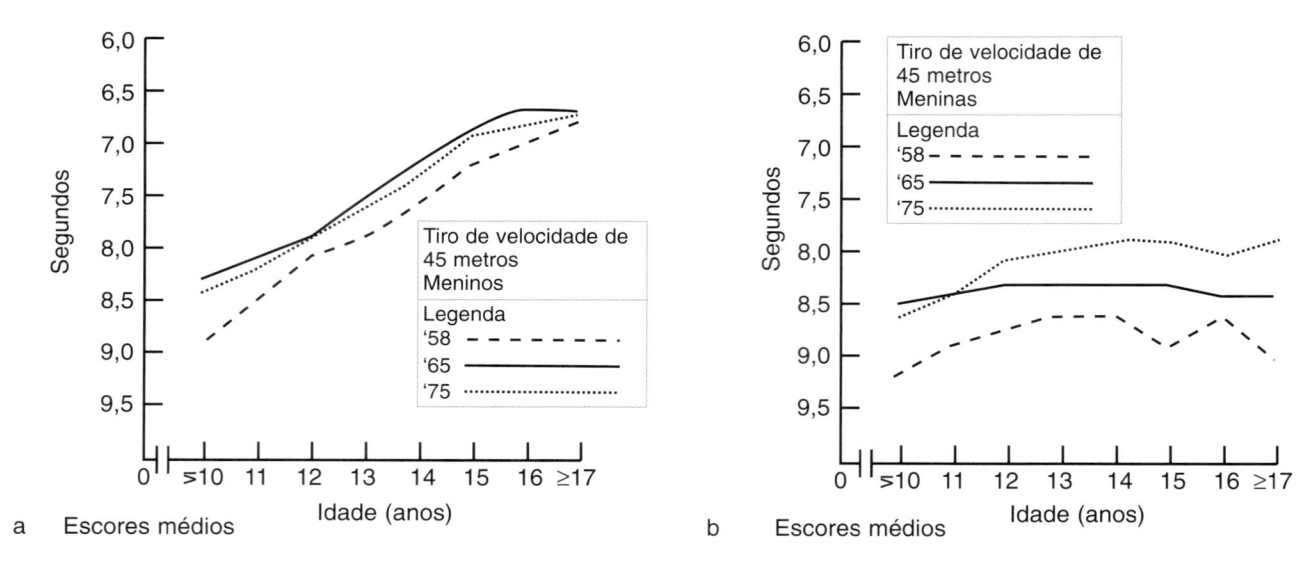

► FIGURA 9.6 Desempenho da corrida de velocidade em *(a)* meninos e *(b)* meninas com o aumento de idade (Referência 2). Reimpresso com permissão de AAHPERD, 1976.

aprimoramento na velocidade dos tiros de corrida durante a infância precisam ser examinados no contexto das mudanças nas dimensões corporais. As variáveis que contribuem para o desempenho dos adultos nas corridas, descritas anteriormente, podem ser consideradas. O estabelecimento de uma relação causa-efeito nessa análise é difícil, e deve-se relembrar que diferenças transversais entre adultos podem não refletir alterações longitudinais e ontogenéticas nas crianças.

Comprimento da Passada

O desenvolvimento no desempenho em uma corrida de velocidade de 45 metros foi avaliado no Estudo Longitudinal Trois Rivieres (61). Os tempos de corrida entre as idades de 6 e 12 anos foram relacionados à estatura pelo expoente –1,04 nos meninos e –0,87 nas meninas. Assumindo-se que a estatura e o comprimento da perna estão intimamente relacionados durante esse período de tempo, esses achados sugerem que aprimoramentos no desempenho da corrida de velocidade durante a infância estejam associados com aumentos progressivos no comprimento da passada. A teoria da dimensionalidade também indica que, neste estudo, o desempenho no tiro de velocidade de corrida deveria estar relacionado à massa pelo expoente 0,33; isto é, a velocidade de corrida por quilograma de massa corporal deveria subir com o aumento da massa corporal.

Mero estudou meninos atletas de 11 a 15 anos e constatou que melhorias na velocidade máxima em 20 metros foram atingidas por meio de aumentos no comprimento de passadas (46). Rowland examinou a relação do desempenho na corrida de 45 metros e de aspectos morfológicos em um estudo longitudinal de cinco anos em crianças que estavam inicialmente com 9 anos de idade (dados não-publicados). A velocidade relativa à estatura corporal permaneceu essen-

cialmente estável durante o período do estudo, enquanto a velocidade relativa à massa corporal diminuiu. Na idade de 9 anos, os tempos de corrida foram relacionados à massa pelo expoente 0,22. Esses dados, então, sustentam a idéia de que quando o desempenho na corrida é considerado em relação à massa corporal, o mesmo diminui à medida que as crianças ficam mais velhas.

Esse declínio específico da massa contrasta com a tendência observada na melhora da capacidade glicolítica com o crescimento das crianças. Essa observação sugere que enquanto a energia para a corrida de velocidade é derivada de fontes anaeróbias, a capacidade anaeróbia não serve como um fator limitante para o desempenho durante a infância. Além do mais, parece que o desempenho na corrida de velocidade não deveria ser interpretado como um marcador da capacidade anaeróbia glicolítica. Esse achado e interpretação são consistentes com o estudo realizado por Weyand et al. em adultos, que indicou que as corridas de velocidade não esgotam a capacidade metabólica anaeróbia (74).

Asmussen e Hellboll-Nielsen descreveram um expoente de classificação para estatura de 0,68 para o desempenho na corrida de velocidade de meninos de 7 a 16 anos, que correram descalços em um longo corredor declinado (5). O expoente de classificação foi de 1,86 para a velocidade durante os primeiros 4 metros da corrida, consistente com a necessidade de gerar mais força para acelerar a massa corporal contra a gravidade durante a fase inicial da corrida de velocidade.

Produção de Força

Apesar da velocidade durante a corrida estar relacionada à estatura corporal, a força aplicada por passada deveria estar correlacionada à massa corporal (uma vez que a força é aplicada para movê-la contra a gravidade). Shephard et al. constataram que a força de extensão da perna estava relacionada à estatura pelo expoente de 2,80 nos meninos e de 2,96 nas meninas, indicando que a força aumentou em proporção direta à massa durante os seis anos de estudo (61). Rowland encontrou valores similares para altura do salto vertical por quilograma em crianças entre as idades de 9 e 13 anos (dados não-publicados).

Força Muscular

Aumentos na força muscular geralmente seguem aqueles da massa corporal durante o crescimento das crianças, apesar de a variabilidade observada nessa relação ser considerável, dependendo do grupo muscular em questão. Estudos transversais em crianças constataram que a força muscular está relacionada à capacidade na corrida de velocidade. Thorland et al. compararam o pico de torque isocinético de corredores velocistas juniores de nível nacional de $11,1 \pm 0,2$ anos com o de corredores de meia-distância de $10,9 \pm 0,2$ anos (64). Os velocistas demonstraram valores de pico de torque significativamente maiores em todas as velocidades de contração. Achados similares foram observados em velocistas adolescentes e corredores de longa distância. Por outro lado, Mero et al. não conseguiram encontrar diferenças na força isométrica máxima entre velocistas, corredores de longa distância e meninos controles não-atletas de 10 a 13 anos (48).

Tipos de Fibras Musculares

Pouca informação está disponível no que diz respeito à relação entre os tipos de fibras musculares e o desempenho na corrida de velocidade durante o crescimento das crianças. Em geral, acredita-se que a distribuição dos tipos de fibras musculares tenha base genética e seja fixada no início da vida (52). Não se espera, portanto, que uma mudança na população das fibras do tipo I ou II contribua para alterações no desempenho em atividades de curta duração e alta intensidade durante a infância. Entretanto, essa questão não está totalmente resolvida. O estudo de autópsia realizado por Lexell et al., por exemplo, indicou um aumento relativo nas fibras do tipo II (contração rápida) de 35% aos 5 anos para cerca de 50% aos 20 anos de idade (41).

Um estudo transversal de jovens atletas revelou diferenças similares nos tipos de fibras com relação à especialização esportiva, como observado nos adultos. Mero et al. dividiram atletas do sexo masculino de 11 a 13 anos em dois grupos, de acordo com a distribuição do tipo de fibra muscular (47). O grupo "rápido", com mais de 50% de fibras de contração rápida (tipo II), incluía velocistas, levantadores de peso e jogadores de tênis. O grupo "lento", com mais de 50% de fibras de contração lenta (tipo I), incluía corredores de resistência e jogadores de tênis. O grupo rápido foi superior ao lento com relação ao tempo de reação, à taxa de produção de força e ao aumento do centro de gravidade no salto partindo da posição de meio-agachamento.

Influências Neurais

Parece não haver alteração na velocidade de condução nervosa durante a maturação biológica, uma vez que os anos escolares são atingidos. A velocidade de condução dos motoneurônios nas crianças é de aproximadamente um terço daquela observada nos indivíduos maduros. Porém, aos 5 ou 6 anos de idade, os valores já atingiram os níveis adultos (30, 31). Em um estudo de 184 indivíduos de 10 a 75 anos, nenhuma alteração relativa à idade foi observada na amplitude ou duração dos potenciais de ação dos nervos sensoriais (40).

Blimkie avaliou as diferenças relativas à idade no grau de ativação das unidades motoras em um grupo de crianças de 10 a 16 anos (14). Nenhuma diferença relacionada à idade foi observada no percentual médio de ativação motora para as flexões do cotovelo (89,4% para os meninos de 10 anos e 89,9% para os de 16 anos). Todavia, a ativação para os extensores do joelho foi significativamente mais alta nos indivíduos mais velhos (95,3% *vs.* 77,7% para os mais jovens). A questão das possíveis diferenças maturacionais nos padrões de recrutamento das unidades motoras permanece, portanto, sem resposta.

Possíveis Conclusões

Essa informação relativa aos fatores envolvidos no desenvolvimento do desempenho nas corridas de velocidade nas crianças é altamente fragmentária e impede qualquer conclusão definitiva. Uma boa quantidade de conceitos, entretanto, é sugerida. Primeiramente, esses dados não revelam a existência de aprimoramento no desempenho da corrida de velocidade durante o crescimento, além daquele que pode ser explicado pelo aumento no tamanho corporal. Uma passada mais longa, associada com uma força maior aplicada por passada (uma conseqüência do aumento da massa muscular), parece ser o fator responsável pela melhoria na velocidade de corrida durante a infância.

O papel do metabolismo anaeróbio no desenvolvimento do desempenho nos tiros de corrida de velocidade na juventude permanece problemático. Enquanto a corrida de velocidade depende amplamente da energia derivada das vias metabólicas glicolíticas, dados em adultos sugerem que os limites da capacidade anaeróbia não são atingidos durante a realização da tal corrida. Aquela capacidade metabólica anaeróbia não está ligada ao aprimoramento da velocidade de corrida com o crescimento e é indicado mais adiante pela observação que a capacidade glicolítica (sinalizada pela produção de lactato durante o exercício e pela atividade das enzimas glicolíticas) melhora durante a infância, enquanto a velocidade de corrida específica da massa diminui.

É razoável sugerir, então, que o desenvolvimento ontogenético da aptidão para a corrida de velocidade nas crianças está relacionado a fatores antropométricos em vez de metabólicos. Isso poderia ser ainda mais real para as atividades de alta intensidade e curta duração, cujo desempenho depende altamente de alterações desenvolvimentais na coordenação neuromuscular, no equilíbrio e nas capacidades motoras (p. ex., saltar, pular corda, pular em um só pé). No geral, parece que as melhorias nessas atividades durante a infância não podem ser interpretadas como alterações na aptidão metabólica anaeróbia. (O mesmo pode não ser verdadeiro nas comparações transversais do desempenho da corrida de velocidade na juventude, nas quais as diferenças interindividuais podem estar associadas com o percentual de fibras de contração rápida e à capacidade anaeróbia).

Em alguns esportes, tal como o ciclismo de velocidade, entretanto, pode-se esperar que a capacidade metabólica anaeróbia tenha um efeito dominante. Na natação, por outro lado, a influência da glicólise anaeróbia não está clara, dadas as potenciais interferências na capacidade de braçada no nado, os efeitos do biótipo corporal sobre a economia e assim sucessivamente. Bar-Or et al. conduziram uma análise que sugeriu que a capacidade anaeróbia poderia não ter um papel crítico no desempenho competitivo de nadadores agrupados por idade (11). Esses autores argumentaram que, devido à capacidade anaeróbia ser considerada relativamente inferior nas crianças, poder-se-ia esperar que seus desempenhos em provas de natação de curta duração e alta intensidade fossem relativamente mais baixos do que os dos adultos em provas de longa distância. Uma revisão dos tempos de desempenho de nadadores canadenses não conseguiu sustentar essa idéia. Os autores concluíram, portanto, que "durante os anos de crescimento, o desempenho na natação depende primariamente dos fatores mecânicos e menos do desempenho anaeróbio-aeróbio relativo" (p. 204).

Van Praagh e França compilaram dados similares em crianças e adultos corredores (72). Eles compararam os tempos de desempenho para as corridas de curta, média e longa distância em meninas e meninos de 10 anos de idade, campeões nacionais, com recordes respectivos de adultos. Uma diferença similar de cerca de 25% foi observada nos tempos das provas de 100, 200 e 400 metros, tanto nos meninos como nas meninas. Esses dados sustentam a idéia de que as diferenças maturacionais na capacidade anaeróbia glicolítica não contribuem significativamente para o aprimoramento do desempenho competitivo de jovens corredores e nadadores.

Correlações Potência-Corrida de Velocidade

A relação entre o desempenho na corrida de velocidade e a potência anaeróbia tem sido examinada em vários estudos transversais em crianças. Não está totalmente claro, porém, como esses resultados deveriam ser expressos relativamente ao tamanho corporal ao se fazer tais comparações. Os valores absolutos tanto da velocidade de corrida como da potência anaeróbia no teste de Wingate, ou mesmo de outro teste laboratorial, aumentam com a idade. Mas a velocidade de corrida parece estar ligada ao aumento da estatura corporal

(i. e., perna e comprimento da passada) e, portanto, classificada alometricamente ao aumento da massa corporal por um expoente menor do que 1,00. A potência anaeróbia pico e média, por outro lado, sobe com a idade em uma proporção maior à massa corporal, assim, o expoente de classificação da massa é maior do que 1,00.

Almuzaini relatou coeficientes de correlação entre o tempo de corrida absoluto de 50 metros e os resultados das potências anaeróbias pico e média em crianças de 12 anos em resistências de frenagem variadas (0,065-0,080 kp por quilograma de massa corporal) expressas de forma absoluta e relativa ao peso e estatura corporais (1). Para a potência pico, uma relação significativa entre a potência e o tempo de corrida foi observada somente para a carga mais alta de frenagem, e os coeficientes foram similares, independentemente de como a potência foi expressa ($r = -0,47$ a $-0,53$). Para a potência média, as correlações foram similares, mas observadas em todas as forças de frenagem.

Van Praagh et al. (71) constataram uma correlação de $r = 0,71$ para a potência pico por quilograma de massa corporal e o tempo de um tiro de corrida de 30 metros em meninos de 12 anos, mas essa relação foi insignificante nas meninas ($r = 0,23$). Em um estudo com meninos de 7 anos (69), os mesmos autores relataram que os tempos de corrida de 30 metros em pista coberta correlacionavam-se de forma moderada, tanto com a potência pico máxima mensurada pelo teste de força-velocidade ($r = -0,45$) como com a potência média obtida pelo teste de Wingate ($r = -0,60$).

Limiar Anaeróbio Ventilatório

O limiar anaeróbio é definido como o ponto, em um teste de exercício progressivo, no qual os níveis de lactato sangüíneo começam a subir. Esse limiar era inicialmente interpretado como uma resposta anaeróbia glicolítica à insuficiência de oxigênio para a sustentação metabólica aeróbia dos músculos em atividade. De acordo com esse modelo, a taxa aumentada da glicólise e da produção de lactato são partes de um mecanismo da falta de fornecimento de energia para a locomoção. Essa idéia de "falta de oxigênio" foi substituída por um outro conceito de que o acúmulo de lactato ocorre quando o aumento do piruvato, a partir do metabolismo glicolítico acelerado – que ocorre independentemente do suprimento de oxigênio – excede aquele que pode ser utilizado pelas vias metabólicas aeróbias.

Em qualquer dos modelos, porém, o limiar anaeróbio pode ser potencialmente influenciado, tanto pela capacidade aeróbia como pela anaeróbia. O limiar anaeróbio tem sido, portanto, promovido como um método não-invasivo útil para se avaliar a aptidão, que não requer esforço máximo por parte do indivíduo, uma vantagem particular para pessoas com doença cardiopulmonar.

O aumento do lactato no limiar anaeróbio é tamponado pelo bicarbonato, com um aumento subseqüente na produção de CO_2, além daquele causado pela atividade metabólica. Esse excesso de CO_2 estimula uma aceleração na ventilação minuto, fora de proporção ao aumento do consumo de oxigênio. O limiar anaeróbio ventilatório (LAV), o ponto no qual o aumento na ventilação minuto e no $\dot{V}O_2$ divergem, tem sido utilizado, desta forma, como um método não-invasivo para se estimar o limiar anaeróbio.

Várias abordagens têm sido empregadas para se estimar o LAV, incluindo-se (a) o método do *v-slope,* no qual uma análise de regressão linear computadorizada determina o ponto que o $\dot{V}CO_2$ começa a aumentar mais rapidamente do que o $\dot{V}O_2$ e (b) métodos visuais, mais comumente quando se observa o ponto no qual o equivalente ventilatório do oxigênio ($\dot{V}_E/\dot{V}O_2$) aumenta sem o concomitante aumento do equivalente ventilatório do dióxido de carbono ($\dot{V}_E/\dot{V}CO_2$). Fawkner et al. constataram que os dois métodos produziram valores similares para o LAV expresso tanto como $\dot{V}O_2$ absoluto, quanto como valores percentuais do $\dot{V}O_2$máx, em 22 crianças (28). Os autores sentiram que a principal vantagem do método do *v-slope* em relação ao método visual foi a capacidade do primeiro de detectar o LAV mais freqüentemente (todos os casos em seu estudo, comparado a um insucesso de 16% pelo método visual). Por outro lado, Singh et al. (63) constataram que os valores de LAV determinados pelo método do *v-slope* foram significativamente mais baixos do que aqueles determinados pelo método visual ($18,9 \pm 2,7$ *vs.* $22,3 \pm 3,7$ mL $\cdot$ kg^{-1} $\cdot$ min^{-1}, respectivamente, $p < 0,001$).

Evidências sustentam o uso do LAV como um marcador preciso do limiar anaeróbio de lactato em crianças. Ohuchi et al. examinaram sua validade como um indicador do limiar anaeróbio em um grupo de pacientes de 7 a 21 anos que incluía oito indivíduos com histórico de doença de Kawasaki e dezessete com cardiopatia congênita cianótica complexa (53). O LAV foi definido como o consumo de oxigênio no qual foi observado um aumento no equivalente ventilatório do oxigênio, sem o concomitante aumento do equivalente ventilatório do dióxido de carbono. Nenhuma diferença significativa foi observada entre os valores médios para o limiar anaeróbio de lactato e o LAV, tanto quando expressos de forma absoluta como quando expressos de forma relativa ($\dot{V}O_2$ normalizado pela massa corporal). A correlação entre o LAV e o limiar anaeróbio de lactato foi de $r = 0,91$. Os pesquisadores encontraram resultados similares quando o LAV foi determinado pelo método do v-slope. Neste estudo foi observado que o LAV foi também um marcador consistente da aptidão aeróbia, com uma estreita relação com o $\dot{V}O_2$máx ($r = 0,75$).

Hebestreit et al. também constataram que o LAV servia como um marcador válido da aptidão aeróbia nas crianças (37). Em um estudo de crianças de 6 a 12 anos, esses autores

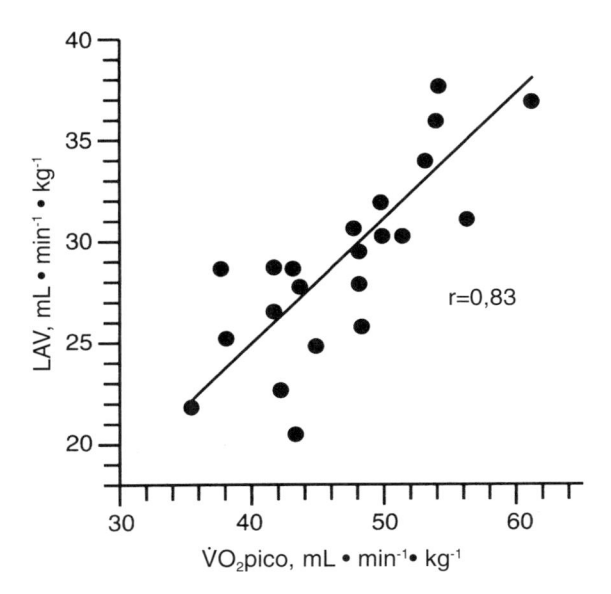

▶ **FIGURA 9.7** Relação do limiar ventilatório anaeróbio (LAV) e do $\dot{V}O_2$pico em crianças de 6 a 12 anos (modificado da Referência 37)

Adaptado com permissão de H. Hebestreit, B. Staschen e A. Hebestreit, 2000.

relataram uma estreita relação entre o LAV (determinado por métodos visuais) e o $\dot{V}O_2$pico ($r = 0,92$; Figura 9.7).

Na maioria dos estudos, tem sido demonstrado que o LAV expresso como percentual do $\dot{V}O_2$máx diminui durante a infância. Essa tendência tem sido interpretada como um indicador do aumento da capacidade anaeróbia durante o crescimento das crianças. Porém, como Mahon e Cheatham apontaram, "os dados contidos nesses estudos estão longe de ser unânimes, no que diz respeito ao efeito do crescimento e desenvolvimento sobre o LAV durante a infância. A limitação primária desses estudos é que o desenho experimental transversal impossibilita o estabelecimento de uma relação de causa e efeito entre o crescimento e o desenvolvimento e o LAV" (42, p. 23).

Potência Explosiva: Salto Vertical

A altura vertical atingida em um único salto máximo tem sido interpretada como um indicador da potência muscular explosiva. Apesar de um bom número de protocolos ter sido utilizado, a maioria mimetiza aquele desenhado por Sargent em 1921 (58), no qual os indivíduos saltam depois de um contramovimento (CMJ) (i. e., a partir de uma posição de agachamento/ciclo de estiramento-encurtamento) e a altura do salto é registrada como aquela atingida menos a distância vertical do braço estendido acima da cabeça ao máximo em repouso.

Essa manobra aparentemente simples é, de fato, altamente complexa, envolvendo aceleração vertical do centro de massa pela rotação dos segmentos corporais de uma forma seqüencial (16). A altura do salto vertical (*a*) é determinada efetivamente pela velocidade (*v*) do corpo no momento da impulsão por meio da equação $a = v^2/2g$, em que *g* é a aceleração da gravidade (4). O trabalho dos músculos para impulsionar o corpo e essa velocidade é expresso por $fd = mv^2/2$, em que *f* é a força, *d* é a distância sobre a qual a força é aplicada (a partir da posição de agachamento até a extensão dos dedos do pé) e *m* é a massa corporal. Combinando e reorganizando essas equações, dado que *mg* é igual ao peso corporal (*w*), temos que $a = fd/w$. Alterações na altura do salto vertical durante o crescimento das crianças, portanto, dependem do aprimoramento da força muscular depois que a influência da razão da distância com a massa forem consideradas.

Além disso, a força muscular aplicada na impulsão contribui não somente para a energia efetiva (i. e., aquela utilizada para elevar o centro de massa), mas também para a energia "perdida" em variáveis tais como a energia cinética horizontal e a rotação dos segmentos corporais. Um salto coordenado, portanto, otimiza a *razão de eficácia* ou a razão da energia efetiva para trabalho muscular mecânico total. Dessa forma, muitas variáveis em potencial poderiam influenciar as alterações desenvolvimentais no desempenho no salto vertical durante a infância.

Antes de discutirmos os achados empíricos no desempenho do salto nas crianças, é interessante examinar brevemente as observações em animais. Os zoólogos se encantam ao identificar fenômenos biológicos que são inesperados, e o desempenho no salto relativo ao tamanho do animal é uma dessas situações. Por meio de considerações teóricas, todos os animais geometricamente similares deveriam saltar a mesma altura, independentemente de sua massa corporal. O raciocínio, como explicado por Schmidt-Nielsen, é o seguinte:

> "A força muscular é proporcional à sua área de secção transversa e o encurtamento proporcional ao comprimento inicial do músculo. A secção transversa *vs.* o comprimento é o volume do músculo, e a produção de energia de uma única contração é o produto da força e distância. A produção de energia é, portanto, proporcional à massa muscular e, conseqüentemente, à massa corporal. Em um salto, um animal utiliza uma única contração dos músculos usados no salto e a energia disponível para a impulsão e aceleração é, assim, a mesma relativamente à massa corporal. A mesma quantidade de energia (trabalho) por unidade de massa pode levantar os corpos à mesma altura, e não mais. A conclusão é que animais similares, de massas diferentes, deveriam saltar a mesma altura, desde que seus músculos se contraiam com a mesma força" (59, pp. 177-179).

Apesar das observações nos dizerem que isso não é inteiramente verdadeiro (a altura do salto de uma pulga, de um gafanhoto e de um ser humano é claramente diferente), o conceito básico parece válido. Como Schmidt-Nielsen apontaram, as alturas dos saltos de animais, que variam em massa corporal por um fator acima de 100 milhões, variam não mais do que três vezes (59).

Violando expectativas teóricas, então, observa-se que o desempenho no salto vertical melhora progressivamente à medida que as crianças ficam mais velhas. Manila e Bouchard combinaram os achados de vários estudos para descreverem alterações relativas à idade no salto vertical (43). Entre as idades de 5 e 13 anos, as alturas dos saltos dobraram e foram similares nos meninos e nas meninas (Figura 9.8). Na puberdade, os aumentos na altura do salto dos meninos excederam aqueles observados nas meninas.

Klausen et al. descreveram alterações longitudinais na altura do salto vertical em dois grupos de meninos e meninas, estudados entre as idades de 10 e 12 anos e 13 e 15 anos (38). A média da altura do salto aumentou no primeiro grupo de 15 para 19 cm, sem qualquer diferença entre os gêneros. Entre as idades de 13 e 15 anos, a média do salto vertical aumentou de 18 para 24 cm nos meninos, mas nenhuma mudança significativa foi observada nas meninas, durante os três anos.

Quando esses valores de altura do salto foram expressos relativamente à massa corporal, nenhuma alteração significativa foi observada ao longo do tempo no grupo mais jovem ($0,45 \text{ cm} \cdot \text{kg}^{-1}$ inicialmente e $0,43 \text{ cm} \cdot \text{kg}^{-1}$ no acompanhamento). No grupo mais velho, a altura do salto relativa à massa corporal não mudou nos meninos durante os três anos de teste (de 0,43 para $0,40 \text{ cm} \cdot \text{kg}^{-1}$), mas os valores caíram nas meninas (de 0,42 para $0,34 \text{ cm} \cdot \text{kg}^{-1}$ ao final do teste).

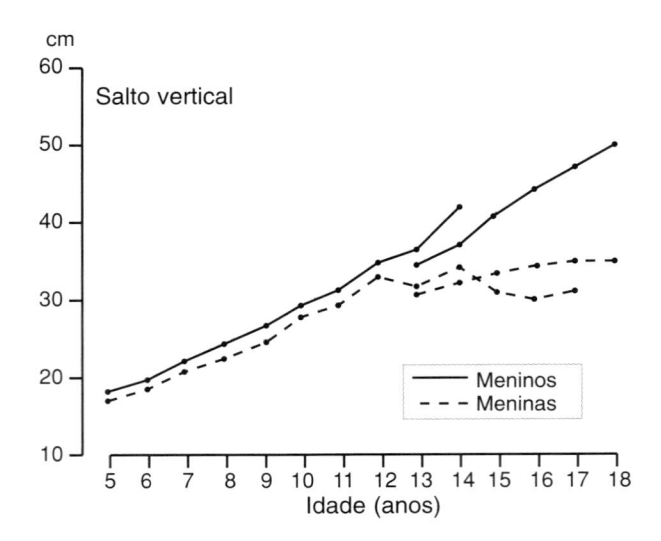

▶ **FIGURA 9.8** Aumento na altura do salto vertical entre as idades de 5 e 18 anos. Dados de múltiplas fontes compilados por Malina e Bouchard (43).
Reimpresso com permissão de R.M. Malina e C. Bouchard, 1991.

Rowland comparou a altura do salto vertical em nove meninos e seis meninas, por meio de avaliações aos $9,2 \pm 0,5$ anos e então novamente aos $17,0 \pm 0,6$ anos de idade (dados não-publicados). A altura do salto vertical aumentou de $23,8 \pm 3,0$ cm para $44,1 \pm 11,4$ cm após os 8 anos. Os valores relativos à massa corporal, entretanto, foram similares: 0,72 cm · kg⁻¹ no primeiro estudo e 0,65 cm · kg⁻¹ no acompanhamento. Porém, a razão da altura do salto com a estatura corporal foi de 0,172 aos 9 anos e de 0,252 aos 17 anos de idade.

Esses dados indicam que ao longo de um período de oito anos, a capacidade dos músculos das extremidades inferiores de uma criança de impulsionar a massa corporal verticalmente, em uma única contração, aumenta cerca de 100%. Além do mais, melhorias na força explosiva, como definido pela altura do salto vertical, parecem estar estreitamente associadas aos aumentos na massa corporal (i. e., a altura do salto vertical está diretamente relacionada à massa pelo expoente de 1,00).

Porém, quando componentes da força e da velocidade são considerados no desempenho do salto, os achados podem ser diferentes. Ferretti et al. compararam o desempenho no salto vertical em 13 crianças de 8 a 13 anos e jovens adultos de 20 a 35 anos (29). A potência muscular máxima instantânea (W_{pico}) foi determinada a partir da força (mensurada por uma plataforma de força) e da velocidade (calculada pela integração do tempo de aceleração instantânea, considerada igual à razão da força com a massa de uma pessoa). A W_{pico} absoluta foi $3,151 \pm 528$ Watts nos adultos e $1,103 \pm 393$ Watts nas crianças. Os valores continuaram sendo significativamente maiores nos adultos quando expressos relativamente à massa corporal ($43,1 \pm 5,8$ *vs.* $31,6 \pm 8,4$ Watts/kg⁻¹ nas crianças) ou à área de secção transversa do músculo, estimada por meio de métodos antropométricos ($5,15 \pm 0,07$ *vs.* $3,37 \pm 0,07$ Watts · cm⁻² nas crianças). A W_{pico} foi, portanto, aproximadamente 65% menor nas crianças do que seria esperado a partir das diferenças observadas na área de secção transversa do músculo entre os grupos.

A questão é claramente complexa e existe um grande número de fatores que causam confusão no entendimento de como o desempenho no salto é aprimorado nas crianças, no que diz respeito ao tamanho corporal e aos mecanismos que governam essa mudança. Pela teoria da dimensionalidade, a força muscular deveria estar relacionada à área de secção transversa muscular, a qual, por sua vez, deveria estar relacionada à altura pelo expoente 2,0 ou à massa pelo expoente 0,67. As análises de Klausen et al. (38) e Rowland (dados não-publicados) indicam que a altura do salto vertical nas crianças aumenta na mesma taxa que a massa (i. e., está relacionada à massa pelo expoente 1,0), enquanto os achados de Ferretti et al. (29) indicam que o expoente de classificação da massa é maior do que 1,00.

O desempenho no salto vertical, então, junta-se à lista de outros marcadores do desempenho anaeróbio que indicam

que o aprimoramento desenvolvimental durante a infância ocorre em uma taxa maior do que pode ser avaliado isoladamente pelo aumento no tamanho muscular. A variável independente do tamanho responsável por essa tendência não foi identificada. A energia necessária para tal exercício instantâneo deveria ser fornecida pelos estoques do trifosfato de adenosina (ATP) e de fosfocreatina (PC), em vez de pelas vias metabólicas glicolíticas. No estudo do desempenho de saltos, realizado por Ferretti et al., as concentrações relativas de ATP e de PC em repouso estimadas por ressonância magnética não se mostraram significativamente diferentes entre crianças e adultos (29). Apesar da explicação neural parecer atrativa no que diz respeito às mudanças desenvolvimentais na produção de potência muscular, não existem estudos que documentem isso de forma convincente. Possíveis contribuições neurológicas são discutidas mais adiante no Capítulo 10.

A capacidade para o salto vertical parece ser consideravelmente controlada pela genética nas crianças e nos adolescentes. Beunen et al. quantificaram as contribuições genéticas e do ambiente para a força explosiva (salto vertical) em 105 pares de gêmeos estudados longitudinalmente dos 10 até os 18 anos (13). Os fatores genéticos supostamente explicavam de 48 a 92% das variações interindividuais no desempenho. Essa magnitude da influência genética é similar àquela observada em outras formas de desempenho anaeróbio (62).

Conclusões

A maior atenção da pesquisa na fisiologia do exercício desenvolvimental tem sido dirigida à aptidão aeróbia mais do que à anaeróbia devido ao fato de que (a) a capacidade aeróbia é melhor definida e mais fácil de ser estudada e (b) tem sido relacionada à saúde. Como Van Praagh e França mostra-

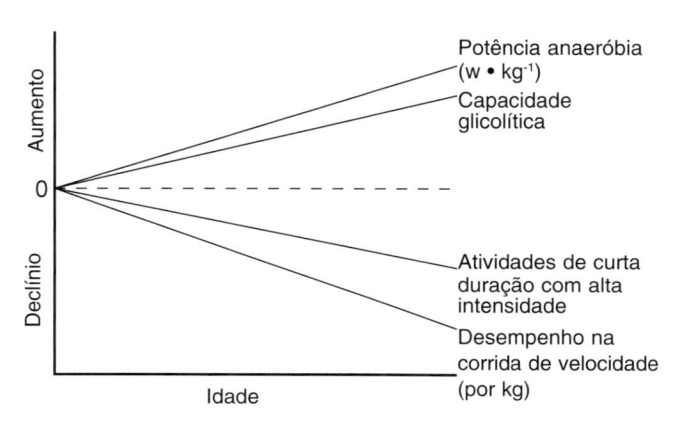

▶ FIGURA 9.9 Tendências desenvolvimentais com a idade em diferentes aspectos da aptidão anaeróbia.

ram, entretanto, isso é surpreendente, uma vez que o hábito da prática de exercício físico nas crianças é quase inteiramente de atividades de alta intensidade e curta duração (72). Mais ainda, os efeitos salutares do exercício sobre a saúde parecem na maior parte estarem relacionados à atividade física habitual moderada mais do que à aptidão física. Portanto, poderíamos estar interessados no entendimento e na promoção de atividades de alta intensidade e curta duração para as crianças, do ponto de vista do cuidado preventivo com a saúde.

O principal desafio que os pesquisadores enfrentam nesta área é o de definir as relações entre as alterações do desenvolvimento na atividade glicolítica anaeróbia, as avaliações laboratoriais da produção de potência e os resultados práticos do desempenho de atividades de alta intensidade e curta duração. Em particular, não está claro como cada uma dessas medidas é expressa da melhor forma em relação às mudanças nas dimensões corporais, um ponto crítico para entender o desenvolvimento biológico da aptidão anaeróbia.

Existe, de fato, uma divergência peculiar em relação às tendências desses diferentes aspectos da capacidade anaeróbia (Figura 9.9). A quantidade de atividade habitual de alta intensidade e curta duração declina em relação ao tamanho corporal, conforme as crianças crescem. Ao mesmo tempo, a atividade glicolítica, indicada pela produção de lactato e função enzimática, parece aumentar e esse fator pode explicar por que a produção de potência em testes laboratoriais curtos e exaustivos melhora em uma taxa maior do que pode

ser explicado pelo aumento do tamanho corporal enquanto as crianças crescem. A capacidade de realizar atividades de alta intensidade e curta duração em testes de campo parece estar menos relacionada à capacidade energética anaeróbia do que a fatores mecânicos, neuromusculares e antropométricos. De fato, a relação entre tais atividades e a dimensão corporal durante o crescimento das crianças é diferente daquela da potência anaeróbia ou da capacidade glicolítica para as dimensões corporais (p. ex., tiros de corrida de velocidade em relação à massa corporal *diminuem* ao longo dos anos pediátricos).

Essas observações confundem o significado da expressão "aptidão anaeróbia" nas crianças. Como Sargent resumiu,

> "O desempenho anaeróbio é uma expressão conveniente, mas abreviada e equivocada utilizada para se referir à realização de exercícios de curta duração que duram segundos em vez de minutos... A taxa na qual o trabalho é realizado – isto é, a potência distribuída – definitivamente depende da taxa de renovação da energia no músculo... Existe muito pouca evidência direta, apesar de muita especulação, sobre o desenvolvimento das maiores vias energéticas e de suas contribuições para a renovação total da energia no exercício de curta duração realizado por crianças.... [Portanto] poderia ser preferível referir-se à 'produção de potência a curto prazo' ou ao 'desempenho de exercícios de curta duração', por exemplo, em vez de 'potência ou desempenho anaeróbio'" (57, p. 143).

Questões para Discussão e Direcionamento de Pesquisa

1. Como os testes de potência anaeróbia podem ser mais bem elaborados para avaliar a capacidade metabólica glicolítica? Que métodos podem ser criados para avaliar mais diretamente, mas não de forma invasiva, a taxa glicolítica durante o exercício nas crianças?

2. Como as mudanças na capacidade glicolítica com o crescimento são refletidas no desempenho de atividades de alta intensidade e curta duração?

3. Que mecanismos controlam as mudanças na capacidade metabólica anaeróbia com o crescimento?

4. Como os marcadores da potência anaeróbia ou do desempenho em atividades de alta intensidade e curta duração relacionam-se melhor com as mudanças no tamanho corporal na medida em que as crianças crescem?

5. As diferenças relacionadas ao gênero na aptidão anaeróbia existem independentemente dos efeitos da composição corporal?

6. Quanto fatores como o padrão de ativação dos motoneurônios, a arquitetura muscular e as alterações nas populações do tipo de fibra muscular contribuem para as mudanças na aptidão anaeróbia (em qualquer definição) durante os anos de crescimento?

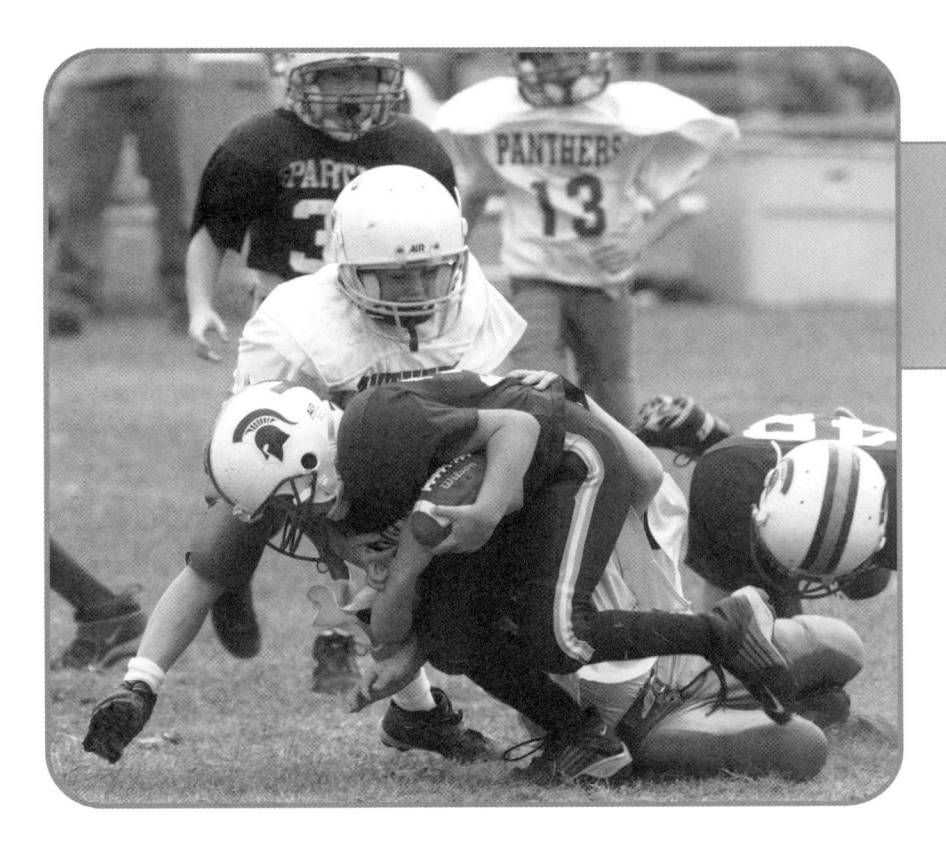

Força Muscular

Parece que a força máxima, ou estresse, que pode ser exercida por qualquer músculo é inerente à estrutura dos filamentos musculares. Essa força é independente do tamanho corporal e é a mesma tanto para o músculo de um camundongo como para o de um elefante. De fato, a estrutura do músculo de um camundongo e de um elefante são tão similares que um microscopista teria dificuldade em identificá-las, exceto pelo grande número de mitocôndrias nos músculos de animais menores.

Knut Schmidt-Nielsen (1984)

10

► *Neste capítulo serão discutidos:*

- o desenvolvimento da força muscular durante a infância;
- os fatores qualitativos e quantitativos responsáveis por melhorias na força à medida que as crianças crescem; e
- os efeitos do exercício sobre os danos musculares na juventude.

Já observamos a aptidão nas crianças em termos da curva de potência-duração. Quanto maior a produção de força, menor a duração da sua sustentabilidade, antes que a fadiga ocorra. O mecanismo contrátil muscular básico é idêntico em qualquer ponto da curva, mas os fatores que limitam o processo contrátil dependem da duração do exercício (i. e., da produção de potência). Ou seja, o desempenho durante exercício sustentado de baixa intensidade (aptidão aeróbia) em uma das extremidades da curva é definido pela energia derivada a partir de processos metabólicos oxidativos e da disponibilidade de substratos, enquanto as atividades de curta duração e alta intensidade na outra extremidade da curva são limitadas por fatores tais como a capacidade anaeróbia glicolítica, a força muscular, o desenvolvimento neuromuscular e as características antropométricas. Os padrões de desenvolvimento da aptidão aeróbia e anaeróbia durante a maturação biológica estão, portanto, sob o controle de diferentes influências.

Neste capítulo nos concentraremos no início da curva de potência-duração, na força máxima que pode ser gerada por uma única contração, ou na força muscular. A contração muscular pode ocorrer contra um objeto fixo sem o encurtamento do músculo (força estática ou isométrica) ou contra uma resistência móvel por meio de um arco de movimento (força isocinética). Serão examinados os fatores responsáveis por melhorias na força muscular com o crescimento das crianças e aqueles que distinguem a produção de força máxima de outras formas de aptidão ao longo da curva de potência-duração.

O principal determinante da força é o tamanho muscular e, portanto, não é surpresa que medidas absolutas da força muscular se aprimorem à medida que as crianças crescem. O que fica menos claro, porém, é se a força da criança em idade pré-púbere é diferente daquela do adulto quando expressa por unidade de massa muscular. Essa é uma forma diferente de perguntar se aumentos na massa muscular podem ser completamente responsáveis pelo aprimoramento da força durante o crescimento das crianças. Existem, de fato, evidências convincentes de que fatores independentes do tamanho, além do tamanho muscular, contribuem para o desenvolvimento da força nas crianças. Sustentando essa hipótese está a observação de que as crianças podem experimentar ganhos significativos na força a partir do treinamento resistido sem aumentos concomitantes no volume muscular. Mudanças na arquitetura muscular, na inervação e nas propriedades contráteis musculares são os primeiros candidatos para a explicação desse fenômeno, mas no momento não existem evidências suficientes para se construir argumentos convincentes para qualquer dessas influências em particular.

Neste capítulo, serão examinados dados indicando que outros fatores, além do tamanho muscular, estão envolvidos no desenvolvimento da força muscular nas crianças em crescimento. A evidência para determinantes que poderiam ser responsáveis é então revisada. Terminaremos discursando sobre possíveis diferenças maturacionais nos danos musculares durante o exercício. Uma discussão sobre as respostas musculares ao treinamento resistido em crianças será realizada no próximo capítulo.

Teoria da Dimensionalidade e Classificação Alométrica

Antes de iniciarmos esta discussão, é necessário dizer que o papel da teoria da dimensionalidade e da classificação alométrica na construção de um quadro desenvolvimental normal da força muscular na juventude é pertinente. Como ficará evidente ao longo deste capítulo, tal técnica tem sido comumente aplicada para relacionar alterações na força às dimensões corporais. Esse ajuste é criticamente necessário, uma vez que sem um método apropriado de relacionar tais alterações ao crescimento somático, teremos nas mãos apenas um conjunto de informações inúteis. Isto é, não podemos definir as diferenças relacionadas ao gênero, os efeitos de fatores qualitativos sobre a função muscular ou mesmo a influência do treinamento resistido sem conhecer como o desenvolvimento da força normalmente se relaciona ao tamanho muscular.

A palavra-chave aqui é *apropriado*. Como é possível selecionar fatores de normalização para as dimensões musculares ou corporais que possam refletir de forma precisa a relação entre o tamanho e a força? Muitos autores acreditam que os princípios da geometria e da física poderiam oferecer maneiras úteis e previsíveis para o entendimento dessas relações. Entretanto, nem todos concordam.

Jaric enfatizou a importância de se aplicar um expoente alométrico correto, derivado da teoria da dimensionalidade para formas específicas de manifestação da força muscular (28). Considerando a similaridade geométrica entre os indivíduos (discutida posteriormente), as dimensões lineares deveriam se relacionar à estatura (H) pelo expoente 1,0, às áreas (tal como a de secção muscular) para $H^{2,0}$, e aos volumes (em essência, a massa corporal) para $H^{3,0}$. Uma vez que a estatura se relaciona à massa pelo expoente 0,33, os correspondentes expoentes para a massa (M) são 0,33; 0,67 e 1,00.

Espera-se que a força muscular, tal como aquela registrada com um dinamômetro para força de preensão manual, relacione-se à área de secção transversa dos músculos em contração. Isso significa que a força poderia ser expressa como $H^{2,0}$ ou $M^{0,67}$ se o tamanho muscular fosse o único fator responsável pela força. Se isso for verdade, a força de preensão manual (F) de indivíduos de diferentes tamanhos e idades poderia ser comparada por $F/H^{2,0}$ ou $F/M^{0,67}$. Veremos no decorrer deste capítulo que alguns dados empíricos indicam que os fatores de classificação para a força muscular são de fato mais altos do que os valores previstos. Esses dados, portanto, levam-nos a suspeitar que fatores independentes do tamanho além da área de secção transversa muscular contribuem para aumentos na força muscular durante o crescimento das crianças.

Jaric afirmou que o torque muscular mensurado durante um teste isocinético deveria estar relacionado à $M^{1,00}$ (28). O torque é determinado não somente pela área de secção transversa muscular, mas também pelo braço de alavanca do músculo que, sendo uma construção linear, relaciona-se à $M^{0,33}$. Assim, ele argumentou que o torque muscular deveria ser expresso em relação a $M^{0,67} \times M^{0,33} = M^{1,00}$.

Também já foi sugerido que medidas do desempenho motor deveriam ser classificadas de acordo com expoentes apropriados para o tipo de atividade envolvida. Por exemplo, atividades que requerem força para movimentar a massa corporal (p. ex., abdominal, barra), a capacidade de exercer força ($M^{0,67}$) aumenta em uma taxa mais baixa do que a massa corporal ($M^{1,00}$). Desta maneira, o desempenho em tais eventos deveria estar negativamente relacionado à massa corporal ($M^{0,67}/M^{1,00} = M^{-0,33}$). Essas considerações poderiam ser críticas em estudos que examinaram as relações entre a força e o desempenho motor. De fato, a incapacidade de reconhecer essas relações poderia ser responsável pelas correlações surpreendentemente baixas relatadas entre as medidas laboratoriais da força muscular nas crianças e seu desempenho nas tarefas motoras (56).

Esses princípios são conceitualmente sólidos, mas alguns pesquisadores consideram limitada sua aplicabilidade no entendimento das alterações desenvolvimentais da força. Blimkie e Sale justificaram, "Enquanto a teoria da dimensionalidade nos oferece um meio teórico interessante de explicar os efeitos do tamanho sobre o desenvolvimento da força, ela é simplista e problemática, e limita a pesquisa por explicações mais básicas para as mudanças relativas à idade e às diferenças do gênero, no que diz respeito a força muscular na infância" (9).

Como será visto na discussão a seguir, uma variação considerável é observada nos expoentes de classificação alométrica nas crianças para a força relativa ao grupo muscular, ao nível atlético, ao gênero e à composição corporal. Os músculos são tecidos modelados de forma peculiar, que não podem obedecer a simples expectativas geométricas usadas na teoria da dimensionalidade. Além do mais, a arquitetura de diferentes grupos musculares pode ser bastante diversa. Músculos individuais variam com relação à espessura da fibra, ao tipo de inserção óssea, à divisão por septos fibrosos e ao ângulo de penação. Logo, não é surpresa constatar que as características contráteis, bem como a relação entre a produção de força com a área de secção transversa, a estatura e o peso, variam entre grupos musculares diferentes.

Desenvolvimento da Força Muscular

Aumentos no tamanho muscular durante o crescimento das crianças ocorrem na medida em que as fibras musculares se tornam maiores (hipertrofia) a partir do aumento do conteúdo de proteínas, e não em decorrência da multiplicação celular (hiperplasia; 30). O número de fibras musculares é fixado no instante do nascimento, ou imediatamente após, mas entre as idades de um ano e a adolescência, o diâmetro da fibra muscular aumenta quase três vezes (42). Essa hipertrofia muscular resulta em um aumento na massa muscular corporal total durante os anos de crescimento (ver Figura 1.3 na Introdução). A massa muscular estimada sobe linearmente com a idade nos anos pré-púberes, com os valores médios ligeiramente maiores nos meninos. Na puberdade, os hormônios androgênicos causam um aumento na taxa de crescimento muscular nos meninos, enquanto mudanças mínimas são observadas nas meninas. Essas curvas de volume muscular, de acordo com o gênero, imitam aquelas para a força muscular.

Pode ser pertinente que a massa muscular como uma proporção da massa corporal aumente durante o crescimento (34, pp. 126-128). Nos meninos, a massa muscular média, expressa como percentual da massa corporal, sobe de 42% aos 5 anos para 53% aos 17 anos. Essa mudança não é observada nas meninas, que apresentam valores de 41 e 42% nessas idades.

O desenvolvimento da massa muscular nas crianças em crescimento é refletido em um aumento progressivo na força muscular. A avaliação de mudanças desenvolvimentais na força tem sido realizada por meio de estudos transversais e longitudinais, por meio de testes isométricos e isocinéticos, utilizando-se de várias modalidades de avaliação (dinamômetros de força de preensão manual, dinamômetros isocinéticos) em múltiplos grupos musculares. Enquanto certas variações têm sido relatadas, o padrão geral de desenvolvimento da força observado com o uso dessas diferentes abordagens é marcantemente similar. Essas mudanças desenvolvimentais na força muscular das crianças têm sido bastante revisadas por Jones e Round (30), Blimkie e Sale (9) e Froberg e Lammert (19).

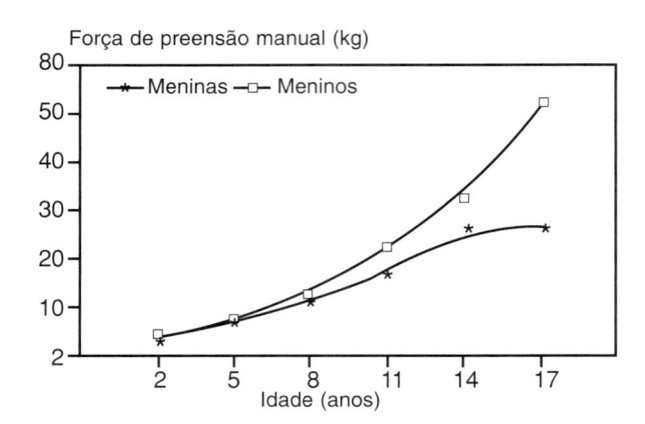

▶ FIGURA 10.1   Aprimoramento relacionado com o desenvolvimento na força de preensão em uma mão com a idade em meninos e meninas (Referência 9)
Reimpresso com permissão de C.J.R. Blimkie e D.G. Sale, 1998.

Essas revisões indicam que as medidas da força nos meninos melhoram de forma mais ou menos linear nos anos pré-púberes. Conforme a puberdade se aproxima, a massa muscular cresce em resposta aos níveis elevados de testosterona circulante e o desenvolvimento da força é acelerado. A tendência na fase pré-púbere é similar nas meninas, mas os valores médios são de alguma forma menores do que aqueles dos meninos. Essa pequena diferença relativa ao gênero é observada na força de preensão manual a partir dos 3 anos de idade. Na puberdade, a curva de força nas meninas continua a subir lentamente ou, em alguns estudos, até mesmo se estabiliza com o aumento da idade. Conseqüentemente, uma significativa lacuna relacionada ao gênero, no que diz respeito à força muscular, ocorre nos anos da adolescência. Aos 17 anos, a força de preensão manual é quase duas vezes maior nos meninos e nas meninas (Figura 10.1).

Estudos longitudinais têm fornecido uma idéia sobre o período do desenvolvimento da força estática em relação ao estirão de crescimento na adolescência. Para a maioria dos grupos musculares, o estirão de crescimento na adolescência, nos meninos, ocorre aproximadamente um ano depois da idade da velocidade pico da estatura, mas corresponde ao período da velocidade pico do peso. O número mais limitado de dados em meninas conduz a um quadro menos claro e a uma variabilidade interindividual considerável (Figura 10.2).

O desempenho em termos de medidas da força muscular parece estar, ao menos de forma moderada, sob controle genético (7). Quando a força estática é comparada entre irmãos, as estimativas da hereditariedade variaram de 0,44 a 0,58 e uma revisão de 14 estudos em gêmeos, a maioria envolvendo um pequeno número de indivíduos, indicou que a here-

tariedade variou entre 0,24 a 0,83. Beunen et al. avaliaram a força estática por meio da tração de braços em 105 pares de gêmeos, anualmente, dos 10 aos 18 anos (7). Um modelo incluindo fatores genéticos suplementares e ambientais específicos indicou uma contribuição genética que variava entre 0,44 e 0,83.

Os estudos anteriores em grande escala sobre o desenvolvimento da força nas crianças envolviam a mensuração da força isométrica absoluta (tipicamente pelo dinamômetro de força de preensão manual) ou da força relativa (pelo exercício de barra). Pesquisas mais recentes acrescentaram avaliações sobre diferenças maturacionais na força dinâmica mensurada pelos dinamômetros isocinéticos (ver Referência 5 para revisão). Esse teste permite a avaliação da força muscular na rotação dos seguimentos dos membros ao redor das articulações. Dessa forma, o momento máximo de esforço dos músculos é registrado por meio de uma amplitude de movimento.

Gaul ofereceu uma visão geral sobre as diferentes medidas obtidas durante o teste isocinético (22). O indicador da função muscular mais comumente utilizado é o pico de torque produzido durante a variação de velocidades angulares. Considerando-se o maior número de informações disponíveis relativas à força isocinética, os aumentos com a idade e as diferenças relativas ao gênero parecem similares àqueles observados na força estática (14, 15, 45, 48).

Determinantes do Desenvolvimento da Força Muscular

Está claro que o aumento no tamanho muscular é primariamente responsável por aprimoramentos desenvolvi-

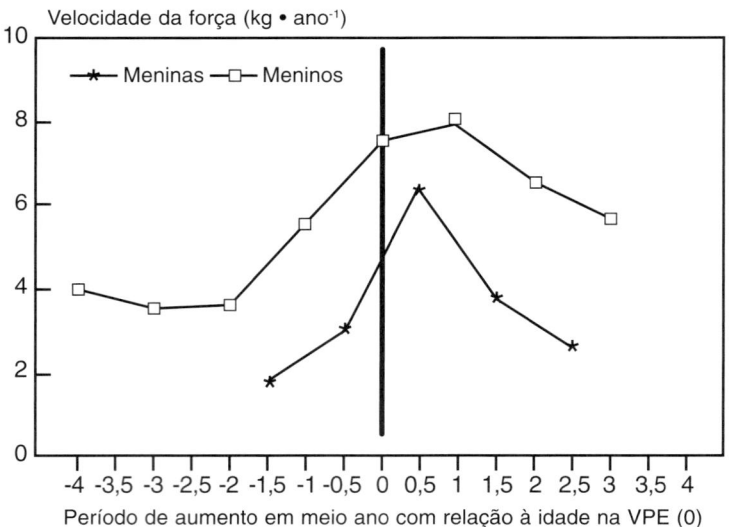

▶ FIGURA 10.2   Desenvolvimento da força relativa à idade na velocidade pico da estatura (VPE; Referência 9).
Reimpresso com permissão de C.J.R. Blimkie e D.G. Sale, 1998.

mentais da força durante o crescimento das crianças. Uma criança se torna progressivamente mais forte em função dos efeitos endócrinos e parácrinos de agentes como o hormônio de crescimento e o IGF-I, cujas ações anabólicas promovem a síntese de proteínas musculares e estimulam a hipertrofia das fibras (ver Capítulo 2). As curvas de crescimento quase idênticas para a massa muscular e para a força, relacionadas tanto à idade quanto ao gênero, atestam esse fato.

A primeira pista de que outros fatores independentes do tamanho poderiam contribuir para o desenvolvimento da força nas crianças veio a partir de estudos anteriores que indicavam que o aprimoramento da força com a idade, em relação ao tamanho corporal, não se ajustava em expectativas teóricas. Já vimos que a força muscular deveria refletir a área de secção transversa, a qual de acordo com a teoria da dimensionalidade deveria estar relacionada à estatura pelo expoente de classificação alométrica de 2,0 e ao peso por 0,67. Há 50 anos, Asmussen e Heeboll-Nielsen constataram em seu estudo de meninos dinamarqueses em idade escolar, de 7 a 16 anos, que os expoentes para a estatura relativos à força dos músculos extensores da perna, flexores do cotovelo e flexores dos dedos, eram de 2,89; 3,89 e 3,27; respectivamente (3). Ou seja, a força melhorou em uma taxa maior com a idade do que o esperado pela estatura (2,0) ou, presumivelmente, pela área de secção transversa muscular por si só. Os autores sentiram que "é óbvio que os desvios sejam devidos às mudanças qualitativas no sistema motor", um resultado que eles consideraram razoável "em função da capacidade aumentada de se exercer a força máxima causada pela maturação do sistema nervoso" (p. 603).

Shephard et al. relataram expoentes similares quando os indivíduos foram estudados longitudinalmente dos 6 aos 12 anos (50). Os expoentes de estatura para os meninos na força de preensão manual, na força de extensão das costas e na força de extensão das pernas foram de 3,29; 2,69 e 2,80; respectivamente. Os valores nas meninas foram similares.

Os resultados das pesquisas mais recentes têm reforçado os achados dos primeiros estudos. Rauch et al. descreveram as relações entre a estatura e o peso com a força de preensão manual isométrica máxima, avaliada com a utilização de um dinamômetro portátil, em 315 crianças entre 6 e 19 anos (46). Nas meninas, a força máxima foi relacionada a $H^{3,92}$ e $M^{1,16}$. Nos meninos, os expoentes para estatura e massa foram de 3,87 e 1,29, respectivamente. Em todas as estaturas corporais, os valores da força foram maiores nos meninos do que nas meninas. Além do mais, o padrão de mudança na força máxima com a idade foi diferente entre os meninos e as meninas. Nos meninos, a idade e a força máxima subiram de forma linear, ao passo que nas meninas uma estabilização foi observada aproximadamente aos 15 anos.

Para que análises por meio da teoria dimensional sejam válidas, indivíduos de tamanhos diferentes devem ser *geometricamente similares*. Isto é, suas diferentes partes e segmentos corporais precisam ser igualmente proporcionais ao tamanho corporal. Indivíduos geometricamente similares têm tamanhos corporais diferentes, mas a mesma forma. De fato, crianças e adultos, ou mesmo crianças mais jovens e aquelas mais velhas, não são exatamente similares geometricamente. Especificando, indivíduos mais jovens e menores possuem cabeças relativamente maiores e pernas mais curtas do que os mais velhos.

Dentro da amplitude do tamanho corporal, geralmente de interesse para os fisiologistas do exercício pediátrico, porém, essas variações são mínimas. No estudo de Asmussen e Heeboll-Nielsen, por exemplo, a proporção do comprimento do tronco em relação à total estatura corporal foi de 39% em indivíduos com uma estatura de 126 centímetros e de 38,7% naqueles com 181 cm (3). O tamanho da cabeça representou 15% da estatura nos meninos menores e 11% nos mais altos. Parece, portanto, que por meio de uma abordagem dimensional para o desenvolvimento da força nas crianças, nenhum erro substancial ocorrerá assumindo-se a similaridade geométrica entre indivíduos de diferentes idades. Todavia, nem todos os pesquisadores estão de acordo. Bliemkie e Sale concluíram que "apesar dos achados (de Asmussen e Heeboll-Nielsen), as hipóteses sobre a similaridade geométrica e da constância da composição tecidual durante a infância, que fundamentam essa teoria, são altamente questionáveis" (9, p.199).

Estudos alométricos sobre a força muscular nas crianças constataram ampla variabilidade nos expoentes de classificação da estatura para diferentes grupos musculares. No estudo realizado por Asmussen e Heeboll-Nielsen, por exemplo, o expoente da estatura para a força do flexor do cotovelo foi 35% maior do que aquele para os extensores da perna (3). Foi somente essa variabilidade que fez com que os autores concluíssem que "o fato de os expoentes serem discrepantes em diferentes situações parece apontar para as mudanças no sistema nervoso como sendo a razão para as grandes variações" (p. 602).

Um estudo recente realizado por Jaric et al. demonstrou o quão ampla pode ser a variabilidade dos expoentes (29). Esses pesquisadores avaliaram a força isométrica da perna em grupos de atletas adultos e atletas em idades pubescente e pré-pubescente, envolvidos em diferentes esportes, para determinar o expoente de classificação para a massa mais apropriado para a força (S), isto é, o expoente que eliminaria o efeito do tamanho corporal ou da força nessa população de indivíduos. Em outras palavras, eles tentaram identificar, nesses grupos, o expoente ideal b que produziria a relação $S/M^b \sim M^{0,0}$.

O achado mais interessante nesse estudo foi que o expoente de classificação para a massa mais apropriado variou de modo significativo dependendo do grupo muscular, do esporte e da idade dos indivíduos. Para a força do extensor de quadril, por exemplo, o expoente ideal nos adultos variou de 0,25 a 1,75, dependendo do esporte envolvido. Nos indivíduos pré-pubescentes o expoente de massa ideal para a força do flexor de quadril variou de 0,35 a 1,15. Mesmo no grupo mais consistente – a força do extensor de quadril nos indivíduos em idade pré-púbere – o expoente ideal para a força variou de 0,45 a 0,70 (Figura 10.3).

O expoente *médio* ideal para todos os grupos musculares e esportes foi de 0,61 e 0,63 para os atletas adultos e em idade pré-pubescente, aproximando-se do esperado pela teoria da dimensionalidade de $M^{0,67}$. Entretanto, o valor médio foi de 1,14 nos indivíduos pré-pubescentes. Esses dados sugerem que os expoentes de classificação para a força muscular podem variar marcantemente dependendo do grupo muscular envolvido, do esporte praticado pelos indivíduos, e – talvez – das diferenças maturacionais. Esses achados impossibilitam qualquer aceitação imediata e não-crítica dos expoentes de classificação médios na análise alométrica da força.

Como Froberg e Lammert comentaram, a análise alométrica da força dos músculos das costas sugere uma relação com o tamanho corporal que pode ser diferente daquela observada para outros grupos musculares (19). Eles relataram um expoente de classificação da estatura para a força dos músculos das costas de 2,36 nas meninas e 2,90 nos meninos, valores mais baixos do que aqueles encontrados para os músculos das extremidades. Sinaki et al. descreveram expoentes de classificação da estatura para a força máxima dos músculos das costas em 137 indivíduos de 5 a 18 anos (51). A força dos extensores e flexores das costas foi medida com um dinamômetro isométrico. Como esperado, a força do tronco aumentou com a idade e a força nos meninos começou a aumentar mais rapidamente do que nas meninas na idade de 9 ou 10 anos. O expoente da estatura para a força do extensor das costas foi de 0,83 e para a força do flexor foi de 1,69.

A questão sobre a possibilidade dos fatores qualitativos independentes do tamanho contribuírem ou não para o desenvolvimento da força durante a infância é respondida de forma mais apropriada pela comparação das mudanças na força com as alterações na área de secção transversa muscular. Estudos transversais que compararam a idade em crianças revelaram coeficientes de correlação moderadamente fortes ($r = 0,60$ a $0,90$) entre as forças voluntárias máximas isométrica e isocinética e a área de secção transversa (estimada por antropometria, ultra-som ou tomografia computadorizada; 8). Davies relatou que as alterações na força com a idade e as diferenças entre meninos e meninas desapareceram quando a força foi relacionada à área de secção transversa muscular (12). Esses achados, então, falharam em sustentar a idéia de que alterações quali-

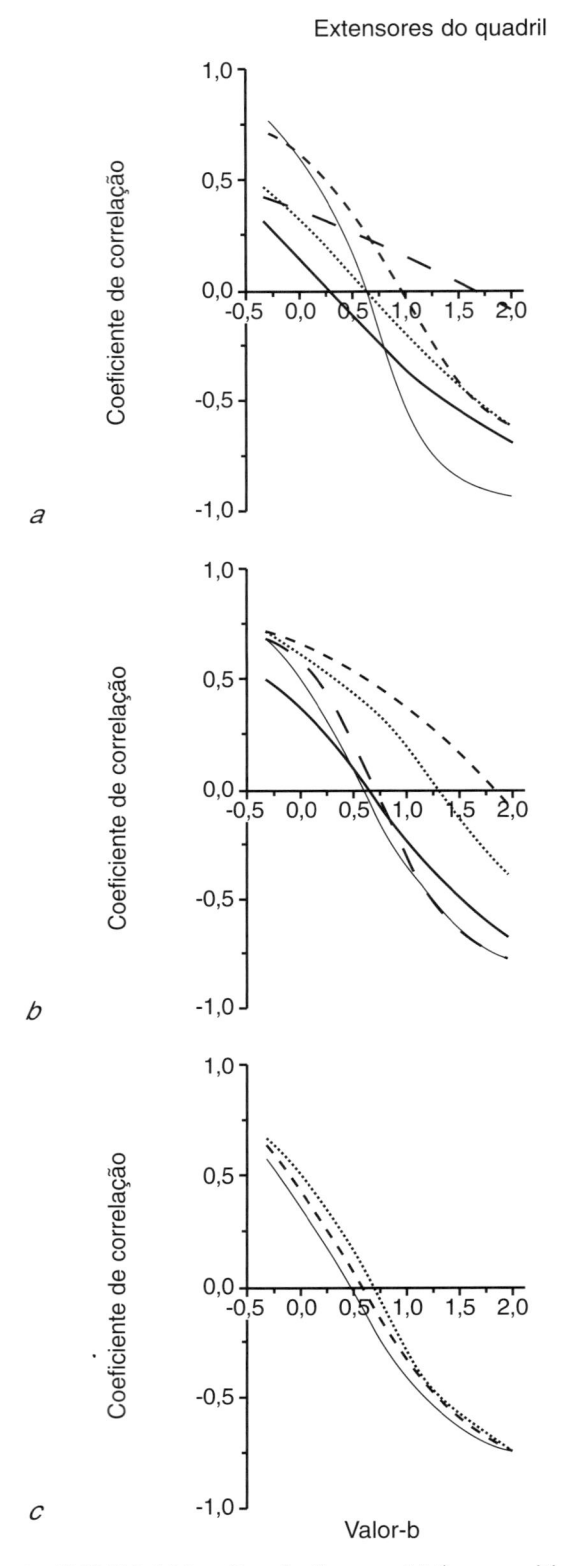

▶ FIGURA 10.3 Correlação entre S/M^b *versus* diferentes valores de *b* em atletas adultos *(a)*, pubescentes *(b)* e pré-pubescentes *(c)*. O valor de *b* para um coeficiente de correlação de 0,0 representa o expoente ideal para cada grupo de indivíduos (Referência 29). As diferentes curvas representam os vários tipos de esportes.

Reimpresso com permissão de S. Jaric, D. Ugarkovic e M. Kukolj, 2002.

tativas, além do aumento do tamanho muscular, afetam o desenvolvimento da força durante a infância.

Mais recentemente, porém, Neu et al. forneceram evidências que sustentam um papel para os fatores independentes do tamanho nos aprimoramentos ontogenéticos da força (39). Eles analisaram a relação entre a área de secção transversa dos músculos do antebraço, determinada por tomografia computadorizada e a força de preensão manual máxima em 366 indivíduos (de 6 a 23 anos). Os padrões de mudança na força de preensão absoluta e no tamanho muscular relativo à idade e ao gênero refletiram aqueles de estudos anteriores. A força de preensão relativa à área de secção transversa muscular quase dobrou entre 6 e 23 anos. Quando a força de preensão foi expressa relativamente à área de secção transversa muscular, ajustada ao comprimento do antebraço (explicado posteriormente sob o título de "Arquitetura da Fibra Muscular"), os valores subiram quase 50% entre as idades de 6 e 20 anos, tanto nos meninos quanto nas meninas (Figura 10.4). Esses achados sugerem fortemente que fatores independentes do tamanho agem no sentido de melhorar a força muscular com a idade e também que diferenças relacionadas ao gênero na força de preensão manual são devidas inteiramente ao maior tamanho muscular nos meninos.

Em um estudo longitudinal, De Ste Croix et al. (15) utilizaram um modelo de regressão de múltiplos níveis para investigar as influências da idade, do gênero, do tamanho e da gordura corporal e da maturação sexual sobre o desenvolvimento da força isocinética da extensão e flexão do joelho em 41 meninos e meninas (inicialmente com $10,0 \pm 0,3$ anos). Os indivíduos foram estudados em oito ocasiões durante um período de quatro anos. Em uma das ocasiões de teste, a relação da área de secção transversa (determinada por resso-

nância magnética) e da força isocinética da perna foi avaliada. A força isocinética foi moderadamente relacionada à área de secção transversa muscular ($r = 0,49$ a $0,69$). Enquanto a área de secção transversa, a idade e a maturidade estavam todas relacionadas ao desenvolvimento da força isocinética, esses fatores tornaram-se variáveis não-explicativas e insignificantes, uma vez que o tamanho corporal (estatura e massa) foi levado em consideração.

Nesse estudo, a área de secção transversa foi relacionada ao torque de flexão e extensão em indivíduos de 14 anos, pelo expoente de classificação alométrica de $1,05$ e $0,71$, respectivamente (15). Esse achado, mais a incapacidade da idade em responder pelos aumentos na força, apesar das mudanças no tamanho corporal, falha em sustentar o argumento sobre o efeito das alterações musculares qualitativas sobre o desenvolvimento da força, pelo menos nessa faixa etária.

Entretanto, Nevill et al. constataram que a força isométrica melhorou com a idade em um estudo transversal em meninos de 8 a 17 anos, mesmo depois de considerar os aumentos na estatura e na massa corporal (40). E, como será discutido posteriormente, Kanehisa et al. constataram que a relação da força isocinética com a área de secção transversa muscular não elimina as diferenças entre as crianças e os adultos (31).

Muitos desses dados fornecem evidências de que as mudanças qualitativas, além dos aumentos no tamanho muscular, são importantes no desenvolvimento da força nas crianças. Nem todas as informações são consistentes com essa observação, todavia, uma grande parte da variabilidade parece ser causada por fatores tais como o grupo muscular, o gênero sexual, o tipo de teste e assim por diante. De Ste Croix et al. concluíram a partir de seu estudo (descrito anteriormente), que "esses dados destacam a necessidade de se examinar variáveis explicativas simultaneamente para elucidar a influência que elas podem ter sobre o desenvolvimento da força isocinética da perna e enfatizar a incerteza de se fazer posicionamentos gerais baseados no estudo de grupos ou ações musculares isoladas" (15, p. 60).

Explicando Mudanças Qualitativas

Neste ponto será feita uma suposição de que alterações qualitativas e independentes do tamanho que aprimoram a força muscular, além do efeito de aumento no tamanho muscular por si só, ocorrem durante a maturação biológica. (Essa suposição é sustentada por dados sobre os aumentos na força muscular com o treinamento resistido nas crianças, que serão discutidos no próximo capítulo). Qual poderia ser o fator, ou mesmo os fatores? Como previamente referido várias vezes nestes capítulos, as influências neurológicas estão fortemente

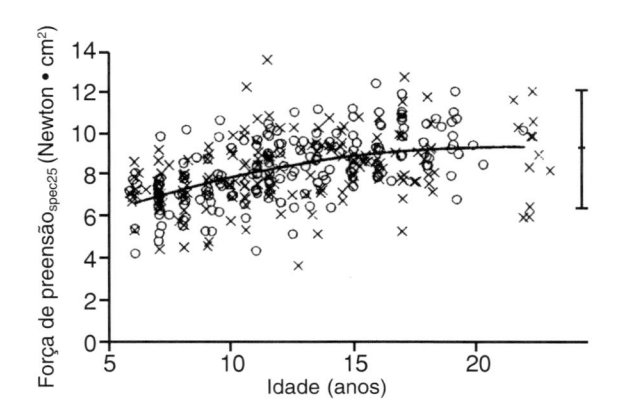

▶ FIGURA 10.4 Alteração na força de preensão relacionada à área de secção transversa muscular, normalizada para um comprimento de antebraço de 25 cm de acordo com a idade (Referência 39).

Reimpresso com permissão de C.M. Neu, 2002.

implicadas, mas até o momento poucas evidências dão sustentação para isso. Alterações nas propriedades contráteis intrínsecas do músculo durante o desenvolvimento poderiam contribuir tanto quanto as alterações na arquitetura muscular. Finalmente, fatores inibitórios centrais para a produção da força muscular voluntária poderiam se desenvolver durante a infância. Nessa seção, examinaremos cada um desses candidatos brevemente. A concisão é apropriada, uma vez que poucos dados estão disponíveis sobre esses processos nas crianças, dadas as restrições éticas nas técnicas investigativas que muito restringem nossa visão. Onde for pertinente, entretanto, acrescentaremos dados sobre indivíduos adultos para fornecer uma estrutura para as alterações relacionadas ao desenvolvimento que *poderiam* ocorrer nas crianças.

Fatores Neurológicos

Uma unidade motora consiste em um único motoneurônio, localizado no corno anterior da medula espinal, e seus axônios, os quais estão fixados às placas motoras finais (junções sinápticas) de um número de fibras musculares. Cada unidade pode inervar de 3 a 2.000 fibras, dependendo da precisão de controle motor necessária. A excitação das fibras musculares em uma unidade motora em particular é um fenômeno de tudo ou nada. Um aumento na produção de força por um músculo pode, portanto, ser realizado ou pelo aumento da freqüência de estímulos de uma unidade motora específica ou pelo recrutamento de unidades motoras adicionais. Para que um músculo gere um aumento na quantidade de tensão, esses dois processos ocorrem em conjunto: à medida que a taxa de disparo de uma unidade motora específica atinge seu máximo, novas unidades são recrutadas. Por fim, todas as unidades motoras são estimuladas à sua máxima freqüência e isso define a contração voluntária máxima de um músculo (55).

Tipos diferentes de unidades motoras são caracterizados por sua capacidade metabólica, sua capacidade de produção de força e por características eletromiográficas dos músculos que inervam. As unidades motoras do tipo I, com pequenos neurônios, tipicamente inervam fibras que contêm uma alta concentração de mitocôndrias, capilares e enzimas aeróbias. Essas unidades podem produzir baixa tensão durante um longo período de tempo. As unidades motoras do tipo II são caracterizadas por neurônios maiores, inervam fibras musculares que dependem do metabolismo anaeróbio e podem produzir altas forças em um curto espaço de tempo. Essa categorização, portanto, descreve fibras musculares aeróbias de contração lenta e as anaeróbias de contração rápida, mas nos lembra que as características contráteis dessas fibras não são definidas simplesmente por suas características metabólicas, mas também por seu tipo de inervação. Existe uma ligação distinta entre as propriedades dos motoneurônios e com as propriedades contráteis e metabólicas das fibras musculares.

No trabalho muscular progressivo, o tamanho das unidades recrutadas está diretamente relacionado ao nível de intensidade do trabalho. Em níveis baixos, as unidades menores (tipo I) são recrutadas, e conforme a intensidade aumenta, as unidades maiores (tipo II) passam a participar do processo. As contribuições relativas do metabolismo glicolítico anaeróbio e aeróbio, durante o exercício, são, conseqüentemente, dirigidas por mecanismos neurais.

A fadiga, ou depressão da tensão muscular poderia ser o resultado de uma taxa de disparo mais lenta ou de uma limitação no recrutamento das fibras musculares. Uma redução da freqüência de disparo tem sido observada durante contrações isométricas sustentadas, mas não tem sido geralmente considerada como um fator primário na fadiga muscular (24). Ainda assim, o potencial papel dos mecanismos neurológicos, na limitação da função muscular, deve ser considerado. Green comentou que,

> "Alguns pesquisadores têm assumido que reduções na produção de força são invariavelmente causadas por uma disponibilidade prejudicada de energia. Contudo, essas conclusões não podem ser justificadas. Se a causa para a perda de força é mais central, por exemplo, em decorrência da inibição dos motoneurônios, a ativação da célula muscular estaria reduzida. Reduções na ativação resultariam também de uma diminuição da síntese e degradação de actina/miosina, com conseqüentes reduções no gasto de energia. A glicólise reduzida pode ser bem uma *resposta* para uma *demanda* menor de energia (em itálico, do autor do livro) em vez de uma incapacidade da glicólise em responder a um desafio maior" (24).

A partir dessa breve revisão, parece óbvio que as alterações desenvolvimentais na inervação muscular poderiam facilmente contribuir para um desenvolvimento maturacional da função metabólica, da força muscular e do desempenho motor nas crianças. Sua ocorrência, porém, é problemática, uma vez que as informações de pesquisa são escassas. Pode-se, no entanto, examinar os papéis potenciais de várias características neurológicas.

Velocidade de Condução Nervosa

A maior parte das pesquisas nas crianças tem envolvido a velocidade de condução nervosa motora e sensorial, posto que essa variável neurológica é mensurada de forma não-invasiva e imediata. Garcia et al. demonstraram que a velocidade de condução motora e sensorial, bem como a amplitude e a morfologia dos potenciais de ação aumentam durante o primeiro ano de vida (21). Nesse estudo, as velocidades de condução máximas foram duas vezes mais rápidas nos adultos do que nos recém-nascidos. Entretanto, os valores de todas essas medidas se aproximaram dos níveis adultos aos 4 ou 5 anos. Achados similares já foram observados por outros autores (17, 18).

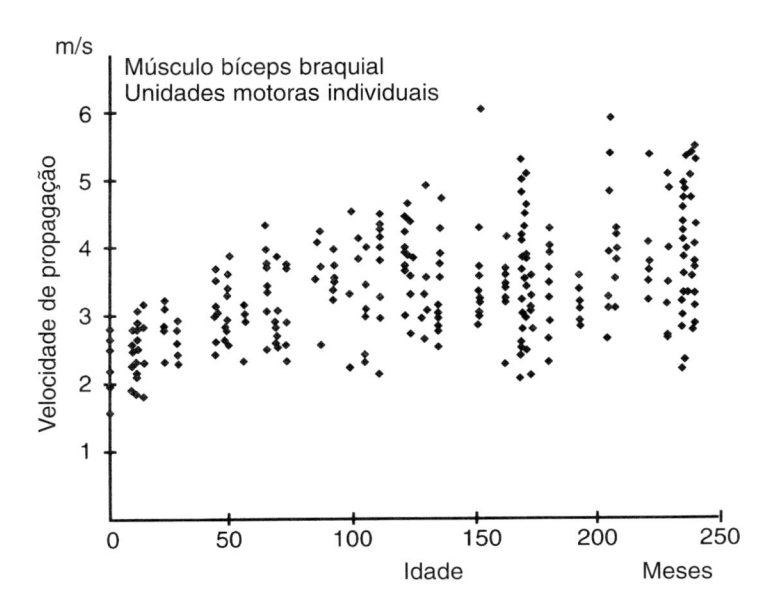

▶ FIGURA 10.5 Velocidade de condução nervosa do músculo bíceps braquial de acordo com o aumento da idade em crianças saudáveis (Referência 35).

De C. Patten, G. Kamen e D.M. Rowland, "Adaptations in maximal motor unit discharge rate to strength training in young and older adults", Muscle and Nerve 24: 542-550, copyright © (2001, John Wiley and Sons, Inc.). Reimpresso com permissão de John Wiley and Sons, Inc.

Contudo, aumentos contínuos na velocidade de condução nervosa periférica, ao final da infância, foram observados por Malmstrom e Lindstrom em seu estudo com 63 crianças e adolescentes de 0 a 20 anos, utilizando a eletromiografia de superfície (Figura 10.5; 35). Percebeu-se que as velocidades de propagação se relacionavam não somente com a idade, mas também com a estatura e o diâmetro muscular. Entre as estaturas de 100 e 200 cm, a velocidade de condução subiu quase 20%. Os autores concluíram que "todos esses estudos (que mostravam um aumento na velocidade de condução nervosa, somente até a idade de 5 anos) se basearam em um pequeno número de observações em cada criança, e não deveriam, portanto, serem considerados como evidências finais sobre o desenvolvimento da potencial velocidade muscular, durante a infância" (p. 408).

Lang et al. também relataram que a velocidade de condução nervosa periférica muda ao final da infância e na adolescência (33). Eles descobriram pequenos, porém significativos, aumentos na velocidade de propagação nas extremidades superiores, mas uma queda nas extremidades inferiores, tanto nos meninos como nas meninas, nesses grupos etários. Eles concluíram que a evolução da velocidade de condução nervosa é um fenômeno complexo, o qual pode estar relacionado ao fato de que à medida que os membros crescem em comprimento, as porções distais dos axônios podem se tornar mais finas do que aquelas mais proximais.

O córtex cerebral pode ser estimulado a disparar descargas motoras por meio de um campo magnético de transformação rápida, evocado por meio de uma espiral (bobina) colocada no couro cabeludo (20). Essa técnica tem sido utilizada para comparar as velocidades de condução córtico-espinal em crianças e adultos. Heinen et al. mediram os tempos de condução no trato córtico-espinal em crianças de 6 a 9 anos e em adultos de 22 a 26 anos de idade (26). Em uma situação facilitada (i. e., durante a contração muscular), nenhuma diferença no tempo de condução central foi observada entre os grupos. Porém, no estado de relaxado, a condução foi significativamente mais longa nas crianças (10,5 ± 2,2 *versus* 8,6 ± 0,7 ms nos adultos).

Taxa de Disparo dos Motoneurônios

Estudos em adultos utilizando eletrodos de agulha indicaram que a taxa de descarga das unidades motoras pode limitar a produção de força. A taxa máxima de descarga das unidades motoras diminui com a idade nos adultos, e isso corresponde ao declínio na força muscular. Foi sugerido que essa diminuição na freqüência de disparo está relacionada às características contráteis musculares, que se tornam mais lentas com a idade. A queda na freqüência de disparo das unidades motoras com a idade nos adultos, portanto, pode representar uma adequação das propriedades neurais às funções contráteis musculares (43, p. 194). Uma vez que o uso de eletrodos de agulha intramuscular é considerado inapropriado em crianças saudáveis, não temos nenhuma informação relacionada às mudanças na taxa de disparo dos motoneurônios, que possam ocorrer durante a maturação biológica.

Número e Recrutamento de Unidades Motoras

Geralmente, acreditava-se que o número de neurônios que estariam presentes no começo da vida adulta, já existiam no nascimento ou início da infância. Mas as populações de unidades motoras podem mudar. McComas et al. constataram quedas progressivas ao longo da vida adulta (37). Eles notaram, por exemplo, que o número estimado de unidades motoras do músculo tênar caia constantemente dos 20 aos 80 anos, tanto que o número nos indivíduos mais idosos era a metade do observado nos mais jovens.

A energia de aceleração do torque (TAE) indica a quantidade de trabalho na porção inicial de uma contração isocinética e tem sido usada como um marcador de recrutamento de unidades motoras (22). Estudos comparando a TAE entre crianças e adultos poderiam ser úteis na avaliação de diferenças maturacionais nos padrões de recrutamento de unidades motoras, mas nenhum estudo como esse foi publicado. Brodie et al. mensuraram a TAE em diversas velocidades, que variaram de 0,52 a 3,15 radianos · s^{-1} em 24 meninos em idade pré-púbere (10). Os valores ficaram entre 0,16 e 1,74, indicando que a TAE é altamente dependente da velocidade. Os autores consideraram que somente as unidades motoras com altas velocidades de contração são capazes de serem recrutadas em altas velocidades de movimentação dos membros.

Ainda não se sabe se os padrões de recrutamento das unidades motoras durante o exercício podem mudar com a idade, mas é de se esperar que qualquer alteração desse tipo afete as respostas fisiológicas e metabólicas à atividade física. Tem havido, recentemente, um grande interesse em relação à plasticidade da função neuromuscular (44). Estudos em animais sugerem, de fato, que alterações na taxa de disparo neurológico podem modificar as características metabólicas e funcionais do músculo esquelético. A forma como tais fenômenos podem se relacionar ao desenvolvimento da aptidão muscular nas crianças ainda precisa ser analisada.

Em resumo, com base nas evidências precedentes, um advogado teria dificuldade em convencer um júri de que os mecanismos neurais são responsáveis por melhorias qualitativas na força muscular durante o curso da infância. Por outro lado, a idéia é conceitualmente atrativa, dados os vários mecanismos plausíveis pelos quais isso poderia ocorrer. O júri provavelmente consideraria que o número limitado de informações – em função da falta de técnicas investigativas apropriadas para crianças – impossibilitaria qualquer veredicto sobre essa questão. Retornaremos a esse tópico no próximo capítulo, no qual serão analisados os aprimoramentos na força muscular que ocorrem sem o aumento do tamanho muscular, como conseqüência de um período de treinamento resistido nas crianças.

Contração Muscular

Os vários estudos que examinaram a função dos músculos nas crianças não esclareceram se os processos contráteis mudam durante o curso do desenvolvimento biológico. Going et al. caracterizaram a relação força *versus* tempo durante uma única contração máxima em crianças de 8 a 11 anos (23). Normalmente, a plotagem gráfica da força *versus* tempo obedece uma curva sigmóide, com um pequeno aumento inicial, seguido de uma estabilização estendida, e então um crescimento mais gradual é observado no ponto da força máxima. Neste estudo, que envolveu séries múltiplas dos flexores do dedo, flexores e extensores do antebraço, a taxa máxima de aumento da força provou ser a medida mais facilmente reproduzida. Não houve adultos neste estudo, mas a taxa máxima e o padrão de produção de força nas crianças foram diferentes daqueles previamente relatados em adultos.

Nas crianças, as taxas médias de força máxima para os flexores do dedo, flexores e extensores do antebraço foi de 103, 67

e 60 kg $\cdot$ s^{-1}, respectivamente (23). Em estudos de adultos, as taxas de 144 e 138 kg $\cdot$ s^{-1} têm sido descritas para os flexores do antebraço (citado em 23). Os mesmos estudos em adultos indicaram que a força máxima é atingida mais rápido nos adultos do que nas crianças. Going et al. relataram os tempos para se atingir a força máxima de 1,87 e 1,55 segundos para os flexores do antebraço e do dedo em crianças, respectivamente, comparando a estudos anteriores de 0,42 segundos (homens) e 0,75 segundos (mulheres) para os flexores do antebraço.

Backman e Henriksson avaliaram as respostas contráteis musculares à estimulação elétrica do músculo adutor do polegar em crianças de 9 a 15 anos (4). A taxa de relaxamento, que tem sido utilizada como um marcador do processo de degradação e síntese de energia, mostrou-se independente da idade e do gênero. Similarmente, nenhuma diferença na força produzida relativa à freqüência de estimulação foi observada com o aumento da idade ou entre meninos e meninas. A extensão na qual os protocolos de teste imitam as atividades de alta intensidade e curta duração nas crianças, porém, é discutível.

Kanehisa et al. examinaram a relação entre a capacidade de geração de força e o tamanho muscular em crianças e adultos a partir da perspectiva do declínio na produção de força com a repetição de contrações máximas (32). Cinqüenta extensões máximas de joelho, repetidas a 3,14 radianos $\cdot$ s^{-1} durante 1 minuto, foram realizadas por 26 meninos de 14 anos e por 27 adultos jovens de 18 a 25 anos. A área de secção transversa muscular foi estimada por meio de ultra-som. A produção de força foi maior nos adultos, independentemente de ser expressa em valores absolutos ou relativos à área de secção transversa ou à área multiplicada pelo comprimento. A queda percentual média da força, com 50 contrações, foi maior nos adultos do que nos meninos (48% *vs.* 36%; Figura 10.6).

Enquanto a observação desse estudo poderia refletir diferenças maturacionais nas propriedades musculares intrínsecas, o lento declínio na força com as repetidas contrações nas crianças poderia refletir um acúmulo reduzido de lactato celular e uma acidose metabólica menor. Reconhece-se bem que esses subprodutos do metabolismo podem interferir na efetividade do processo de acoplamento excitação-contração na contração seguinte. Hebestreit et al. relataram que os meninos se recuperam metabolicamente mais rápido de exercícios curtos e intensos do que homens adultos (25). Esses autores constataram que 10 minutos após um tiro exaustivo de velocidade de 30 segundos realizado em bicicleta, a [H$^+$] sangüínea nos homens foi de 66,1 $\pm$ 5,9 nmol $\cdot$ L^{-1}, comparado com 47,5 $\pm$ 1,2 nmol $\cdot$ L^{-1} nos meninos, enquanto os níveis de lactato sangüíneo foram de 14,2 $\pm$ 1,8 e 5,7 $\pm$ 0,7 mmol $\cdot$ L^{-1}, respectivamente (Figura 10.7).

Outras pesquisas não sustentaram a idéia de que a função muscular é qualitativamente diversa entre crianças e

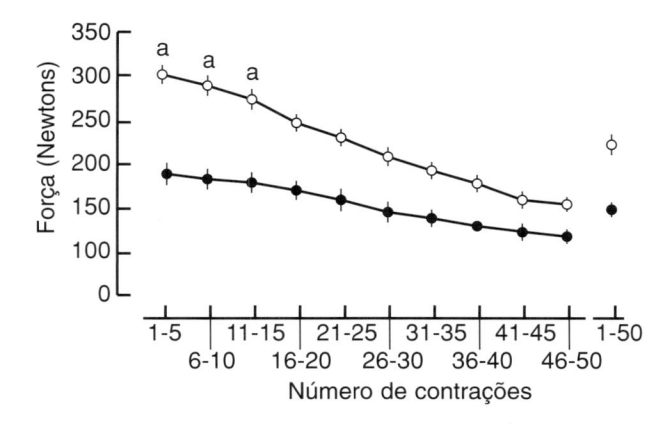

▶ FIGURA 10.6   Produção de força com 50 contrações máximas repetidas em crianças e adultos, indicando um nível maior de fadiga em indivíduos mais velhos (Referência 32). ● = meninos de 14 anos de idade; ○ = adultos jovens; a = P < 0,05 Meninos *versus* adultos.
Reimpresso com permissão de H. Kanehisa, 1994.

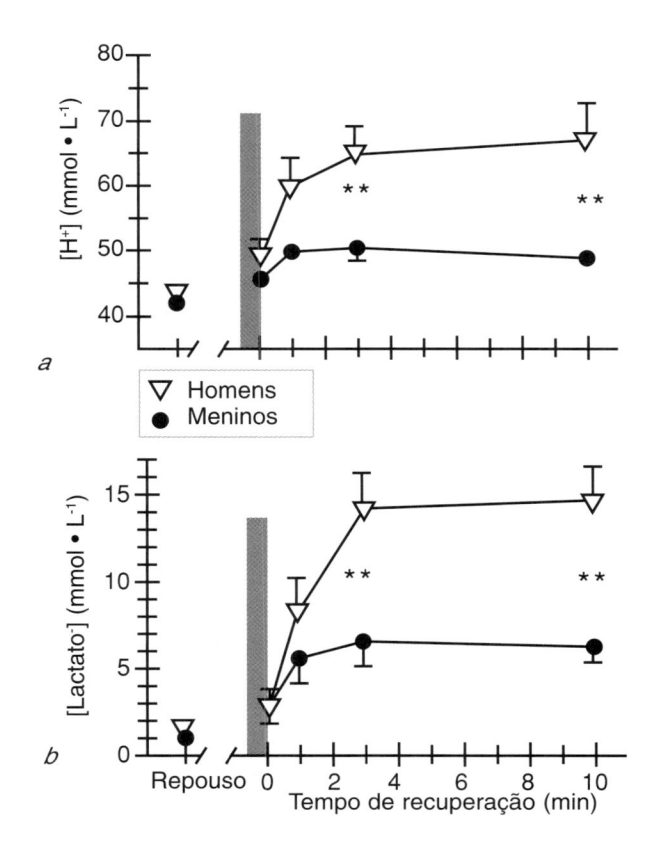

▶ FIGURA 10.7   Concentrações plasmáticas de *(a)* íons de hidrogênio e *(b)* lactato em cinco meninos e cinco homens em repouso e após um tiro exaustivo de 30 segundos em velocidade máxima realizado em bicicleta (Referência 25).
Reimpresso com permissão de H. Hebestreit et al., 1995.

adultos. Quando Belanger e McComas compararam indivíduos nas idades pré- e pós-púbere, nenhuma diferença geral foi observada na fadiga muscular ou nos tempos de relaxamento nos músculos tibial anterior ou flexor plantar (6). McComas et al. constataram que não havia diferenças relacionadas à idade no tempo de contração das fibras do músculo extensor curto do hálux nos indivíduos do sexo masculino, nas idades de 3 a 22 anos (38).

Davies et al. estudaram a força máxima voluntária ou estimulada eletricamente do músculo tríceps sural em meninas e meninos de 11 a 14 anos e compararam seus achados com os de estudos anteriores em adultos (13). Os valores da capacidade de geração de força relativos à área de secção transversa, à fadiga muscular e aos tempos de contração e relaxamento foram independentes da idade.

Arquitetura da Fibra Muscular

A quantidade de tensão que um músculo pode produzir é uma função da área de secção transversa do número de sarcômeros em paralelo. Mais do que um simples corte através do músculo, entretanto, essa área é descrita mais corretamente pelo ângulo de penação das fibras musculares, relacionado à direção da inserção dos tendões musculares. Quanto mais as fibras divergem a partir dos eixos de ação muscular, menos tensão é produzida. O ângulo de penação, portanto, descreve a área de secção transversa *fisiológica* do músculo (distinta da área *anatômica*).

Wickiewicz et al. relataram as diferenças entre a área de secção transversa fisiológica e anatômica (i. e, o ângulo de penação) em 27 músculos diferentes de 300 cadáveres de seres humanos adultos (54). O ângulo de penação relativo à direção da tração muscular variou entre os músculos de 0° a 30°.

Existe alguma evidência de que o ângulo de penação possa mudar com o crescimento das crianças. Se for assim, essa alteração pode fazer com que a produção de força muscular seja diferente das expectativas derivadas da teoria da dimensionalidade. Fukunaga e Kawakami utilizaram avaliação por ultra-som para verificar o ângulo do fascículo muscular, por idade e gênero, nos músculos vasto lateral e gastrocnêmio (Referência 9). Como indicado na Figura 10.8, uma tendência para o aumento na angulação com a idade foi observada em ambos os gêneros e músculos. Esses dados indicam que o ângulo de penação no vasto lateral aumentou 35% nos indivíduos do sexo masculino, entre a infância e o início da idade adulta. Como Blimkie e Sale concluíram, a importância dessas mudanças na penação para o desenvolvimento da força, durante os anos da infância, ainda precisa ser esclarecida (9).

A questão sobre o papel da área de secção transversa fisiológica é complicada, posto que não pode ser facilmente medida. Todavia, essa área está relacionada de forma linear a

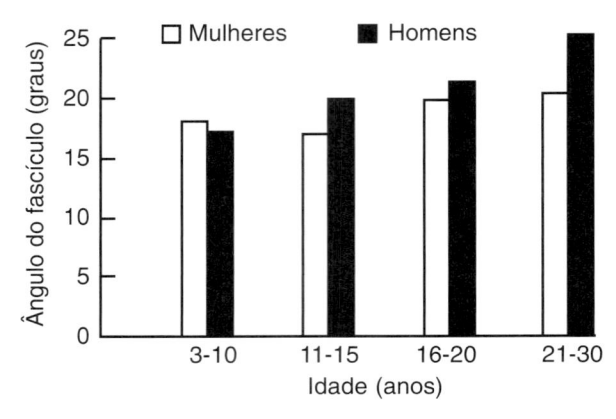

► FIGURA 10.8   Alteração no ângulo de penação muscular durante a infância quando estimado por ultra-sonografia (Referência 9, dados de Fukunaga e Kawakami).
Reimpresso com permissão de C.J.R. Blimkie e D.G. Sale, 1998.

seu volume. Entretanto, considerando esse fato, Kanehisa et al. examinaram as diferenças no torque isocinético voluntário máximo do joelho direito entre crianças e adultos para determinar se as variações maturacionais na força poderiam ser explicadas pelo volume muscular e, por inferência, pelo ângulo de penação muscular e pela área de secção transversa fisiológica (31). Sessenta meninos e meninas entre 6 e 9 anos e 71 jovens adultos realizaram exercícios com a perna em velocidades que variaram de 1,05 a 5,24 radianos · s⁻¹, e o torque foi mensurado com um dinamômetro isocinético. A área de secção transversa anatômica do músculo quadríceps femoral, estimada por ultra-som, foi multiplicada pelo comprimento muscular para estimar o volume muscular.

Em velocidades diferentes, altas correlações foram observadas entre a força e o volume muscular estimado (meninos, $r = 0,71$ a $0,76$; meninas, $r = 0,72$ a $0,83$; homens, $r = 0,71$ a $0,76$; mulheres, $r = 0,53$ a $0,70$). A força absoluta das crianças foi somente de 18 a 33% em relação àquela dos adultos. Essas diferenças caíram quando os valores foram expressos relativamente ao volume muscular estimado ou à área de secção transversa anatômica, mas as diferenças entre crianças e adultos ainda persistiram. Esses achados limitados sugerem que as diferenças na área de secção transversa anatômica e fisiológica, entre crianças e adultos, não têm um papel importante nas tendências maturacionais no que diz respeito à força muscular.

Alterações na Inibição Central

Contrações musculares de pico evocadas eletricamente têm sido mensuradas para determinar a extensão na qual as contrações voluntárias máximas refletem a real capacidade contrátil muscular de pico (22). A *razão* pela qual diferenças entre as contrações voluntária máxima e de pico estimulada eletricamente poderiam existir tem sido debatida há muito tempo; isto é, será que as diferenças indicam que fatores neurais, e não musculares, limitam o desempenho contrátil (20)? Asmussen concluiu que "É ordinariamente impossível produzir as mais altas tensões que o músculo deve ser capaz de realizar e pode haver uma reserva de força que somente será exigida em condições extraordinárias" (2, p. 75).

Tem sido postulado que, se as contrações voluntárias "máximas" não são de fato máximas, deve haver algum fator inibitório que limite o esforço durante testes de força, presumivelmente para impedir danos às fibras musculares. Os mecanismos de retroalimentação negativa dos receptores periféricos poderiam ser responsáveis, ou mesmo sinais inibitórios poderiam surgir primariamente no córtex ou na formação reticular do cérebro (2). Qualquer mudança maturacional no limiar dos fatores inibitórios, durante o crescimento das crianças, poderia ser responsável por aumentos independentes do tamanho na força muscular. Essa idéia é sustentada por achados de mudanças maturacionais no percentual de ativação das unidades motoras em estudos que utilizaram as contrações evocadas eletricamente em crianças e adultos. Informações limitadas de pesquisa estão disponíveis para se examinar essa premissa.

Blimkie descreveu o grau de ativação das unidades motoras (AUM), em crianças de 10 a 16 anos, usando a técnica de contração interpolada (8). A quantidade de produção de força a partir de um estímulo elétrico supramáximo, além daquele produzido pela contração voluntária máxima, definiu o percentual do AUM. No AUM dos flexores do cotovelo, nenhuma diferença relacionada à idade foi observada (89,4 e 89,9% para as crianças de 10 e 16 anos, respectivamente). Porém, para os extensores do joelho, o AUM foi significativamente mais alto nos indivíduos mais velhos (95,3 vs. 77,7%).

Belanger e McComas examinaram a extensão do AUM durante contrações voluntárias de pico relacionadas à idade em dois grupos de indivíduos do sexo masculino, de 6 a 13 e de 15 a 18 anos (6). Eles constataram que a ativação motora completa foi atingida por contração voluntária do músculo tibial em todas as idades. Dois entre os dez indivíduos em idade pré-púbere (mas nenhum em idade pós-púbere) não ativaram completamente os flexores do músculo plantar do tornozelo (AUM < 95%). A respeito desse achado, os autores comentaram que "Havia um indício nesse estudo, não verificado estatisticamente, que as crianças mais jovens eram menos aptas para a ativação dos motoneurônios plantiflexores do que as mais velhas e os adolescentes. De fato, pareceria lógico especificar uma idade crítica durante o desenvolvimento antes da qual a ativação completa das unidades motoras não poderia ser atingida, e isso poderia diferir de um músculo para outro, dependendo da força das vias voluntárias descendentes" (p. 566).

O torque máximo voluntário com contrações concêntricas diminui com uma velocidade angular mais elevada, enquanto os valores de eletromiografia (EMG) são maiores em velocidades mais altas. Entretanto, o torque excêntrico permanece inalterado com o aumento da velocidade angular. Atribui-se esse fato a um mecanismo neural regulador da tensão que inibe a força contrátil voluntária, dessa forma, protegendo os músculos e as articulações de cargas excessivas de trabalho (48). Seger e Thorstensson sugeriram que "é concebível que tal mecanismo seja até mais pronunciado em crianças do que em adultos" (48, p. 55). Esses autores, entretanto, foram incapazes de demonstrar diferenças nesses fatores em um estudo transversal de meninos e meninas em idade pré-púbere ou em indivíduos adultos do sexo masculino e feminino (49).

Posteriormente, em um estudo longitudinal, eles examinaram a força isocinética em associação com a avaliação de EMG em indivíduos de 11 a 16 anos (48). A força muscular excêntrica e concêntrica foi mensurada em velocidades angulares de 45°, 90° e 180° $\cdot$ s^{-1}. O modelo da relação entre o torque e a velocidade permaneceu essencialmente inalterado com a idade em ambos os gêneros. No geral, a razão entre o torque excêntrico e concêntrico (relativa às alterações na EMG) não mudou com a idade, mas uma mudança significativa foi observada nessa razão nas velocidades mais altas na pós-puberdade. Os autores concluíram que um mecanismo inibitório neural, que protege contra força excessiva, foi parcialmente sustentado por esses achados.

Danos Musculares

O exercício intenso, particularmente aquele que envolve contrações excêntricas, provoca danos musculares microscópicos, com o rompimento de fibras e a infiltração de células inflamatórias. Esse processo está associado com a liberação de creatina quinase e de outros marcadores bioquímicos na corrente sangüínea e é caracterizado clinicamente pela dor muscular tardia, diminuição da força e redução da amplitude de movimento (11, 41).

Existem três isoformas (isoenzimas) de creatina quinase (CK): CK-MM, CK-MB e CK-BB. O músculo esquelético maduro em adultos não treinados contém quase que exclusivamente CK-MM. Durante o início do desenvolvimento fetal, a CK-BB predomina, com o aumento da CK-MB durante a gestação (47). No parto, e durante a primeira infância, o padrão da isoenzima CK se torna similar ao padrão CK-MM dos adultos. Isso sugere que a CK-BB e a CK-MB sejam marcadores do crescimento e desenvolvimento muscular. De maneira semelhante, corredores adultos de longa distância apresentam um aumento na CK-MB no musculo esquelético, sugerindo que o estresse do treinamento causa um deslocamento reativo do padrão usual da CK-MM (1).

Uma CK-MB aumentada pode também refletir uma capacidade aeróbia maior dos corredores de longa distância adultos. O percentual de CK-MB está diretamente ligado tanto ao percentual de fibras de contração lenta como ao de concentração de enzimas aeróbias no musculo esquelético (27). Isto é, a CK-MB no musculo esquelético, pode servir como um marcador da aptidão aeróbia, e a liberação de CK-MB com o exercício poderia, então, servir como um indicador não-invasivo do perfil bioquímico aeróbio do músculo.

Esse conceito não foi testado em crianças, mas vários estudos têm comparado marcadores de danos musculares com exercício intenso em indivíduos em idade pré-púbere e adultos. Esses estudos constataram várias diferenças entre crianças e adultos, sugerindo que elas experimentam danos musculares menores.

Soares et al. avaliaram marcadores de danos musculares depois de cinco séries de supino, a 80% da força máxima, em dez crianças e dez adultos (52). A força isométrica máxima, o desconforto muscular subjetivo e a atividade da CK sérica foram mensurados antes do exercício e novamente depois de 48 horas, 72 horas e após uma semana. Os adultos demonstraram os achados típicos de força reduzida, dor muscular e níveis elevados de CK, em resposta ao exercício. A atividade média de CK subiu de 48 ± 17 μmol $\cdot$ L^{-1} antes do exercício para 1.190 ± 1.523 μmol $\cdot$ L^{-1} após 72 horas. As crianças, por outro lado, relataram desconforto muscular mínimo e nenhuma alteração significativa foi observada nos níveis de CK após o exercício. Os autores notaram que "considerando-se que o protocolo de exercício foi realizado com a mesma intensidade relativa em todos os indivíduos, a ausência de diminuição no grupo de crianças sugere que o dano muscular induzido pelo exercício e as alterações na CK sustentam essas hipóteses" (p. 365).

Webber et al. compararam a dor muscular e os níveis de CK em crianças (idade média de $10,4 \pm 1,2$ anos) e adultos ($27 \pm 3,6$ anos) após uma única série de corrida em declive (53). Os indivíduos correram por 30 minutos a -10% de inclinação em uma intensidade de 83% da freqüência cardíaca máxima prevista para a idade. Os valores de CK antes da corrida não foram significativamente diferentes entre as crianças e os adultos ($91,7 \pm 34,2$ e $79,1 \pm 27,2$ μmol $\cdot$ L^{-1}, respectivamente). Apesar dos níveis de CK terem se mantido elevados no período de 24 horas após o exercício nos dois grupos, o aumento foi significativamente maior nos adultos (178 ± 149 μmol $\cdot$ L^{-1}) do que nas crianças (69 ± 65 μmol $\cdot$ L^{-1}; Figura 10.9). Porém, quando as alterações de CK foram ajustadas para o peso corporal, nenhuma diferença relevante foi observada entre os adultos e as crianças. A percepção

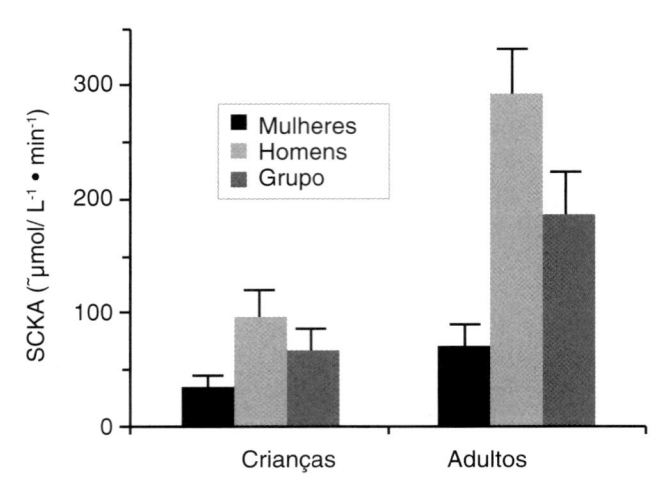

▶ FIGURA 10.9 Alteração na atividade sérica da creatina quinase (SCKA) 24 horas após uma série de corrida em declive em crianças e adultos (Referência 53).
Reimpresso com permissão de L.M. Webber et al., 1989.

de dor muscular depois de 24 horas da corrida em declive foi similar nos dois grupos.

Duarte et al. chegaram a conclusões parecidas em seu estudo dos marcadores do uso excessivo muscular em meninos de 13 anos, apesar de não terem feito nenhuma comparação direta com os adultos (16). Vinte meninos de 13 anos de idade realizaram dois protocolos diferentes de um exercício no qual andavam com uma só perna até a exaustão. A metade dos indivíduos realizou mais exercício excêntrico do que o outro grupo. Todos os marcadores de dano foram mais acentuados no grupo de contração excêntrica. A queda na força muscular pareceu ser menor do que àquela descrita nos adultos e a recuperação da dor muscular foi mais rápida. Os aumentos nos níveis de CK foram pequenos e abruptos, em comparação aos aumentos observados nos estudos em adultos.

Marginson et al. compararam a relação entre a dor muscular tardia e a perda de força isométrica em meninos e homens, depois do exercício excêntrico de alta intensidade (saltos em série) (36). As perdas de força nos dois grupos foram similares, mas o curso do tempo foi diferente, com uma redução mais precoce nas crianças.

O panorama geral desses estudos, portanto, é que as crianças experimentam danos musculares menores relacionados ao exercício intenso do que os adultos. Webber et al. sugeriram que os "adultos, graças ao seu peso corporal maior, geram mais força por unidade de área da fibra muscular durante contrações excêntricas, quando comparados às crianças, resultando, assim, em danos maiores e em uma maior liberação de creatina quinase intracelular no soro" (53, p. 357). Esses autores também declararam que podem existir outras explicações potenciais para a menor resposta da CK ao exercício nas crianças. Elas podem ter menores concentrações de CK nos músculos do que os adultos, ou o seu curso de tempo da liberação na corrente sangüínea, ou mesmo sua depuração, poderia ser diferente.

Conclusões

As crianças ganham força isométrica e isocinética na medida em que ficam mais velhas, pelo fato de que seus músculos ficam maiores. O aumento do tamanho muscular, por sua vez, é uma expressão da hipertrofia da fibra muscular em resposta às ações dos hormônios anabólicos e dos fatores de crescimento, tais como o hormônio do crescimento e o IGF-I. Antes da adolescência, esse processo é similar em meninos e meninas. No momento da puberdade, no entanto, aumentos no tamanho e na força muscular são acelerados nos homens, por meio do efeito sobreposto da testosterona circulante, criando assim uma vantagem significativa na força muscular em relação às mulheres.

Enquanto este cenário é claro, a extensão pela qual as alterações qualitativas na função muscular influenciam o desenvolvimento da força durante o crescimento permanece não esclarecida. O fato de que melhorias significativas na força, com o treinamento resistido, são observadas nas crianças na ausência de hipertrofia indica que alterações independentes do tamanho *podem* ocorrer. Comparações de expoentes derivados alometricamente, de forma empírica, relacionando medidas antropométricas à força, com aquelas previstas pela teoria da dimensionalidade, também sugerem tais aprimoramentos qualitativos. Uma interpretação exata das idéias relativas à dimensionalidade nessa análise, contudo, pode não ser necessariamente legítima; uma variabilidade considerável é observada nos expoentes de classificação relativos à estatura ou à massa, para diferentes músculos e grupos de indivíduos. Estudos nos quais avaliações da força foram diretamente relacionadas ao tamanho muscular não ofereceram um quadro consistente sobre o papel dos efeitos qualitativos no desenvolvimento da força. A extensão pela qual os fatores independentes do tamanho estimulam melhorias na força durante a infância permanece, portanto, em debate.

Se tais alterações qualitativas ocorrem, é provável que exista um mecanismo neurológico. Tanto as alterações desenvolvimentais na taxa de disparo, no recrutamento ou mesmo na velocidade de condução das unidades motoras podem contribuir. De forma alternativa, mudanças na arquitetura da fibra muscular, em particular as alterações desenvolvimentais do ângulo de penação ou o aumento na força de contração muscular intrínseca também podem contribuir. A possibilidade de que uma diminuição progressiva das influências inibitórias centrais sobre a contração voluntária máxima poderia ocorrer durante a infância é particularmente intrigante.

Porém, a escassez de dados de pesquisa – e em algumas áreas até mesmo sua inexistência – permite pouco mais do que especulações sobre essas questões. Uma percepção sobre o papel dessas influências no desenvolvimento da força nas crianças aguarda por avanços em técnicas de medida que sejam eticamente apropriadas para essa faixa etária.

Questões para Discussão e Direcionamento de Pesquisa

1. A teoria da dimensionalidade oferece um embasamento válido para a separação das influências do tamanho muscular das influências qualitativas sobre o desenvolvimento da força nas crianças?

2. Como estão relacionadas as medidas laboratoriais da força muscular e o desempenho de tarefas motoras? Por meio de quais métodos de normalização do tamanho elas podem ser apropriadamente comparadas?

3. O quanto as características arquiteturais e contráteis dos músculos colaboram para o aprimoramento na força durante o crescimento das crianças?

4. Como as influências neurais sobre o desempenho muscular podem ser avaliadas corretamente na faixa etária pediátrica? A freqüência de descarga e o padrão de recrutamento das unidades motoras mudam durante a maturação biológica?

5. Existe, de fato, um inibidor central da força muscular voluntária máxima? Se sim, ele se altera durante a infância? Se a resposta for afirmativa, por quê?

6. As crianças demonstram menos danos musculares durante o exercício de alta intensidade do que os adultos? Se sim, por que essas diferenças existem? Qual o seu significado funcional?

7. Poderia a extensão da liberação de creatina quinase muscular dentro da corrente sangüínea, com o exercício intenso, servir como um marcador preciso da capacidade aeróbia celular nas crianças?

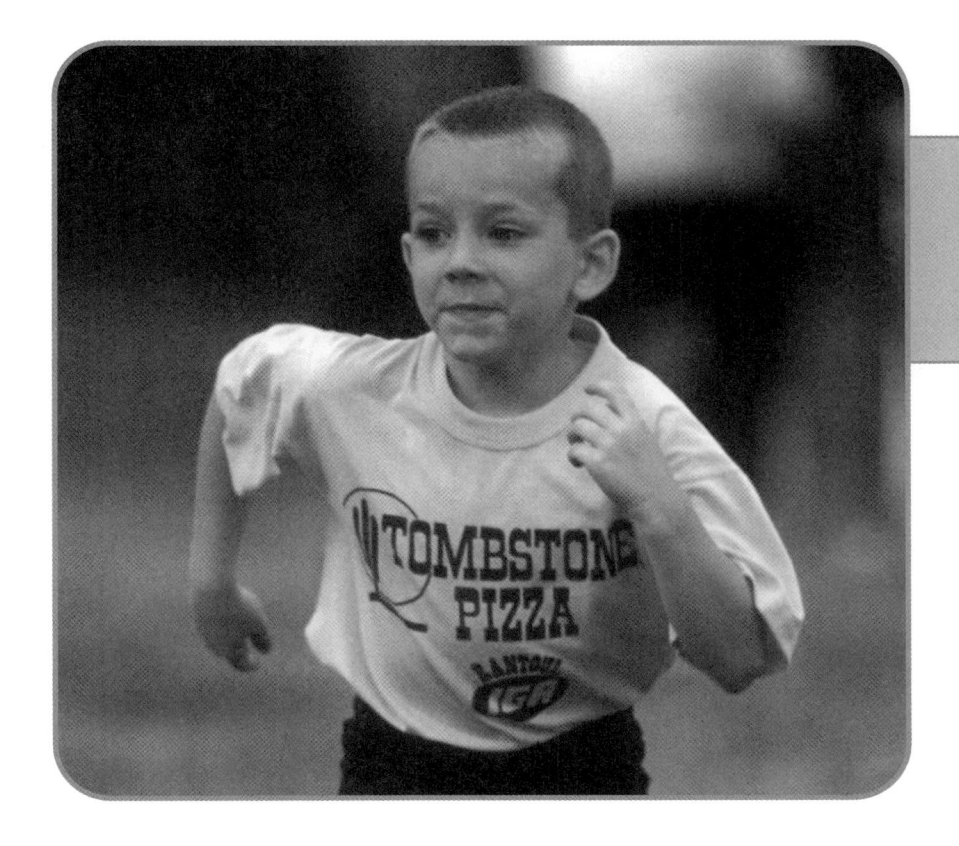

Respostas ao Treinamento Físico

> *É um erro grave submeter crianças aos programas de treinamento dos adultos. Afinal de contas, crianças não são simplesmente adultos em miniatura.*
>
> Tudor Bompa (2000)

▶ *Neste Capítulo serão discutidos:*

- as respostas morfológicas e qualitativas ao treinamento resistido em crianças;
- as evidências para uma resposta menor ao treinamento aeróbio em jovens; e
- a treinabilidade de crianças em atividades de alta intensidade e curta duração.

Em indivíduos saudáveis, os sistemas biológicos respondem ao estresse repetitivo com um aumento na capacidade funcional. Essa é a essência da síndrome de adaptação geral proposta por Hans Selye, que descreve alterações neuro-hormonais com o estresse que, dentro de certos limites, produzem alterações desejáveis e positivas no desempenho (113). Hoje em dia, tais adaptações são consideradas dentro do contexto do desempenho esportivo, da reabilitação física e dos cuidados preventivos com a saúde, mas eles já existem há bastante tempo. Para nossos ancestrais pré-históricos, a aptidão significava a própria sobrevivência, no sentido de escapar de predadores humanos ou animais e permitir uma maior mobilidade para obter alimento e evitar climas severos – uma sobrevivência Darwiniana verdadeira do mais apto.

Malina, entretanto, levanta uma questão interessante, de que a aptidão física e a Darwiniana, ou genética, não são necessariamente a mesma coisa (70). A partir de certa perspectiva, elas podem, de fato, serem conflitantes. A aptidão Darwiniana se refere à eficiência para a reprodução, ou à fertilidade. Enquanto a aptidão física pode atingir isso através de uma melhora na sobrevivência à fome e aos inimigos, o estado de aptidão superior é, de fato, caracterizado por uma diminuição na capacidade reprodutiva (pelo menos nas mulheres). Como revisado no Capítulo 3, um alto nível de treinamento físico está associado à disfunção menstrual, freqüentemente com a amenorréia sustentada e a infertilidade.

Na seqüência contínua da curva de potência-duração, o mecanismo contrátil muscular é o mesmo, independentemente da ocorrência de uma contração máxima em 0,5 segundos ou de repetidas contrações de tensão mais baixa, que conduzam à fadiga depois de 60 minutos. Observa-se, porém, que a inervação, a população de fibras musculares e o suporte metabólico das contrações musculares dependem enormemente da intensidade e duração do exercício. Em nenhum lugar isso se mostra mais óbvio do que na resposta do aprimoramento funcional com o treinamento físico, no qual a natureza do estímulo é altamente específica para seu resultado. Para o desenvolvimento de força, um indivíduo realiza treinamento resistido de alta intensidade, enquanto que a repetição de contrações musculares de baixa intensidade é muito importante para a melhora da resistência física. Esse estímulo para a obtenção de um resultado específico é, as vezes, evidente, uma vez que até mesmo pequenas variações na velocidade contrátil, no ângulo de contração ou na utilização de grupos musculares durante o treinamento podem diminuir os aprimoramentos funcionais.

Não existe uma razão particular para se esperar que, *a priori*, as crianças respondam ao treinamento físico de forma diferente dos adultos, tanto quantitativa como qualitativamente. Contudo, a idéia de que a capacidade de resposta das crianças ao treinamento seja de alguma forma inferior em relação à dos adultos tem persistido ao longo da história da ciência do exercício. Em pelo menos um caso, isso parece ser verdadeiro. Quando as crianças realizam um programa de treinamento resistido, os aprimoramentos no $\dot{V}O_2$máx são menores do que aqueles esperados em adultos. Entretanto ainda precisa ser observado se isso se traduz em uma resposta reduzida no desempenho do treinamento resistido (p. ex., na corrida de longa distância ou nos tempos de nado).

Em outros casos, como no treinamento de força, préconcepções anteriores de que as crianças apresentam respostas inferiores àquelas observadas nos adultos se provaram incorretas. Evidências atuais indicam que os aprimoramentos na força relativa com o treinamento resistido são similares em indivíduos em idade pré- e pós-púbere. No que diz respeito à treinabilidade para as atividades de curta duração e alta intensidade, as chamadas atividades anaeróbias, isso não é verdadeiro, e depende de pesquisas adicionais. As alterações maturacionais na treinabilidade dessas formas específicas de aptidão serão discutidas nas próximas seções.

A informação relativa à adaptação das crianças ao treinamento é obviamente importante para os treinadores esportivos e professores de educação física, assim como para os médicos e fisioterapeutas, que planejam programas de exercícios de reabilitação para crianças com doença cardíaca crônica, musculoesquelética ou pulmonar. Além disso, o conhecimento em relação às diferenças maturacionais na treinabilidade pode ajudar a entender os mecanismos básicos responsáveis pela adaptação ao estresse no exercício. Muitas perguntas, de fato, precisam ser respondidas. Por que as diferenças maturacionais seriam evidentes na treinabilidade aeróbia, mas não da força? (A implicação é que os mecanismos para essas duas formas de aptidão não são apenas desiguais, mas também são diferentemente influenciados pelo desenvolvimento biológico durante a infância.) Como os fatores que melhoram a potência aeróbia máxima com o treinamento estão prejudicados nas crianças? Como as diferenças maturacionais afetam a habilidade para melhorar o desempenho físico com o treinamento?

Conforme essas questões são analisadas, é útil manter em mente a forma pela qual a adaptabilidade ao exercício acontece e como as mudanças no desenvolvimento ocorreriam no contexto desse propósito. Como descrito na Figura 11.1, o fator-chave na resposta ao treinamento é o início da ativação genética que gera uma expressão fenotípica, sendo que o

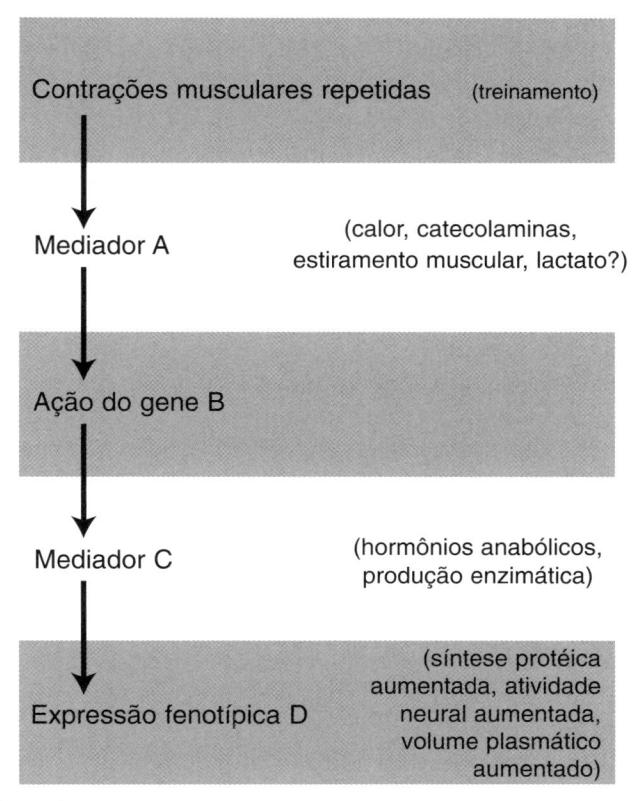

▶ FIGURA 11.1 Vias para a resposta ao treinamento.

resultado final disso é o aprimoramento da função fisiológica. O primeiro passo no entendimento desse processo é a identificação do mediador A, por meio do qual as repetidas contrações musculares sinalizam um aumento na ação do gene B. Isto é, o que exatamente em uma corrida diária de 8 km (aumento na temperatura central? estiramento muscular?) sinaliza ao gene para disparar o processo de adaptação? Então precisa haver um mediador C (hormônios anabólicos? atividade enzimática aumentada?), um produto direto da ação do gene, que estimula a expressão fenotípica D (a síntese de proteínas celulares aumentada, a atividade neural elevada, o aumento do tamanho do coração).

De fato, ao observar uma variável fisiológica multifacetada, tal como o $\dot{V}O_2$máx, o treinamento resistido produz inúmeros resultados fisiológicos D (aumento no volume plasmático, maior conteúdo de enzimas aeróbias, angiogênese), que não possuem conexões claras entre si. Isso significa que os *múltiplos* níveis de expressão fenotípica podem ocorrer de forma independente (contudo, de alguma forma conjuntamente) durante o treinamento resistido. Acrescentado à complexidade, alguns desses resultados são físicos (o aumento do tamanho diastólico ventricular), outros bioquímicos (atividade das enzimas celulares) e outros ainda funcionais (taxa de disparo dos motoneurônios).

O objetivo é, portanto, entender esse cenário rudimentar e como ele se diferencia entre os indivíduos maduros e imaturos. Nenhuma resposta simples foi antecipada.

Treinamento Resistido

"Em relação ao efeito geral do treinamento de força nas crianças, os achados de todos os autores são, em geral, concordantes. Parece que o desenvolvimento da força está intimamente relacionado à maturação sexual. Portanto, o treinamento específico de força pode somente ser eficaz na idade pós-púbere" (127, p.152). Ao fazer esse relato em 1978, Vrijens estava expressando a opinião popular daquela época: na falta de testosterona circulante, as crianças eram incapazes de ganhar força com o treinamento resistido. Ele hoje provavelmente se arrependeria de suas palavras. O acúmulo de pesquisas desde aquele tempo indicam de forma convincente que tanto as meninas quanto os meninos em idade pré-púbere são, de fato, capazes de melhorar a força com o treinamento resistido. Além disso, o aumento relativo na força observado nesses estudos são similares àqueles observados nos adultos. A conclusão de Vrijens, com freqüência mencionada em estudos recentes, ganhou conseqüentemente notoriedade por ser um caso de percepção errônea.

Como os primeiros autores chegaram a essa conclusão equivocada? Faigenbaum sugeriu que as limitações metodológicas, tais como as curtas durações dos programas de treinamento, o baixo volume de treinamento ou o controle inadequado dos dados, podem ter sido os responsáveis (29). Entretanto, na revisão da literatura de Vrijens, bem como em partes de seu próprio estudo, algumas informações indicaram que a força muscular poderia, de fato, ser desenvolvida com o treinamento durante a infância.

Vrijens estava correto em uma coisa, as crianças, em geral, não desenvolvem hipertrofia muscular enquanto ganham força durante o treinamento resistido, e isso parece ocorrer em função da ausência de testosterona. O aprimoramento da força com o treinamento durante os anos pré-púberes parece resultar exclusivamente de fatores independentes do tamanho, presumidamente de origem neural. A partir desse ponto de vista, então, as influências que governam o ganho ontogenético de força, durante o crescimento das crianças, são diferentes daquelas que geram aprimoramentos na força com o treinamento resistido. No primeiro caso, um aumento do tamanho muscular é amplamente responsável, provavelmente com algumas mudanças qualitativas impostas, relativas à maturação neurológica. No último caso, as alterações neurológicas disparadas pelo treinamento resistido parecem ser totalmente responsáveis pelos ganhos de força.

O reconhecimento de que a força possa ser efetivamente aumentada com o treinamento das crianças em idade púbere tem possibilitado muitas questões interessantes. Quais são os benefícios, relacionados à saúde, do treinamento resistido para as crianças? O aprimoramento da força melhora o desempenho esportivo nessa idade? Se as crianças forem mais fortes, elas estarão protegidas de lesões musculoesqueléticas durante a atividade física? Que sistemas de treinamento são mais eficazes? Haveriam preocupações relativas à segurança no treinamento resistido para crianças jovens?

Esses e outros aspectos do treinamento de força têm sido analisados de modo abrangente por Faigenbaum (29), Sale (107), Kraemer et al. (65) e Blimkie e Bar-Or (6). Nesta seção, as discussões são amplamente restritas aos mecanismos responsáveis pelo ganho de força com o treinamento resistido nas crianças. De início, serão apresentadas informações disponíveis sobre os adultos para então apresentar as questões relacionadas às diferenças maturacionais nas crianças.

Estudos em Adultos

Quando os adultos realizam um programa de treinamento resistido, ocorrem ganhos substanciais na força nas primeiras três a cinco semanas, com a ausência de hipertrofia muscular. Depois desse período, o tamanho da fibra muscular aumentado contribui predominantemente para o aprimoramento da força. De modo geral, como apontado em uma revisão feita por Fleck e Kraemer (34), a relação entre as alterações no tamanho muscular e o aumento da força muscular, em tais programas, é surpreendentemente baixa. Ikai e Fukunaga, por exemplo, reportaram um aumento de 92% na força isométrica máxima após um período de treinamento que resultou em uma elevação de apenas 23% na área de secção transversa muscular (53). Essa informação tem sido interpretada como um indicativo de que as adaptações neurais possuem um papel importante nas respostas ao treinamento resistido em adultos.

Já que mulheres adultas têm um nível de testosterona sangüínea muito mais baixo do que o observado nos homens, esperaria-se que suas respostas ao treinamento resistido fossem similares àquelas das crianças em idade pré-púbere. Até certo ponto, isso parece ser verdade. Aumentos absolutos no tamanho e na força muscular, com o treinamento, são menores nas mulheres, mas quando os aprimoramentos são expressos em relação aos achados iniciais do período pré-treinamento, eles são similares aos observados nos homens (108). Uma vez que os homens demonstram não somente níveis mais altos de testosterona em repouso, mas também aumentos maiores nesses níveis com o exercício, outros fatores anabólicos (hormônio de crescimento, IGF-I) podem também ter um papel na resposta hipertrófica limitada nas mulheres.

Hakkinen e Pakarinen relataram as respostas ao treinamento em dez mulheres após três semanas de treinamento de força intenso com altas sobrecargas (44). O pico de força máxima dos músculos extensores da perna aumentou 9,7%, com uma elevação de apenas 4,6% na área de secção transversa muscular (i. e., ocorreu um aumento significativo na força máxima relativa ao tamanho muscular). A ativação neural máxima, como indicado pelos registros eletromiográficos, subiu 15,8%. Os autores concluíram que a melhora na força máxima, a partir do treinamento resistido de curta duração nas mulheres, é principalmente o resultado da ativação aumentada dos músculos, com alterações limitadas no tamanho da fibra muscular.

O treinamento resistido em adultos causa um aumento das miofibrilas com a hipertrofia das fibras de contração rápida. Como resultado, a densidade mitocondrial e capilar diminuem. Essa tendência é oposta àquela observada durante o treinamento resistido e pode explicar por que a capacidade de resistência aeróbia pode ser diminuída por um programa de treinamento resistido (121). Isso significa que as mudanças metabólicas e anatômicas específicas que ocorrem com o treinamento de força e resistência são tão diferentes que o músculo esquelético não pode responder a ambas simultaneamente (67).

Enquanto a genética influencia moderadamente as diferenças interindividuais na força muscular, pouco se sabe a respeito do efeito genético na capacidade de um indivíduo melhorar sua força muscular com o treinamento resistido. Baseado nos achados de um estudo realizado em pares de gêmeos monozigóticos e dizigóticos adultos do gênero masculino, Thomis et al. concluíram que 20% das respostas da força a um programa de treinamento resistido de dez semanas, para os flexores do cotovelo, puderam ser explicadas por fatores genéticos específicos do treinamento (122).

Fatores Neurais

Como observado anteriormente, existem boas evidências de que tanto nos adultos do gênero masculino como do feminino, as adaptações neurais têm um papel importante nas respostas da força ao treinamento resistido. Essa conclusão é sustentada pelos achados de que atividade eletromiográfica estava aumentada tanto após o treinamento isométrico como após o isocinético (106). Isso não deveria ser surpreendente, uma vez que, como Bawa enfatizou, "o músculo, independentemente da sofisticação de seu desenho e composição, age em resposta aos comandos neurais produzindo a extensão requerida de rendimento motor" (4, p. 59). Os mecanismos pelos quais isso ocorre, porém, permanecem incertos. Pouco se sabe, de fato, sobre a plasticidade dos fatores neurais em resposta ao treinamento e o que dispara essas alterações. Existem, no entanto, diversos locais na via de inervação muscular onde as alterações podem ocorrer. As alterações neurais que ocorreriam com o treinamento incluem mudanças na ativação central para os motoneurônios, alterações no disparo e na transmissão próprias dos moto-neurônios e adaptações no nível de conexões sinápticas com as fibras musculares (21).

Freqüência Máxima de Disparo   Relatou-se que ocorre um aumento na freqüência máxima de disparo dos motoneurônios com um período de treinamento resistido em adultos, sendo este mais alto nos levantadores de peso treinados do que em não-atletas (1, 58). As implicações dessas mudanças não estão claras. As taxas máximas de disparo, no início de uma contração voluntária máxima, são consideravelmente maiores em relação àquelas no ponto de geração da força máxima, que ocorre após 250 a 400 milissegundos (100-200 Hertz *versus* 15-35 Hertz). Aagaard argumentou que "é possível, portanto, que as taxas de disparo supra-máximas, na fase inicial da contração muscular, sirvam para maximizar a taxa de desenvolvimento da força, e não para influenciar a força de contração máxima por si só" (1, p. 62). Isto é, as alterações na *taxa* de desenvolvimento de força contrátil poderiam ocorrer em função da influência neural central sobre o desenvolvimento da força muscular com o treinamento resistido.

Nem todos os estudos indicam tal aumento nas taxas de disparo com o treinamento (95). Patten et al. mostraram um aumento precoce nas taxas de descarga durante o treinamento, mas depois de duas semanas foi observado um declínio (88). Em seis semanas de treinamento, os valores durante as contrações máximas foram similares àqueles da linha de base.

Taxa de Desenvolvimento da Força   Em adultos, geralmente leva 300 milissegundos para desenvolver a força máxima na contração dos flexores do cotovelo e dos extensores do joelho. Esse tempo é consideravelmente mais longo do que aquele das contrações requeridas em atividades tais como a corrida de velocidade ou o karatê (50 a 250 ms). Assim, durante tais eventos, o tempo limitado para a contração não permite atingir a força muscular máxima. Conseqüentemente, a taxa de desenvolvimento da força (TDF) é uma medida importante, uma vez que define a fração da força máxima que pode ser produzida em atividades que requerem tempos de contração muito curtos.

A TDF é influenciada por muitos fatores, incluindo a freqüência de disparo dos motoneurônios, o recrutamento de motoneurônios não ativados, o tamanho e o tipo de fibra muscular. Documentou-se que a TDF aumenta com um período de treinamento resistido em adultos. Por exemplo, Aagaard et al. estudaram o aumento da TDF e da atividade eletromiográfica (como um indicador da modulação neural) em quinze adultos jovens do gênero masculino, antes e depois de um período de quatorze semanas de treinamento de força intenso (2). A força isométrica máxima do quadríceps aumentou de 291 ± 10 para 339 ± 10 Newtons · m de-

pois do treinamento. Quando normalizada para a contração voluntária máxima, a TDF total subiu 15%, e o valor médio da EMG muscular aumentou de 41 a 106%. A melhora da TDF poderia então ser explicada por uma modulação neural maior. Os autores apontaram que um aumento na TDF poderia se traduzir na habilidade para realizar as mesmas atividades de curta duração e alta intensidade com uma força maior e, portanto, presumivelmente, obter um melhor desempenho.

Com base em tais observações, foi sugerido que a velocidade da produção de força para uma tarefa motora específica é importante no treinamento esportivo. Isso significa que os regimes de treinamento que simulam as características de aceleração e velocidade do desempenho de tarefas tais como o arremesso, os tiros de corrida de velocidade ou o salto podem ser fundamentais para otimizar os resultados do treinamento (18).

Co-contração   Durante uma tarefa motora, a ação dos músculos motores primários (agonistas) é acompanhada pela contração simultânea dos músculos antagonistas. Essa co-contração pode ser importante para a estabilidade articular, mas acredita-se que ela possa apresentar uma função inibitória, protegendo os agonistas do estresse excessivo. A ação dos músculos antagonistas, no entanto, previne a ativação total dos agonistas. Foi sugerido que o treinamento pode reduzir a inervação dos músculos antagonistas, diminuindo o nível de co-contração e, dessa forma, permitindo uma produção de força maior pelos músculos agonistas (106).

Outros Fatores   Em animais, o treinamento de alta intensidade aumenta a área da junção neuromuscular (18). Além disso, ratos treinados demonstraram mudanças na morfologia das sinapses, com um comprimento total maior das ramificações dos dendritos.

O controle da ativação das áreas motoras cerebrais para os motoneurônios na medula espinhal pode ser influenciado pelo equilíbrio entre a inibição e a excitação de áreas motoras específicas. Existem algumas evidências de que esse equilíbrio possa ser alterado com o treinamento físico, por meio de uma estimulação total maior para certos grupos musculares (4).

Hipertrofia da Fibra Muscular

Existe um grande número de agentes que causam a hipertrofia do músculo esquelético (ver Capítulo 2), mas os papéis desses diversos fatores anabólicos sobre as respostas hipertróficas ao treinamento resistido são incertos. A observação de que alguns fatores (tais como a testosterona, o hormônio de crescimento e o IGF-I) aumentam durante períodos agudos de exercício, sugere que repetidas "doses" de treinamento possam produzir alterações crônicas no tamanho muscular.

O candidato mais óbvio para a estimulação das alterações na força com o treinamento é a testosterona, que claramente induz a hipertrofia muscular e está diretamente correlacionada com o tamanho da fibra muscular (118). Os níveis circulatórios desse hormônio em homens adultos são dez vezes àqueles observados nas mulheres, e, um aumento com o exercício de força é somente observado em homens (44, 93). Os valores em repouso da testosterona provavelmente não são influenciados pelo treinamento resistido (64).

A importância tanto da testosterona quanto das mudanças hipertróficas musculares ao treinamento resistido em adultos foi destacada no estudo de Bhasin et al. (5). Esses pesquisadores administraram doses suprafisiológicas de testosterona em homens adultos, de forma isolada e/ou combinada com um programa de treinamento resistido de dez semanas. Comparado, com o grupo placebo não treinado e o tratado com testosterona não treinado, aquele que treinou força enquanto recebeu testosterona demonstrou maiores ganhos tanto na força como no tamanho muscular. Esses achados indicam que a testosterona facilita a resposta hipertrófica muscular ao treinamento resistido, que, por sua vez, reflete em maiores aumentos na força muscular.

As influências de outros agentes anabólicos sobre o desenvolvimento da força com o treinamento resistido são desconhecidas. Não existem evidências atuais sugerindo que o estrogênio tenha um papel no crescimento do tecido muscular (64).

Atletas adultos treinados em força (levantadores de peso, lutadores de greco-romana) mostram uma espessura aumentada da parede ventricular cardíaca, que corresponde à hipertrofia muscular esquelética (27). Isso sugere que o treinamento de força é acompanhado por hipertrofia do miocárdio, assim como do músculo esquelético. Os achados ecocardiográficos durante o curso de um programa de treinamento de força sustentam esta idéia (33). As alterações correspondentes no músculo esquelético e no coração indicam que mecanismos similares possam ser responsáveis por ambas.

Follard et al. descobriram que o alelo do genótipo da enzima conversora de angiotensina (ECA) está relacionado ao ganho de força com o treinamento resistido em adultos (35). Após nove semanas de treinamento isométrico ou isocinético, uma interação significativa foi observada entre o genótipo da ECA e os aumentos na força, com maiores ganhos nos indivíduos com o alelo D. Um papel similar do genótipo da ECA, com a hipertrofia cardíaca e a aptidão física, também foi descrito (104, 135). Esses achados, portanto, sustentam o conceito de que as respostas dos músculos cardíaco e esquelético a uma sobrecarga funcional podem compartilhar um mecanismo comum.

Goldspink e Yang demonstraram a importância dos fatores anabólicos autócrinos locais na hipertrofia muscular e forneceram idéias sobre como os fatores mecânicos poderiam se traduzir em ganhos de força (39). Eles descobriram que quatro dias de estiramento passivo dos músculos do braço produziram um fator de crescimento mecânico (MGF), que, quando injetado no músculo tibial anterior de camundongos, produziu um aumento de 25% na massa muscular. A estimulação elétrica do músculo do braço, sem estiramento, não conseguiu reproduzir esse efeito. Esses achados demonstraram uma ligação entre a estimulação mecânica e a expressão gênica da hipertrofia muscular e sugeriram que a tensão mecânica sobre a célula muscular, em vez da própria atividade contrátil, é o que dispara a ação gênica.

Estudos em Crianças

Tendo em mente os conceitos dos estudos em adultos, serão considerados agora os padrões de resposta da força ao treinamento resistido em crianças. O treinamento é efetivo no aprimoramento da força tanto nos indivíduos em idade pré-púbere como nos adultos, se as comparações forem realizadas de forma relativa (i. e., aumento percentual). Os estudos em crianças, entretanto, raramente detectam evidências de hipertrofia muscular com ganhos de força. Ao contrário, o aprimoramento da força com o treinamento resistido em indivíduos em idade pré-púbere parece ocorrer unicamente em razão de mudanças qualitativas, supostamente de origem neural. Acredita-se que essas adaptações neurais ao treinamento sejam as mesmas daquelas responsáveis pelos ganhos de força em adultos, nas primeiras fases dos programas de treinamento.

Ganhos de Força

Em uma meta-análise publicada em 1997, Payne et al. identificaram 28 estudos que avaliaram os efeitos do treinamento resistido em indivíduos com menos de 18 anos (90). Os programas de treinamento nesses estudos, que incluíam crianças com até 6 anos de idade, envolviam regimes isométricos e isocinéticos e utilizavam-se de aparelhos de musculação e pesos livres, exercícios calistênicos, esportes específicos ou o treinamento de atividades (tais como a luta greco-romana e as artes marciais). Em geral, após oito a doze semanas de treinamento, a melhora da força variou de 30 a 40%. Esses ganhos relativos são similares àqueles observados nos programas de treinamento envolvendo adultos jovens. Nenhuma diferença no efeito do treinamento com a idade foi observada nessa meta-análise.

Achados similares foram observados em outra meta-análise de estudos do treinamento de força, restritos àqueles envolvendo crianças com menos de 12 ou 13 anos de idade (31). Entre os nove estudos que forneceram informações suficientes para a análise, os ganhos de força ficaram entre 13 e 30%. A maioria desses estudos envolvia meninos, mas informações limitadas relacionadas ao treinamento de força em meninas não revelaram efeitos óbvios relativos ao gênero. A ausência de lesões nesses estudos demonstrou a segurança de um programa de treinamento de força supervisionado em crianças.

Com apenas duas exceções, a duração do treinamento resistido nesses estudos não excedeu vinte semanas. Os autores concluíram que o efeito da duração do treinamento sobre a produção de força em crianças ainda precisa ser determinado. Do mesmo modo, essas pesquisas diferem no que diz respeito aos grupos musculares estudados, e possíveis efeitos maturacionais sobre a treinabilidade de músculos específicos não podem ser descartados.

Um certo número de pontos falhos foi apontado em ambas as meta-análises. O efeito do aprendizado, que pode ser responsável por ganhos precoces de força com o treinamento, em geral não foi verificado. As taxas de adesão normalmente não foram relatadas. Falhas na divisão aleatória dos participantes desses estudos para os grupos de treinamento e controle foram comuns. Como mencionado anteriormente, poucos estudos incluíram indivíduos do gênero feminino.

Os efeitos do treinamento resistido em meninos adolescentes são de interesse particular, uma vez que pode-se esperar que o aprimoramento da força desse grupo demonstre uma combinação de (a) ações anabólicas da testosterona, (b) estimulação por fatores como o hormônio de crescimento e o IGF-I, que são responsáveis pelos aumentos normais no volume muscular com o crescimento, (c) adaptações independentes do tamanho, presumivelmente neurais, relatadas tanto em crianças como em adultos, e (d) possível melhora na força contrátil intrínseca da fibra muscular.

Estudos em jovens no ensino secundário praticantes de luta greco-romana indicam que os efeitos da idade sobre o pico de torque não podem ser totalmente responsáveis pelas mudanças na massa muscular (49, 50). Housh et al. comentaram: "Esses achados sustentam indiretamente a hipótese de que a maturação neural durante a adolescência influencia a expressão da força muscular e pode ser a responsável pelo efeito da idade no aumento do pico de torque" (50, p. 181).

Mecanismos Neurais

Existem somente informações limitadas em relação às adaptações neurais durante o treinamento resistido em crianças. Enquanto essas informações sugerem possíveis alterações na inervação neurológica, os mecanismos pelos quais elas poderiam ocorrer permanecem obscuros.

Ozmun et al. demonstraram que a atividade eletromiográfica em crianças aumenta à medida que elas treinam, sustentando a possibilidade da melhor ativação neural dos músculos (86). Oito crianças em idade pré-púbere realizaram três séries (de 7 a 11 repetições) de rosca bíceps com halteres, três vezes por semana, durante oito semanas. As forças isométrica e isocinética do braço melhoraram com o

treinamento em média de 22,6 e 27,8%, respectivamente. Ao mesmo tempo, a amplitude da atividade eletromiográfica aumentou 16,8%. Nenhuma mudança significativa em qualquer uma dessas medidas foi observada no grupo controle (Figura 11.2).

Ramsay et al. tentaram determinar se os aumentos do tamanho muscular ou da função neurológica foram responsáveis pelos ganhos de força com o treinamento em 13 meninos em idade pré-púbere de 9 a 11 anos (94). Após vinte semanas de treinamento, três vezes por semana, os testes de 1RM para o supino e o *leg-press* melhoraram em 35 e 22%, respectivamente, com um aumento total de apenas 12,3% no grupo controle não treinado. O treinamento também induziu aumentos similares no pico de torque isocinético nos flexores do cotovelo e extensores do joelho em quatro velo-

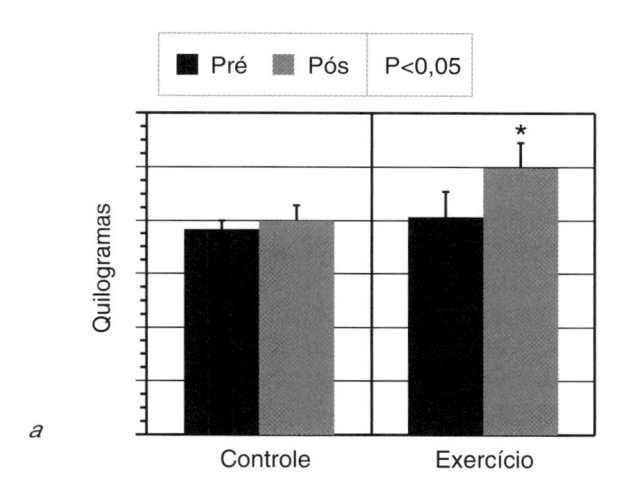

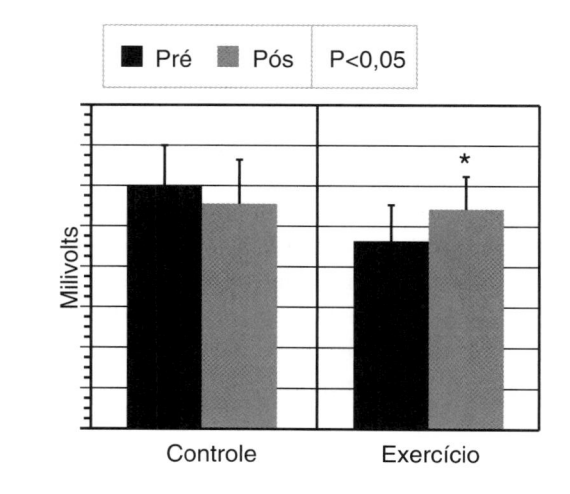

▶ FIGURA 11.2 Alterações na (a) força isotônica e (b) na atividade da EMG após oito semanas de treinamento resistido em crianças em idade pré-púbere e em um grupo controle sem treinamento (Referência 86).

Reimpresso com a permissão de J.C. Ozmun, A.E. Mikesky e P.R. Surburg, 1994.

cidades de contração. Ao mesmo tempo, nenhum efeito de treinamento foi observado sobre a área de secção transversa muscular conforme verificado por meio de tomografia computadorizada. Da mesma forma, nenhuma alteração foi registrada nas propriedades da contração muscular (tempo para atingir o pico de torque e a metade do relaxamento). Houve uma tendência de aumento da ativação das unidades motoras nos flexores do cotovelo e extensores do joelho, mas estas mudanças não atingiram significado estatístico (outras possíveis adaptações neurológicas, tais como a coordenação, o recrutamento e a freqüência de disparo das unidades motoras, não foram mensuradas).

A única mudança ocorrida com o aumento da força nesse estudo foi um aprimoramento do torque de contração evocado eletricamente dos flexores do cotovelo e extensores do joelho (94). Essa medida foi interpretada como um indicador da capacidade intrínseca da produção de força muscular. Os autores indicaram que isso não é necessariamente verdade, uma vez que a estimulação tetânica (que não foi realizada nesse estudo em razão do desconforto que causaria aos sujeitos) seria o único caminho para obter tal informação. Eles concluíram: "Não podemos dizer com certeza que a melhora observada no torque da contração reflete aumentos induzidos pelo treinamento na capacidade de produção intrínseca de força dos músculos flexores do cotovelo e extensores do joelho. (Se isso for verdade), uma mudança no mecanismo de acoplamento excitação-contração parece ser a explicação mais provável" (p. 612).

Hipertrofia da Fibra Muscular

Praticamente todos os estudos têm indicado que melhoras significativas na força com o treinamento resistido em crianças não são acompanhadas por aumentos no tamanho muscular. Isso tem sido atribuído à ausência do efeito da testosterona em indivíduos na idade pré-púbere. A testosterona não está disponível para facilitar aumentos no tamanho da fibra muscular com o treinamento, mas certamente outros fatores anabólicos estão. Em particular, os agentes responsáveis por ganhos normais na força e hipertrofia, com a idade (hormônio de crescimento, IGF-I, fatores parácrinos e autócrinos, insulina), atuam sobre os músculos quando uma criança em idade pré-púbere realiza treinamento de força. Se a falta da testosterona é, de fato, a razão para a ausência da hipertrofia com o treinamento em crianças, seríamos forçados a concluir que esse hormônio facilita os ganhos de força com o treinamento, ao passo que outros agentes anabólicos – responsáveis pelo crescimento muscular aumentado nos anos pré-púberes – não o fazem.

Deve-se observar que alguns estudos mostraram pequenos aumentos no volume muscular com o treinamento resistido em crianças. Mersch e Stoboy utilizaram a tomografia por ressonância magnética para avaliar alterações na área de secção transversa do quadríceps, com o treinamento da perna esquerda em dois meninos gêmeos pré-adolescentes (79). Após dez semanas de treinamento de força isométrico, a perna treinada aumentou sua força de 35 a 40%, ao passo que a força da perna não treinada melhorou apenas 10%. A área de secção transversa muscular aumentou de 4 a 9% na perna treinada e 2% na não treinada.

Em um estudo realizado por Fukunaga et al., 50 meninos, com 6,9 a 10,9 anos de idade, realizaram um programa de treinamento de força por doze semanas (37). A área de secção transversa muscular foi estimada por ultra-som. Melhoras significativas, tanto na força isométrica quanto na área de secção transversa muscular, foram observadas em relação ao grupo controle. Isso se mostrou particularmente verdadeiro em crianças mais velhas, nas quais a média de aumento na área de secção transversa muscular foi de 15,1% nos meninos e 12,8% nas meninas. Blimkie e Sale (7) identificaram alguns achados interessantes no estudo de Fukunaga et al. (37), tal como a observação de que um programa de treinamento baseado no exercício isométrico de flexão do cotovelo produziu um ganho de força maior nos extensores do que nos flexores do cotovelo. Eles concluíram que "independentemente da hipertrofia muscular ser possível ou não, entretanto, é evidente que pelos resultados de todos esses estudos, (...) a magnitude dessa adaptação morfológica é pequena em comparação aos ganhos de força relatados e em relação aos adultos. Portanto, outros fatores, além das mudanças no tamanho muscular, devem ser predominantemente responsáveis pelos ganhos de força observados nesses estudos" (7, p.215).

Em contraste com a insuficiência do músculo esquelético em hipertrofiar-se com o treinamento em crianças, é interessante notar que o músculo cardíaco demonstra uma hipertrofia bastante robusta em resposta ao estresse nas crianças com doença congênita do coração. Os requisitos para o aumento da pressão ventricular, em resposta à obstrução do fluxo, tal como a estenose da valva aórtica ou a coarctação da aorta, são atingidos por meio da hipertrofia ventricular que é igual ou maior do que aquela observada em adultos com as mesmas anormalidades. Existem mais de uma maneira de explicar essa diferença entre o músculo esquelético e o miocárdio. É possível que a ausência de hipertrofia do músculoesquelético em crianças com o treinamento represente uma diferença quantitativa, e não qualitativa, em relação aos adultos. Isto é, a criança em idade pré-púbere pode ser capaz de tal hipertrofia, mas talvez a duração ou o nível de estimulação do treinamento necessite ser maior do que nos adultos (que, deve-se lembrar, também não apresentam hipertrofia muscular antes de realmente se engajarem em um programa de treinamento). O músculo cardíaco pode demonstrar maior hipertrofia por enfrentar um desafio maior: a força produzida 80 a 100 vezes por minuto, 24 horas por dia, 365 dias por ano, sem descanso – um treinamento verdadeiramente intenso! Alternativamente, porém, os mecanismos responsáveis pela hipertrofia miocardial em crianças com doenças cardíacas podem diferir daqueles que controlam a resposta das fibras musculares esqueléticas ao treinamento resistido em jovens saudáveis.

A extensão na qual o miocárdio responde ao treinamento de força em crianças, em comparação aos adultos, seria de interesse, mas ainda não existem informações experimentais sobre essa questão (107). Servidio et al. relataram que o volume ventricular esquerdo, mas não a espessura da parede, aumentou em seis meninos em idade pré-púbere após um programa de treinamento de oito semanas, que consistia de estilos de levantamento olímpico (114). Esse estudo isolado relatou que o miocárdio não muda com o treinamento, como ocorre nos adultos.

Treinabilidade da Aptidão em Atividades de Alta Intensidade e Curta Duração

Há certa dificuldade em definir a treinabilidade anaeróbia em crianças, em razão da grande quantidade de aspectos relacionados ao desempenho e à capacidade para as atividades de alta intensidade e curta duração. Seria possível focar nas respostas ao treinamento para a capacidade metabólica; na produção de potência durante testes de exercício laboratoriais breves e de alta intensidade; ou no desempenho em testes de campo, tais como as provas de corrida de velocidade. Pode ser, de fato, adequado avaliar isso de uma maneira estratificada e hierárquica. Pode-se iniciar com os fatores metabólicos como talvez a forma "mais pura" da capacidade anaeróbia. Diferenças relativas à treinabilidade nesse nível refletiriam variações nas respostas de determinantes tais como o estoque de glicogênio, as influências neuroendócrinas e a atividade de enzimas taxa-limitantes. A produção de potência durante testes tal como o de Wingate é influenciada não somente pelo fornecimento de energia, mas também pela força. Portanto, a treinabilidade em um teste de esforço máximo de trinta segundos realizado na bicicleta também incluiria mudanças no tamanho muscular e nas influências neurais que foram previamente identificadas como contribuintes para o aprimoramento induzido pelo treinamento na força muscular. Ao analisar a treinabilidade da velocidade (i. e., a corrida de velocidade) e de outras atividades de alta intensidade e curta duração, deve-se também acrescentar a plasticidade da coordenação e a habilidade neuromuscular. Claramente, deve-se evitar considerações demasiadamente simplistas sobre a treinabilidade anaeróbia.

Os padrões de intensidade e duração do treinamento, que melhoram diferentes aspectos da aptidão para as atividades de alta intensidade e curta duração, não estão claramente definidos como aqueles para a aptidão aeróbia.

Apesar disso, algumas características do treinamento foram consideradas importantes quando se espera pelo aprimoramento nessas mensurações (12). O exercício de alta intensidade deve ser breve e realizado até próximo da exaustão. Os períodos de repouso entre as séries de exercício não devem permitir uma recuperação completa. A repetição das séries a cada três a cinco minutos de recuperação pode se encaixar nesses critérios (74). Os treinamentos anaeróbio e aeróbio não devem ser realizados conjuntamente, e a taxa de trabalho deve aumentar progressivamente para aprimorar o desempenho.

Relatou-se que, em sujeitos adultos, um período de treinamento de alta intensidade, seguindo essas diretrizes, aumenta a atividade das enzimas anaeróbias, o tamanho das fibras de contração rápida, a produção de lactato e o desempenho em atividades de alta intensidade e curta duração (74). Jacob et al., por exemplo, descobriram que homens jovens demonstraram uma elevação de 16% no lactato máximo e um aumento de 16% na atividade da enzima fosfofrutoquinase (PFK) após seis semanas de treinamento de velocidade realizado em bicicleta (54). Apesar dessas respostas metabólicas, entretanto, nenhuma melhora significativa foi observada no desempenho do teste de Wingate de 30 segundos.

Alguns programas de treinamento para o desempenho das provas de corrida de velocidade em adultos consideram a aceleração e a velocidade máxima de corrida como formas diferentes de desempenho motor (ver Capítulo 9). Diversos tipos de treinamento para desenvolver a hipertrofia muscular e as adaptações neurais, separadamente, têm sido utilizados, acreditando-se que tal treinamento melhore o desempenho na corrida de velocidade. A literatura científica que sustenta esta idéia, porém, é limitada (ver referência 19 para revisão). Nos estudos que realmente demonstram melhoras, as quedas nos tempos das provas de corrida de velocidade foram pequenas.

Jansson et al. descreveram um aumento na proporção das fibras de contração rápida em homens adultos, após o treinamento de corrida de velocidade (55). Achados similares foram descritos em animais (129). Entretanto, outros estudos descreveram, de forma inexplicável, aumentos nas fibras de contração lenta (tipo I), durante programas de treinamento de corrida de velocidade em adultos (68). Portanto, Van Praagh concluiu: "No que diz respeito aos dados conflitantes encontrados na literatura, parece a) difícil delinear qualquer conclusão definitiva e b) inadequado concluir que tais achados, obtidos em adultos, possam ser extrapolados para as crianças" (125, p.168).

Treinabilidade Metabólica em Crianças

A informação relacionada às mudanças metabólicas anaeróbias com o treinamento na juventude é amplamente restrita aos resultados de estudos após o treinamento resistido ou imediatamente depois de um treinamento de alta intensidade em indivíduos na idade pós-púbere. Eriksson et al. (25) relataram que a atividade muscular da PFK aumentou de $8,4 \pm 1,5$ para $15,4 \pm 1,6$ $\mu mol \cdot g^{-1} \cdot min^{-1}$ em cinco meninos com 11 anos de idade, após seis semanas de treinamento resistido realizado em bicicleta (30 minutos, três vezes por semana). Um aumento pequeno, mas significativo, também foi observado na concentração máxima de lactato sangüíneo (de $4,7 \pm 0,6$ para $5,9 \pm 0,7$ $mmol \cdot L^{-1}$).

Fournier et al. examinaram alterações na PFK muscular e na área das fibras em meninos de 16 a 17 anos com o treinamento de corrida de velocidade quatro vezes por semana, durante três meses (36). O treinamento consistiu em corridas intervaladas que variaram de 50 a 250 metros. O $\dot{V}O_2$máx aumentou com o treinamento em média 10%. Nenhuma alteração foi observada no tamanho ou na distribuição das fibras musculares. A atividade da PFK antes do treinamento foi de 28 ± 7 $\mu mol \cdot g^{-1} \cdot min^{-1}$, que é menor do que aquela esperada em adultos. Com o treinamento, a atividade da PFK aumentou 21%.

Apesar desses achados enzimáticos, as crianças em geral não conseguem qualquer melhora nos níveis máximos de lactado sangüíneo após o treinamento físico, mas, novamente, esses regimes geralmente envolveram atividades de resistência (62, 76, 78, 119).

Prado comparou as respostas do lactato ao exercício imediatamente após o treinamento anaeróbio em doze meninos com $10,8 \pm 0,7$ anos e doze adultos com $24,0 \pm 5,7$ anos (92). O treinamento de natação, que consistia em uma série anaeróbia cujo objetivo era minimizar as alterações na capacidade aeróbia, foi realizado três vezes por semana por um período de seis semanas. A avaliação envolveu três testes anaeróbios máximos (corridas de velocidade de 25 e 100 metros e a distância percorrida em 45 segundos de nado na máxima intensidade), realizados em dias diferentes. Os níveis de lactato sangüíneo foram determinados um e três minutos após o exercício. O desempenho dos adultos melhorou na corrida de velocidade de 100 metros e no teste de 45 segundos, mas nenhum efeito do período de seis semanas de treinamento foi observado nas crianças. Os níveis de lactato sangüíneo foram duas a três vezes maiores nos adultos do que nas crianças em todos os pontos de mensuração. No entanto, nenhuma alteração significativa foi observada no lactato máximo com o treinamento em qualquer um dos grupos.

Mudanças na Potência Anaeróbia

Diversos estudos indicaram que a potência das crianças em testes de exercício de alta intensidade e curta duração pode melhorar após o treinamento anaeróbio (41, 96, 110). Em geral, porém, a melhora observada no desempenho tem sido pequena. Por exemplo, Grodjinovsky et al. descobriram

um aumento de 3,4 e 3,7% na potência anaeróbia média durante o teste de Wingate em meninos com 11 a 13 anos de idade, após o exercício de alta intensidade realizado na bicicleta e o treinamento de corrida de velocidade, respectivamente (41). Sargeant et al. estudaram meninos de 13 anos de idade que realizaram um programa de dois períodos de Educação Física durante oito semanas, que incluía uma mescla de atividades de alta intensidade e curta duração e atividades aeróbias (110). A potência máxima no teste realizado em cicloergômetro isocinético melhorou 8,5%, comparada com uma média de 3,7% no grupo controle não treinado. Rotstein et al. relataram aumentos de 10 e 14% nas potências anaeróbias média e pico no teste de Wingate em 28 meninos de 10 a 11 anos, após um programa de treinamento intervalado de nove semanas (96).

McManus et al. (75) descreveram alterações na aptidão imediatamente após um programa de treinamento aeróbio de ciclismo de oito semanas ($n = 12$) ou um programa de corrida de velocidade ($n = 11$). Ambos os grupos demonstraram um aumento no $\dot{V}O_2$máx (10% após o treinamento de ciclismo e 8% com o de corrida de velocidade), mas nenhuma alteração foi observada nos indivíduos do grupo controle. Tanto o treinamento de ciclismo quanto o de corrida de velocidade resultaram em melhoras significativas na potência pico após 5 segundos durante o teste de Wingate. Ao mesmo tempo, nenhuma mudança foi observada nos grupos com relação à potência média depois de 30 segundos.

Existem outras evidências de que o treinamento de corrida de longa de distância possa melhorar a potência anaeróbia em crianças. Obert et al. relataram alterações na potência máxima durante um teste de exercício de curta duração em meninas e meninos com 10 a 11 anos de idade, que participaram de um programa de corrida de longa distância com treze semanas de duração (84). Os achados foram comparados àqueles obtidos em dezesseis crianças não treinadas. O treinamento envolveu duas sessões semanais de uma hora de corrida intervalada predominantemente aeróbia (10×300, 12×250 e 4×600 m), em uma freqüência cardíaca de 75 a 80% do máximo. A massa do membro inferior foi estimada por absorciometria por dupla emissão de raios X. O treinamento produziu aumentos significativos na potência máxima em um teste de força-velocidade, mesmo quando alterações da massa muscular, resultantes do crescimento normal, foram observadas. Nenhuma alteração dessa natureza foi observada nos indivíduos do grupo controle não treinados.

Gutin et al. compararam a capacidade anaeróbia – definida como o número de revoluções do pedal completadas em um teste máximo de 30 segundos realizado em bicicleta – de crianças corredoras de longa distância, altamente treinadas, de 8 a 13 anos (que também participaram de outros esportes tais como o futebol e o basquete), com um grupo controle não treinado pareado pela idade (43). A capacidade anaeróbia foi significativamente maior nos corredores do que nos indivíduos do grupo controle (54 ± 7 *vs.* 44 ± 9 revoluções em trinta segundos, respectivamente).

Melhora pelo Treinamento nas Atividades de Alta Intensidade e Curta Duração

Mero considerou que, uma vez que (a) a força tem importante contribuição para o desempenho nas atividades de alta intensidade e curta duração e (b) as crianças melhoram sua força com o treinamento resistido, os indivíduos em idade pré-púbere devem ser treináveis em tais atividades como a corrida de velocidade e o salto (77). Os limitados dados de pesquisa são, entretanto, conflitantes.

Diallo et al. confirmaram que o treinamento anaeróbio pode melhorar o desempenho em atividades de alta intensidade e curta duração em meninos jogadores de futebol na idade pré-púbere (22). Trinta meninos, com 12 a 13 anos de idade, foram divididos em um grupo de treinamento pliométrico (salto, salto com barreira e pular corda); um grupo de treinamento de ciclismo de velocidade; e um grupo controle sem treinamento. O treinamento foi realizado três vezes por semana por um período de dez semanas. O desempenho no ciclismo de velocidade e na altura do salto com contramovimento, tanto das crianças que realizaram o treinamento de saltos como das que realizaram o treinamento de velocidade, melhorou significativamente, em comparação aos indivíduos do grupo-controle. É interessante observar que, quando os indivíduos foram testados novamente, após um período de oito semanas de destreinamento, não foi observado nenhum declínio no desempenho (23).

Mosher et al. relataram as respostas a um período de doze semanas de treinamento de atividades em alta velocidade em jogadores de futebol de elite com 10 a 11 anos de idade (81). Comparados a jogadores de futebol não treinados, o desempenho dos indivíduos do grupo experimental em uma corrida de alta intensidade em esteira (11 km · h⁻¹ a 18% de inclinação) melhorou 20%, mas nenhuma alteração foi observada nos tempos dos tiros de corrida de velocidade de 36,5 metros. Como mencionado anteriormente, Prado não encontrou melhora nos tempos dos tiros de nado de velocidade em nadadores jovens após o treinamento (92).

A partir dessas informações, é impossível dizer se as crianças são treináveis em atividades de alta intensidade e curta duração, tanto metabolicamente como funcionalmente, ou, dado que as respostas ao treinamento ocorram, se elas são similares àquelas observadas nos adultos. Grande parte dos dados, de fato, diverge nesses pontos. Muitos estudos descreveram os programas de treinamento que não estavam direcionados às atividades de alta intensidade e curta duração ou envolveram atletas que já se mostravam bem treinados. Além disso, as mo-

dalidades de teste e os resultados das avaliações variaram. Uma abordagem padronizada para a definição da aptidão anaeróbia e sua metodologia de teste serão importantes para o entendimento das alterações maturacionais na treinabilidade em atividades de alta intensidade e curta duração.

Treinabilidade Aeróbia

Ficou evidente, quando estudos em crianças foram realizados pela primeira vez, que as respostas do $\dot{V}O_2$máx em indivíduos em idade pré-púbere, a um período de treinamento resistido, eram freqüentemente inferiores aos aumentos de 15 a 30% tipicamente observados nos adultos. Foi comum, de fato, que a potência aeróbia máxima em crianças (geralmente meninos) aumentasse menos do que 10% com o treinamento (3). Alguns consideraram essa treinabilidade inferior em crianças como um reflexo das diferenças biológicas entre indivíduos em idade pré- e pós-púbere. Ou seja, "existe um período crítico na vida crianças (chamado de *ponto-gatilho*) que coincide com a puberdade na maioria das crianças, mas que pode ocorrer antes em algumas delas, no qual os efeitos do condicionamento físico serão mínimos, ou nem ocorrerão (...). Esse fenômeno de gatilho é o resultado de efeitos moduladores dos hormônios que se iniciam na puberdade e influenciam o desenvolvimento funcional e as subseqüentes adaptações orgânicas" (59, p.242).

Sabe-se, entretanto, que esses estudos anteriores freqüentemente apresentaram falhas metodológicas, que incluíam a falta de grupo controle, um número pequeno de indivíduos ou a inclusão de crianças atletas. Alguns pesquisadores acreditam que as crianças treinem menos efetivamente do que os adultos, ou que a intensidade necessária do estímulo seja maior para elas pelo fato de seus limiares ventilatórios serem relativamente mais altos (i. e., é preciso uma intensidade mais alta de treinamento para sobrecarregar seus sistemas aeróbios). Também foi mencionado que, uma vez que as crianças são mais ativas que os adultos, elas estão, de fato, em um estado constante de auto-treinamento, de modo que, a partir de programas estruturados de treinamento, podem não ocorrer grandes melhoras na aptidão.

Revisões críticas que incluíram somente estudos pediátricos que pareciam estar em conformidade com os critérios utilizados nos adultos em relação à intensidade, duração e freqüência de treinamento, ainda mostraram que aumentos no $\dot{V}O_2$máx com o treinamento foram somente por volta de 10 a 14% (87, 89, 97, 99). Em uma meta-análise de 1993, de Payne e Morrow, o aumento médio do $\dot{V}O_2$máx em 23 estudos de treinamento em crianças foi de apenas 5% (89).

Entre os anos de 1995 e 2001, realizaram-se diversos estudos sobre o treinamento resistido em crianças, procurando-se evitar os problemas metodológicos das pesquisas anteriores (Tabela 11.1). Os indivíduos incluídos nesses estudos eram

▶ **TABELA 11.1 Estudos recentes do treinamento resistido avaliando a resposta do $\dot{V}O_2$ em crianças**

Estudo	n	Idade (anos)	Gênero	Duração (semanas)	% de Alteração no $\dot{V}O_2$máx
McManus et al. (75)	12	9,6	F	8	7,8
Rowland e Boyajian (100)	37	10-12	M, F	12	6,7
Welsman et al. (131)	17	10	F	8	NS
Williford et al. (133)	12	12	M	15	10,3
Rowland et al. (102)	31	10-12	M, F	13	5,4
Shore e Shephard (116)	15	10	M, F	12	NS
Tolfrey et al. (123)	12	10	M	12	NS
Tolfrey et al. (123)	14	10	F	12	7,9
Williams et al. (132)	13	10	M	8	NS
Mandigout et al. (71)	28	10-11	M	13	4,6
Mandigout et al. (71)	22	10-11	F	13	9,1
Ignico e Mahon (52)	18	8-11	M, F	10	NS
Eliakim et al. (24)	20	9	F	5	9,5
Yoshizawa et al. (136)	8	4-6	F	72	18,9
Mobert et al. (80)	12	13	M	28	12,2

NS = Nenhuma alteração significativa.

jovens previamente não treinados que se exercitavam a uma intensidade (freqüência cardíaca de 160-170 bpm), freqüência e duração apropriadas. Os achados foram comparados com aqueles do grupo controle não treinado ou com os resultados dos mesmos indivíduos no período sem treinamento. De fato, por meio de todos os critérios aceitáveis (desenvolvidos em adultos), poderia-se *esperar* que os indivíduos nesses estudos demonstrassem um aumento no $\dot{V}O_2$máx similar àquele observado nos indivíduos em idade pós-púbere. Como demonstrado na Tabela 11.1, mesmo quando os estudos de treinamento em crianças são bem planejados, os aprimoramentos na potência aeróbia máxima são pequenos. A maioria está em uma variação de 0 a 10%, e a média geral é de 5,8%, aproximando-se dos achados da meta-análise de Payne e Morrow (89).

Muitos desses estudos oferecem informações específicas em relação à treinabilidade aeróbia em crianças. Primeiro, de modo geral, não existem diferenças óbvias em relação ao gênero na treinabilidade aeróbia na faixa etária pré-púbere (89, 100). Entretanto, em dois estudos que compararam diretamente meninas e meninos, as primeiras demonstraram maiores mudanças no $\dot{V}O_2$máx. Mandigout et al. (71) relataram que meninas de 10 a 11 anos, em comparação aos meninos, apresentaram um aumento duas vezes maior no $\dot{V}O_2$máx, após um programa de treinamento de treze semanas (9,1% *vs.* 4,6%). Os autores acreditam que isso pode ser explicado pela menor aptidão inicial das meninas, uma vez que uma relação significativa foi observada entre o aumento percentual do $\dot{V}O_2$máx e os valores pré-treinamento.

Tolfrey et al. chegaram à mesma conclusão quando avaliaram as respostas a um programa de treinamento resistido realizado em bicicleta durante doze semanas, em quatorze meninas e doze meninos (123). O $\dot{V}O_2$pico médio por quilograma aumentou 7,9 e 1,3% nos dois grupos, respectivamente. A análise de covariância revelou, entretanto, que a interação gênero por tempo foi estatisticamente insignificante. Isso indicou aos autores que as diferenças relativas ao gênero no aumento do $\dot{V}O_2$pico estavam relacionadas aos valores pré-treinamento mais baixos nas meninas.

Nenhuma associação clara entre a duração do treinamento e a resposta do $\dot{V}O_2$máx foi observada nos estudos mostrados na Tabela 11.1. Entretanto, pode-se notar que três dos estudos com períodos mais longos de treinamento (15 semanas, 28 semanas, 18 meses) obtiveram os maiores aumentos no $\dot{V}O_2$máx (10,3%, 12,2% e 18,9%, respectivamente). Isso sugere que a possibilidade de uma resposta enfraquecida dos indivíduos em idade pré-púbere ao treinamento resistido poderia representar uma característica quantitativa, relacionada ao volume, em vez de uma diferença qualitativa e mecanicista em relação aos adultos.

O extraordinário estudo de Yoshizawa et al. deve ser mencionado (136). Esses pesquisadores fizeram com que oito me-

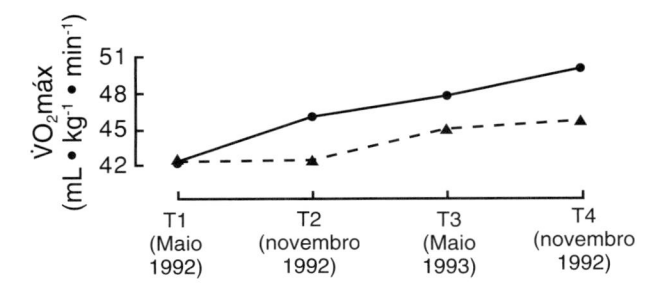

▶ FIGURA 11.3 Alterações no $\dot{V}O_2$máx relativo à massa em oito meninas jovens durante um programa de treinamento de corrida de dezoito meses (*linha contínua*) comparadas com crianças não treinadas (*linha tracejada*; Referência 136).

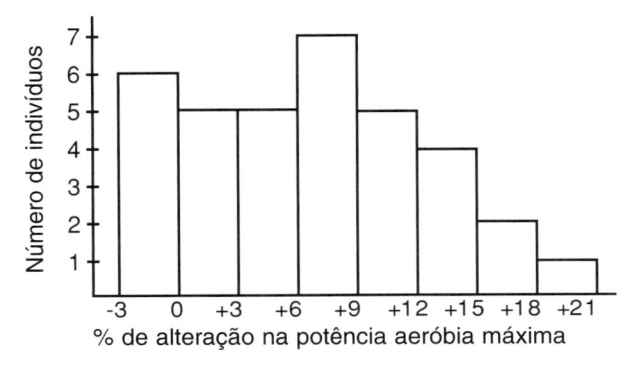

▶ FIGURA 11.4 Distribuição das respostas do $\dot{V}O_2$máx a um programa de treinamento de doze semanas em crianças de 11 a 13 anos de idade (Referência 100).

Reimpresso com permissão de T.W. Rowland e A. Boyajian, 1995.

ninas jovens realizassem uma corrida de 915 metros , seis dias por semana, por um período de dezoito meses. Testes de esteira foram realizados a cada seis meses para comparar o $\dot{V}O_2$máx das corredoras com os resultados obtidos por um grupo controle não treinado. O $\dot{V}O_2$máx no início do estudo era quase idêntico nos dois grupos ($42,2 \pm 2,2$ e $42,4 \pm 3,1$ mL · kg^{-1} · min^{-1} para as corredoras e o grupo controle, respectivamente). O aumento no $\dot{V}O_2$máx foi maior no grupo de meninas treinadas do que no grupo controle (Figura 11.3), uma diferença que atingiu significância estatística em doze meses.

Diferenças interindividuais consideráveis nas respostas do $\dot{V}O_2$ ao treinamento têm sido observadas em estudos em crianças, mas algumas evidências sugerem que essa variabilidade pode ser menor do que em adultos. Por exemplo, quando Rowland e Boyajian treinaram 35 crianças por doze semanas, um terço dos indivíduos demonstraram um aumento no $\dot{V}O_2$máx de menos de 3%, ao passo que o único grande aumento foi de 19,7% (100; Figura 11.4). Isso contrasta com o estudo de vinte semanas de treinamento de Lortie et al. que envolveu adultos sedentários, nos quais os aumentos do $\dot{V}O_2$máx variaram de 5 a 88% (69).

Possíveis Explicações

Estudos recentes de treinamento em crianças têm evitado as falhas metodológicas que atrapalharam resultados anteriores. Conseqüentemente, modelos inadequados de estudo não podem ser utilizados para explicar as respostas inferiores observadas com o treinamento em indivíduos em idade pré-púbere. Os estudos mais recentes têm sido mais bem estruturados, com controles adequados, populações de indivíduos apropriadas e intensidades de treinamento altas e documentadas, o que poderia melhorar o $\dot{V}O_2$máx.

Similarmente, a idéia de que os altos níveis de atividade física habitual das crianças poderiam "pré-treinar" indivíduos jovens tem sido amplamente desconsiderada. Primeiro, apesar de as crianças serem mais ativas que os adultos, essa atividade é por natureza de alta intensidade e curta duração e, portanto, não se pode esperar que desencadeie respostas aeróbias. Segundo, não existe uma forte associação entre o nível de atividade física e o $\dot{V}O_2$máx na população pediátrica (ver Capítulo 5). Finalmente, durante o curso da infância e o início da adolescência, o gasto energético diário (relativo ao tamanho corporal) diminui progressivamente, ao passo que, durante a mesma faixa etária, os valores do $\dot{V}O_2$máx por quilograma (pelo menos nos meninos) permanecem estáveis.

Um dos princípios dos estudos em adultos é que existe uma relação inversa entre o $\dot{V}O_2$máx pré-treinamento e a magnitude da resposta do $\dot{V}O_2$máx a um período de treinamento resistido. Os estudos de treinamento em adultos geralmente envolvem indivíduos que possuem valores pré-treinamento que variam de 30 a 45 mL · kg^{-1} · min^{-1}, ao passo que, em estudos de treinamento na idade pediátrica, os valores iniciais de $\dot{V}O_2$máx são, em geral, consideravelmente mais altos. Portanto, pode ser que a fraca resposta observada ao treinamento aeróbio em crianças, quando comparadas aos adultos, reflita o nível inicial mais alto de aptidão fisiológica das crianças. De fato, nos estudos em adultos, nos quais o $\dot{V}O_2$máx inicial estava entre 50 a 55 mL · kg^{-1} · min^{-1}, o aumento do $\dot{V}O_2$máx com o treinamento foi tipicamente apenas cerca de 10% (109), similar àquele descrito nos resultados de estudos para a faixa etária pediátrica.

Essa linha de pensamento é complicada, em razão da utilização da proporção padrão, em vez de uma abordagem alométrica mais apropriada. Além disso, essa explicação para o aumento limitado do $\dot{V}O_2$máx das crianças com o treinamento é enfraquecida pela observação que as crianças com um $\dot{V}O_2$máx inicial mais baixo ainda mostram uma resposta reduzida do $\dot{V}O_2$máx. Por exemplo, Ignico e Mahon relataram os efeitos de um programa de aptidão aeróbia de dez semanas de duração em crianças de 8 a 11 anos de idade, que não conseguiram atingir o desempenho padrão em pelo menos três dos quatro testes de aptidão rotineiros realizados na escola (52). O $\dot{V}O_2$máx inicial foi de $45,6 \pm 5,2$ mL · kg^{-1} · min^{-1}, e o treinamento não produziu melhora significativa. Apesar de a freqüência e a intensidade requeridas terem sido atendidas, os autores observaram que a duração de cada tarefa de exercício variou de apenas alguns minutos para 20 ou 25 minutos. Dessa forma, eles consideraram que a incapacidade dos indivíduos em manter uma freqüência cardíaca elevada por um período de tempo suficiente explicaria a ausência de aumento no $\dot{V}O_2$máx..

Mecanismos Biológicos

As pesquisas precedentes sustentam a suspeita de que existem diferenças biológicas reais entre crianças e adultos que restringem o aprimoramento na aptidão aeróbia, com o treinamento de indivíduos imaturos. No entanto, o mecanismo pelo qual essa restrição ocorre ainda permanece obscuro. Nesta seção, serão revisados os conceitos atuais relacionados aos fatores biológicos responsáveis pelo aprimoramento no $\dot{V}O_2$máx em estudos realizados em adultos e tentaremos esclarecer como a imaturidade no desenvolvimento pode influenciar esses determinantes.

Considerava-se que as diferenças na treinabilidade aeróbia entre crianças e adultos fossem demarcadas pela puberdade. Entretanto, não existem dados suficientes que confirmem essa impressão (61,130). Apesar disso, parece adequado procurar por mecanismos biológicos que diferenciem a treinabilidade entre crianças e adultos, em meio às mudanças que ocorrem durante a puberdade. Isso significa que se deve prestar atenção particular aos papéis dos hormônios sexuais, enquanto os candidatos são revisados, para explicar os efeitos maturacionais sobre as respostas ao treinamento aeróbio nas próximas seções.

A maior parte deste livro se concentra nas crianças saudáveis e não-atletas, porém, ao examinar a treinabilidade aeróbia, pode-se ganhar discernimento a partir de informações sobre crianças atletas de resistência altamente treinadas. As características aeróbias desses jovens atletas (maiores débito cardíaco máximo e dimensão do ventrículo esquerdo) podem ocorrer tanto em razão do efeito de treinamento quanto da herança genética, e não se pode distinguir entre essas duas influências. Por outro lado, pode-se assumir que qualquer uma dessas características *inclui* o efeito do treinamento. Portanto, acredita-se que uma característica em particular é similar em crianças atletas e não-atletas, pode-se concluir que esta variável não é influenciada pelo treinamento das crianças.

Princípios Gerais

Ao contrário do treinamento de força, as adaptações no treinamento resistido envolvem uma grande quantidade de sistemas biológicos. De fato, pode-se observar o efeito do treinamento aeróbio como um aumento e um desenvolvimento generalizado de todo o sistema de transporte de oxigênio: um maior volume sistólico, aumento do tamanho ventricular, volume plasmático expandido, ventilação minuto máxima mais alta e atividade das enzimas aeróbias celulares aumentada. É importante observar que estas respostas envolvem diferentes conjuntos de características bioquímicas, funcionais e anatômicas, que não possuem qualquer conexão etiológica óbvia. Isso imediatamente levanta questões sobre o que dispara e os conseqüentes resultados: Como as ações repetitivas dos maiores grupos musculares (i. e., treinamento) podem ser traduzidas em funções tão diferentes quanto a atividade do ciclo de Krebs e a capacidade ventilatória pulmonar? Existe uma via mecanicista comum que ativa os genes para criar esses diferentes resultados? Existem mecanismos separados para os diferentes efeitos do treinamento aeróbio ou são certos resultados primários que causam uma alteração reativa nos outros?

Um outro aspecto interessante do efeito do treinamento aeróbio são os componentes da cadeia de distribuição de oxigênio, que *não* são melhorados pelo treinamento resistido. A freqüência cardíaca máxima e a capacidade contrátil miocárdica não são alteradas. Apesar do fato de a resistência do músculo esquelético melhorar, não ocorre aumento no tamanho muscular. É provável que não haja aumento na modulação nervosa simpática nem nas catecolaminas circulantes. Isto é, a atividade muscular repetitiva, como ocorre no treinamento resistido, está claramente conectada a certos gatilhos fenotípicos e genéticos, mas não a outros que contribuiriam para aumentos no $\dot{V}O_2$máx.

Os determinantes do treinamento aeróbio têm sido tradicionalmente procurados utilizando-se a equação de Fick, que indica que o $\dot{V}O_2$máx é o produto do débito cardíaco máximo e da diferença arteriovenosa de oxigênio. Nos adultos, a diferença arteriovenosa de oxigênio é normalmente maximizada (i. e., o conteúdo venoso de oxigênio é mínimo) em uma série de exercício agudo e exaustivo. Portanto, espera-se que ocorra pouca ou nenhuma mudança na diferença arteriovenosa de oxigênio com o treinamento (134). Conseqüentemente, a atenção das pesquisas tem se concentrado nos fatores que afetam o débito cardíaco máximo, para explicar os aumentos do $\dot{V}O_2$máx com o treinamento. Isso é surpreendente, uma vez que, como descrito no Capítulo 6, já é aceito que fatores periféricos, em vez de cardíacos centrais, controlem o fluxo sangüíneo com o exercício. Portanto, torna-se mais adequado examinar as alterações no fluxo circulatório induzidas pelo treinamento – e o $\dot{V}O_2$máx – a partir de uma perspectiva mais ampla, que inclua alterações na função de bombeamento do músculo esquelético, no volume sangüíneo circulatório e na dilatação arteriolar.

Volume Sangüíneo

O volume sangüíneo tipicamente se expande cerca de 5 a 10% em indivíduos adultos durante um período de três a quatro meses de treinamento resistido (15). Essa expansão de volume ajuda no controle termorregulatório e contribui para o enchimento cardíaco aumentado e o maior volume sistólico. Conseqüentemente, o exercício, em uma certa intensidade submáxima, é realizado após o treinamento com uma freqüência cardíaca mais baixa e com um volume sistólico maior. Aumentos no volume sangüíneo induzidos pelo treinamento podem, portanto, contribuir para o aprimoramento no $\dot{V}O_2$máx, por aumentar o volume sistólico de repouso e máximo. O volume sangüíneo está, de fato, intimamente correlacionado com o $\dot{V}O_2$máx, e quando experimentalmente aumentado em adultos resulta em melhora no volume sistólico e no débito cardíaco máximos (66).

À medida que o volume sangüíneo aumenta com o treinamento, nenhuma alteração é observada na concentração de proteínas plasmáticas (16). Essa observação levou Convertino a concluir que "as proteínas circulatórias aumentadas representam um mecanismo primário para a expansão do volume plasmático durante o treinamento físico por aumentarem a pressão oncótica através das membranas capilares" (15, p.213). Outros fatores também podem contribuir, incluindo as ações da aldosterona e a atenuação dos mecanismos de controle reflexo do volume.

A magnitude do aumento do volume sangüíneo em adultos, porém, não explica totalmente os aprimoramentos no volume sistólico máximo ou no $\dot{V}O_2$máx. Hopper et al. estimaram que aproximadamente metade da diferença no volume sistólico entre homens treinados e não treinados poderia ocorrer em função do maior volume sangüíneo nos homens treinados (48).

Existe muito pouca informação sobre as alterações no volume plasmático com o treinamento em crianças. Eriksson e Kock relataram um aumento de 12% no volume sangüíneo estimado e de 16,8% no $\dot{V}O_2$máx, em nove meninos com 11 a 13 anos de idade, após um período de treinamento de quatro meses (26). O volume sangüíneo nesse estudo foi calculado a partir da estimativa do conteúdo total e da concentração de hemoglobina no sangue.

Não se sabe se as crianças responderiam a um período de treinamento resistido produzindo menos proteína sérica e, conseqüentemente, experimentando um aumento menor no volume plasmático. Quando as elevações do $\dot{V}O_2$máx são iguais em crianças e adultos, nenhuma diferença na concentração de proteína sérica ou no volume plasmático foi identificada. Koch e Rocker (63) constataram que o volume plasmático e a massa de proteína intravascular (ajustados ao tamanho corporal) não foram diferentes entre oito meninos bem treinados de 13 a 15 anos de idade e seis homens jovens atléticos, que possuíam níveis de $\dot{V}O_2$máx similares ($59,6 \pm 6,5$ e $63,3 \pm 4,1$ mL $\cdot$ kg^{-1} $\cdot$ min^{-1}, respectivamente). Nesse estudo, os meninos foram examinados novamente com 14 e 15 anos de idade, e, em cada ocasião, os valores absolutos de hemoglobina sangüínea total e de volume sangüíneo foram consideravelmente mais altos do que os níveis previamente relatados para meninos não treinados (Figura 11.5).

Há evidências em animais de que a testosterona age no sentido de aumentar o volume sangüíneo. Broulik et al. relataram que a castração de camundongos causou uma diminuição no volume sangüíneo de $90,3 \pm 3$ mL por quilograma de peso

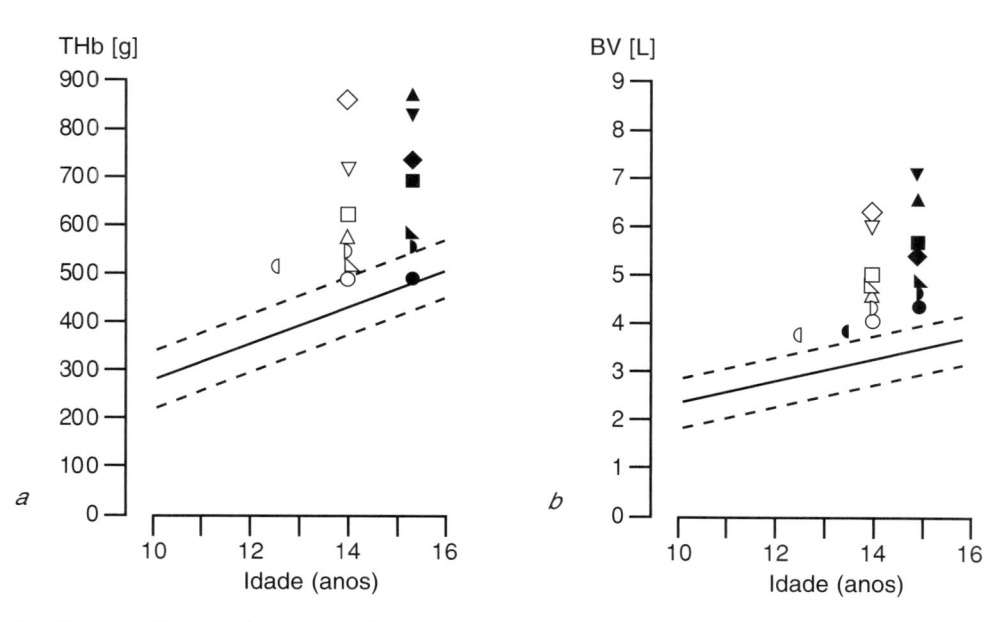

▶ FIGURA 11.5 Hemoglobina total (THb) e volume sangüíneo (BV) em jovens altamente treinados de 14 a 15 anos de idade (*símbolos abertos* e *contínuos*) comparados a valores estimados (as *linhas contínuas* e *tracejadas* indicam média de ± 1 erro padrão da estimativa) em crianças não treinadas (Referência 63).
Reimpresso com permissão de G. Koch e L. Rocker, 1977.

corporal para 82 ± 2 mL $\cdot$ kg^{-1} após 21 dias (10). Com a administração de propionato de testosterona, o volume sangüíneo retornou aos níveis normais dentro de um período de sete dias. Isso sugere, ao menos em parte, que o aumento na treinabilidade aeróbia em crianças (em particular nos meninos) na puberdade refletiria uma maior capacidade de aumentar o volume plasmático, resultante da testosterona circulante.

O estrogênio também atua no sentido de aumentar o volume sangüíneo. Stachenfeld et al. verificaram que o estrogênio diminui a taxa de escape transcapilar das proteínas séricas, aumentando, dessa forma, a pressão osmótica intravascular (120).

Diferenças maturacionais em outros hormônios que podem afetar o volume sangüíneo com o treinamento – aldosterona, vasopressina e peptídeo natriurético atrial – não foram investigadas (99). Falk et al. mostraram evidências de que as respostas da aldosterona plasmática e do volume plasmático, ao exercício agudo, não são afetadas pelo nível de maturação sexual (30).

Enzimas Oxidativas

Em adultos, a atividade das enzimas musculares esqueléticas e a concentração de mitocôndrias aumentam em resposta ao treinamento resistido (46). Para algumas enzimas, o aumento na atividade é realmente significativo, com uma elevação de duas a três vezes em relação aos valores pré-treinamento. Essas mudanças estão associadas com o aprimoramento da resistência, concentrações menores de lactato sangüíneo, e uma maior dependência da oxidação de gorduras em uma dada intensidade de exercício.

Em geral, não se considera que o aumento da capacidade metabólica do músculo esquelético contribua para o aumento do $\dot{V}O_2$máx com o treinamento, o que, ao contrário, tem sido relacionado com uma melhor distribuição do oxigênio. Porém, uma maior capacidade oxidativa celular pode ter um papel na melhora da função de bombeamento do músculo esquelético, aprimorando, dessa forma, as respostas circulatórias e a distribuição de oxigênio imediatamente após um período de treinamento (discutido posteriormente). Uma vez que o $\dot{V}O_2$, em uma dada intensidade, não é alterado pelo treinamento, o aumento da capacidade metabólica celular tem sido relacionado à habilidade de sustentar o exercício submáximo (que, obviamente, é o modelo de desempenho nos eventos esportivos de longa distância).

Não é conhecido o estímulo para a expressão genética da síntese acelerada das enzimas aeróbias com o treinamento. Sugeriu-se que as catecolaminas plasmáticas poderiam desempenhar esse papel por meio dos receptores beta-adrenérgicos (56). Booth apontou, entretanto, que a maior parte dos dados sugere que a densidade mitocondrial aumentada está limitada ao músculo submetido ao treinamento, o que indica um estímulo local, em vez de sistêmico (8). Um simpósio recentemente publicado sobre a função mitocondrial revi-

sou estudos recentes dos sinais celulares que estimulam as adaptações durante o treinamento (124).

Apenas um estudo, realizado por Eriksson et al. em cinco meninos de 11 a 13 anos de idade, forneceu a única informação relacionada às respostas das enzimas oxidativas ao treinamento aeróbio em crianças (25). Os indivíduos realizaram um treinamento em bicicleta por trinta minutos, três vezes por semana, durante um período de seis semanas. A atividade da succinato desidrogenase (SDH; uma enzima oxidativa do ciclo de Krebs presente somente na mitocôndria), determinada por biópsia do músculo vasto lateral, aumentou 30%. Os autores consideraram a magnitude desse crescimento similar àquela relatada em homens adultos (126). Em um estudo transversal, Gollnick et al. relataram que os níveis de SDH eram pelo menos 50% maiores nos homens atleticamente treinados do que nos indivíduos sedentários (40).

Esses dados não são suficientes para revelar se existem diferenças maturacionais nas respostas enzimáticas ou mitocondriais ao exercício de resistência. Entretanto, um estudo particularmente intrigante em animais sugere que tais diferenças existiriam (117). Simoneau et al. constataram que a extensão da resposta enzimática do músculo cronicamente estimulado foi diretamente relacionada ao tamanho do animal. O músculo tibial anterior do membro posterior esquerdo de animais adultos, de diferentes espécies, foi estimulado por um período de dez horas diariamente, por meio de eletrodos implantados. Aumentos na atividade da enzima oxidativa citrato sintase foram consistentemente observados e se mostraram mais elevados nos animais maiores, variando de um aumento de 1,2 vez em camundongos a 3 vezes em coelhos (Figura 11.6). Padrões similares de resposta foram observados em outras enzimas aeróbias, incluindo a malato desidrogenase e a 3-hidroxiacil CoA desidrogenase. Além disso, aumentos

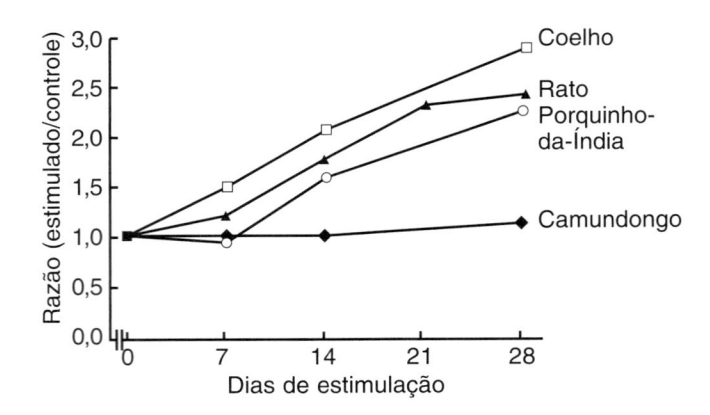

▶ FIGURA 11.6 Alterações na atividade da enzima citrato sintase em músculos tibiais anteriores cronicamente estimulados de diferentes animais. Os valores são indicados como a razão dos músculos estimulados com os não-estimulados (Referência 117).

Reimpresso com permissão de S.F. Lewis e R.G. Haller, 1990.

relativos no volume e na densidade mitocondriais para as diferentes espécies se equipararam em magnitude ao crescimento nas enzimas aeróbias. Os autores observaram que "os aumentos induzidos nas enzimas do metabolismo aeróbio-oxidativo pareceram seguir um padrão no qual os incrementos observados estavam inversamente relacionados aos níveis da atividade enzimática basal" (p. 100). Isto é, quanto menor o animal, mais altos serão os valores basais da atividade das enzimas aeróbias, e menores os aumentos com as repetidas contrações musculares.

Como indicado no Capítulo 4, as crianças demonstram uma atividade das enzimas aeróbias celulares mais alta em comparação aos adultos. Se assumirmos que os sujeitos em idade pré-púbere podem ser considerados similares aos roedores, esses valores basais mais altos para a atividade enzimática poderiam se traduzir em uma resposta menor ao treinamento resistido do que em pessoas maiores (i. e., adultos), que possuem valores basais de atividade enzimática menores. Ainda está por ser investigada a validade dessa idéia.

Bomba do Músculo Esquelético

Várias das muitas respostas anatômicas e fisiológicas ao treinamento resistido podem melhorar a capacidade funcional da bomba do músculo esquelético. Entretanto, não há nenhuma informação específica em relação à função da bomba muscular, em resposta ao treinamento, nem em adultos nem em crianças. É inaceitável que este aspecto da resposta ao treinamento aeróbio tenha sido amplamente ignorado, considerando a importância desse bombeamento periférico para as respostas circulatórias ao exercício (ver Capítulo 6). De fato, é aceitável propor que a capacidade de resistência da bomba muscular esquelética possa definir os limites das respostas circulatórias ao exercício e, portanto, da distribuição de oxigênio.

Ao limitar o acúmulo de lactato e a queda no pH celular, a capacidade metabólica oxidativa aumentada das células musculares poderia estender a capacidade de resistência da bomba muscular esquelética com o aumento da intensidade do exercício. Em combinação com o aumento no volume plasmático, esse efeito aumentaria a taxa de fluxo circulatório máxima (interpretada erroneamente como o crescimento primário no débito cardíaco máximo) e o $\dot{V}O_2$máx (47).

Tanto o treinamento resistido quanto a estimulação elétrica aumentam a densidade capilar do músculo esquelético. Diversos fatores angiogênicos podem estar envolvidos nessa resposta, em particular o fator de crescimento do endotélio vascular e o fator de crescimento fibroblástico do tipo 2. Algumas evidências indicam a hipoxia celular como um estímulo (128). Entretanto, um aumento nesses agentes também foi observado em resposta ao crescimento do fluxo sangüíneo muscular, assim como ao estiramento muscular (42).

Não existem informações relacionadas às mudanças na densidade capilar muscular com o treinamento em crianças. A partir de observações em certos estados de doença, entretanto, é evidente que as crianças são capazes de uma proliferação capilar (p. ex., o "inchaço" das pontas dos dedos em pacientes com doença cardíaca cianótica), particularmente em resposta à hipoxia.

Aumentos na capilarização resultam em uma área maior para o fluxo de oxigênio e também em uma diminuição no que diz respeito à distância de difusão e velocidade do fluxo sangüíneo, aumentando, assim, o tempo de trânsito para a troca gasosa. Uma densidade capilar maior, combinada com um volume sangüíneo mais alto, também aumenta o "volume sistólico" da bomba muscular esquelética.

Dessa forma, diversas alterações adaptativas, após um período de treinamento resistido, contribuem para uma função aumentada da bomba muscular esquelética. Aumentos no volume sangüíneo e na densidade capilar elevam o volume de bombeamento sistólico por uma maior pré-carga. A capacidade da bomba muscular de sustentar as contrações e a capacidade de bombeamento em altas intensidades de trabalho pode ser aumentada pela maior atividade das enzimas oxidativas celulares. Durante a puberdade nos meninos, a elevação da concentração de testosterona aumenta o tamanho da bomba muscular, mas não se sabe como isso afetaria as respostas ao treinamento. Pesquisas adicionais se fazem necessárias para investigar essas adaptações ao treinamento e as possíveis influências da maturação biológica.

Respostas Cardíacas

Durante um período agudo de exercício progressivo, o coração de um indivíduo altamente apto pode gerar um volume sistólico maior do que o coração de um indivíduo com baixa aptidão física e isso é responsável por um débito cardíaco e consumo de oxigênio máximos maiores. Um volume sistólico superior, em exercício máximo, está, por sua vez, relacionado a um maior volume sistólico em repouso. Portanto, os fatores que influenciam variações no volume sistólico em repouso foram considerados fundamentais na diferenciação do $\dot{V}O_2$máx entre os indivíduos. Entre os determinantes do volume sistólico, variações na pré-carga ventricular (ou enchimento diastólico) parecem ser mais importantes na definição dessas diferenças na aptidão aeróbia (ver Capítulo 6).

As mesmas características cardíacas que determinam as diferenças interindividuais no $\dot{V}O_2$máx parecem estar presentes nas respostas a um período de treinamento resistido. Isto é, parece que as características que diferenciam um atleta de um não-atleta, que definem variações no $\dot{V}O_2$máx na população de não-atletas, ou que se alteram com o treinamento resistido sejam as mesmas. É provável, então, que cada uma dessas situações envolva mecanismos idênticos da expressão fenotípica.

A partir da perspectiva da equação de Fick, os principais determinantes das diferenças individuais e do aprimoramento no $\dot{V}O_2$máx com o treinamento deveriam ser investigados nas situações pelas quais o volume diastólico ventricular esquerdo está aumentado. Já foi visto que essa perspectiva não é necessariamente correta, considerando-se que os fatores que governam a resposta circulatória ao exercício agudo são periféricos, e não centrais. Para começar, foi observado que um fator de origem não cardíaca – a expansão do volume sangüíneo – já explica cerca da metade do aumento no enchimento diastólico, volume sistólico máximo, e $\dot{V}O_2$máx com o treinamento resistido.

Nesta seção, serão revisadas as respostas cardíacas ao treinamento resistido em crianças e adultos, e em seguida, serão examinados os candidatos dentro do próprio coração, que seriam os responsáveis pelo aumento no volume sistólico máximo (e, portanto, no $\dot{V}O_2$máx) com o treinamento aeróbio. Por fim, serão observados os meios potenciais pelos quais essas respostas poderiam estar relacionadas ao nível de maturação biológica.

Adultos previamente sedentários respondem ao treinamento resistido com diversas adaptações cardiovasculares que já estão bem documentadas (134): (a) A freqüência cardíaca de repouso diminui aproximadamente 15%, um efeito relacionado ao aumento do tônus vagal. A freqüência cardíaca máxima, entretanto, não se altera; (b) O volume sistólico máximo e o de repouso aumentam em 20%. Um aumento de magnitude similar é então observado no débito cardíaco máximo, bem como no $\dot{V}O_2$máx, uma vez que a diferença arteriovenosa de oxigênio muda pouco; e (c) A dimensão diastólica final do ventrículo esquerdo aumenta, com uma expansão de 10% no volume do ventrículo esquerdo em repouso.

Aumentos na contratilidade intrínseca do miocárdio com o treinamento foram observados em mamíferos pequenos (camundongos e ratos). Entretanto, a maior parte das evidências indica que a função contrátil sistólica dos seres humanos, diferentemente dos roedores, não melhora com o treinamento resistido (14).

Três estudos avaliaram o desempenho cardíaco antes e depois do treinamento resistido em crianças (26, 80, 83). Utilizando-se da técnica de diluição de corante, Eriksson e Koch mensuraram as respostas cardíacas de nove meninos com 11 a 13 anos de idade a 16 semanas de treinamento (26). A média da freqüência cardíaca de repouso diminuiu com o treinamento de 82 ± 8 para 71 ± 8 batimentos por minuto (bpm). O $\dot{V}O_2$máx relativo à massa corporal aumentou 17,9% (de 38,6 para 45,5 mL · kg⁻¹ · min⁻¹). Esse aumento foi totalmente resultante da elevação de 13 mL no volume sistólico máximo. O volume sistólico de repouso teve um aumento similar após o treinamento. O volume do coração (determinado por raio X) aumentou com o treinamento de 499 ± 113 mL para 548 ± 137 mL. Nenhuma alteração foi observa-

da na diferença arteriovenosa de oxigênio máxima e na taxa de declínio da resistência vascular periférica no exercício máximo.

Mobert et al. estudaram doze meninos (com 13,7 ± 0,3 anos de idade) que realizaram um programa de treinamento de sete meses (80). Os indivíduos realizaram exercícios aeróbios por 90 minutos, duas vezes na semana. Somente seis dos indivíduos participaram "regularmente e de forma eficiente" das seções de treinamento, e seus resultados foram comparados aos de outros seis indivíduos, que foram considerados "não treinados". A média do $\dot{V}O_2$máx aumentou de 49 para 55 mL · kg⁻¹ · min⁻¹ (12,2%) no grupo treinado, ao passo que os valores diminuíram no grupo não treinado. O treinamento resultou em um declínio de 5,7% na freqüência cardíaca de repouso (de 88 para 83 bpm), enquanto o volume sistólico (mensurado por impedância cardiográfica) aumentou 20% (de 55 para 66 mL). Em um nível de exercício submáximo (mas próximo da exaustão) de 150 Watts, o volume sistólico aumentou 9% (de 77 para 84 mL).

Obert et al. estudaram as respostas cardiovasculares de dez meninas e nove meninos (com 10,5 ± 0,3 anos de idade) a 13 semanas de treinamento aeróbio, utilizando-se de técnicas ecocardiográficas (83). O $\dot{V}O_2$máx aumentou 15% nos meninos e 9% nas meninas, o que refletiu uma elevação de 15% no índice sistólico máximo no primeiro grupo e de 11% no último. Alterações no volume sistólico de repouso e máximo com o treinamento foram estreitamente correlacionadas ($r = 0,73$). A freqüência cardíaca de repouso diminuiu de 86 ± 10 bpm para 76 ± 11 bpm nos meninos (-12%) e de 95 ± 8 bpm para 86 ± 6 bpm (-9%) nas meninas. Nenhuma alteração na diferença arteriovenosa de oxigênio máxima foi observada em relação ao gênero.

Nesse estudo, uma queda maior na resistência vascular sistêmica durante o exercício foi observada após o período de treinamento, comparada aos níveis pré-treinamento. Os valores em exercício máximo declinaram de 7,1 ± 1,5 Unidades Internacionais (UI) para 5,8 ± 0,9 UI nos meninos e de 7,5 ± 1,2 UI para 6,6 ± 0,8 UI nas meninas. Nenhuma mudança em qualquer uma dessas medidas foi observada nos indivíduos do grupo controle não treinados. A mudança na resistência vascular sistêmica com o treinamento foi altamente associada com o aumento no débito cardíaco máximo ($r = 0,86$).

A dimensão diastólica final ventricular esquerda de repouso aumentou com o treinamento nos meninos e nas meninas, mas também foram observados aumentos (embora menores) nos indivíduos do grupo controle. A fração de encurtamento ventricular esquerda de repouso não mudou com o treinamento.

Os achados nesses estudos de treinamento são consistentes com aqueles de pesquisas transversais de crianças atletica-

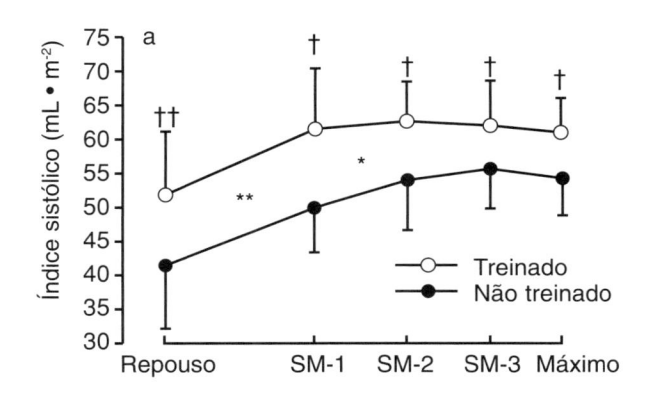

► FIGURA 11.7   Alterações no índice sistólico durante um teste de exercício progressivo em crianças ciclistas treinadas (*círculos abertos*) e crianças não treinadas (*círculos fechados*; Referência 82). † = p < 0,01 entre crianças ciclistas e não treinadas; †† = p < 0,001 entre crianças ciclistas e não treinadas. Diferença entre as cargas de trabalho para ambos os grupos: * = p < 0,05; ** = p < 0,001.
Reimpresso com permissão de S. Nottin, 2002.

mente treinadas *versus* as não treinadas. Jovens atletas geralmente demonstram volumes ventriculares esquerdos maiores e freqüências cardíacas mais baixas em repouso do que crianças não treinadas (ver referência 97 para revisão). Utilizando-se de ecocardiografia Doppler, Nottin et al. compararam as respostas cardiovasculares de dez crianças ciclistas treinadas (com 11,2 ± 1,0 ano de idade) com um grupo controle pareado pela idade de crianças não treinadas, durante um teste máximo realizado em bicicleta (82). Os valores de $\dot{V}O_2$máx foram de 58,5 ± 4,4 mL · kg^{-1} · min^{-1} nos ciclistas e de 45,9 ± 6,7 mL · kg^{-1} · min^{-1} nas crianças não treinadas. A diferença arteriovenosa máxima de oxigênio foi similar nos dois grupos. O índice sistólico máximo foi significativamente maior nos ciclistas (63 ± 5 mL · m^{-2} *vs.* 56 ± 5 mL · m^{-2}), o que refletiu uma diferença similar em repouso (52 ± 2 mL · m^{-2} *vs.* 41 ± 9 mL · m^{-2}, respectivamente; Figura 11.7). O tamanho diastólico final ventricular esquerdo foi maior nos atletas tanto em repouso quanto no exercício máximo. A magnitude e o padrão da queda na resistência vascular sistêmica foram similares nos dois grupos. Outros estudos indicaram achados similares (101, 104).

No laboratório de Rowland, as respostas cardíacas ao exercício foram comparadas entre crianças ciclistas altamente treinadas e crianças não-atletas (104), e também entre ciclistas adultos do gênero masculino e homens adultos não treinados, utilizando-se as mesmas técnicas de avaliação e protocolos de teste (103). Os ciclistas, crianças e adultos, apresentaram valores de $\dot{V}O_2$máx relativos à massa corporal mais altos, 28 e 55%, respectivamente, quando comparados aos indivíduos não treinados. Em ambas as comparações, a

diferença arteriovenosa máxima de oxigênio foi similar nos atletas e não-atletas. As crianças ciclistas apresentaram índices sistólicos 27% maiores do que as não treinadas, ao passo que, esse índice nos ciclistas adultos foi 39% mais alto do que o observado nos adultos não treinados.

Em resumo, as respostas cardíacas ao treinamento resistido são as mesmas nas crianças e nos adultos, pelo menos qualitativamente. Ainda não se sabe se existem diferenças quantitativas relacionadas ao nível de maturação biológica nessas adaptações. Nenhuma comparação direta foi feita entre crianças e adultos durante o treinamento e, sendo assim, não é possível chegar a uma conclusão definitiva a partir de resultados transversais, dadas as diferenças no padrão, na duração e na freqüência de treinamento entre os estudos.

Isso nos conduz a três questões: As adaptações cardíacas ao treinamento representam uma resposta primária ou secundária? Se as alterações cardíacas são primárias, quais são os mecanismos responsáveis? E por que a magnitude dessas respostas nas crianças difere da dos adultos? Na discussão a seguir tentaremos identificar os mecanismos que podem ser os determinantes primários tanto das respostas cardíacas quanto do aprimoramento no $\dot{V}O_2$máx com o treinamento. Se as alterações cardíacas com o treinamento resistido são primárias, deve-se conseguir identificar alguma base potencial pela qual esses determinantes seriam influenciados pela maturação biológica.

Queda na Freqüência Cardíaca de Repouso   A freqüência cardíaca de repouso reflete o tônus vagal autonômico adicionado sobre a taxa intrínseca de disparo do nódulo sinusal. Com o treinamento resistido, a influência vagal aumentada diminui a freqüência cardíaca. Como resultado, o enchimento diastólico do ventrículo é prolongado, e isso aumenta o volume de enchimento diastólico final e o volume sistólico. Se isso é um fator primário, o aumento da atividade parassimpática após o treinamento resistido poderia, pelo menos em parte, explicar o aumento do tamanho do ventrículo esquerdo e do volume sistólico em repouso e durante o exercício. (Do mesmo modo, é possível, que a bradicardia vagal seja uma resposta secundária ao aumento de tamanho do ventrículo esquerdo, a partir de outra influência.)

Supondo que a queda na freqüência cardíaca induzida pelo treinamento fosse primária, De Maria et al. (20) calcularam o aumento no tamanho do ventrículo esquerdo que ocorreria a partir da queda usual da freqüência cardíaca observada com o treinamento resistido em adultos (cerca de 10 bpm). O aumento na dimensão diastólica final do ventrículo esquerdo foi de 1,0 mm, o qual é menor do que o aumento médio relatado de 2,1 mm (91). A partir dessa análise, Perrault e Turcotte concluíram que, nos adultos, a queda na freqüência cardíaca com o treinamento resistido poderia ser responsável por uma parte do aumento observado no tamanho ventricular em repouso e no volume sistólico (91).

A freqüência cardíaca de repouso nas crianças aumenta aproximadamente 40 bpm após o bloqueio autonômico, indicando que a influência do tônus vagal em repouso é pelo menos igual a dos adultos (72). O declínio relativo na freqüência cardíaca com o treinamento é também provavelmente similar entre crianças e adultos jovens. Quando Perrault e Turcotte revisaram a literatura sobre mais de 1.200 atletas adultos de resistência e oitocentos indivíduos controles da mesma idade, a média da freqüência cardíaca de repouso foi de 55 ± 5 bpm e 66 ± 6 bpm para os dois grupos, respectivamente (91). Em uma análise similar de cinco estudos em crianças atletas de resistência (nadadores, corredores e ciclistas), os indivíduos treinados apresentaram uma freqüência cardíaca de repouso média de 69 bpm enquanto os indivíduos do grupo de controle, 81 bpm (98). Portanto, os adultos e as crianças atletas apresentaram freqüências cardíacas mais baixas, 16,7 e 17,4%, respectivamente, do que indivíduos não-atletas. Isso sugere que (a) a magnitude do aumento da atividade parassimpática induzida pelo treinamento é similar em crianças e adultos e (b) o efeito da bradicardia relacionada ao treinamento sobre o aumento do tamanho diastólico do ventrículo esquerdo não está associado ao nível de maturação biológica.

A Hipótese do Estiramento A expansão do ventrículo esquerdo com o treinamento aeróbio tem sido freqüentemente atribuída ao volume de sobrecarga repetitivo que incide sobre o ventrículo pelo aumento do débito cardíaco que acompanha o exercício de resistência. Shapiro declarou: "O coração responde à maioria das atividades atléticas de maneira similar ao volume de sobrecarga, e o aumento no tamanho da cavidade ventricular e na espessura da parede são compensações fisiológicas adequadas para a sobrecarga de volume crônica" (115, p. 374).

Este modelo de expansão ventricular está baseado em observações de pessoas com diferentes tipos de doenças cardíacas que geram sobrecarga de volume ventricular. Em pacientes que apresentam regurgitação da valva aórtica, por exemplo, o ventrículo esquerdo tem o trabalho adicional de bombear o sangue que ele próprio já expeliu. O conseqüente aumento no volume diastólico ventricular final resulta na expansão do ventrículo, e a extensão da dilatação da câmara indica o grau de escape da valva.

Colan, de acordo com o senso comum, considerou que o mesmo fenômeno ocorre com os atletas treinados em resistência:

> "Atletas que experimentaram um grande aumento no débito cardíaco sem cargas de pressão (atletas de resistência) possuem uma carga diastólica e manifestam um volume ventricu-

lar maior com uma razão entre a massa e o volume normal (...). Um aumento na pré-carga eleva o estresse diastólico, que, por sua vez, induz a adição de fibras em série, resultando em um volume diastólico maior e, portanto, reduzindo o estresse diastólico para níveis normais" (14, p.361).

O problema desse conceito, que pode parecer atraente, é que, como discutido no Capítulo 6, o ventrículo esquerdo *não* aumenta durante períodos agudos de exercício de resistência; de fato, a dimensão diastólica diminui. A sobrecarga de volume do ventrículo é prevenida pela freqüência cardíaca crescente que se mostra compatível com o retorno venoso sistêmico aumentado. O coração bate mais rápido com o exercício, mas o volume de cada batimento não aumenta. Portanto, não há estímulo (i. e., não ocorre estiramento) para que o remodelamento da fibra miocárdica aumente o tamanho da cavidade ventricular esquerda.

Buttrick apontou, porém, que durante o treinamento resistido, o ventrículo esquerdo, de fato, é submetido a um estímulo de estiramento em repouso e durante exercício submáximo, uma vez que o tônus vagal aumentado e a diminuição na freqüência cardíaca geram um enchimento diastólico maior (11). Portanto, pode ser que a hipótese do estiramento esteja correta em razão das mudanças autonômicas, e não da resposta do miocárdio a uma sobrecarga de volume durante o exercício. Se isso for verdadeiro, poderia se esperar que as diferenças entre as respostas ao treinamento de crianças e adultos estivessem relacionadas às variações maturacionais da resposta vagal ao treinamento. Como discutido na seção anterior, porém, mudanças na freqüência cardíaca de repouso, com o treinamento nas crianças e nos adultos, sugerem que isso não ocorra.

O Efeito da Taquicardia O treinamento resistido é caracterizado por períodos recorrentes de taquicardia. Os aumentos recorrentes na freqüência cardíaca com o treinamento poderiam gerar adaptações cardíacas estruturais ou funcionais? Ianuzzo et al. examinaram os efeitos da taquicardia crônica sobre a energética do miocárdio e as características contráteis em suínos (51). Os animais treinaram durante 16 a 22 semanas com seções diárias de 85 minutos nas quais a freqüência cardíaca subiu para 200 ou 300 bpm. Nenhuma alteração foi observada na capacidade glicolítica ou mitocondrial do miocárdio. Além disso, nenhuma mudança foi observada nas isoformas de miosina, um reflexo já esperado do trabalho cardíaco aumentado.

Entretanto, em um modelo de transplante cardíaco heterotópico em ratos, Geenen et al. observaram que ritmar o coração a 420 bpm por uma semana resultou em um aumento de 15% na massa cardíaca e de 30% na atividade da miosina ATPase (38). Atualmente, portanto, não está claro se a taquicardia repetitiva a longo prazo, em razão do treinamento resistido pode desencadear mudanças metabólicas, funcionais ou anatômicas favoráveis ao coração (ou se crianças e adultos são diferentes nesse aspecto).

Agentes Anabólicos   Diversas influências hormonais podem afetar o tamanho e as funções cardíacas em animais e seres humanos. Não está claro, entretanto, como esses agentes produziriam as características típicas observadas no coração humano durante o treinamento resistido: aumentos na dimensão diastólica ventricular esquerda final, espessura mínima da parede ventricular (hipertrofia excêntrica para adequar o volume aumentado e limitar o estresse na parede) e ausência de mudanças na função contrátil intrínseca miocárdica.

O número de miócitos cardíacos é estabelecido logo após o nascimento. Conseqüentemente, as respostas morfológicas miocárdicas ao estresse devem envolver a hipertrofia ou o remodelamento (i. e., realinhamento) das células existentes. Em estados patológicos, a hipertrofia é típica da sobrecarga de pressão (ou sistólica), como nos pacientes com estenose da valva semilunar, e a dilatação é observada com a sobrecarga de volume (diastólica), como a vivenciada por indivíduos com insuficiência aórtica. Em um processo aparentemente concomitante, o treinamento resistido em adultos é tipicamente associado com a hipertrofia ventricular, enquanto o aumento do tamanho da câmara é observado em atletas de resistência e ocorre como resultado do treinamento resistido. Entretanto, é incerta a extensão da similaridade entre os dois tipos de padrão de resposta ao estresse: patológica ou relacionada ao treinamento.

• *Agentes de ação local.* Tem sido dado grande atenção às pesquisas relacionadas aos mecanismos responsáveis pela hipertrofia miocárdica em resposta ao estresse e à maneira pela qual o trabalho cardíaco dispara as expressões genotípicas e fenotípicas (9, 45, 112). Diversos agentes anabólicos de ação local (fator de crescimento fibroblástico, IGF-I, angiotensina II, fator de crescimento epidérmico) que respondem ao estresse miocárdico foram identificados (105). Parece improvável, porém, que estes fatores, que estimulam a hipertrofia dos miócitos e melhoram a contratilidade, sejam responsáveis pelo tipo de alteração ventricular observada com o treinamento resistido (expansão da câmara cardíaca sem o aumento da contratilidade ou hipertrofia significativa). Infelizmente, modelos experimentais da sobrecarga de volume diastólico em animais, como a criação de fístulas arteriovenosas ou a regurgitação da valva mitral induzida cirurgicamente, resultam em alterações da hipertrofia miocárdica que não mimetizam as respostas cardíacas freqüentemente observadas com o treinamento resistido nos seres humanos (112).

• *Testosterona.* Como analisado no Capítulo 3, considera-se que a testosterona tenha um papel importante na melhora da aptidão física durante a puberdade nos indivíduos do gênero masculino. Aumentos no tamanho e na força musculares relacionados ao gênero, no $\dot{V}O_2$máx e na diferença arteriovenosa de oxigênio máxima (via conteúdo de oxigênio arterial elevado em razão da maior concentração de hemoglobina) estão relacionados aos aumentos desse hormônio na puberdade. De fato, diversos achados sugerem um papel para a testosterona na treinabilidade: (a) Os níveis de testosterona aumentam com períodos de exercício agudo (i. e., o treinamento causa "doses" repetidas deste agente), mas não nos indivíduos em idade pré-púbere (28); (b) A testosterona tem efeitos anabólicos reconhecidos sobre o músculo cardíaco em animais (111); (c) Os ganhos de força com o treinamento resistido em adultos têm sido facilitados pela administração de testosterona (5) e; (d) O tempo do aumento da testosterona na puberdade é compatível com a idade na qual a treinabilidade melhora. Todavia, tem sido difícil obter uma idéia clara de como a testosterona pode diretamente estimular um aumento nas dimensões das câmaras ventriculares.

• *Hormônio de Crescimento.* O hormônio de crescimento tem características similares àquelas observadas para a testosterona: Os níveis aumentam com o exercício, são altos nos indivíduos em idade púbere e tem efeitos anabólicos reconhecidos sobre o músculo cardíaco. Essas características podem indicar um papel no tamanho cardíaco aumentado (e no $\dot{V}O_2$máx) com o treinamento resistido. Tal efeito não foi sustentado pelo estudo de Cooper et al., que comparou as respostas cardiorrespiratórias a um período de quatro semanas de treinamento em ratos jovens, com a supressão da secreção do hormônio de crescimento, com as de um grupo controle (17). A diferença entre o $\dot{V}O_2$máx e o de repouso após o treinamento foi de 60 mL $\cdot$ kg^{-1} $\cdot$ min^{-1} no grupo de animais com supressão do hormônio de crescimento e de 48 mL $\cdot$ kg^{-1} $\cdot$ min^{-1} nos ratos normais treinados. Esse estudo indicou que a supressão da função hormonal do crescimento pituitário, em ratos imaturos, não interfere com as respostas aeróbias ao treinamento físico (Figura 11.8). Isso sugere que os efeitos anabólicos do hormônio de crescimento não são essenciais aos aprimoramentos normais do volume sistólico cardíaco (e do $\dot{V}O_2$máx), pelo menos em roedores em idade pré-púbere. Além disso, as concentrações do hormônio de crescimento são mais altas na puberdade, mas diminuem nos primeiros anos da vida adulta; contudo, a treinabilidade não declina similarmente. Não existem, portanto, informações concretas que demonstrem uma ligação entre as diferenças maturacionais na secreção do hormônio de crescimento e a treinabilidade aeróbia.

Esses dados não oferecem evidências convincentes de que, como freqüentemente se acreditava, as alterações cardíacas durante o treinamento resistido são um fator primá-

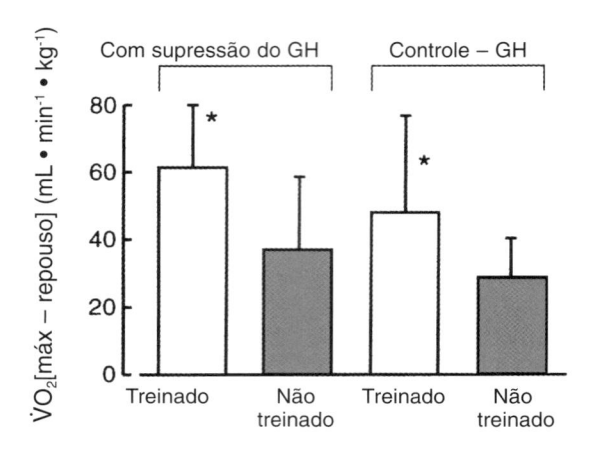

▶ FIGURA 11.8   Alterações no $\dot{V}O_2$máx com o treinamento em ratos com supressão do hormônio de crescimento e ratos controles com o hormônio de crescimento normal, comparados a animais não treinados (Referência 17). * = p < 0,05.
Reimpresso com permissão de D.M. Cooper, 1994.

rio na melhora do $\dot{V}O_2$máx. De fato, as alterações no desempenho cardíaco com o treinamento podem ser explicadas pelos aumentos no enchimento diastólico, em função do maior volume plasmático e da bradicardia induzida vagalmente. O coração expande com o treinamento, com um aumento associado do volume sistólico, mas a mecânica miocárdica, a contratilidade e a função do nódulo sinusal permanecem inalteradas. Além disso, uma pequena parte dos dados precedentes sugere que as adaptações sejam diferentes entre crianças e adultos. As diferenças relacionadas à maturidade existem na secreção dos agentes anabólicos miocárdicos (testosterona, hormônio de crescimento), mas atualmente não há evidências de que essas variações influenciem as respostas cardíacas ao treinamento resistido.

Condutância Vascular

As arteríolas do músculo esquelético se dilatam durante o exercício agudo, e essa condutância vascular aumentada é considerada principalmente responsável pelo aumento do fluxo circulatório sangüíneo (ver Capítulo 6). Poderia se esperar, assim, que o exagero nesse fenômeno durante o treinamento resistido contribuísse para o aprimoramento no fluxo sangüíneo e na distribuição de oxigênio.

Existem, de fato, evidências em adultos de que o exercício de resistência regular aumenta tanto a condutância arteriolar (i. e., vasodilatação) quanto a complacência arterial (13). Apesar de estatisticamente significativas, entretanto, as diferenças na resistência vascular sistêmica entre indivíduos treinados e não treinados têm sido geralmente pequenas (32, 85). Por exemplo, em seu estudo de mulheres treinadas em resistência *versus* mulheres ativas, Ferguson et al. constataram uma queda na resistência vascular sistêmica durante

um teste de exercício progressivo de 21.913 para 3.638 dyn · s^{-1} · cm^{-5} nas primeiras e de 21.655 para 4.569 dyn · s^{-1} · cm^{-5} nas últimas (32). Alguns dados sugerem que a ação aumentada do óxido nítrico, um vasodilatador produzido pelo endotélio vascular em resposta a fatores tais como a acetilcolina e o estresse de cisalhamento, possa ser o responsável por essas mudanças (57, 60, 73).

Dos dois estudos longitudinais de treinamento em crianças que estimaram as alterações na resistência vascular com o exercício agudo, um demonstrou uma diminuição (83) e o outro nenhum efeito (26). No estudo que descreveu uma condutância maior com o treinamento (83), os valores de resistência vascular periférica nos meninos em repouso e no exercício máximo foram de 20,8 ± 5,0 e 7,1 ± 1,5 UI, respectivamente, antes do treinamento, e de 19,4 ± 3,5 e 5,8 ± 0,9 UI após o treinamento. Mudanças similares foram observadas nas meninas. Como observado anteriormente, Nottin et al. não constataram diferenças nas respostas da resistência periférica ao exercício progressivo entre crianças ciclistas e as não-atletas (82).

Os dados são insuficientes, então, para determinar se as mudanças na resistência vascular sistêmica com o treinamento são diferentes entre crianças e adultos. Entretanto, considerando as mudanças descritas relativamente pequenas, parece improvável que este fator contribua de maneira significativa para as diferenças maturacionais na treinabilidade aeróbia.

Em resumo, é difícil identificar uma base biológica para a treinabilidade aeróbia diminuída nas crianças, uma vez que os próprios mecanismos fisiológicos básicos que dão suporte a tais respostas não são, geralmente, claros. Todavia, considerando-se os dados mencionados anteriormente, algumas especulações não parecem inteiramente inadequadas. O volume plasmático induzido pelo treinamento, a angiogênese do músculo esquelético e o aumento da atividade das enzimas aeróbias celulares melhoram a capacidade de bombeamento do músculo esquelético. Isso amplia o retorno venoso sistêmico o qual aumenta o enchimento diastólico cardíaco e estimula uma expansão adaptativa da cavidade ventricular, que por sua vez, aumenta o volume sistólico máximo, o débito cardíaco e o $\dot{V}O_2$máx. Esse cenário é consistente com o reconhecido papel dos fatores periféricos não cardíacos que controlam as respostas circulatórias ao exercício agudo. Isso rebaixa o coração a uma função reacionária com o treinamento, semelhante ao seu aparente papel durante períodos agudos de exercício.

Dentro desse modelo, a capacidade reduzida das crianças para melhorar o $\dot{V}O_2$máx com o treinamento pode ser atribuída de forma mais lógica às respostas enfraquecidas do volume plasmático e da atividade das enzimas celulares. Neste capítulo observou-se que alguns mecanismos pelos quais cada uma delas pode ocorrer são, pelo menos em parte, possíveis: a falta de efeito da testosterona para aumentar o volume sangüíneo nos indivíduos em idade pré-púbere e um crescimento limitado na atividade das enzimas aeróbias em razão dos níveis de repouso mais altos. Ambas as idéias são baseadas em informações escassas de estudos em animais, mas sugerem futuras linhas de pesquisa em crianças.

Conclusões

Pesquisas em crianças que realizam treinamento físico têm oferecido um quadro cada vez mais claro de como a maturação biológica influencia as adaptações fisiológicas ao estresse físico. Ganhos de força relativos com o treinamento resistido são os mesmos em crianças e adultos. A força melhora com o treinamento nos indivíduos em idade pré-púbere, porém, por meio de outros mecanismos que não os aumentos no tamanho muscular. Presume-se que as adaptações neurológicas sejam a chave, mas a maneira exata pela qual elas ocorrem não está clara. A força nos adultos também melhora por meio de mecanismos independentes do tamanho durante a fase inicial de um programa de treinamento resistido. Pode-se assumir, então, que fatores neurais similares estejam envolvidos tanto nos indivíduos em idade pré- quanto nos em idade pós-púbere.

A treinabilidade das crianças, e dos adultos, em atividades de alta intensidade e curta duração, que dependem amplamente do metabolismo anaeróbio, não está definida claramente. Os aprimoramentos atingidos com o treinamento têm sido documentados em certos fatores bioquímicos (p. ex., a atividade aumentada da fosfofrutoquinase), mas não em outros (produção máxima de lactato). A produção de potência em atividades de alta intensidade e curta duração (no teste em cicloergômetro de Wingate) pode ser melhorada com o treinamento em crianças, mas a extensão na qual isso reflete adaptações metabólicas, da força ou mesmo aeróbias, não está clara. Atualmente, então, não é possível julgar se as crianças são mais ou menos capazes de melhorar as várias formas de aptidão anaeróbia em comparação aos adultos.

A literatura é clara a respeito do nível diminuído da treinabilidade fisiológica aeróbia nas crianças. Com um período de treinamento resistido, os aumentos no $\dot{V}O_2$máx observados nos estudos pediátricos são, geralmente, não mais do que um terço daqueles esperados nos adultos. Enquanto algumas explicações metodológicas têm sido propostas, parece mais provável que um mecanismo biológico seja responsável. Entre os fatores que contribuem para o aprimoramento no $\dot{V}O_2$máx com o treinamento resistido, os aumentos do volume plasmático e da capacidade aeróbia celular são dois prováveis candidatos para explicar diferenças relativas à maturidade.

Questões para Discussão e Direcionamento de Pesquisa

1. Que mecanismos neurais presume-se que sejam responsáveis pelos ganhos de força com o treinamento resistido nos anos pré-púberes?
2. Como os diferentes componentes da maturação metabólica, neurológica e da força, contribuem para o aprimoramento nas atividades de alta intensidade e curta duração durante o crescimento das crianças?
3. Como as diferentes formas de treinamento da aptidão nas crianças alteram os fatores bioquímicos (i. e., atividade enzimática) dentro da célula do músculo esquelético?
4. Como os indivíduos em idade pré- e pós-púbere respondem a diferentes formas de treinamento atlético no mesmo protocolo de treinamento?
5. Que mecanismos biológicos explicariam as diferenças na treinabilidade aeróbia entre crianças e adultos? Qual é a importância funcional (i. e, desempenho) desta variabilidade relativa à maturidade?

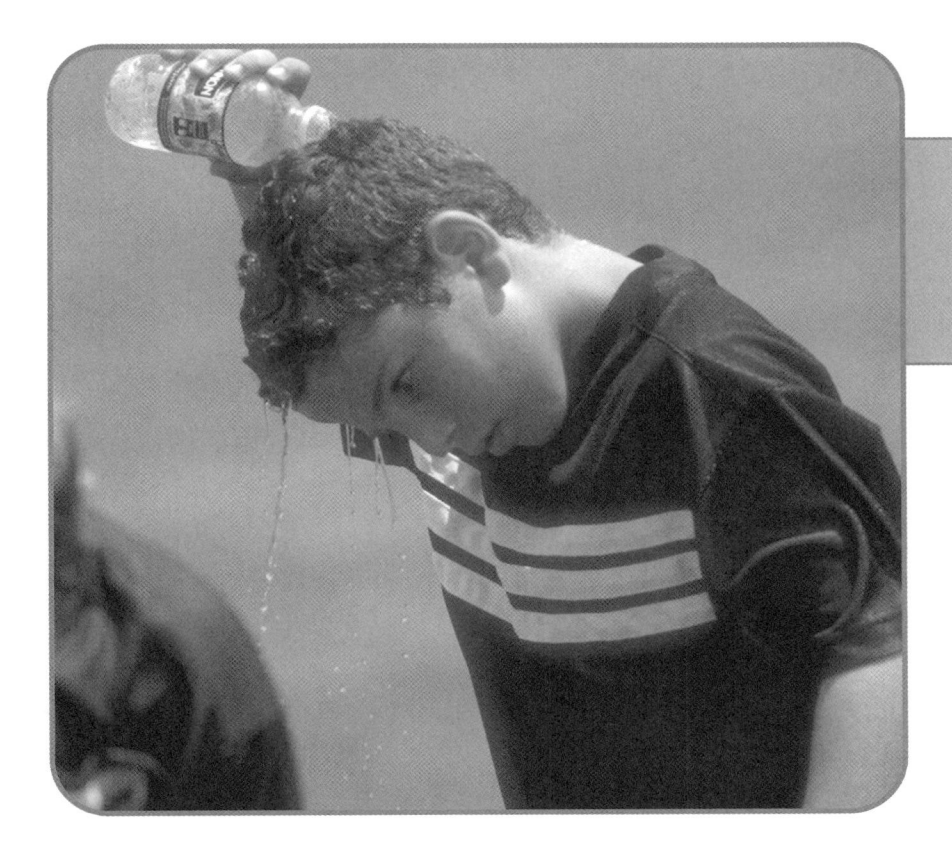

Termorregulação

Estudos Mostram Novas Descobertas Sobre os Efeitos do Exercício nos Climas Tropicais

Manchete do jornal *San Juan Star* na manhã anterior ao dia em que este estudo (43) estava programado para começar

O "motor" do músculo esquelético de crianças e adultos trabalha igualmente a cerca de 20% de sua eficiência. Isso significa que, durante o exercício, quatro vezes outro tanto de energia gera calor enquanto produz locomoção. Esse calor acumulado precisa ser dissipado, caso contrário, resultará em um aumento na temperatura central e na inibição dos processos enzimáticos celulares sensíveis à temperatura. O resultado final não é somente uma redução no desempenho físico, mas também um risco de colapso cardiovascular.

O corpo dissipa o calor (a) aumentando o fluxo sangüíneo para a pele para que haja a perda de calor por convecção e (b) aumentando a taxa de suor para o resfriamento evaporativo. Apesar desses métodos atuarem sinergicamente, proporcionando o resfriamento do corpo, eles o fazem em diferentes padrões. A produção de suor responde diretamente do aumento no calor corporal. A taxa de evaporação do suor – e, portanto, sua eficácia no resfriamento – está relacionada aos gradientes de pressão da água entre a pele e o ambiente. Portanto, a eficácia do suor enquanto um mecanismo de resfriamento está reduzida em condições de umidade elevada. A perda de calor pelo suor é, assim, determinada tanto pela produção de calor (um efeito da temperatura corporal) quanto pela taxa de evaporação (uma resposta controlada pela umidade do ambiente).

O resfriamento por convecção, por outro lado, se torna progressivamente menos eficaz à medida que a temperatura ambiente aumenta, uma vez que a perda de calor por meio desse mecanismo depende do gradiente entre a pele e a temperatura ambiente. Como Nadel concluiu, "Quando a temperatura ambiente excede 36°C, todo o calor metabólico do exercício deve ser dissipado do corpo pela evaporação do suor, porque as perdas por radiação e convecção não ocorrem quando a temperatura ambiente está próxima ou acima da temperatura média da pele" (34, p. 134). A perda de calor por convecção também depende do fluxo sangüíneo cutâneo adequado, que pode se tornar comprometido quando a desidratação causa uma redução no volume plasmático.

A temperatura central durante o exercício está relacionada à taxa metabólica: quanto maior o gasto de energia, mais alta a temperatura. Certos fatores são responsáveis pela aceleração no aumento da temperatura central em condições quentes, em particular a desidratação a partir do consumo insuficiente de fluidos para compensar as perdas pelo suor

(53). Mesmo um grau moderado de déficit de fluidos (i. e., 1% do peso corporal) pode causar um aumento exagerado na temperatura central com o exercício, e a perda de fluidos, expressa em percentual do peso corporal, está diretamente relacionada ao aumento da temperatura central. A taxa de suor aumentada com o exercício, portanto, traz conseqüências positivas e negativas. O suor deve ser abundante o suficiente para causar o resfriamento evaporativo na superfície da pele, mas a perda de fluidos pode resultar em desidratação e no aumento da temperatura corporal, se a reposição durante o exercício for inadequada (34).

Espera-se que tanto o aumento do suor quanto a perda de calor por convecção ocorram à custa de um maior estresse sobre o sistema cardiovascular. O suor leva à desidratação e ao risco de reduções no volume sangüíneo central e no enchimento cardíaco. Durante a perda de calor por convecção, a necessidade do aumento no fluxo sangüíneo para a circulação cutânea desvia o sangue dos músculos em atividade. Portanto, acredita-se amplamente que uma redução no fluxo circulatório, para atingir as demandas combinadas da locomoção e da termorregulação, pode comprometer a capacidade para a realização do exercício no calor.

Em geral, acredita-se que as crianças tolerem o exercício realizado no calor com maior dificuldade do que os adultos. Diversos fatores maturacionais podem contribuir para isso. Primeiramente, os meninos demonstram uma taxa de suor significativamente mais baixa com o exercício do que os homens adultos (isso parece não ocorrer em mulheres). Esse fato faz com que os meninos em idade pré-púbere dependam mais da perda de calor por convecção na pele, para manter a estabilidade térmica durante o exercício. Por outro lado, pode ser que a taxa menor de suor nos meninos reduza os efeitos adversos da desidratação.

As crianças produzem mais calor relativo à sua massa corporal durante o exercício do que os adultos, mas isso é compensado por meio de uma relativamente maior área de superfície corporal (ASC). Porém, uma maior ASC pode não se adaptar bem em temperaturas ambientes muito altas, quando ocorrer uma reversão no gradiente de temperatura entre a pele e o ambiente. Alguns pesquisadores também acreditam que a capacidade funcional cardíaca possa ser menor em crianças, limitando suas respostas circulatórias ao extravasamento vascular cutâneo e à desidratação que limitam o volume sangüíneo central durante o exercício realizado no calor.

Este capítulo começa com uma revisão geral sobre o conhecimento atual em relação às diferenças termorregulatórias entre crianças e adultos. Os leitores, em busca de maiores detalhes, podem consultar revisões mais abrangentes sobre esse tópico, realizadas por Armstrong e Maresh (2), Bar-Or (4) e Falk (15). A discussão então dirige-se a duas questões a respeito das conseqüências fisiológicas potenciais dessas diferenças maturacionais: As diferenças na capacidade vascular funcional são responsáveis pela relativa intolerância das crianças ao exercício em ambientes com altas temperaturas, comparativamente aos adultos? E as características termorregulatórias das crianças são expressas por meio das alterações no equilíbrio de fluidos durante o exercício?

Mudanças Maturacionais

A discussão sobre as diferenças nas respostas termorregulatórias ao exercício entre crianças e adultos se inicia com duas observações primárias: (a) Antes da puberdade, a taxa de suor em meninos durante o exercício é limitada em comparação com a dos indivíduos mais maduros (os dados são menos conclusivos nas meninas). Conseqüentemente, espera-se que os meninos dependam mais de um fluxo sangüíneo cutâneo maior para uma perda de calor por convecção pela pele do que os homens; (b) Em uma dada taxa de trabalho, a taxa metabólica de uma criança, relativa à sua massa corporal, diminui progressivamente com o crescimento, ou seja, a produção de calor em relação à massa corporal é maior em um menino de 5 anos correndo a 8 km · h⁻¹ do que em um jovem de 14 anos, correndo na mesma velocidade. Entretanto, uma razão correspondente maior entre a área de superfície corporal e a massa corporal na criança jovem permite uma perda de calor mais eficaz. Como resultado, a produção de calor relativa à área de superfície corporal é independente da idade.

Taxa de Suor

As taxas de suor do corpo como um todo (g · m⁻² · h⁻¹) são cerca de 40% maiores nos homens adultos do que nos meninos em idade pré-púbere (2). Isso ocorre não somente durante o exercício em ambientes quentes, mas também quando o suor é induzido artificialmente por meio da iontoforese por pilocarpina em repouso em condições termoneutras. As meninas tendem a suar menos do que os meninos durante a infância, mas as diferenças relacionadas ao gênero se tornam mais acentuadas na puberdade. A taxa de suor em um homem adulto pode ser três vezes maior do que a de uma mulher. A maioria dos estudos não encontrou diferença entre as taxas de suor em meninas nas idades pré- e pós-púbere, mas existem outros dados conflitantes (5).

Essa informação sugere que alterações maturacionais na termorregulação durante o exercício sejam provavelmente restritas aos meninos. Bar-Or advertiu, entretanto, que mais estudos comparando diretamente as respostas térmicas relativas ao gênero e à maturação precisam ser realizados antes que conclusões definitivas possam ser traçadas (5).

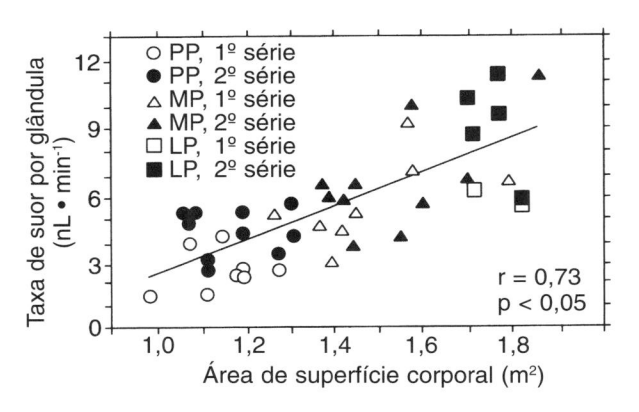

▶ FIGURA 12.1 Relação entre a taxa de suor e a área de superfície corporal durante séries de exercício realizadas no calor em meninos em idade pré-púbere (PP) e médio-púbere (MP) e ao final da puberdade (LP) (Referência 16).
Reimpresso com permissão de B. Falk, 1992.

O número de glândulas sudoríparas écrinas é determinado precocemente na infância. Portanto, a densidade das glândulas na superfície da pele diminui durante o crescimento corporal. A mudança da taxa de suor que ocorre nos meninos na puberdade é, contudo, a expressão de uma maior produção por glândula. Falk et al. avaliaram a produção de suor em meninos em idade circumpuberal, que realizaram um exercício em bicicleta a 50% do $\dot{V}O_2$máx dentro de uma câmara climática (16). Uma relação linear foi observada entre a taxa de suor por glândula e o *status* púbere, bem como com a área de superfície corporal (r = 0,73; Figura 12.1). A análise de regressão indicou que a ASC e a maturidade sexual juntas respondem por 66% da variação na produção de suor por glândula.

Pode-se procurar uma explicação para o aumento nas taxas de suor em meninos na puberdade a partir de mecanismos de controle já reconhecidos para a produção de suor. A estimulação da área preóptica do cérebro, em resposta ao aumento do calor corporal, causa um escoamento da atividade simpática, que dispara a produção de suor pelos terminais nervosos colinérgicos nas glândulas sudoríparas, ou próximo a elas. As influências maturacionais ou relacionadas ao gênero não são claras nesse cenário. Considerando-se os efeitos púberes e do gênero sexual sobre o suor, é aceitável suspeitar que a ação sudorífica (estimulação do suor) da testosterona seria responsável. Bar-Or revisou dados experimentais indicando, entretanto, que a administração de testosterona ou de agentes antiandrogênicos não afeta a taxa de suor (4). Contudo, essa questão ainda não é clara. Bar-Or citou a conclusão de Rees e Shuster de que a taxa de suor é determinada "pela expressão do gene de indução androgênica durante a puberdade, e não pela modulação androgênica na vida adulta" (42, p. 691).

Produção de Calor e Área de Superfície Corporal

Como determinada pelos princípios geométricos, a razão da área de superfície corporal com a massa corporal está inversamente relacionada à massa corporal. Aos 5 anos de idade, a razão entre a área de superfície corporal e a massa é de aproximadamente $4,0$ $m^2 \cdot kg^{-1} \cdot 10^{-2}$. Já aos 15 anos, o valor diminui para menos que $3,0 \cdot 10^{-2}$. As crianças menores têm, portanto, a vantagem de possuir um maior "radiador", por meio do qual perdem calor corporal (exceto em ambientes muito quentes, onde a área de superfície corporal é uma desvantagem). Isso é importante para a *homeostase* térmica, uma vez que uma criança menor gera mais calor por massa corporal durante o exercício do que uma maior. Durante um período de dez anos, ou seja, dos 5 aos 15 anos, o gasto de energia (e portanto a produção de calor) em relação à massa corporal durante uma corrida em esteira a 8 $km \cdot h^{-1}$ diminui em 30% (4).

Exceto em temperaturas muito altas, uma criança menor, em razão da sua área de superfície corporal relativamente maior, apresenta uma perda de calor mais eficaz por convecção do que uma criança maior. Isso compensa a maior produção de calor em relação à massa corporal na criança. O efeito combinado de uma razão progressivamente menor entre a ASC e a massa e o declínio no gasto de energia específico da massa resulta em uma estreita relação entre a produção de calor e a área de superfície corporal em todas as idades, à medida em que as crianças crescem. Por exemplo, Rowland et al. compararam o gasto metabólico durante uma corrida submáxima em esteira, entre vinte meninos com 9 a 13 anos de idade e homens adultos jovens (48). Como esperado, em uma velocidade de $9,6$ km h^{-1}, o consumo de oxigênio relativo à massa corporal foi 25% maior nos meninos ($49,5 \pm 4,4$ *vs.* $40,0 \pm 5,0$ $mL \cdot kg^{-1} \cdot min^{-1}$). Entretanto, nenhuma diferença foi observada quando o $\dot{V}O_2$ foi ajustado para a área de superfície corporal ($1,551 \pm 157$ e $1,557 \pm 158$ $mL \cdot min^{-1} \cdot m^{-2}$ para os meninos e homens, respectivamente).

Isso, é claro, é a explicação biológica oferecida para a relação entre a taxa metabólica e a massa, observada entre animais de diferentes tamanhos (a lei da superfície). Apesar do $\dot{V}O_2$ em repouso (i. e., a produção de calor) por quilograma estar inversamente relacionado à massa corporal ($M^{-0,25}$), as temperaturas centrais são similares em animais de todos os tamanhos. Essa estabilidade térmica filogenética é atingida porque a maior razão da ASC com a massa em animais menores significa uma área para perda de calor relativamente maior. De acordo com a lei da superfície, então, a maior taxa metabólica específica da massa de uma criança menor é interpretada como uma *adaptação* à ASC maior na criança.

Padrões Termorregulatórios no Calor

Os adultos demonstram duas respostas termorregulatórias para o aumento na intensidade do exercício ou da temperatura ambiente. Primeiro, a taxa de suor aumenta diretamente com a carga de calor corporal, aumentando a perda evaporativa de calor sobre a pele. Enquanto promove o resfriamento, a perda de fluidos associada conduz à desidratação, a qual acentua as respostas da temperatura central ao exercício e pode levar a uma diminuição no enchimento cardíaco. Segundo, mais sangue é extravasado para a circulação cutânea para a perda de calor por convecção, a qual é controlada por um gradiente de temperatura entre a pele e o ar ambiente. Conseqüentemente, a perda de calor por convecção é progressivamente menos efetiva como um meio de dissipar o calor, à medida que a temperatura ambiente aumenta. Quando a temperatura ambiente está muito alta, o gradiente pode ser revertido. Neste ponto, a perda de calor por convecção é ineficaz, e pode-se obter um ganho no calor corporal total, ao invés de perda. Portanto, quando o exercício é realizado em ambientes muito quentes, o suor é a única forma eficaz de perda de calor.

As diferenças que podem ser esperadas entre crianças e adultos neste cenário podem ser previstas a partir das diferenças maturacionais em relação à capacidade de sudorese e da área de superfície corporal, mencionadas anteriormente. Desde que ocorra um gradiente de temperatura efetivo entre a pele e a temperatura ambiente, nenhuma diferença termorregulatória deveria ser evidente entre crianças e adultos. Mas em condições de alto calor ambiental, a estabilidade térmica deveria ser mais difícil para os sujeitos imaturos, que suam menos e dependem de uma efetividade reduzida da perda de calor por convecção para evitar um aumento na temperatura central. Esse problema ainda está associado a outro fator nas crianças, pois sua maior ASC relativa à massa corporal torna-se responsável quando o gradiente de temperatura entre a pele e o ar é revertido, e o fluxo de calor vai em direção ao corpo. A única vantagem teórica para as crianças nessa situação é que sua taxa de sudorese mais baixa deveria reduzir o impacto da desidratação sobre as respostas térmicas durante o exercício.

Essas diferenças termorregulatórias conceituais entre crianças e adultos têm sido discutidas em vários estudos comparativos. Os achados têm mostrado resultados diversos. Davies constatou que a taxa de evaporação foi responsável por 51% do calor dissipado em meninos e meninas de 13 anos de idade durante uma corrida em esteira em um ambiente termoneutro, em comparação com 65% nos homens (13). Achados similares foram descritos por Wagner et al. em meninos de 11 a 14 anos e homens adultos (56).

Quando Drinkwater et al. estudaram cinco meninas em idade pré-púbere e cinco jovens universitárias que caminharam em esteira a 35°C e 48°C, o percentual da carga térmica total perdido pelo suor foi similar (14). Esse achado confirma a idéia de que a taxa de suor não é influenciada pela puberdade nas mulheres.

Shibasaki et al. descreveram as alterações térmicas em sete meninos na idade pré-púbere e onze adultos jovens que realizaram exercício na bicicleta a 40% do $\dot{V}O_2$máx por 45 minutos a 30°C e 45% de umidade relativa (54). Como esperado, os meninos exibiram taxas mais baixas de suor, e um fluxo sangüíneo cutâneo mais alto. A temperatura da pele, entretanto, foi mais alta nos homens.

Falk et al. (16) compararam as respostas de meninos nas idades pré- e médio-púbere e ao final da puberdade a sessenta minutos de ciclismo em condições de clima quente e seco (42°C, 20% de umidade relativa). O fluxo sangüíneo do antebraço foi maior nos sujeitos em idade pré-púbere, os quais também demonstraram as taxas mais baixas de suor. Entretanto, nenhuma diferença significativa foi observada nos três grupos no que diz respeito à perda de calor por evaporação, e as temperaturas cutânea e retal foram mais altas nos indivíduos ao final da puberdade. Os autores concluíram que as diferenças maturacionais na regulação da temperatura, pelo menos em relação às condições ambientais e do exercício nesse estudo, não foram estabelecidas durante a puberdade.

Desidratação

Meyer e Bar-Or revisaram os dados de seis estudos que avaliaram o nível de desidratação em crianças e adultos em condições climáticas e de exercício similares (31). Eles concluíram, a partir dessas informações, que "em geral, a magnitude do potencial grau de hipoidratação é similar em crianças e adultos. [Portanto] ao corrigir de acordo com a massa corporal, as crianças são geralmente similares aos adultos no que diz respeito à perda de água durante o exercício" (p. 6).

A concentração de sódio no suor tende a ser menor nas crianças do que nos adultos. Considerando as taxas mais baixas de suor em indivíduos mais jovens (pelo menos entre os do gênero masculino), pode-se esperar que as perdas totais de sódio pelo suor sejam menores nas crianças (Figura 12.2). Porém, nenhuma diferença maturacional foi observada nas perdas de potássio pelo suor (32).

Temperatura Central e Tolerância ao Calor

Variações nas taxas de evaporação e de suor, na área de superfície corporal, na produção de calor, na convecção de calor na pele, no nível de desidratação, na temperatura cutânea, no fluxo sangüíneo cutâneo e na reserva circulatória podem contribuir para as diferenças na termorregulação durante a maturação das crianças. O ponto fisiológico principal de todas essas adaptações é a preservação da temperatura corporal. Considerando os mecanismos variáveis para a termorregulação durante o exercício, descritos anteriormente, poderia se esperar que crianças em idade pré-púbere (pelo menos os meninos) demonstrassem um aumento exagerado na temperatura retal, em comparação aos adultos, particularmente em temperaturas ambientais altas.

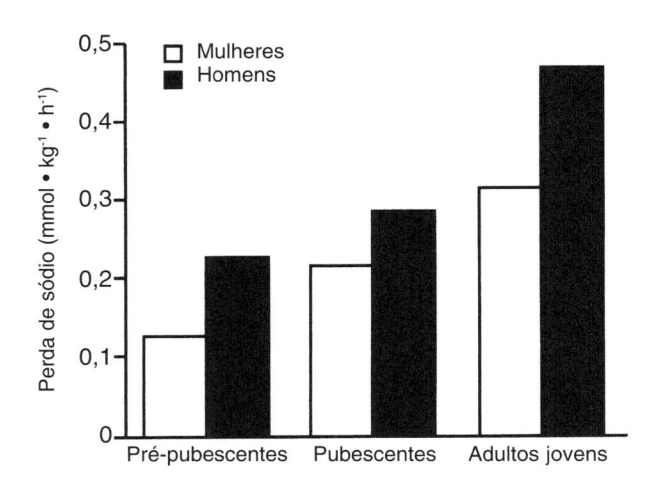

▶ FIGURA 12.2 Perda de sódio no suor pela maturação e pelo gênero (Referência 31, dados da Referência 32). Reimpresso com permissão de F. Meyer, 1992.

Como Armstrong e Maresh enfatizaram, os dados experimentais não provam isso (2). A Tabela 12.1 apresenta dados obtidos em seis estudos que compararam diretamente as temperaturas retais em crianças e adultos, enquanto eles se exercitavam em diferentes temperaturas ambientes, mas em intensidades relativas similares. Nesses estudos, o aumento da temperatura central nas crianças geralmente não excedeu aquele observado nos adultos. Esses achados sugerem que as crianças são tão aptas quanto os adultos em prevenir aumentos prejudiciais na temperatura central com o exercício realizado no calor, mesmo em temperaturas ambientais extremas.

Ao mesmo tempo em que não é observado em crianças um aumento exagerado na temperatura retal durante o exercício, alguns estudos sugerem que sujeitos em idade pré-púbere não toleram exercícios realizados em climas quentes, assim como ocorre com os adultos. A tolerância nesses estudos tem sido definida por meio dos sintomas apresentados pelos sujeitos. As crianças geralmente sentem tontura, náusea, desconforto abdominal, dores de cabeça e incapacidade de persistir na realização do exercício. Esses sintomas têm sido interpretados como evidências da instabilidade circulatória. Bar-Or indicou que as crianças toleram o exercício tão bem quanto os adultos em ambientes termoneutros ou quando a temperatura ambiente não excede a temperatura da pele em mais de 5°C a 7°C (cerca de 29°C) e 45 a 65% de umidade relativa (4). Sintomas de fadiga são mais comumente observados em crianças do que em adultos quando a tempera-

▶ TABELA 12.1 Alterações na temperatura central com exercício em indivíduos em idade pré- e pós-púbere					
	T_{amb} (°C)	Umidade (%)	Exercício	Indivíduos	Δ da T_{retal} (°C)
TERMONEUTRA					
Drinkwater et al. (14)	28	45	Caminhada	Meninas	0,7
				Mulheres	0,7
Davies (13)	21	67	Corrida	Meninos, Meninas	1,9
				Homens	1,8
QUENTE					
Drinkwater et al. (14)	35	65	Caminhada	Meninas	1,2
				Mulheres	1,2
Shibasaki et al. (54)	30	40	Ciclismo	Meninos	0,5
				Homens	0,5
Rivera Brown et al. (44)	33	55	Ciclismo	Meninas	0,9
				Mulheres	1,1
MUITO QUENTE					
Drinkwater et al. (14)	48	10	Caminhada	Meninas	0,9
				Mulheres	1,0
Wagner et al. (56)	49	<10	Caminhada	Meninos	1,0
				Homens	1,5
Falk et al. (15)	42	20	Ciclismo	Meninos pré-púberes	0,7
				Meninos médio-púberes	1,0
				Meninos pós-púberes	1,2

Todos os estudos envolveram comparações diretas das temperaturas retais em indivíduos na idade pré- e pós-púbere, enquanto eles se exercitavam em diferentes temperaturas ambientes, mas em intensidades relativas similares.
T_{amb} = temperatura ambiente; T_{retal} = temperatura retal.

tura do ar é maior do que a temperatura da pele em mais de 10°C. De fato, a maioria dos estudos que documentaram essa intolerância ao exercício, em indivíduos imaturos, têm sido realizados em ambientes muito quentes (47 °C–49°C).

Parece que a intolerância sintomática das crianças ao exercício realizado no calor não está relacionada a qualquer inadequação das suas respostas termorregulatórias que limite o aumento da temperatura central.

O Calor e a Intolerância ao Exercício

Aumentos na temperatura ambiente limitam significativamente o desempenho no exercício de resistência. Galloway e Maughan, por exemplo, demonstraram que homens adultos, que realizaram exercício em bicicleta em uma intensidade de 70% do $\dot{V}O_2$máx, resistiram em média 93 minutos a 11°C, 80 minutos a 21°C e 50 minutos a 31°C (22; Figura 12.3). Suzuki descobriu que os adultos poderiam se exercitar a 66% do $\dot{V}O_2$máx por 91 minutos em uma temperatura ambiente de 0°C, mas somente 19 minutos a uma temperatura de 40°C (55).

Há evidências, a partir de um pequeno número de indivíduos, de que o impacto negativo do calor sobre a tolerância ao exercício pode ser exacerbado nas crianças, em comparação aos adultos. Drinkwater et al. compararam os efeitos fisiológicos de duas caminhadas durante cinqüenta minutos a 30% do $\dot{V}O_2$máx, em temperaturas ambientes de 28°C, 35°C e 48°C, em cinco meninas em idade pré-púbere e cinco mulheres universitárias (14). Todas as meninas e mulheres completaram as duas caminhadas a 28°C. A 35°C, somente duas meninas, mas todas as mulheres conseguiram terminar o pe-

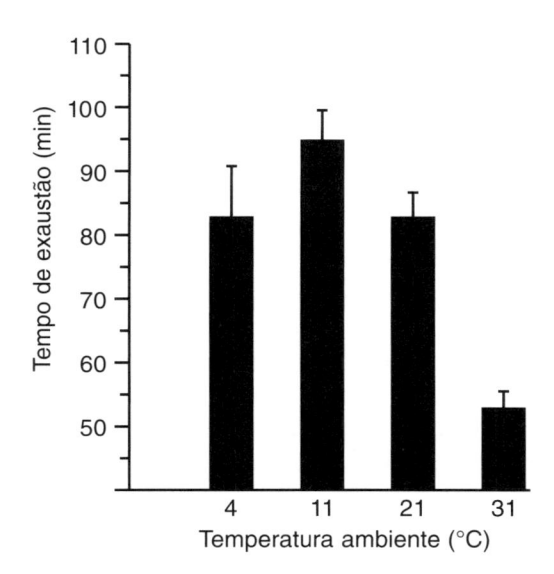

▶ FIGURA 12.3 Capacidade de resistência em homens adultos se exercitando a 70% do $\dot{V}O_2$máx em diferentes temperaturas ambientes (dados da Referência 22).
De S.D.R. Galloway e R.J. Maughan, 1995.

ríodo total de 100 minutos. No ambiente com temperatura de 48°C, quatro das cinco meninas foram impedidas de completar o exercício durante o primeiro período de 50 minutos de caminhada, quando suas freqüências cardíacas atingiram 90% do máximo (um critério de segurança pré-determinado para remover um sujeito da câmara climática). Os autores relataram que "Observaram indicadores visíveis de que as meninas estavam apresentando dificuldades cardiovasculares quando foram impedidas de continuar o exercício. As faces estavam extremamente ruborizadas, com claros sinais de agonia, e duas das meninas relataram tontura sob a condição de 48°C" (p.1051). Todas as cinco mulheres, entretanto, completaram a primeira caminhada.

Haymes et al. (28) relataram que meninas de 9 a 11 anos não puderam sustentar um trabalho em esteira por um período tão longo como aquele previamente relatado em mulheres adultas. Wagner et al. (56) descobriram que os tempos na caminhada de resistência em condições ambientais quentes foram mais altos em homens adultos do que em meninos com 11 a 14 anos. Entretanto, em ambos os estudos, os indivíduos se exercitaram à mesma intensidade absoluta, em vez da relativa, o que poderia explicar o desempenho de resistência superior no grupo mais velho.

A próxima seção revisará os dados relativos à tolerância reduzida ao exercício realizado no calor e como eles poderiam ser responsáveis pelas limitações particulares nos indivíduos em idade pré-púbere. O volume superior de pesquisas sobre a tolerância dos adultos ao exercício realizado no calor será revisado primeiro. Em seguida, será examinada a

forma como esses dados poderiam ser aplicados na interpretação das poucas investigações realizadas nas crianças.

Estudos em Adultos

Apesar do quadro de fadiga ser comum durante o exercício realizado no calor, é interessante que não exista nenhum argumento convincente sobre o real papel de qualquer determinante fisiológico de forma isolada. Os possíveis fatores são:

• a insuficiência cardiovascular causada pelo extravasamento do volume sangüíneo central para a circulação cutânea objetivando o resfriamento por convecção;

• a desidratação e circulação sangüínea diminuída em razão da perda de calor pelo suor;

• as alterações metabólicas ou de substratos;

• a depressão da modulação do sistema nervoso central; e

• o prejuízo da contratilidade miocárdica.

Os dados sobre cada um desses possíveis candidatos, a partir de estudos em adultos, serão revisados a seguir. A forma como cada um deles poderia ser afetado pela imaturidade biológica permanece problemática.

"Seqüestro" da Circulação Cutânea

A explicação tradicional para a intolerância ao exercício realizado no calor envolve a necessidade por parte do sistema cardiovascular de suprir o fluxo sangüíneo para a circulação cutânea objetivando a perda de calor por convecção. Esse extravasamento de sangue na direção oposta a dos músculos em atividade e, nessa competição, o suporte circulatório para o músculo se torna limitado (como será revisado a seguir, essa idéia tem sido usada para explicar diferenças entre crianças e adultos no que diz respeito à tolerância ao exercício realizado no calor, uma vez que se considera que a capacidade cardíaca funcional de sujeitos em idade pré-púbere seja limitada quando comparada a dos adultos).

Não existe, entretanto, evidências experimentais de que a redistribuição de sangue, para satisfazer a circulação cutânea em condições de calor, ocorra em detrimento do fluxo sangüíneo muscular. Estudos indicam, de fato, que nenhuma diminuição é observada no fluxo sangüíneo muscular da perna durante o exercício realizado no calor (36, 38, 51). Nielsen et al. estudaram sete adultos jovens do gênero masculino enquanto caminhavam em uma esteira inclinada, inicialmente por 30 minutos em um ambiente frio (38). Em seguida, eles foram transferidos para uma sala adjacente com uma temperatura de 40°C, onde caminharam por mais 60 minutos ou até a exaustão. A temperatura central no ambiente quente excedeu 39°C. O fluxo sangüíneo para a perna

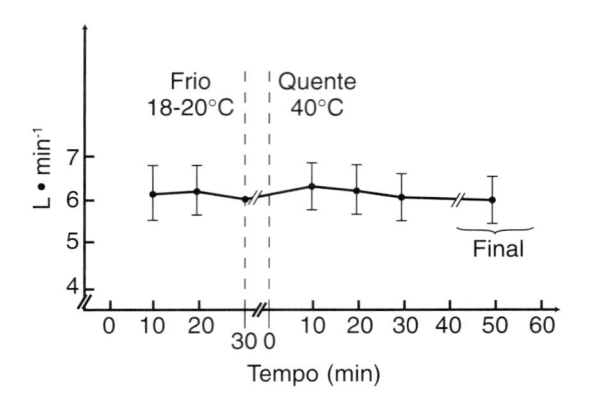

► FIGURA 12.4 Fluxo sangüíneo da perna em homens adultos durante uma caminhada em condições climáticas frias e quentes (Referência 38).
Reimpresso com permissão de B. Nielsen et al., 1990.

se manteve igual nas condições quente e fria (Figura 12.4). Além disso, não houve alterações nas diferenças arteriovenosas de oxigênio ou nas concentrações venosas ou arteriais de lactato entre as duas temperaturas. Os autores concluíram, então, que (a) não ocorreu nenhum seqüestro circulatório cutâneo e (b) o fluxo sangüíneo para o músculo não foi responsável pela limitação no desempenho do exercício realizado no calor.

Se o aumento do fluxo sangüíneo cutâneo em condições de calor não é desviado do fluxo sangüíneo muscular, de onde provém esse aumento? Parece que a resposta está no fato de que o aumento da necessidade circulatória seja atendido pela redução do fluxo sangüíneo em tecidos que não são utilizados durante a realização do exercício. Tem-se demonstrado que a perfusão de tecidos inativos, de fato, diminui em proporção direta ao aumento da necessidade de fluxo sangüíneo cutâneo. Rowell demonstrou que tanto o fluxo sangüíneo esplâncnico quanto o renal diminuíram com o aumento da taxa de trabalho em 25°C, mas, a 43°C, esses fluxos declinaram mais 20%, em qualquer carga de trabalho (46).

Desidratação e Insuficiência Circulatória

As taxas de suor nos adultos podem ser extremamente altas durante o exercício – geralmente 1,0 a 2,0 L • h⁻¹ –, levando à desidratação se essas perdas não forem compensadas pelo consumo de fluidos (52). Em geral, porém, a ingestão *ad libitum* (à vontade, livremente) causada pela sede é inadequada, e a desidratação involuntária é comum durante o exercício realizado no calor (esta questão será discutida em relação às crianças mais adiante neste capítulo).

Os indivíduos que estão desidratados durante o exercício realizado no calor demonstram um declínio significativo no desempenho de resistência. Craig e Cummings mostraram que a capacidade de realizar exercício diminuiu 20% quan-

do a perda de peso foi de 2%, e a queda no desempenho foi de 45% quando a perda de peso foi de 4% (12). Nesse estudo, entretanto, os efeitos da perda de fluidos não poderiam ser separados daqueles da hipertermia, das alterações cardiovasculares e das repostas metabólicas, que também poderiam contribuir para a intolerância ao exercício.

Armstrong et al. avaliaram o efeito da desidratação sobre o desempenho isoladamente em relação a esses outros fatores (1). Eles constataram que, quando a perda de fluidos nos homens foi produzida por diuréticos, uma redução no peso corporal de 2% resultou em um aumento nos tempos de corrida de 1,5; 5 e 10 km de 0,16; 1,31 e 2,62 minutos, respectivamente. Eles consideraram que esses achados poderiam ser "explicados de maneira mais lógica pelas funções metabólicas alteradas, pela termorregulação prejudicada, pelo aumento na percepção de esforço ou pela combinação desses fatores" (p. 459).

A desidratação pode diminuir a pressão de enchimento do ventrículo esquerdo e, dessa forma, diminuir o volume sistólico. Alguns pesquisadores concluíram, portanto, que "a manutenção da pressão de enchimento cardíaca é provavelmente o fator mais importante na continuidade do exercício em um ambiente quente" (40, p.48). Essa conclusão, porém, ignora a observação que, enquanto o volume sistólico diminui com o exercício realizado no calor, o débito cardíaco não sofre muita alteração (pelo menos até que os extremos da temperatura central sejam atingidos).

Por exemplo, Gonzalez-Alonso et al. concluíram que "a desidratação prejudica marcantemente a função cardiovascular em atletas de resistência hipertérmicos", a partir de seus achados em quinze ciclistas adultos treinados em resistência (23, p.1229). Esses indivíduos se exercitaram sob o calor por um período de 100 a 120 minutos e, em seguida, pedalaram por mais 30 minutos em um estado de desidratação (4% do peso corporal) ou euhidratado. Em condições de hipertermia (aumento de 1°C na temperatura retal), ou de apenas desidratação, nenhuma queda no débito cardíaco foi observada. Contudo, a hipertermia e a desidratação, atuando conjuntamente, causaram "uma incapacidade para a manutenção do débito cardíaco e da pressão sangüínea" (23, p.1229; Figura 12.5).

Entretanto, esses dados não parecem indicar uma insuficiência cardiovascular (23). Em indivíduos em exercício que estavam hipertérmicos e desidratados, o débito cardíaco diminuiu somente de uma média de 21,1 L · min⁻¹ para 18,4 L · min⁻¹, e a pressão arterial média caiu de 101 para 96 mmHg.

Resultados – e conclusões – similares foram relatados por Rowell et al. em um estudo com três indivíduos do gênero masculino, que se exercitaram por 12 minutos em uma esteira a 15% de inclinação e em temperaturas ambientes de 25,6°C e 43,3°C (47). O débito cardíaco médio foi de 21,0 L · min⁻¹ na condição termoneutra e de 19,3 L · min⁻¹ no calor. De modo surpreendente, esses autores concluíram que "uma falha na

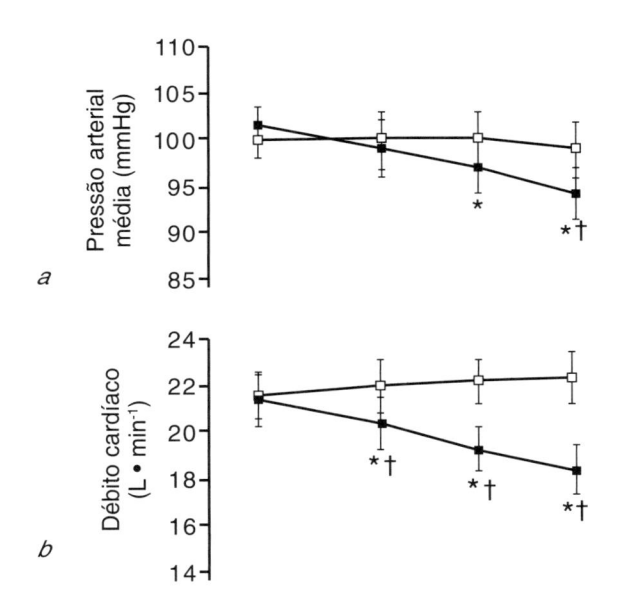

▶ FIGURA 12.5 Alterações na (*a*) pressão arterial média e no (*b*) débito cardíaco durante 120 minutos de exercício realizado em bicicleta a 63% do $\dot{V}O_2$máx em 35°C e 48% de umidade relativa do ar. Quadrados abertos, euhidratados; quadrados sólidos, desidratados (Referência 23). * = significativamente diferente do valor de 15 min (p < 0,05). † = significativamente diferente da euhidratação (p < 0,05).
Reimpresso com permissão de J. Gonzalez-Alonso et al., 1997.

manutenção do nível requerido de débito cardíaco durante o exercício intenso realizado no calor indica um prejuízo da função cardiovascular" (p. 1814).

Nadel et al. relataram que 25 minutos de exercício realizado na bicicleta por homens a 70% do $\dot{V}O_2$máx em uma temperatura ambiente de 36°C, causa um aumento médio de 1,8°C na temperatura central (35). O volume plasmático diminuiu 20%, mas nenhuma alteração significativa foi observada no débito cardíaco. Em um estudo realizado por Saltin e Stenberg, indivíduos se exercitaram por três horas a 75% do $\dot{V}O_2$máx (50). O débito cardíaco sofreu um ligeiro aumentou durante os 180 minutos do teste, ao passo que o volume sistólico diminuiu de 126 para 107 mL, e a pressão arterial média declinou em 10%.

A contribuição da desidratação para os limites do desempenho do exercício realizado no calor parece ser causada por meio da elevação da temperatura central, e não pela limitação da função cardiovascular. Como será observado adiante, entretanto, isso parece ocorrer somente dentro de certos limites, pois, uma vez que altas temperaturas centrais são atingidas (40–41°C), a função cardiovascular fica claramente comprometida.

Alterações Metabólicas e de Substrato

A produção de força no músculo dos mamíferos é afetada pelo calor e apresenta uma variação ideal de temperatura

entre 30 e 37°C (17). Sugeriu-se que os efeitos negativos quando a temperatura muscular excede 37°C refletem perturbações na função metabólica (18). Febbraio, a partir de estudos *in vitro*, mostrou diversas conseqüências metabólicas do aumento da temperatura que poderiam limitar a função muscular, incluindo alterações na eficiência fosforilativa, no consumo de cálcio pelo retículo sarcoplasmático e na integridade das membranas mitocondriais (18). Esses distúrbios não ocorreram, entretanto, até que temperaturas acima de 40°C fossem impostas.

Febbraio et al. mostraram que aumentando a temperatura muscular (por meio de um cobertor térmico) houve uma elevação da glicogenólise, da glicólise e da degradação dos fosfatos de alta energia em homens que realizaram dois minutos de trabalho em bicicleta a 115% do $\dot{V}O_2$máx (19). Essas mudanças ocorreram sem alterações na temperatura central ou nos níveis de catecolaminas.

O exercício realizado no calor pode influenciar a utilização de substratos (18). A utilização de carboidratos aumenta à medida que a oxidação de gorduras declina, com uma elevação na razão de trocas respiratórias. Acredita-se que uma decomposição mais rápida de glicogênio em resposta ao aumento das catecolaminas circulantes, quando o exercício é realizado no calor, seja o fator responsável. Essa depleção mais rápida dos estoques de glicogênio tem sido sugerida como o fator que limita o desempenho no exercício realizado no calor em estudos em animais (20). Entretanto, estudos em seres humanos têm indicado consistentemente que os estoques de glicogênio muscular não estão depletados no ponto da exaustão (38). Parkin et al. (41) demonstraram que a concentração de glicogênio muscular na fadiga após um exercício realizado no calor foi maior (> 300 mmol · kg⁻¹ de peso seco) do que após um exercício realizado em condições termoneutras (< 150 mmol · kg⁻¹ de peso seco).

O exercício realizado no calor não parece diminuir a função muscular, como indicado em testes de força. Nielsen et al. demonstraram que a força máxima dos grupos musculares do flexor do cotovelo e do extensor do joelho não foi diferente antes e depois de 90 minutos de exercício realizado em bicicleta a 40°C (36).

Depressão da Modulação do Sistema Nervoso Central

Os efeitos depressores do calor sobre os centros de controle motor do cérebro podem limitar o exercício realizado no calor. Certamente, as pessoas se sentem mais desconfortáveis quando trabalham em condições ambientais quentes. Em adultos jovens, que realizaram dois períodos de 30 minutos de exercício em intensidade moderada, Brenner et al. relataram taxas médias de percepção subjetiva de esforço (PSE) de 10,4 ± 1,6 e 12,4 ± 1,8 a uma temperatura ambiente de 40°C e de 8,9 ± 1,6 e 9,5 ± 1,6 a 23°C (7).

Nielsen et al. mostraram que o exercício realizado no calor alterou os padrões de excitação no eletroencefalograma (EEG) (37). Sete ciclistas se exercitaram a 60% do $\dot{V}O_2$máx em condições de calor (42°C) e frio (19°C). A razão das freqüências alfa e beta no EEG foi interpretada como um índice inverso do nível de excitação cerebral. Na condição de calor, os ciclistas ficaram exaustos após 34 ± 1 minutos, na situação em que a temperatura esofágica atingiu 39,8°C; a PSE foi de 19,0 ± 0,8 e a razão alfa e beta aumentou 188 ± 71%. Sob a condição de frio, a temperatura esofágica com o exercício atingiu 38°C, a PSE foi baixa e o índice de freqüência alfa e beta não sofreu aumento significativo (59 ± 27%). Uma estreita correlação foi observada entre o índice alfa e beta e o aumento na temperatura esofágica. As influências relacionadas à fadiga *versus* a temperatura central sobre os achados no EEG não ficaram claras a partir desses resultados.

Caputa et al. apresentaram evidências de que a tolerância ao exercício em cabras está relacionada à temperatura cerebral (8). Quando esses pesquisadores aumentaram artificialmente a temperatura hipotalâmica dos animais para 43°C, o esforço das cabras na corrida em esteira diminuiu. Isso ocorreu apesar de a temperatura do tronco ter sido mantida em 40°C.

Em seu estudo do fluxo sangüíneo muscular e do metabolismo durante o exercício realizado no calor, Nielsen et al. comentaram que:

> "O sistema nervoso central e as funções mentais são suscetíveis a altas temperaturas, como pôde ser observado pela tontura e pelo comportamento confuso em participantes de eventos esportivos de longa distância estressados pelo calor. No presente estudo, os indivíduos também relataram tontura e incapacidade de mover suas pernas ao final do exercício, apesar do fato de a circulação muscular ter sido mantida e a disponibilidade de substratos e o *turnover* terem se mostrado adequados. Portanto, pode ser que a temperatura central maior que 39°C reduza a função dos centros motores e a capacidade de recrutamento das unidades motoras necessárias para a atividade, talvez via um efeito sobre o 'estado de motivação' para o desempenho motor" (38, p. 1045).

Disfunção Miocárdica

A função contrátil miocárdica parece estar preservada na mesma faixa de temperatura central observada com o exercício de resistência realizado no calor. Entretanto, uma vez que a temperatura central excede 40 a 41°C, existem diversas evidências indicando a deterioração da capacidade de bombeamento do coração, que ocorre na apresentação clínica da intermação.

Cooper et al. estudaram o efeito da hipertermia sobre a contratilidade miocárdica de cachorros (10). Foram observadas poucas mudanças no trabalho sistólico, em qualquer

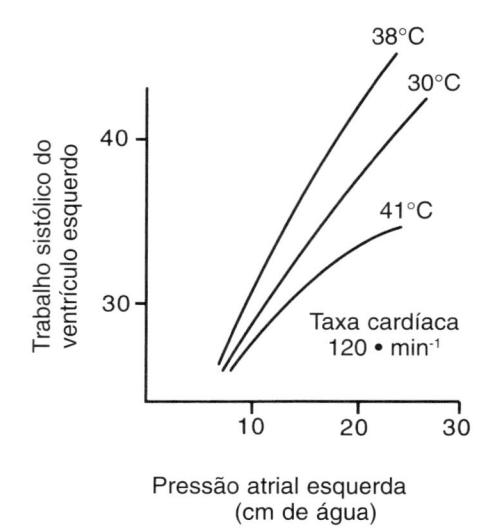

► FIGURA 12.6 Curvas da função ventricular para um único cão em várias temperaturas corporais, indicando um declínio na contratilidade miocárdica a 41°C (Referência 10). Reimpresso com permissão de T. Cooper, V.L. Williams e C.R. Hanlon, 1962.

pressão de enchimento do átrio esquerdo em temperaturas internas entre 30 e 38°C. Acima de 40°C, entretanto, o débito cardíaco, a pressão sangüínea e o trabalho sistólico diminuíram em todas as pressões de enchimento (Figura 12.6).

Moore et al. avaliaram a relação força-comprimento em segmentos isolados e eletricamente ritmados do ventrículo de ratos (33). Entre 20 e 37°C, nenhuma alteração significativa foi observada na relação entre a força e o comprimento para qualquer aumento do estiramento. Quando a temperatura do banho foi elevada para 41,5°C, observou-se uma queda na força de contração para cada aumento do estiramento.

Yang et al. (57) examinaram as alterações hemodinâmicas que ocorrem durante a intermação em 26 cães expostos a uma temperatura ambiente de 54 a 56°C. A pressão sangüínea e o débito cardíaco foram mantidos até que a temperatura retal atingisse 41 a 42°C. Acima de 42,5°C, essas variáveis declinaram, e a pressão venosa central sofreu um aumentou repentino, um indicativo de insuficiência miocárdica.

Síntese dos Achados em Pesquisa

Os dados em relação aos adultos não apresentam um único fator que explique claramente as limitações no desempenho do exercício realizado no calor. Ao final do exercício submáximo exaustivo comparando as condições de clima quente às de clima frio, o débito cardíaco caiu pouco, o fluxo sangüíneo muscular não diminuiu, os estoques de glicogênio muscular estavam adequados, a desidratação não foi severa, a força contrátil muscular não foi afetada e a contratilidade miocárdica foi preservada.

Considerando-se essas observações, Nielsen et al. sugeriram que "a alta temperatura central por si só, e não uma insuficiência circulatória, é o fator crítico para a exaustão durante o exercício realizado sob o estresse do calor" (36, p. 483). Diversos estudos sustentam essa idéia e mostram que, ao se atingir uma temperatura central crítica, independentemente do *status* de fluido ou cardiovascular, ocorre uma limitação da resistência no calor. Gonzalez-Alonso et al. (24), por exemplo, ao analisar sete ciclistas adultos, observaram que todos ficaram exaustos em níveis idênticos de hipertermia (temperatura esofágica de 40,1–40,2°C). O tempo de exaustão nesses indivíduos foi, portanto, inversamente relacionado à temperatura corporal inicial. Nielsen et al. (36) relataram que adultos que treinaram a 60% do $\dot{V}O_2$máx a 40°C por um período de nove a doze dias melhoraram seus tempos de fadiga de 48 para 80 minutos, mas a mesma ocorreu em uma temperatura central de 39,7°C.

Dessa forma, por meio dessa hipótese, a temperatura central aumenta durante o exercício realizado no calor em razão da desidratação e de uma compensação incompleta dos mecanismos de perda de calor. Em um certo limite de temperatura, sintomas como a fadiga e a ausência de modulação central agem no sentido de limitar atividade motora adicional. Esse "regulador" protetor oferece um mecanismo de segurança contra as conseqüências da ameaça à sobrevivência (p. ex., um colapso cardiovascular) que poderia ocorrer em exercícios mais prolongados ou de maior intensidade. Esse conceito dos mecanismos limitantes protetores, que previne conseqüências fisiológicas adversas, é similar ao regulador fisiológico descrito por Noakes (39), no que diz respeito às limitações na distribuição circulatória de oxigênio que definem o $\dot{V}O_2$máx (ver Capítulo 6).

Hargreaves e Febbraio concluíram que "embora se acredite que tal mecanismo de proteção atue na preservação do organismo, mais pesquisas se fazem necessárias para identificar os meios pelos quais ele opera e para entender a razão pela qual ele "falha" naqueles indivíduos que sofrem de superaquecimento durante o exercício, com conseqüências potencialmente fatais" (27, p. S116).

Estudos em Crianças

Com esses conceitos em mente, serão revisados agora os limitados dados existentes em relação à fadiga no exercício realizado no calor em crianças. Especificamente, precisa-se perguntar (a) se os mesmos mecanismos cardiovasculares, metabólicos e de hidratação atuam nas crianças e (b) se alterações quantitativas ou qualitativas poderiam ser responsáveis por uma maior intolerância ao calor nas crianças em idade pré-púbere. Estudos comparando adultos com crianças incluíram respostas ao calor em repouso (em uma sauna), ao exercício prolongado em condições normotérmicas

(desvio do fluxo cardiovascular) e ao exercício realizado no calor, tanto em uma câmara climática quanto em testes de campo. Deve-se observar que, nesses estudos, as relações entre as variáveis fisiológicas e a tolerância ao exercício em indivíduos na idade pré-púbere mimetizam aquelas observadas nos adultos.

Calor da Sauna

Jokinen et al. estudaram os ajustes cardiovasculares e tolerância ao calor da sauna em quatro grupos de indivíduos: A, de 2 a 5 anos; B, de 5 a 10 anos; C, de 10 a 15 anos; e D, de 15 a 40 anos de idade (29). Os indivíduos ficaram em uma sauna a uma temperatura de 70°C e 20% de umidade relativa do ar, por 10 minutos. O volume sistólico foi determinado por impedância cardiográfica. Todos os indivíduos, independentemente da idade, toleraram bem o calor. Os autores relataram que somente o grupo de 2 a 5 anos de idade apresentaram sintomas: 25% das crianças mais jovens reclamaram de "tontura e muito calor". Porém, quando os indivíduos transferiram-se da sauna para uma sala a 21°C, "muitas das crianças com menos de 10 anos de idade apresentaram sintomas subjetivos: duas crianças desmaiaram e sete das 41 reclamaram de tontura" (p. 284).

As respostas hipertérmicas na sauna demonstraram uma tendência de serem maiores nos grupos mais jovens (29). O aumento na temperatura retal foi em média 1,6°C no grupo A; 1,5°C no grupo B e C; e 0,9°C no grupo D. Ao final do período de sauna, as temperaturas retais foram de 38°C, 38°C, 37,6°C e 37,3°C nos grupos A, B, C e D, respectivamente. O débito cardíaco não sofreu alteração no grupo A, mas aumentou 20 a 30% nos outros grupos (Figura 12.7). Isso foi o reflexo de uma queda mais acentuada no volume sistólico nas crianças mais jovens (ao passo que as freqüências cardíacas aumentaram).

Os autores concluíram que: "o achado mais importante nesse estudo foi a inferioridade dos ajustes circulatórios nas crianças ao estresse abrupto com calor, em comparação aos adultos" (p. 287). Essa explicação foi dada apesar da inexistência de evidências de depressão do débito cardíaco em qualquer grupo.

Redirecionamento do Fluxo Cardiovascular

Estudos sobre as alterações circulatórias durante o exercício submáximo prolongado (redirecionamento do fluxo cardiovascular) em crianças não oferecem informações relacionadas aos limites de tolerância, e todos os estudos comparativos entre crianças e adultos têm sido realizados em condições termoneutras. Apesar disso, as alterações hemodinâmicas durante o exercício sustentado – elevação da freqüência cardíaca, diminuição no volume sistólico e estabilização do débito cardíaco – correm em paralelo ao aumento estável na temperatura central.

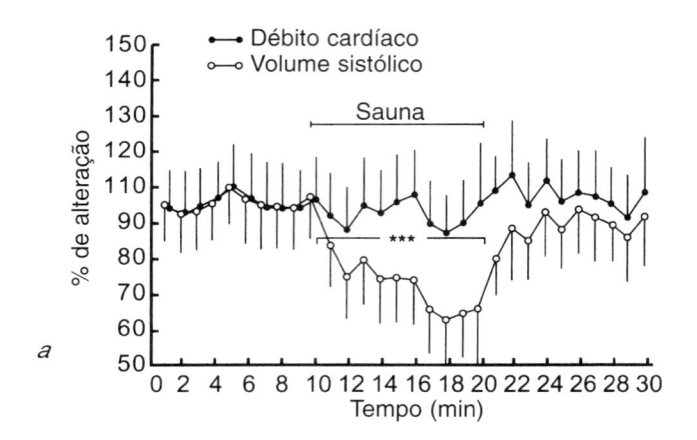

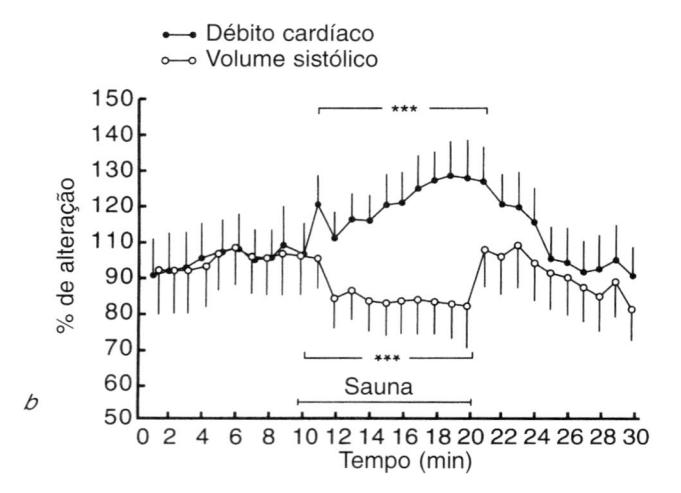

▶ FIGURA 12.7   Alterações percentuais no débito cardíaco e volume sistólico em (a) crianças de 2 a 5 anos de idade (grupo A) e (b) indivíduos acima de 15 anos (grupo D) em resposta à permanência em sauna a 70°C (Referência 29). *** = diferença significativa (p < 0,001) das condições externas da sauna.
Reimpresso com permissão de Jokinen et al., 1990.

Além disso, essas mudanças cardiovasculares são ainda maiores quando o exercício prolongado é realizado em temperaturas ambientes crescentes. Por essa razão, a maior parte dos pesquisadores acredita que o redirecionamento do fluxo cardiovascular seja um reflexo dos aumentos na temperatura corporal. As evidências atuais, também, sugerem que essas alterações na freqüência cardíaca e no volume sistólico sejam manifestações da desidratação e que um aumento primário na freqüência cardíaca ocorre em função de uma atividade simpática aumentada (11, 21).

Os estudos que compararam o redirecionamento do fluxo cardiovascular em crianças e adultos foram revisados no Capítulo 6 (3, 9, 49), sendo que apresentaram pouca ou nenhuma diferença. Em apenas um desses estudos a tem-

peratura corporal foi mensurada (49). Meninas em idade pré-menarca e mulheres jovens pedalaram por 40 minutos a 63% do $\dot{V}O_2$máx. O padrão de alteração cardiovascular foi similar nos dois grupos: a freqüência cardíaca e o débito cardíaco aumentaram, ao passo que o volume sistólico permaneceu inalterado (talvez em razão do consumo voluntário de fluidos). A única diferença significativa entre as mulheres e as meninas foi um maior aumento da freqüência cardíaca nas mulheres. O aumento médio na temperatura timpânica foi de 0,5°C para as meninas e 0,7°C para as mulheres.

Os estudos do exercício prolongado sugerem que, pelo menos em ambientes termoneutros, as respostas cardiovasculares ao aumento do calor corporal não são influenciadas pelo nível de maturação biológica.

Exercício no Calor

Dois estudos compararam diretamente as respostas cardiovasculares ao exercício submáximo sustentado no calor em crianças e adultos. Ambos os estudos envolveram indivíduos do gênero feminino.

Em estudo discutido anteriormente, Drinkwater et al. estudaram dois grupos: cinco meninas em idade pré-púbere não aclimatadas e cinco universitárias (14). Ambos os grupos caminharam em uma intensidade baixa (30% do $\dot{V}O_2$máx), sem reposição de fluidos, por dois períodos de 50 minutos em três temperaturas ambientes dentro de uma câmara climática: 28°C, 35°C e 48°C. O débito cardíaco foi estimado pela técnica de reinalação de acetileno. Os critérios de segurança para a remoção de um indivíduo do interior da câmara foram (1) temperatura retal de 39°C, (2) freqüência cardíaca acima de 90% do máximo, ou (3) sinais subjetivos de desconforto, tais como tontura, náusea ou dor de cabeça.

Todos os sujeitos de ambos os grupos terminaram a primeira caminhada de 50 minutos a 28 e 35°C. Contudo, durante a caminhada a 48°C, quatro meninas foram retiradas da esteira porque suas freqüências cardíacas excederam os 90% do máximo. Nesse momento, os autores as descreveram da seguinte forma: "As faces estavam extremamente ruborizadas, com sinais claros de desconforto" (14, p. 1051). Quando pararam de caminhar, porém, somente uma delas apresentou temperatura retal acima de 38,3°C, e as temperaturas retais foram similares nas meninas e nas mulheres. Apesar de as mulheres terem apresentado freqüências cardíacas mais baixas e índices sistólicos mais elevados do que as meninas, nenhuma diferença ou alteração foi observada no índice cardíaco em qualquer das temperaturas (Figura 12.8).

Quando foi solicitado a repetição da caminhada de 50 minutos, ambos os grupos a completaram na condição de 28°C. Entretanto, somente duas meninas e todas as mulheres terminaram a segunda caminhada a 35°C, e somente uma menina e três mulheres iniciaram o segundo exercício a 48°C.

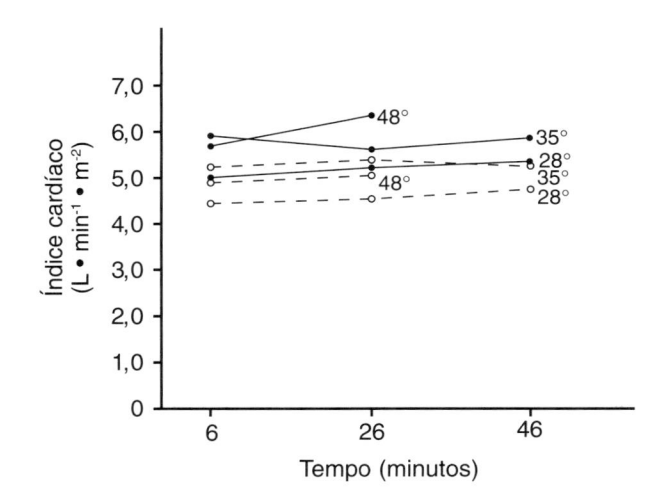

► FIGURA 12.8 Alterações no índice cardíaco durante caminhada realizada no calor em meninas em idade pré-púbere (*linhas tracejadas*) e mulheres adultas (*linhas contínuas*) em três temperaturas diferentes (Referência 14).

Os autores concluíram que "a observação mais interessante" nesse estudo, a baixa tolerância de meninas em idade pré-púbere para o exercício realizado no calor, "parece ser principalmente um problema cardiovascular" (p. 1051). Isso foi baseado nas interpretações de seus sinais e sintomas (rubor facial, tontura, fadiga marcante), como "indicações claras de que as meninas estavam enfrentando dificuldades cardiovasculares" (p. 1051). A partir das informações apresentadas, entretanto, o desenvolvimento desses achados não foi associado com um declínio no rendimento cardíaco, que foi similar nas meninas e mulheres.

Rivera Brown et al. avaliaram as respostas cardiovasculares ao exercício realizado em bicicleta em diferentes situações (ao ar livre sob o sol em uma temperatura ambiente de 33°C) e populações (ativas ou atléticas, aclimatadas ao calor; 44) de meninas e mulheres. Nesse estudo, ao contrário daquele de Drinkwater et al. (14), os volumes de fluidos foram repostos durante o exercício de forma relativa ao tamanho corporal.

Nenhuma diferença significativa foi observada no tempo de resistência ao exercício, na taxa de suor, no aumento da temperatura retal ou no acúmulo de calor entre os dois grupos. Ao atingir a exaustão, as meninas e mulheres apresentaram valores similares para a temperatura retal, o índice sistólico, o índice cardíaco, o fluxo sangüíneo cutâneo do antebraço e a diminuição na potência média dos músculos extensores da perna durante um teste de salto com as duas pernas (Figura 12.9).

Nesse estudo, no qual grande quantidade de fluido foi reposta durante o exercício, nenhuma evidência de redirecionamento do fluxo cardiovascular foi observada nos dois grupos (i. e., o volume sistólico e a freqüência cardíaca não sofreram mudanças). Esses achados são similares àqueles observados em adultos (11) e em crianças (49), indicando que, ao evitar a desidratação por meio da ingestão de fluidos, previne-se um declínio no volume sistólico durante o exercício prolongado.

Esses dados limitados sugerem que as crianças toleram o exercício no calor tão bem quanto os adultos, exceto em temperaturas ambientes muito altas. Não existem também evidências claras de que a insuficiência cardiovascular seja responsável por possíveis diferenças no desempenho sob condições de calor entre crianças e adultos. De acordo com a teoria para os adultos, pode-se especular que um regulador protetor que limita o exercício realizado no calor possa estar estabelecido em temperaturas centrais mais baixas nas crianças do que nos adultos. É totalmente desconhecida, porém, a razão pela qual isso ocorre.

Equilíbrio de Fluidos

Prevenir a desidratação durante o exercício realizado no calor é importante para a limitação do aumento da temperatura central, para a manutenção do débito cardíaco, para otimização do desempenho e para a prevenção dos danos causados pelo calor. O único meio de conseguir isso é pelo aumento da ingestão de fluidos orais para compensar as perdas pelo suor. Sabe-se que a sede, entretanto, é um guia inadequado para a reposição de perdas pelo suor em razão do exercício realizado no calor. Um indivíduo que ingere *ad libitum* (à vontade) em tais condições geralmente não consome mais do que 70% da perda de fluidos. A extensão da desidratação involuntária depende da intensidade do exercício e das condições ambientais.

Não há uma explicação clara para essa "lacuna de fluidos". A sede é dirigida por múltiplos mecanismos, incluindo a desidratação celular, a osmolalidade sérica, o volume sangüíneo reduzido, os níveis de angiotensina II e os fatores psicológicos (25, 30). Qualquer diferença nos mecanismos que regulam a sede no grupo em idade pediátrica, ainda precisa ser investigada.

Apesar das comparações entre os estudos serem difíceis, em razão de condições experimentais variadas, a magnitude da desidratação involuntária parece ser similar em adultos e crianças. Diversos estudos realizados em câmaras climáticas e condições de campo têm aumentado o conhecimento sobre os indivíduos em idade pediátrica.

Bar-Or et al. estudaram os efeitos da ingestão de fluidos *ad libitum* (à vontade) durante o exercício em estado hidratado em crianças (6). Nessa investigação, onze meninos com 10 a 12 anos, parcialmente aclimatados ao calor, realizaram duas séries de exercício em bicicleta a 45% do $\dot{V}O_2$máx, em uma temperatura ambiente de 39°C, e 45% de umidade relativa do ar. Durante a primeira sessão de exercício, os indivíduos

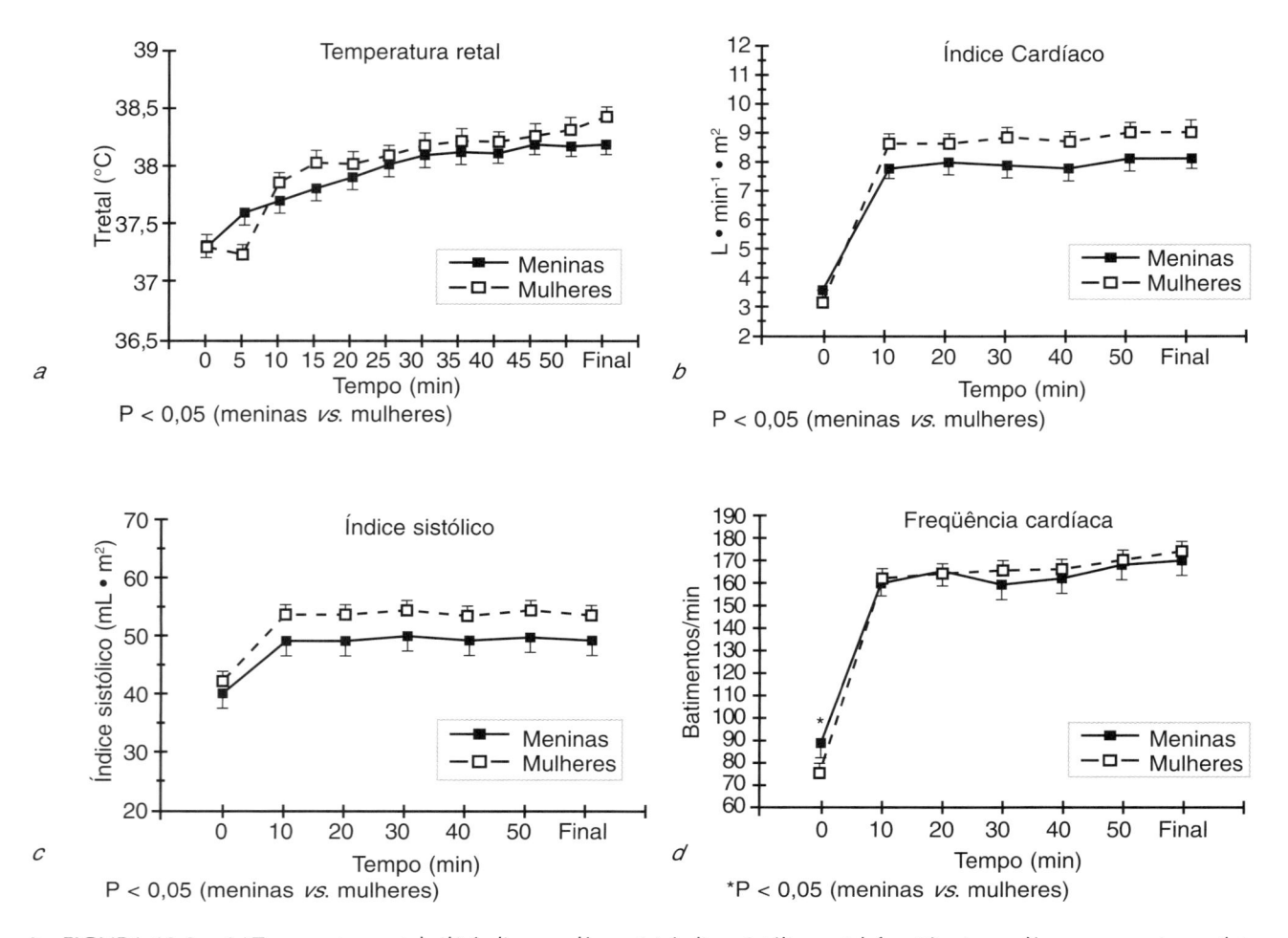

► FIGURA 12.9 *(a)* Temperatura retal, *(b)* índice cardíaco, *(c)* índice sistólico e *(d)* freqüência cardíaca em meninas atletas em idade pré-menarca aclimatadas ao calor e mulheres adultas no exercício realizado em bicicleta no calor com reposição de fluidos (Referência 44).

ingeriram fluidos voluntariamente em resposta à sede, ao passo que na outra, a ingestão foi regulada para repor a perda estimada de fluidos. O consumo voluntário resultou em uma ingestão de fluidos que foi 72% daquela do consumo regulado. A perda cumulativa de fluidos foi aproximadamente três vezes maior com a ingestão voluntária do que com a regulada. A perda final de peso corporal com a ingestão voluntária foi de 1 a 2%. Entretanto, nas duas condições de ingestão, nenhuma diferença foi observada, na temperatura retal, na taxa de suor ou na temperatura cutânea. A extensão pela qual a ingestão voluntária efetuou a reposição das necessidades de fluidos nesse estudo foi similar àquela de 70% relatada por Greenleaf et al. em jovens adultos que se exercitaram sob um calor de 39,8°C (26).

Rivera Brown et al. (43) estudaram meninos atléticos aclimatados ao calor durante o exercício realizado em um ambiente externo e quente (33°C, 58% de umidade relativa). Doze indivíduos realizaram duas sessões de três horas de bicicleta (em quatro períodos de 20 minutos, alternados com repousos de 25 minutos) a 60% do $\dot{V}O_2$máx. Dois tipos de fluidos foram ingeridos *ad libitum* (à vontade): água durante um teste e uma bebida composta de 6% de carboidratos e 18 mmol · L^{-1} de sódio no outro. A ingestão voluntária da bebida composta foi de 1,943 ± 190 g *vs.* 1,470 ± 143 g de água. Não se observou desidratação com a bebida composta, mas a ingestão de água resultou em uma média de 0,94% de perda no peso corporal (Figura 12.10). Os aumentos na temperatura retal e na freqüência cardíaca foram similares nos dois testes.

Resultados diferentes foram observados quando um estudo similar foi realizado em mulheres jovens (45). Nesse estudo, três tipos de fluidos foram oferecidos: água sem sabor, água com sabor e uma bebida composta com sabor. A ingestão total *ad libitum* (à vontade) foi similar com todos os líquidos, assim como o grau médio de desidratação (-1,12%, -0,95% e -0,74% de peso corporal, respectivamente). Também não foi observada diferença no que diz respeito aos aumentos da temperatura retal ou da freqüência cardíaca entre as três sessões de ingestão de fluidos.

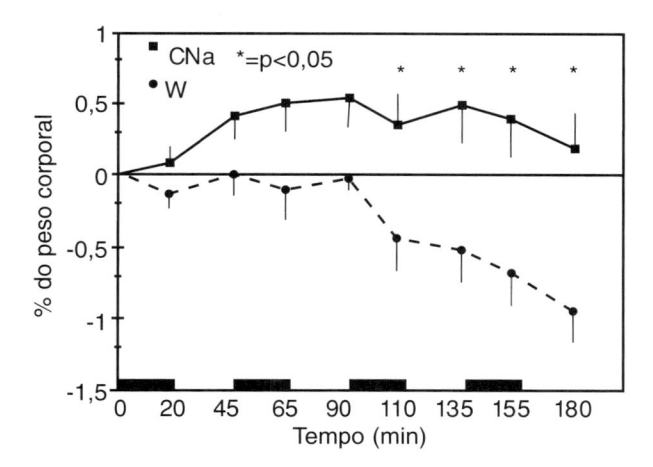

► FIGURA 12.10 Perda cumulativa de peso em meninos aclimatados ao calor durante o exercício realizado em bicicleta, que ingeriram água (W) ou um composto contendo carboidrato e sódio (CNa) (Referência 43).
Reimpresso com permissão de A.M. Rivera Brown et al. 1999.

Esses estudos sugerem, portanto, que a desidratação progressiva pode ocorrer em crianças em idade pré-púbere, durante o exercício realizado no calor, se a sede for considerada como um guia para a reposição de fluidos. Os dados limitados indicam que a magnitude da desidratação involuntária nas crianças é similar àquela nos adultos.

Conclusões

Os fatores que influenciam a termorregulação e a tolerância ao exercício realizado no calor são diferentes em crianças e adultos. As crianças geram mais calor por massa corporal do que os adultos ao realizar a mesma tarefa, mas elas possuem uma área de superfície corporal relativamente mais ampla para dissipar o calor. A taxa de suor é significativamente menor em crianças (pelo menos nos meninos), fazendo com que os indivíduos jovens dependam mais da perda de calor por convecção a partir de um aumento no fluxo sangüíneo cutâneo.

Essas características dos indivíduos em idade pré-púbere devem resultar em uma termorregulação inferior e em um estado precoce de fadiga em temperaturas ambientes altas. Ao mesmo tempo, pode-se esperar que as crianças tenham uma tendência menor à desidratação em função da sua perda menor de fluidos, por meio do suor. Em geral, evidências de pesquisas empíricas não confirmam essas expectativas. Existem evidências de que as crianças toleram o exercício em condições climáticas muito quentes inferiormente em relação aos adultos (como definido pelos sintomas da fadiga). Entretanto, não há indicação clara que o aumento da temperatura retal, o nível de desidratação ou a função circulatória sejam mais afetados durante o exercício realizado no calor em crianças do que nos adultos.

Questões para Discussão e Direcionamento de Pesquisa

1. Qual é a causa de um menor desempenho no exercício realizado no calor? Os limites são definidos pelos mesmos mecanismos de controle em crianças e adultos?
2. Como as variáveis circulatórias são influenciadas pelo exercício em condições de clima quente? Como a maturação biológica afeta o fluxo sangüíneo cutâneo, o volume sangüíneo central e a função miocárdica?
3. Os mecanismos da sede durante o exercício são diferentes entre as crianças e os adultos? Como a modulação para hidratação voluntária pode ser manipulada para aumentar a ingestão de fluidos?
4. Existem diferenças nas respostas termorregulatórias com o exercício entre meninas em idade pré-púbere e mulheres adultas?
5. Qual é o papel dos fatores do sistema nervoso central (i. e., função cerebral) na limitação do exercício realizado no calor? Existe um regulador protetor? Se sim, o que define seu limiar?
6. As crianças correm um risco maior de apresentar danos causados pelo calor do que os adultos durante a prática esportiva, em condições climáticas quentes?
7. Qual é a natureza dos sintomas que limitam o exercício realizado no calor (tontura, desmaio)? Eles representam uma insuficiência circulatória ou fatores perceptivos cerebrais?

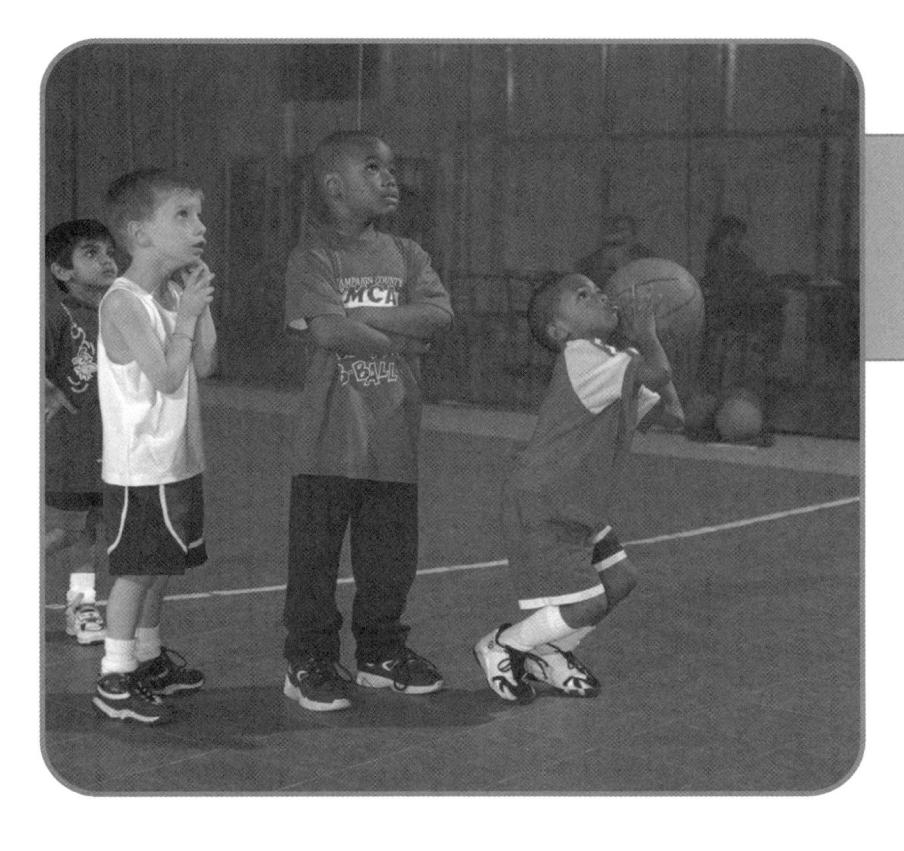

13

O Sistema Nervoso Central e a Aptidão Fisiológica

O fato de que poderíamos analisar (ou achar que estivéssemos analisando) todo, ou mesmo uma grande parte das questões neurais relacionadas ao exercício, à atividade ou à saúde em um único ensaio reflete a realidade do pouco que se sabe acerca do sistema nervoso. Por um lado, a falta de compreensão é irônica, considerando-se que o sistema nervoso central é o maior responsável pela regulação da homeostase entre a maioria dos sistemas orgânicos. Por outro lado, a complexidade do sistema nervoso o torna bastante difícil de ser estudado.

V. Reggi Edgerton e Robert S. Hutton (1990)

► *Neste Capítulo serão discutidos:*

- o papel do sistema nervoso central como um possível fator limitante do desempenho no exercício;
- as diferenças maturacionais na percepção do estresse no exercício;
- as influências autonômicas sobre a fisiologia do exercício; e
- o papel do sistema nervoso central na regulação do nível de atividade física habitual.

Existe uma antiga charada que pergunta: "O que o George Washington disse a seus soldados antes de eles atravessarem o Rio Delaware?" A resposta é, "Entrem nos botes, homens!" As pessoas riem dessa piada porque ela faz graça com a incapacidade do ser humano de ver o óbvio. No campo da fisiologia do exercício, pode-se dizer que a influência do sistema nervoso central (SNC) é óbvia, mas não é isso o que freqüentemente se observa. Enquanto a possibilidade da existência de influências neurológicas centrais é geralmente avaliada, seus papéis como determinantes críticos nas respostas fisiológicas ao exercício e nos níveis de aptidão física são geralmente desconsiderados.

No entanto, para o desempenho no exercício, a importância da modulação cognitiva, autonômica e reflexa do cérebro é considerável. De fato, é o sistema nervoso central que determina quais músculos contribuem durante o exercício e o quão vigorosamente eles se contraem. Os sinais do cérebro determinam a força contrátil da bomba muscular esquelética. Quando alguém deseja aumentar sua velocidade no segundo quilômetro em uma corrida em estrada, é o cérebro que direciona as mudanças no comprimento e na freqüência de passadas que aumentam a velocidade. A fadiga, independentemente de sua causa, representa uma série subjetiva de sensações desconfortáveis percebidas pelo cérebro, que definem os limites do exercício. A motivação, tanto para o esforço no pico do exercício quanto para a tolerância à atividade sustentada, é definida por fatores centrais que incluem não somente uma interpretação de sinais a partir dos pulmões e músculos, mas também de características psicológicas como a auto-percepção e a confiança.

Em um nível inconsciente, o SNC também desempenha um papel integral na resposta fisiológica ao exercício. Alterações na freqüência cardíaca e na pressão sangüínea envolvem reflexos centrais. As funções do sistema autonômico em resposta ao exercício são múltiplas: mudanças no fluxo sangüíneo para a pele e na taxa de suor, controle da circulação sangüínea regional, estimulação do metabolismo glicolítico, broncodilatação, contratilidade miocárdica, entre outras. A economia na corrida submáxima é afetada pela biomecânica de corrida, que é controlada por fatores neuromusculares que controlam a marcha.

Esses determinantes óbvios são normalmente ignorados em razão da considerável dificuldade em mensurá-los. É muito mais fácil determinar de forma exata o $\dot{V}O_2$máx de um indivíduo, as respostas do lactato ao exercício ou a força muscular do que determinar os fatores centrais que contribuem para a sensação de fadiga, que força uma pessoa a interromper o exercício. Técnicas mais atuais, tais como a tomografia por emissão de pósitrons (PET) e a indução magnética, oferecem esperança de que esses processos possam ser mais facilmente determinados no futuro. Técnicas não-invasivas são particularmente desejáveis para o estudo de sujeitos em idade pediátrica, nos quais o uso de contrastes radioativos ou de técnicas de biópsia é eticamente inaceitável.

Pelo ponto de vista da fisiologia do exercício pediátrico, a questão é: as alterações nos fatores neurológicos centrais podem ser responsáveis pela evolução das respostas fisiológicas ao exercício em uma criança em crescimento? É claro que a maturação neurológica é crucial no desenvolvimento da capacidade motora nas crianças, nas quais a capacidade de correr, agarrar e atirar coisas aumenta à medida que ficam mais velhas. Mas e as respostas fisiológicas ao exercício? A evolução das influências neurológicas centrais contribuiriam para os aspectos únicos da fisiologia do exercício nas crianças? As alterações na motivação e percepção de desconforto da fadiga contribuem para o aprimoramento no teste em cicloêrgometro de Wingate, com o crescimento das crianças? As mudanças autonômicas (i. e., alterações na estimulação simpática) podem alterar as taxas de transpiração das crianças na puberdade? Todas estas questões são intrigantes e merecem ser discutidas. Neste capítulo, serão analisadas as poucas informações disponíveis. O ponto principal, contudo, é que as pesquisas futuras nesta área poderiam oferecer discernimento crítico sobre os determinantes da fisiologia do exercício desenvolvimental.

O "Regulador" do SNC

O SNC poderia logicamente ser considerado como um estimulante do desempenho muscular esquelético. Ao longo deste livro, é encontrado diversas vezes o conceito de que os fatores do SNC poderiam inibir, ou limitar, diferentes aspectos da função fisiológica. O tema fundamental em cada situação tem sido o fato de que esse "regulador" central existe para prevenir lesões causadas pelo estresse do exercício excessivo (Figura 13.1). Agora serão brevemente revisados esses indicadores do mecanismo de proteção central.

Fadiga no Calor

Acredita-se, tradicionalmente, que as sensações de tontura, náusea, fraqueza e fadiga, que limitam o exercício em

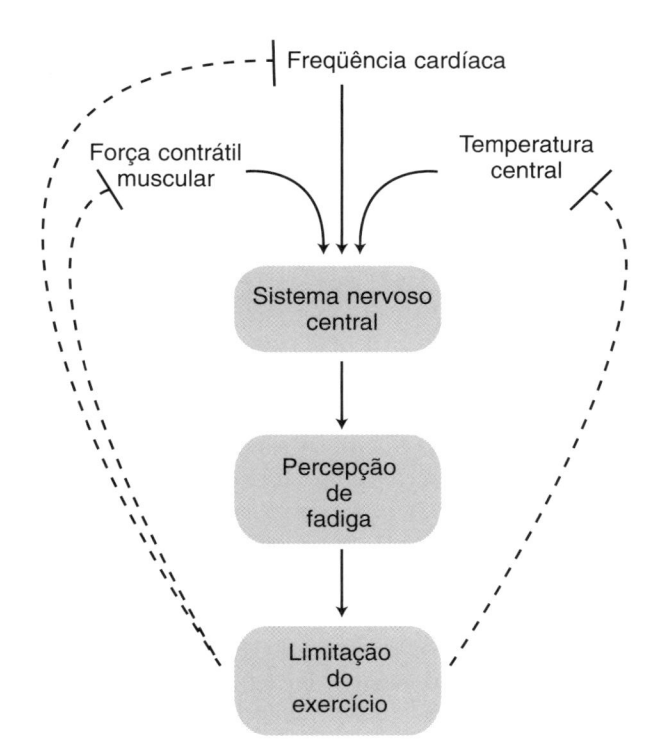

► FIGURA 13.1   O possível papel das influências inibitórias centrais sobre as respostas fisiológicas ao exercício.

condições climáticas quentes, são a expressão de insuficiência cardiovascular que acompanha a desidratação e a hipertermia. Como observado no Capítulo 12, as evidências atuais não sustentam necessariamente essa conclusão. Declínios significativos no débito cardíaco, na pressão sangüínea e no fluxo sangüíneo muscular, como também perturbações metabólicas não são caracteristicamente observados quando os indivíduos atingem o limite do desempenho no calor.

Sugere-se que estes sintomas são, na verdade, um reflexo da percepção do SNC para a hipertermia, atuando no sentido de prevenir um aumento excessivo na temperatura que finalmente conduziria a efeitos cardiovasculares adversos (13, 25). Em um estudo em modelo animal, ficou evidente que tais efeitos podem ocorrer, pois os animais demonstraram função miocárdica reduzida e insuficiência cardiovascular, uma vez que a temperatura central atingiu níveis elevados (> 40°C). Nos seres humanos, o regulador central hipotético pode ser sobrepujado quando o exercício extremo é realizado em climas quentes, e a temperatura central está alta, resultando em insuficiência cardiovascular (insolação).

Limitações no Consumo de Oxigênio

Diversos candidatos, entre os inúmeros fatores que contribuem para a distribuição de oxigênio, têm sido considerados como o principal fator limitante do $\dot{V}O_2$máx. Tradicional-

mente, o foco tem sido sobre os fatores cardíacos que definem o volume sistólico máximo. Analisadas de forma mais abrangente, porém, a maior parte das evidências aponta para os fatores periféricos como sendo os limitantes primários da distribuição de oxigênio (ver Capítulos 5 e 6). Um problema nessa busca é que é difícil explicar a *razão* pela qual um fator em particular deveria ser limitante. Isto é, alguns pesquisadores consideram a freqüência cardíaca máxima como sendo o fator limitante para o $\dot{V}O_2$máx, uma vez que freqüências mais rápidas comprometeriam o tempo de enchimento diastólico, limitando o fluxo coronário e causando isquemia miocárdica. No entanto, no exercício máximo, nunca foi observado nenhum marcador eletrocardiográfico ou sintomático de isquemia miocárdica (26). Por outro lado, se a reserva contrátil da bomba muscular esquelética limita o $\dot{V}O_2$máx, poderia se esperar por danos musculares causados a partir do estresse mecânico excessivo e da acidose metabólica. Porém, em um típico teste de exercício máximo, esses resultados não são observados. Isso tem sustentado a idéia de que possa existir um regulador de proteção que limite o exercício antes que ocorra qualquer evento adverso. Uma vez que o sinal para a interrupção do exercício surge a partir de percepções cerebrais (hiperpnéia desconfortável, náusea, delírios e sensação de fadiga nas pernas), foi sugerido que o regulador do SNC pode, de fato, ser o real fator limitante para o $\dot{V}O_2$máx.

Contrações Musculares Voluntárias Máximas

Muitos dados indicam que o músculo esquelético é capaz de gerar uma força que excede a força produzida em uma única contração voluntária máxima. Sugere-se que uma inibição a partir do SNC explique a diferença, novamente com a hipótese de que tal influência protetora previna danos musculares causados pela força de contração excessiva. Asmussen observou: "Não é ordinariamente possível produzir a mais alta tensão que um músculo é capaz de realizar, e deve existir uma reserva de força que é requerida em condições extraordinárias" (3, p.64).

Ainda não foi encontrada nenhuma prova do regulador do SNC para explicar esses fenômenos. Entretanto, é interessante o fato de que tal mecanismo tenha sido sugerido para processos fisiológicos tão divergentes. Essa idéia levanta a possibilidade de que as influências do SNC são muito mais importantes na definição de respostas fisiológicas máximas ao exercício do que havia sido suposto previamente.

A existência de um regulador central para essas respostas pode ser importante para os fisiologistas do exercício pediátrico. Alterações nas influências inibitórias do SNC, durante o crescimento das crianças, poderiam ajudar a explicar padrões de desenvolvimento de fatores como a tolerância ao calor, a força muscular, o desempenho anaeróbio em atividades de curta duração e alta intensidade, e o $\dot{V}O_2$máx.

Percepção do Estresse no Exercício

As percepções do estresse no exercício são as mesmas em crianças e adultos? Se as crianças em idade pré-púbere sentem os sinais da fadiga diferentemente de indivíduos mais velhos, isso explicaria diversas alterações maturacionais nas respostas fisiológicas e de desempenho no exercício. Obviamente, esta é uma pergunta difícil de responder, considerando-se a natureza subjetiva da percepção da fadiga. Como ponto de partida, portanto, serão examinados estudos que compararam a *percepção subjetiva de esforço* (PSE) em crianças e adultos.

A PSE é uma medida na qual os indivíduos quantificam a sensação de fadiga e estresse à medida que a intensidade do trabalho aumenta, utilizando uma escala objetiva. O resultado dessa avaliação individual permite que sensações subjetivas de esforço sejam associadas às alterações fisiológicas (p. ex., freqüência cardíaca) durante o trabalho progressivo. Borg desenvolveu a popular escala categórica de PSE de quinze pontos, em 1970, com subseqüentes revisões (7). Essa escala de classificação descreve níveis de estresse que variam de "leve" a "intenso", que os sujeitos selecionam à medida que a intensidade de trabalho aumenta.

Apesar da validade e reprodutibilidade dessas escalas de PSE terem sido documentadas para os adultos, permanece a questão sobre o fato de elas serem ou não adequadas para as crianças, em particular as mais jovens (12). Myashita et al. constataram que os coeficientes de correlação entre a PSE e a intensidade do exercício (como percentual da freqüência cardíaca máxima) foram maiores que 0,90 em meninos mais velhos, mas apenas de 0,55 a 0,74 naqueles com 7 a 9 anos de idade (24). Bar-Or e Ward descreveram achados similares e concluíram que as crianças menores de 8 anos de idade, em geral, não produzem classificações razoáveis (4, 5).

A associação entre as escalas de PSE tradicionais e as demandas fisiológicas durante o exercício em crianças variou de correlações estreitas (16) a praticamente nenhuma (22). Mahon observou que o grau de correlação nesses estudos depende do fato de eles reportarem relações individuais ou de grupos agregados (18). Não surpreende que existam evidências de que a "exatidão" dos valores da PSE melhorou com a prática (i.e., uma criança precisa aprender a sensação de um exercício "intenso" por meio da experiência; 18).

Levando em conta todas essas questões, alguns pesquisadores consideram as escalas escritas de Borg inadequadas para crianças, argumentando que é importante a utilização "de uma escala que possa ser assimilada instantaneamente pelas crianças, com base em sua experiência e seus estágios de desenvolvimento" (12, p. 88). Isso tem dado margem a diversas escalas de PSE específicas para crianças, que usam ilustrações, incluindo figuras adesivas, corações pedalando,

personagens de desenhos animados subindo escadas, formigas usando mochilas e ciclistas puxando vagões com tijolos, todas as situações ilustrando a fadiga progressiva (ver Referência 12 para revisão). A validade e reprodutibilidade dessas diferentes escalas apropriadas para a idade ainda precisam ser investigadas.

Com as advertências anteriores em mente, consideraremos diversos estudos que compararam a PSE durante o exercício progressivo em crianças e adultos. Tolfrey e Mitchell relataram os valores de PSE para grupos de indivíduos em idade pré-púbere, púbere e adultos do sexo masculino a 70, 80 e 85% do $\dot{V}O_2$pico (36). Os meninos em idade pré-púbere apresentaram valores mais altos de PSE em cada intensidade de exercício em comparação aos outros grupos.

Bar-Or relatou a PSE média em diferentes grupos etários com relação ao percentual da freqüência cardíaca máxima em crianças e adultos (4). Como indicado na Figura 13.2, os valores para indivíduos de 10 anos de idade e jovens adolescentes foram menores do que os valores para os indivíduos mais velhos, ao passo que os valores para crianças de 7 a 9 anos foram mais altos. Considerando-se a habilidade questionável das crianças mais jovens relatarem dados válidos de PSE (discutidos anteriormente), o autor concluiu, a partir dessas informações, que "é evidente que, em qualquer esforço fisiológico, as crianças avaliem a intensidade do exercício em níveis mais baixos do que os adolescentes ou jovens adultos. É difícil esclarecer a razão para classificações tão baixas nas crianças, principalmente porque não se sabe a mecânica para a PSE" (4, p. 264).

Mahon et al. compararam a PSE em crianças e adultos no limiar ventilatório, em vez de em uma intensidade fixa de exercício (20). Os valores de limiar ventilatório foram de 62

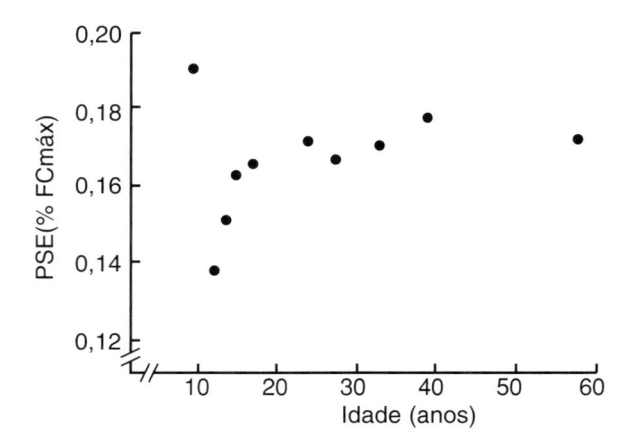

▶ FIGURA 13.2 Média por faixa etária para a percepção subjetiva de esforço (PSE) expressa em relação à intensidade do exercício (percentual da freqüência cardíaca máxima). (Modificado da Referência 5).

Adaptado com permissão de O. Bar-Or e D.S. Ward, 1989.

± 5% do $\dot{V}O_2$máx para as dezesseis crianças (idade média de 10,9 anos) e 65 ± 5% do $\dot{V}O_2$máx para os dezessete adultos (idade média de 24,3 anos). A PSE (utilizando-se a escala de Borg de 6–20) foi obtida separadamente para as pernas e o tórax (i. e., respiração). Essa "PSE diferenciada," portanto, distinguiu sensações do estresse cardiorrespiratório a partir da fadiga muscular periférica da perna.

Nesse estudo, todos os valores de PSE foram mais altos para as crianças (20). A PSE da perna no limiar ventilatório foi de 11,9 ± 2,5 para os adultos e 14,1 ± 2,2 para as crianças. Os respectivos valores para a PSE do tórax foram 10,5 ± 2,5 e 12,6 ± 2,3. Nessa intensidade de exercício, portanto, as crianças tiveram a sensação de maior estresse do que os adultos. Na tentativa de explicar essas diferenças, os autores consideraram fatores tais como as respostas do pH e lactato, os aspectos mecânicos da ativação muscular, os padrões de recrutamento motor, a freqüência cardíaca, o equivalente ventilatório de oxigênio e a freqüência respiratória. Nenhuma dessas variáveis pareceu ser responsável pelos valores maiores de PSE nas crianças. Isso abriu caminho para que a percepção do SNC pudesse ser considerada uma possibilidade razoável, talvez o principal fator para explicar tais achados.

Os achados nesse estudo diferem daqueles contidos em um outro estudo anterior do mesmo grupo de pesquisa que mostrava valores similares de PSE em meninos e homens (19). Nove meninos (de 10,5 ± 0,7 anos de idade) e nove homens (25,3 ± 2,0) se exercitaram por dez minutos a 80, 100 e 120% do $\dot{V}O_2$ no limiar ventilatório. A PSE variou de 11,2 a 16,2 nos meninos e de 10,2 a 15,8 nos homens.

Finalmente, Cheatham et al. não encontraram diferença na PSE quando oito meninos (de 10-13 anos de idade) e dez homens (de 18-25 anos de idade) realizaram um período de 40 minutos de exercício em estado-estável, em uma intensidade igual ao $\dot{V}O_2$ no limiar ventilatório (8). Os escores de PSE para os meninos foram de 12 ± 2, 15 ± 1, 17 ± 1 e 19 ± 1 a 10, 20, 30 e 40 minutos de exercício, respectivamente, ao passo que os valores correspondentes nos homens foram de 13 ± 1, 14 ± 2, 15 ± 2 e 15 ± 2. O aumento na PSE durante o curso do exercício, entretanto, foi significativamente maior nos meninos do que nos homens.

O fato de as crianças perceberem o estresse no exercício mais, menos ou da mesma forma que os adultos depende do estudo analisado. Ao interpretar esses achados, é necessário ter em mente as habilidades relativas dos adultos e das crianças para relatar com precisão as sensações subjetivas de fadiga durante o exercício. Atualmente, portanto, não é possível decidir se as variações na aptidão fisiológica ou no desempenho, durante a maturação biológica, são influenciadas por alterações na percepção do estresse no exercício. Como Eston e Lamb concluíram, futuros estudos "devem se estender além dos laboratórios, e levar em consideração as capacidades cognitivas respectivas de cada faixa etária e utilizar métodos adequados para avaliar as relações entre a percepção e os marcadores objetivos de esforço. Isso envolve escalas que não são semanticamente tão avançadas para a faixa etária a que dizem respeito" (12, p. 90).

Influências Neurológicas Autonômicas

Diferenças maturacionais na atividade neurológica autonômica, particularmente no tônus simpático, ajudariam a explicar diversas variações nas respostas ao exercício entre crianças e adultos. A taxa de produção de suor, o nível do metabolismo glicolítico e o controle regional do fluxo sangüíneo, que poderiam afetar a variabilidade na depuração do lactato, são apenas alguns exemplos. Os procedimentos que permitem a mensuração direta da atividade neurológica não são eticamente aceitos em crianças, portanto todas as estimativas sobre as diferenças maturacionais na atividade autonômica têm se baseado em métodos indiretos.

Palmer et al. compararam as respostas da freqüência cardíaca e pressão sangüínea a vários estímulos de atividade simpática em grupos de indivíduos com 10 a 20 e 42 a 63 anos de idade (28). Cada variável resultante se mostrou mais proeminentemente afetada pelo teste pressor ao frio, pela posição vertical e pelo exercício isométrico nos indivíduos mais velhos. Isso sugere que a atividade neurológica simpática, pelo menos em repouso, foi menor nos indivíduos mais jovens do que nos mais velhos.

Outros estudos, porém, falharam em confirmar evidências de diferenças relacionadas à maturação na ativação simpática. Arnold et al. (2), por exemplo, estudaram o efeito da idade sobre o fluxo sangüíneo em uma mão, enquanto a outra contralateral estava imersa em água gelada (teste pressor ao frio, um reflexo da atividade simpática). Em indivíduos de 10 a 48 anos, nenhuma relação foi observada entre a idade e a diminuição percentual no fluxo sangüíneo do dedo ($r = 0,24$) ou na freqüência cardíaca ($r = 0,00$).

Níveis de Noradrenalina Plasmática

Com a estimulação nervosa simpática, a noradrenalina gerada nas extremidades dos nervos pós-ganglionares cai na corrente sangüínea. Os níveis de noradrenalina circulante são, portanto, considerados um indicador de atividade nervosa simpática. Weise et al. (38) mensuraram as catecolaminas para avaliar os efeitos da idade e da maturação sexual sobre a ativação simpática em repouso em oitenta crianças saudáveis de 5 a 17 anos (37 meninos e 43 meninas). Os níveis de noradrenalina plasmática aumentaram significativamente com o avanço dos estágios púberes nos meninos, mas não nas meninas (Figura 13.3). Nos meninos, os níveis de noradrenalina plasmática foram positivamente correlacionados aos níveis de testosterona ($r = 0,35$, $p = 0,03$). Esses achados sugerem que no estado de repouso, (a) a atividade simpática é maior nos meninos em idade pós-púbere do que naqueles em idade pré-púbere, refletindo níveis aumentados de testosterona circulante nos primeiros; e (b) a maturação não afeta a ativação simpática nas meninas.

Dois estudos compararam a magnitude do aumento da noradrenalina plasmática durante um teste de exercício máximo entre homens adultos e meninos, como um meio de estimar as diferenças maturacionais na ativação simpática. Rowland et al. (32) mensuraram os níveis de noradrenalina plasmática em repouso, em duas intensidades submáximas durante um exercício realizado na bicicleta, e no exercício máximo em onze meninos (de 10 a 12 anos) e onze homens (de 24 a 35 anos). O $\dot{V}O_2$máx relativo à massa foi similar nos dois grupos. Nenhuma diferença estatística significativa nas concentrações foi observada em qualquer um dos pontos de avaliação. Os valores no exercício máximo foram de $1,385 \pm 326$ pg $\cdot$ mL^{-1} nos homens e de $1,196 \pm 612$ pg $\cdot$ mL^{-1} nos meninos (Figura 13.4).

Apesar desses achados sugerirem uma ausência de variabilidade relacionada à maturidade na ativação simpática durante o exercício, os autores acautelaram-se antes de tecer essa conclusão. Primeiramente, apesar de a diferença não ter sido estatisticamente significativa, os homens apresentaram um nível médio de noradrenalina, no exercício máximo, 16% maior do que aquele observado nos meninos. Também, a concentração média de noradrenalina aumentou nos homens por um fator de 14,7 acima daquela em repouso, ao passo que nos meninos, a magnitude do aumento foi de 9,9. Os autores concluíram: "As verdadeiras diferenças relaciona-

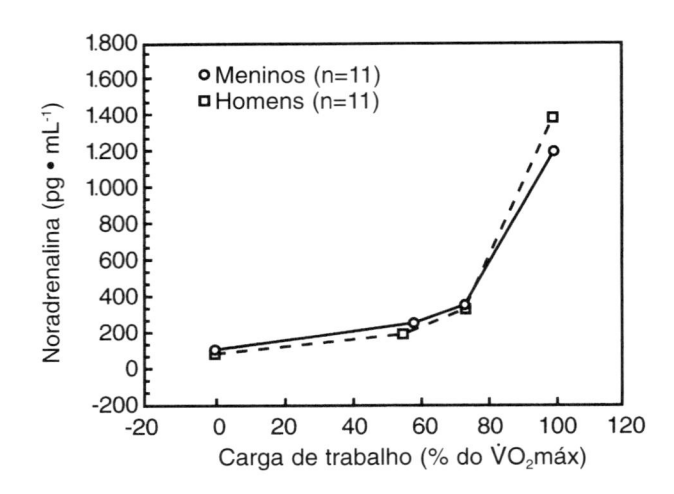

▶ FIGURA 13.4 Níveis médios de noradrenalina plasmática durante o exercício em meninos e homens (Referência 32). Reimpresso com permissão de T.W. Rowland et al., 1996.

das à maturidade, na reposta da noradrenalina ao exercício, podem ter sido ocultadas nesse estudo pelo grau elevado de variabilidade interindividual. [Além disso] as diferenças relacionadas à maturidade na mudança do volume plasmático com o exercício, que não foram mensuradas nesse estudo, poderiam também influenciar os níveis plasmáticos de noradrenalina" (32, p. 24).

Lehmann et al. relataram uma variabilidade alta similar nos níveis de noradrenalina plasmática com o exercício (17). Eles compararam as respostas ao exercício máximo realizado em esteira em oito meninos (idade média de 12,8 anos) e sete adultos (idade média de 27,8 anos). Os valores médios de $\dot{V}O_2$máx para os meninos e homens foram de 45,3 e 51,8 mL $\cdot$ kg^{-1} $\cdot$ min^{-1}, respectivamente. Os níveis de noradrenalina no exercício máximo foram 30% menores nas crianças em comparação aos adultos ($3,6 \pm 0,8$ *versus* $5,2 \pm 1,6$ ng $\cdot$ mL^{-1}, respectivamente; $p < 0,05$).

Variabilidade da Freqüência Cardíaca

A taxa de disparo do nódulo sinusal, aparentemente estável, na verdade varia com o passar do tempo. De fato, o intervalo entre cada batimento se altera de uma maneira fásica e regular, de tal modo que ocorrem oscilações nos intervalos com uma certa freqüência. Uma análise espectral realizada por meio da transformação de Fourier (conhecida como análise do domínio de freqüência) indica que mais de uma dessas freqüências podem ser identificadas, com um padrão de alta freqüência (HF) flutuando a cada dois a sete segundos, e com um padrão de baixa freqüência (LF) com

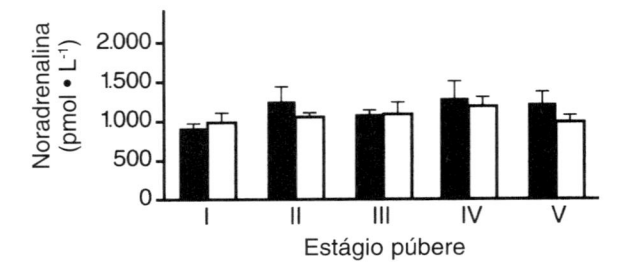

▶ FIGURA 13.3 Concentração de noradrenalina plasmática em repouso, por nível de maturação sexual em meninos (*barras preenchidas*) e meninas saudáveis (*barras abertas*; da Referência 38). Reimpresso com permissão de Weise et al., 2002.

picos em intervalos de 7 a 25 segundos. Influências autonômicas no nódulo sinusal afetam esses padrões, e estudos de bloqueio farmacológico indicam que, pelo menos nos adultos, alterações na faixa de HF refletem variações na influência parassimpática, enquanto a faixa de LF é afetada tanto pela ativação simpática quanto pela parassimpática. Conseqüentemente, a razão entre a LF e HF tem sido usada para avaliar o equilíbrio entre a atividade simpática e parassimpática sobre a freqüência cardíaca (39).

A atividade autonômica também pode ser avaliada examinando-se as alterações no intervalo entre batimentos ao longo do tempo – o assim chamado "domínio de tempo". Considera-se que algumas mensurações reflitam a atividade parassimpática, tal como a raiz quadrada da média da soma dos quadrados das diferenças entre os intervalos adjacentes R-R (RMSSD) e a proporção dos pares dos intervalos adjacentes que diferem em mais de 50 ms (pNN50;39). Acredita-se que outras indiquem a modulação simpática, como o desvio padrão de todos os intervalos R-R (SDNN) e as médias dos desvios padrão em testes de pedalada acima de cinco minutos de um período total de registro (SDNNINDX).

Pode ser, portanto, que as mensurações da variabilidade da freqüência cardíaca ofereçam um meio seguro e não-invasivo de avaliar as atividades simpática e parassimpática. Desse modo, seu uso em crianças é atraente. Entretanto, o significado biológico, os métodos de mensuração e as diversas influências sobre a variabilidade da freqüência cardíaca estão apenas começando a ser explorados, e têm oferecido, até o momento, pouco discernimento sobre os indivíduos em idade pré-púbere. Diversas questões têm se mostrado problemáticas em adultos: o fato dos achados em relação à variabilidade da freqüência cardíaca não serem sempre aqueles já esperados, conforme as expectativas baseadas no conhecimento existente sobre as influências autonômicas; evidências que fatores não autonômicos podem afetar a taxa de variabilidade; e variações individuais significativas nas mensurações diárias (39). Apesar de ser possível mensurar a variabilidade da freqüência cardíaca durante o exercício submáximo em estado-estável, mensurações no exercício máximo não são possíveis em razão da marcante redução na taxa de variação.

Dados a partir de sujeitos em repouso sugerem que a potência de alta freqüência é relativamente mais alta em crianças do que em adultos. Melanson comparou mensurações da variabilidade da freqüência cardíaca dividida por nível de atividade física em quarenta homens adultos e doze meninos de 6 a 10 anos (23). A razão entre LF e HF (o índice de equilíbrio simpático e parassimpático) foi de 0,14 ± 0,11 nos meninos, ao passo que os valores nos homens variaram de 0,28 ± 0,25 a 0,42 ± 0,39, dependendo do nível de atividade. O autor advertiu que a HF mais alta nos meninos não necessa-

riamente indica uma maior atividade vagal, uma vez que estudos com bloqueio farmacológico que permitiriam essa interpretação não foram realizados em indivíduos em idade pré-púbere. É possível, ele apontou, que tais diferenças possam também refletir alterações mecânicas na dinâmica cardíaca (i. e., variação na responsividade do átrio direito ao estiramento). Outros estudos indicaram uma potência relativa de HF maior nas crianças do que nos adultos (14, 41).

Uma comparação da variabilidade da freqüência cardíaca durante o exercício entre crianças e adultos não foi realizada. Acredita-se que a taxa de recuperação do coração após um período de exercício intenso seja mediada de forma vagal (1). Nos adultos, o nível de aptidão física está diretamente relacionado à taxa de recuperação da freqüência cardíaca, sustentando o conceito de que indivíduos treinados ou aptos são caracterizados por uma atividade parassimpática maior (10). Ohuchi et al. avaliaram o papel das alterações relacionadas à maturidade na atividade autonômica nas diferenças na recuperação da freqüência cardíaca entre crianças e adultos (27). Sete meninos e duas meninas de 9 a 12 anos e seis homens e duas mulheres de 17 a 21 anos realizaram um teste de rampa máximo em esteira e um teste de carga constante de quatro minutos duração. A freqüência cardíaca foi medida em intervalos de um minuto durante a recuperação. A variabilidade da freqüência cardíaca de alta freqüência em repouso foi significativamente maior nas crianças, e a razão entre LF e HF foi maior nos adultos. Houve uma correlação inversa significativa entre a variabilidade de HF em repouso e a taxa de declínio na freqüência cardíaca após o exercício em ambos os protocolos (Figura 13.5). Esse estudo sustenta a idéia de que a atividade parassimpática é mais alta nas crianças do que nos adultos e que a maior modulação parassimpática da freqüência cardíaca nas crianças é responsável pela diminuição mais rápida da freqüência cardíaca após o exercício.

O treinamento resistido é acompanhado por uma queda na freqüência cardíaca em repouso tanto nas crianças quanto nos adultos. Pode-se esperar, portanto, que essa resposta bradicárdica seja acompanhada por uma atividade parassimpática maior nas mensurações da variabilidade da freqüência cardíaca. Yamamoto et al. demonstraram esse aumento na atividade parassimpática nos adultos (40). Um aumento na HF em repouso (e queda na LF) foi observado em sete adultos que treinaram por seis semanas. O $\dot{V}O_2$máx aumentou de 48,2 ± 8,5 para 53,8 ± 9,1 mL · kg^{-1} · min^{-1}, e a freqüência cardíaca em repouso diminuiu de 68 ± 4 para 53 ± 3 bpm. A queda na razão entre LF e HF simplesmente não atingiu significância estatística ($p = 0,09$). Nesse estudo, uma correlação significativa foi observada entre a alteração na HF com o treinamento e o declínio da freqüência cardíaca em repouso ($r = -0,68$), mas não houve mudança na razão entre LF e HF ($r = 0,33$).

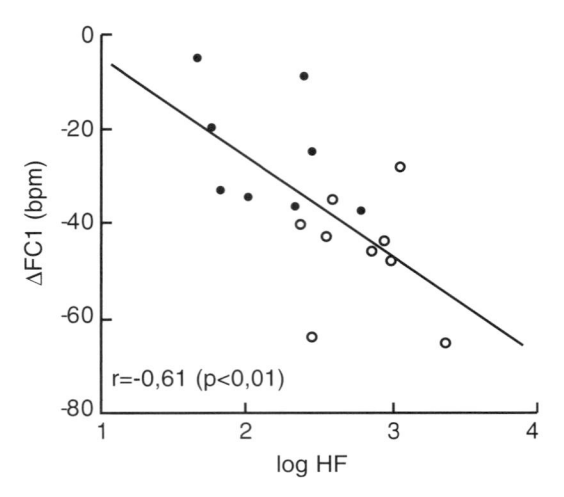

▶ FIGURA 13.5 Relação entre o logaritmo da potência de alta freqüência (HF) em repouso e a taxa de queda na freqüência cardíaca (FC) após um minuto do pico do exercício em crianças (*círculos abertos*) e adultos jovens (*círculos sólidos*; Referência 27).

Reimpresso com permissão de H. Ohuchi et al., 2000.

Os resultados não foram claros no único estudo de treinamento realizado em crianças saudáveis. Mandigout et al. contaram com a participação de crianças em idade pré-púbere, de 10 a 11 anos, em um programa de treinamento de treze semanas (três sessões semanais a 80% da freqüência cardíaca máxima), o qual melhorou o $\dot{V}O_2$máx estimado em 16% (21). Todos os componentes do domínio de freqüência (mensurados durante o sono) aumentaram com o treinamento, e não houve alteração significativa na razão entre LF e HF (14,9 ± 0,9 a 16,9 ± 1,0). Um aumento na RMSSD no domínio de tempo, entretanto, sugeriu uma elevação na atividade parassimpática com o treinamento.

Em resumo, os dados anteriores são fragmentados, indiretos e não totalmente consistentes. De modo geral, entretanto, as evidências pelo menos sugerem que a atividade parassimpática vagal seja maior nas crianças do que nos adultos, ao passo que a ativação simpática é menor. A magnitude e as implicações fisiológicas de tal diferença, se ela existir, permanecem especulativas. Além disso, alterações relacionadas à maturidade na atividade autonômica que ocorrem com o treinamento físico ainda precisam ser descobertas.

O Controle do SNC sobre a Atividade Física

Há razão para se esperar que exista uma estrutura no cérebro que controle o nível de atividade física diária regular de uma pessoa. A hipótese do papel biológico de tal estrutura

chamada pelos pesquisadores de *activity-stat* (Estrutura cerebral – provavelmente no hipotálamo – que determinaria o gasto energético a partir de atividade física em um indivíduo). O *activity-stat* semelhante a um termostato, diminuiria o gasto energético quando o sujeito estivesse muito ativo, e aumentaria quando não estivesse suficientemente ativo), seria o controle do gasto energético diário para manter a *homeostase* energética. Dois ensaios recentes discutiram esse conceito (30, 35), e a discussão a seguir foi derivada principalmente dessas revisões.

As iniciativas da saúde pública para o aumento de atividade física, tanto nas crianças quanto nos adultos, têm sido baseadas em importantes evidências de que o gasto energético regular por meio de atividade motora apresenta resultados salutares. O sucesso de tais esforços depende do entendimento dos fatores que determinam a atividade física, e a maior parte das investigações tem se focado nas variáveis psicológicas, sociais e ambientais.

A potente influência dos controles biológicos tem sido amplamente ignorada no que diz respeito à forma como eles afetam os níveis de atividade física. De fato, diversas evidências indicam a presença de mecanismos de controle intrínsecos dentro do cérebro que regulam a atividade física tanto em animais quanto em seres humanos. Como em outros centros cerebrais que controlam a temperatura corporal, a fome e o estímulo sexual, espera-se que esse centro de atividade involuntária (a) regule a quantidade de atividade para um nível específico, mas (b) pode ser que, pelo menos temporariamente, ele sofra influências extrínsecas. Por exemplo, quando uma pessoa não se alimenta de acordo com os centros de fome do SNC, a estimulação central de atividade pode ser desviada por desejos pessoais, influências dos colegas e condições ambientais.

O Fundamento

A necessidade biológica de um controlador do gasto calórico pela atividade física é a modulação para a *homeostase* da energia. Presume-se que a importância de se manter um equilíbrio calórico e um peso corporal estável teve origem no período pré-histórico, quando era fundamental para a sobrevivência que existisse um meio de conservar energia quando o suprimento alimentar estava baixo. Nos tempos contemporâneos esse mecanismo parece ter sido fortemente influenciado pelo comportamento não-biológico (comer em excesso, estilo de vida sedentário) e pelos desvios no equilíbrio energético (talvez relacionados à função desordenada do próprio centro de controle), o que resulta em estados patológicos como a obesidade e a anorexia nervosa. Entretanto, existem evidências, que serão apresentadas posteriormente, de que tal modulação biológica, para manter a *homeostase* da energia, ainda

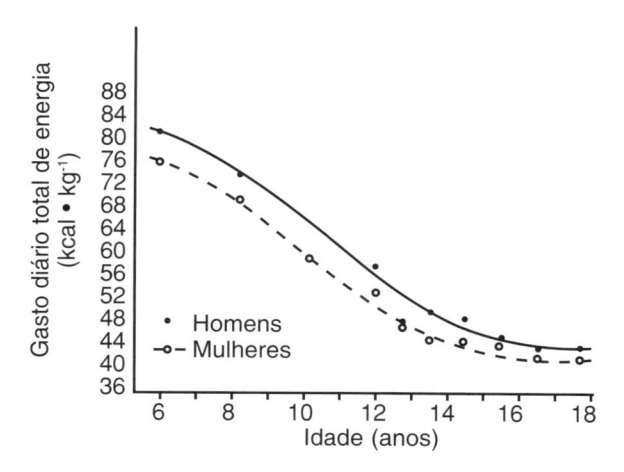

▶ FIGURA 13.6 Declínio na atividade diária com a idade, como indicado por alterações no gasto de energia em crianças e adolescentes (Referência 31).
Reimpresso com permissão de T.W. Rowland, 1990.

exista nos humanos. O centro de controle do apetite no hipotálamo, regula o consumo de energia, e um mecanismo controlador da atividade afeta a maior parte dos 40% do total de gasto energético não controlado pela taxa metabólica de repouso.

Como observado nas mudanças que ocorrem na atividade física com a idade, o gasto energético diário (em relação ao tamanho corporal) atua paralelamente com as alterações na taxa metabólica de repouso. A quantidade de atividade física espontânea diminui de forma regular ao longo da vida, apresentando uma queda mais exagerada durante a infância (31, pp. 34-36; Figura 13.6). Essa diminuição é amplamente biológica, como indicado por uma queda similar na atividade física espontânea com a idade em animais (a atividade ambulatorial de ratos jovens é quase três vezes aquela dos animais mais velhos). A taxa deste declínio na atividade habitual se aproxima estreitamente da queda natural na taxa metabólica de repouso durante a infância, sugerindo um mecanismo comum de ligação entre ambas.

O Mensageiro

Thorburn e Proietto consideraram que, se o controle da atividade física pelo SNC é importante na manutenção da *homeostase* calórica e do peso corporal, deveria

existir um mensageiro identificável que oferecesse ao cérebro informações relacionadas ao tamanho da massa adiposa (35). A leptina, o hormônio produzido pelas células de gordura que sinaliza aos receptores cerebrais para modificarem o apetite, é uma candidata óbvia. Porém, a maior parte das informações indica que a leptina não influencia de forma direta o comportamento motor nos seres humanos. Sua ação na dinâmica energética parece ser principalmente a de alterar o consumo de alimentos, e não a de modificar a atividade física. Em suas revisões, Thorburn e Proietto (35) identificaram dezesseis outros agentes com capacidade reconhecida de alterar a atividade espontânea em animais ou seres humanos, em particular o óxido nítrico e o polipeptídeo pancreático (Tabela 13.1).

A Evidência

Diversas linhas de evidências sustentam a existência do controle biológico da atividade física habitual. A biorritmicidade, um padrão temporal regular da atividade espontânea, tem sido observada nas crianças. Cooper et al. constataram que atividades de alta intensidade nas crianças ocorreram com freqüências significativas de 0,04 a 0,125 por minuto (9). Wade et al. constataram que crianças brincando livremente oscilam entre os níveis de atividade física alta e baixa, com freqüências de quinze minutos de duração, sobrepostas em um ciclo maior de 40 minutos (37). A periodicidade é típica de outras funções regulatórias do SNC.

Alguns dados, mas não todos, indicam que uma queda compensatória na atividade física pode ocorrer em seguida a um período de exercício imposto (11, 33). Tais estudos são confusos pelo número de variáveis, incluindo mudanças no consumo de energia e um intervalo de tempo insuficiente para que possíveis alterações compensatórias ocorram.

▶ **TABELA 13.1 Agentes biológicos que podem influenciar os níveis de atividade física**

Diminuição da atividade espontânea	Aumento da atividade espontânea
Produção reduzida de óxido nítrico	Polipeptídeo pancreático
Deficiência nos receptores H1 de histamina	Melatonina
Deficiência nos receptores da colecistocinina-A	Acetil-L-carnitina
Baixas concentrações de dopamina	D-glucosamina
Baixas concentrações de noradrenalina	Altas concentrações de dopamina
Serotonina (curta duração)	Altas concentrações de noradrenalina
Fator de crescimento de fibroblastos	Serotonina (longa duração)
Adenosina	Fator de crescimento neural
Bloqueio nos receptores opióides	
Deficiência de ferro	

Referência 35.

A ubiqüidade da atividade física espontânea, expressa como uma liberdade de ação em todo o reino animal, implica fortemente uma base biológica. Apesar de um grande número de opiniões, biologistas e cientistas comportamentais não chegaram a um acordo sobre o propósito da liberdade de ação. A maioria das teorias mais recentes foca na idéia de que a atividade motora por meio da liberdade de ação é um meio de estimulação ideal do SNC. Por meio deste conceito, então, a liberdade de ação é um reflexo da atividade motora determinada biologicamente.

A atividade ambulatorial pode ser alterada de modo significativo por lesões induzidas experimentalmente no SNC de animais (29). Diferentes intervenções farmacológicas (anfetaminas, morfina, clordiazepóxido) podem também afetar a liberdade de ação e o comportamento motor nos animais (34). Anormalidades nos níveis sangüíneos de minerais (ferro, chumbo) podem também alterar a atividade física tanto nos animais quanto nos seres humanos (15).

Crianças com transtorno do déficit de atenção com hiperatividade (TDAH), são caracterizadas por altos níveis de atividade física. A idéia intuitiva de que estas crianças tenham estimulação excessiva do SNC não é consistente com a observação de que estimulantes do SNC (p. ex., metilfenidato) causem uma redução no comportamento hiperativo. Sugeriu-se que crianças com TDAH sofram, ao contrário, de uma *depressão* da estimulação do SNC e que sua atividade aumentada seja uma manobra na busca por estímulos. Existem algumas evidências, também, de que crianças com o TDHA possam exibir uma depleção de neurotransmissores do SNC. Atualmente, não existe uma teoria unificada para um mecanismo neurofisiológico do TDAH, mas esses dados claramente implicam em uma base biológica para a atividade motora aumentada.

A influência genética significativa sobre a atividade física oferece mais evidências de um mecanismo de controle intrínseco para o comportamento motor. Uma revisão realizada por Beunen e Thomis, de estudos em gêmeos e em famílias, para examinar a influência genética sobre a atividade física diária, mostrou coeficientes de hereditariedade que variaram de 0,29 a 0,62 (6). Thorburn e Proietto apontaram que diferenças significativas são observadas nos níveis de atividade física entre diferentes grupos raciais (35). Ao passo que elas poderiam ser potencialmente explicadas por fatores sócio-demográficos, "é admissível que esses efeitos sejam, até certo ponto, atribuídos a diferenças genéticas entre essas populações" (p. 90).

As implicações

As evidências agrupadas, derivadas a partir de diversas fontes, sugerem que um mecanismo intrínseco de controle do SNC, até certo ponto, determine o quanto um indivíduo se envolve em atividade física regular. Esse efeito central parece ser mais evidente durante os anos de infância, diminuindo com a aproximação da vida adulta.

Surgem então várias questões. A presença de um controle intrínseco central da atividade significa que programas para aumentar a atividade possam ser menos eficazes em razão das quedas compensatórias nas atividades fora do programa? Não necessariamente, porque o ponto de partida da *activity-stat* talvez possa ser reiniciado, e outras opções estão disponíveis para a manutenção da *homeostase* de energia, como alterações no consumo de alimentos ou na taxa metabólica de repouso. Existem forças que poderiam alterar a atividade no ponto inicial? Talvez, como sugerido pela analogia dos efeitos da aclimatação na modulação da resposta da temperatura central ao exercício no calor. Como um distúrbio na função normal do controle da atividade nas crianças poderia ser responsável por condições de desequilíbrio energético crônico (p. ex., obesidade)? Essa é uma pergunta intrigante, pois ela abre a porta para possíveis intervenções farmacológicas que poderiam modificar a função do centro de controle como uma maneira de tratar tais condições.

Conclusões

A maturação dos fatores neurológicos centrais possui um papel importante na melhora do desempenho motor durante o crescimento das crianças. A influência do SNC no desenvolvimento da aptidão fisiológica, porém, não está muito clara. A modulação do SNC potencialmente poderia ter um efeito proeminente, tanto cognitivo quanto involuntário, sobre a força contrátil muscular, a função cardiovascular e a capacidade metabólica. A investigação da modulação neurológica central sobre o desenvolvimento da aptidão fisiológica é prejudicada, entretanto, pela dificuldade em estudar esses processos, particularmente por meios não-invasivos.

Existem evidências, a partir de diversas funções biológicas, que a percepção da fadiga pelo cérebro possa limitar a capacidade fisiológica durante o exercício. Nesse papel, como um "controlador", o SNC pode agir no sentido de prevenir os riscos da atividade motora excessiva (danos musculares, isquemia miocárdica, choque cardiogênico). Não se sabe se alterações em tais efeitos inibitórios durante a infância influenciam o desenvolvimento da força muscular, do $\dot{V}O_2$máx ou da capacidade de se exercitar no calor.

Estudos que discutem a possibilidade de as crianças perceberem o estresse no exercício de forma diferente da dos adultos tiveram resultados conflitantes. O uso de escalas de classificação da PSE mais adequadas à idade podem ajudar no esclarecimento dessa questão.

Os níveis de noradrenalina em repouso e durante o exercício e os achados sobre a variabilidade da freqüência cardíaca sugerem que as crianças possam ser caracterizadas por uma atividade simpática menor e parassimpática vagal maior, em relação aos adultos. A magnitude e a importância de tais diferenças para a aptidão fisiológica ainda precisam ser estudadas.

Evidências convincentes indicam que um centro intrínseco no SNC influencia o nível de atividade física regular mais particularmente nas crianças. Esse centro de controle, que age no sentido de manter a *homeostase* energética, pode estar desorganizado em pessoas com desequilíbrios energéticos crônicos (p. ex., a obesidade). A identificação de formas para modificar esta "*activity-stat*" pode oferecer uma abordagem para o gerenciamento desses desequilíbrios.

Questões para Discussão e Direcionamento de Pesquisa

1. Qual é a natureza do papel inibitório do SNC na definição dos limites da força muscular voluntária, do $\dot{V}O_2$máx e do exercício realizado no calor? Esse fator inibitório muda durante a infância?

2. As crianças percebem o estresse no exercício de forma diferente da dos adultos? Que escalas de medida são mais válidas para avaliar a percepção de esforço dos indivíduos em idade pré-púbere? Que variáveis fisiológicas essas escalas refletem?

3. As influências autonômicas durante o exercício são diferentes entre crianças e adultos? Se sim, as variações maturacionais são de magnitude suficiente para alterar de forma significativa a capacidade fisiológica?

4. As diferentes medidas de variabilidade da freqüência cardíaca, associadas à modulação simpática e parassimpática nas crianças, são as mesmas para os adultos? Quais medidas são indicadores mais válidos da atividade autonômica?

5. As intervenções farmacológicas podem alterar o controle central da atividade habitual e contribuir para o gerenciamento da obesidade nas crianças?

GLOSSÁRIO

Absorção de oxigênio – Utilização de oxigênio pelas células.

Acromegalia – Crescimento anormal do corpo em decorrência da ação excessiva do hormônio do crescimento.

Adenohipófise – Lobo anterior da hipófise.

ADP – Adenosina difosfato.

Aldosterona – Esteróide secretado pelo córtex da adrenal, que causa a retenção de sódio e a perda de potássio.

Análise alométrica, alometria – A relação não-linear da mensuração da variável Y em relação ao tamanho do corpo X: Y = a(Xb).

Angiogênese – Desenvolvimento de novos vasos sangüíneos.

Aptidão anaeróbia – Capacidade de realizar atividades de curta duração com alta intensidade dependentes do metabolismo anaeróbio para a obtenção de energia.

Aptidão física – Capacidade de desempenhar uma tarefa motora.

Aptidão física inata – Capacidade geneticamente natural de desempenhar tarefas motoras.

Atividade física – Quantidade de movimento corporal ou nível de gasto energético.

ATP – Adenosina trifosfato.

Autócrino – Relativo a um agente que atua na mesma célula que o produziu.

Bradicardia – Freqüência cardíaca anormalmente lenta.

Capacidade anaeróbia – Capacidade total para gerar energia pela via metabólica anaeróbia.

Capacidade vital (CV) – maior quantidade de ar que pode ser exalada em um único esforço.

Características sexuais secundárias – Expressão fenotípica não gamética do sexo (mamas, genitália).

Cardiomiopatia hipertrófica – Espessamento anormal do miocárdio.

Ciclo de Krebs – Série de reações químicas que resultam em ligações fosfato de alta energia.

Citocina – Agente que serve como mediador da resposta imune.

Contratilidade miocárdica – Força de contração do músculo cardíaco.

Crescimento somático – Desenvolvimento do tamanho corporal.

Curva potência-duração – Gráfico da relação entre o trabalho realizado e sua duração até a fadiga.

Diferença $A\dot{V}O_2$ máxima – Diferença entre o conteúdo de oxigênio do sangue arterial e venoso no exercício máximo, isto é, a maior extração de oxigênio do sangue pelos tecidos.

Dopamina – Catecolamina que age como neurotransmissor no sistema nervoso central.

Economia de corrida – Energia necessária para correr em função do consumo de oxigênio numa determinada velocidade ou altitude.

Eficiência mecânica muscular – Razão do trabalho realizado pelo músculo e o gasto energético.

Eixo GH/IGF-I – Cadeia de agentes (hormônio de liberação do hormônio de crescimento, hormônio de crescimento, fator de crescimento semelhante à insulina-I) que estimula o crescimento somático.

Eletromiografia (EMG) – Mensuração da atividade elétrica no músculo estriado.

Epifisário – Relativo à região de crescimento dos ossos longos.

Equação de Fick – Equação que define o oxigênio como o produto do débito cardíaco e a diferença artério-venosa de oxigênio.

Escala de percepção subjetiva de esforço (PSE) – Descrição subjetiva da fadiga baseada numa escala numérica.

Escala de Tanner – Descrição do nível de maturação sexual pela classificação das características sexuais secundárias.

Estradiol – Hormônio esteróide responsável pelos traços femininos.

Expressão fenotípica – Características biológicas observáveis.

Fator angiogenético – Agente que funciona como "gatilho" para a formação de novos vasos sangüíneos.

Fator de crescimento semelhante à insulina-I (IGF-I) – Agente anabólico liberado pelo fígado e outros órgãos depois da estimulação pelo hormônio do crescimento.

Fator de liberação de corticotropina – Agente produzido no hipotálamo que causa a produção de corticotropina pela hipófise.

Filogenia, filogenética – Alterações evolutivas num grupo de organismos; comparação de características entre organismos maduros.

Fluxo ventilatório – Aumento da ventilação durante um período de sustentação de trabalho constante.

Força isocinética – Força muscular exercida sobre uma amplitude de velocidades angulares.

Força isométrica – Força muscular aplicada contra um objeto imóvel.

Fosforilação oxidativa – Processo de formação do ATP por meio de reações químicas no ciclo de Krebs.

Glicólise anaeróbia – Via energética resultante na conversão de glicose em ácido láctico sem consumo de oxigênio.

Gonadotropina – Agente que estimula o desenvolvimento gonadal.

Hipercapnia – Acúmulo excessivo de dióxido de carbono no sangue.

Hiperinsulinemia – Aumento do nível circulante de insulina.

Hiperpnéia – Respiração excessivamente rápida.

Hipertrofia – Aumento no tamanho do músculo através da expansão das fibras musculares.

Hipoleptinemia – Baixos níveis circulantes de leptina.

Hormônio de liberação de gonadotropinas (GnRH) – Agente produzido no hipotálamo que estimula a liberação de gonadotropinas da hipófise.

Hormônio de liberação do hormônio de crescimento (GHRH) – Agente produzido pelo hipotálamo que causa a liberação de hormônio de crescimento da hipófise.

Hormônio do crescimento (GH) – Agente secretado pela hipófise que estimula o crescimento somático direta ou indiretamente via fator de crescimento semelhante à insulina-I.

Hormônio folículo-estimulante (FSH) – Hormônio secretado pela hipófise que é responsável pelo desenvolvimento dos óvulos no ovário.

IGF-I – Ver fator de crescimento semelhante à insulina-I.

Índice de co-contração – Proporção relativa da contração muscular dos antagonistas em resposta aos agonistas.

Kwashiorkor – Doença caracterizada por edema e distensão abdominal, causada por má nutrição.

Leptina – Hormônio secretado pelos adipócitos que supostamente suprime o apetite.

Limiar anaeróbio ventilatório (LAV) – Ponto em um teste de carga progressiva quando a taxa de aumento na ventilação minuto excede o aumento do consumo de oxigênio.

Lipólise – Degradação das reservas de gordura em ácidos graxos circulantes.

Marasmo – Emagrecimento extremo.

Maturação biológica – Progressão do desenvolvimento até o estado de maturidade.

Máxima fase estável de lactato (MLSS) – A mais alta intensidade de exercício que não resulta no aumento progressivo na concentração sangüínea de lactato.

Melatonina – Hormônio secretado pela glândula pineal que pode regular o sono, o humor e as alterações da puberdade.

Menarca – Início da menstruação.

Microcefalia – Circunferência craniana abaixo do normal.

Nesidioblastose – Hiperplasia das células das ilhotas de Langerhans do pâncreas, resultando em hiperinsulinemia e hipoglicemia.

Noradrenalina – Agente secretado pela medula da adrenal e pelas terminações nervosas adrenérgicas que medeiam as funções simpáticas.

Normoxemia – Conteúdo normal do oxigênio arterial.

Ontogenia, ontogenética – Desenvolvimento biológico de um indivíduo.

Opióides – Grupo de compostos com ações analgésicas e hipnóticas.

Osteoblástico – Que promove o crescimento ósseo.

Padrão pulsátil – Padrão de variações regulares durante o tempo.

Parácrino – Relativo a um agente que atua nas células adjacentes àquelas que o produzem.

PCO_2 arterial – Pressão parcial do dióxido de carbono no sangue arterial.

Potencial aeróbio – Diferença entre o consumo de oxigênio de repouso e o máximo, expressa como um múltiplo do consumo de repouso.

Serotonina – Agente monoaminérgico com ampla atividade fisiológica, incluindo transmissão no sistema nervoso central.

Simorfose – Princípio pelo qual a capacidade funcional de nenhum componente único de um sistema biológico deve exceder aquela de outras partes do sistema.

Síndrome de Beckwith-Wiedemann – Condição genética caracterizada por anormalidades no crescimento e hipoglicemia.

Sobrecarga hemodinâmica – Tensão excessiva sobre o sistema cardiovascular.

Somatostatina – Agente secretado pelo hipotálamo que inibe a liberação do hormônio do crescimento, do hormônio da tireóide e da corticotropina da hipófise.

Somatotipo – Classificação da estrutura corporal como ectomorfo, endomorfo e mesomorfo.

Telarca – Início do desenvolvimento das mamas.

Teste de Wingate – Teste de 30 segundos realizado em ciclo-ergômetro desenvolvido para avaliar a aptidão anaeróbia.

Tireotoxicose (Hipertireoidismo) – Atividade excessiva da glândula tireóide.

Tomografia por emissão de pósitrons (PET) – Meio de visualização de tecidos através do registro da liberação de pósitrons.

Tônus parassimpático – Atividade do sistema nervoso parassimpático.

Ventilação do espaço morto (V_D) – Porção do ar inspirado que não interage com o sistema circulatório.

Ventilação minuto (V_E) – Ventilação total durante um minuto.

Visceromegalia – Aumento dos órgãos internos, particularmente os abdominais (fígado, baço).

$\dot{V}O_2$máx – Maior quantidade de oxigênio que pode ser utilizada durante um teste de carga progressivo, geralmente definido por um platô de valores à medida que a carga de trabalho aumenta.

$\dot{V}O_2$pico – O mais alto valor de consumo de oxigênio obtido durante um teste de carga progressiva.

Volume corrente (VT) – Quantidade de ar durante uma única inalação ou exalação.

Volume sistólico (VS) – Quantidade de sangue expelida pelos ventrículos do coração numa única contração.

REFERÊNCIAS BIBLIOGRÁFICAS

Introdução

1. Taylor, C.R., and E.R. Weibel. Design of the mammalian respiratory system: I. Problem and strategy. *Resp. Physiol.* 44: 1–10, 1981.

Capítulo 1

1. Albrecht, G.H., B.R. Gelvin, and S.E. Hartman. Rations as a size adjustment in morphometrics. *Am. J. Phys. Anthropol.* 91:441–468, 1993.

2. American Alliance for Health, Physical Education, Recreation and Dance. *Youth fitness testing manual.* Washington, DC: Author, 1980.

3. American College of Sports Medicine. *Guidelines for exercise testing and prescription.* 4th edition. Philadelphia: Lea & Febiger, 1991.

4. Beunen, G., A.D.G. Baxter-Jones, R.L. Mirwald, M. Thomis, J. Lefevre, R.M. Malina, and D.A. Bailey. Intraindividual allometric development of aerobic power in 8- to 16-year-old boys. *Med. Sci. Sports Exerc.* 34:503–510, 2002.

5. Blaxter, K. *Energy metabolism in animals and man.* Cambridge: Cambridge University Press, 1984.

6. Brett, J.R. The relation of size to rate of oxygen consumption and sustained speed of sockeye salmon *(Oncorhynchus nerka). J. Fish. Res. Bd. Canada* 22:1491–1497, 1965.

7. Brody, S. *Bioenergetics and growth.* New York: Reinhold, 1945.

8. Calder, W.A. *Size, function, and life history.* Cambridge, MA: Harvard University Press, 1984.

9. Cooper, D.M., and N. Berman. Ratios and regressions in body size and function: A commentary. *J. Appl. Physiol.* 77: 2015–2017, 1994.

10. Daniels, S.R., T.R. Kimball, J.A. Morrison, P. Khoury, S. Witt, and R.A. Meyer. Effect of lean body mass, fat mass, blood pressure, and sexual maturation on left ventricular mass in children and adolescents. *Circulation* 92:3249–3254, 1995.

11. DuBois, D., and E.F. DuBois. Clinical calorimetry, tenth paper. A formula to estimate approximate surface area in height and weight be known. *Arch. Intern. Med.* 17:863–866, 1916.

12. Eston, R.G., S. Robson, and E. Winter. A comparison of oxygen uptake during running in children and adults. In: *Kinanthropometry IV.* W. Duquet and J. Day (eds.). London: Spon, 1993 pp. 236–241.

13. Gitin, E.L., J.E. Olerud, and H.W. Carroll. Maximal oxygen uptake based on lean body mass: A meaningful measure of physical fitness? *J. Appl. Physiol.* 36:757–760, 1974.

14. Holliday, M.A., D. Potter, A. Jarrah, and S. Bearg. The relation of metabolic size to body weight and organ size. *Pediatr. Res.* 1:185–195, 1997.

15. Huxley, J.S. On the relation between egg weight and body weight in birds. *J. Linn. Soc. Zool.* 36:457–466, 1927.

16. Janz, K.F., T.L. Burns, J.D. Witt, and L.T. Mahoney. Longitudinal analysis of scaling $\dot{V}O_2$ for differences in body size during puberty: The Muscatine Study. *Med. Sci. Sports Exerc.* 30:1436–1444, 1998.

17. Malina, R.M., and C. Bouchard. *Growth, maturation, and physical activity.* Champaign, IL: Human Kinetics, 1993.

18. Miller, A.T., and C.S. Blyth. Lean body mass as a metabolic reference standard. *J. Appl. Physiol.* 5:311–316, 1953.

19. Nevill, A.M. The appropriate use of scaling techniques in exercise physiology. *Pediatr. Exerc. Sci.* 9:295–298, 1997.

20. Nevill, A.M., R.L. Holder, A. Baxter-Jones, J.M. Round, and D.A. Jones. Modeling developmental changes in strength and aerobic power in children. *J. Appl. Physiol.* 84:963–970, 1998.

21. Nevill, A.M., R. Ramsbottom, and C. Williams. Scaling physiological measurements for individuals of different body size. *Eur. J. Appl. Physiol.* 65:110–117, 1992.

22. Porter, K.R., and M.D. Brand. Cellular oxygen consumption depends on body mass. *Am. J. Physiol.* 269:R226–R228, 1995.

23. Robinson, S. Experimental studies of physical fitness in relation to age. *Arbeitsphysiologie* 10:251–323, 1938.

24. Rowland, T.W., J.A. Auchinachie, T.J. Keenan, and G.M. Green. Physiological responses to treadmill running in adult and prepubertal males. *Int. J. Sports Med.* 8:292–297, 1987.

25. Rowland, T., D. Goff, L. Martel, L. Ferrone, and G. Kline. Normalization of maximum cardiovascular variables for body size in premenarcheal girls. *Pediatr. Cardiol.* 21: 429–432, 2000.

26. Rowland, T., P. Vanderburgh, and L. Cunningham. Body size and growth of maximal aerobic power in children: A longitudinal analysis. *Pediatr. Exerc. Sci.* 9:262–274, 1997.

27. Schmidt-Nielsen, K. *Scaling: Why is animal size so important?* Cambridge: Cambridge University Press, 1984.

28. Schulz, D.M., and D.A. Giordano. Hearts of infants and children: Weights and measurements. *AMA Arch. Pathol.* 74: 464–475, 1962.

29. Shephard, R.J., H. Lavallée, R. LaBarre, J.-C. Jequier, M. Volle, and M. Rajic. The basis of data standardization in prepubertal children. In: *Proceedings of the 2nd International Seminar in Kinanthropometry.* M. Ostyn, G. Bennen, and J. Simons (eds.). Basel: Karger, 1979, pp. 360–369.

30. Taylor, C.R., S.L. Caldwell, and V.J. Rowntree. Running up and down hills: Some consequences of size. *Science* 178: 1096–1097, 1972.

31. Welsman, J.R., and N. Armstrong. Statistical techniques for interpreting body size–related exercise performance during growth. *Pediatr. Exerc. Sci.* 12:112–127, 2000.

Capítulo 2

1. Adams, G.R. Role of insulin-like growth factor-I in the regulation of skeletal muscle adaptation to increased loading. *Exerc. Sport Sci. Rev.* 26:31–60, 1998.

2. Attia, N., W.V. Tamborlane, R. Heptulla, D. Maggs, A. Grozman, R.S. Sherwin, and S. Caprio. The metabolic syndrome and insulin-like growth factor I regulation in adolescent obesity. *J. Clin. Endocrinol. Metab.* 83:1467–1475, 1998.

3. Bailey, D.A., R.M. Malina, and R.L. Rasmussen. The influence of exercise, physical activity, and athletic performance on the dynamics of human growth. In: *Human growth 2: Postnatal growth.* F. Faulkner (ed.). New York: Plenum Press, 1978, pp. 475–505.

4. Barton, J.S., S. Cullen, P.C. Hindmarch, C.D.G. Brook, and M.A. Preece. Growth hormone treatment in idiopathic short stature: A preliminary analysis of cardiovascular effects. *Acta Paediatr. Suppl.* 383:35–38, 1992.

5. Beunen, G. Biological age in pediatric exercise research. In: *Advances in pediatric sport sciences: Vol. 3. Biological issues.* O. Bar-Or. (ed.). Champaign, IL: Human Kinetics, 1–40, 1989.

6. Borer, K.T. The effects of exercise on growth. *Sports Med.* 20:375–397, 1995.

7. Brand, T., and M.D. Schneider. Peptide growth factors as determinants of myocardial development and hypertrophy. In: *Cardiovascular response to exercise.* G.F. Fletcher (ed.). Mount Kisco, NY: Futura, 1994, pp. 59–99.

8. Brat, O., I. Ziv, B. Klinger, M. Avraham, and Z. Laron. Muscle force and endurance in untreated and human growth hormone or insulin-like growth factor-I treated patients with growth hormone deficiency or Laron syndrome. *Horm. Res.* 47:45–48, 1997.

9. Brennen, I.K., J. Zamecnik, P.N. Sek, and R.J. Shephard. The impact of heat exposure and repeated exercise on circulating stress hormones. *Eur. J. Appl. Physiol. Occup. Physiol.* 76: 445–454, 1997.

10. Buckler, J.M. The relationship between exercise, body temperature, and plasma growth hormone levels in a human subject. *J. Physiol.* 214:25P–26P, 1971.

11. Caine, D., R. Lewis, P. O'Connor, W. Howe, and S. Bass. Does gymnastics training inhibit growth of females? *Clin. J. Sport Med.* 11:260–270, 2001.

12. Cappon, J.P., E. Ipp, J.A. Brasel, and D.M. Cooper. Acute effects of high-fat and high-glucose meals on the growth hormone response to exercise. *J. Clin. Endocrinol. Metab.* 76: 1418–1422, 1993.

13. Chernausek, S.D. Insulin-like growth factor control of growth. In: *Molecular and cellular pediatric endocrinology.* S. Handwerger (ed.). Totowa, NJ: Humana Press, 1999, pp. 11–21.

14. Cittadini, A., A. Cuocolo, B. Merola, S. Fazio, D. Sabatini, E. Nicolai, A. Colao, et al. Impaired cardiac performance in GH-deficient adults and its improvement after GH replacement. *Am. J. Physiol.* 267:E219–E225, 1994.

15. Cittadini, A., and P.S. Douglas. The cellular and molecular basis for growth hormone action on the heart. In: *Growth hormone and the heart.* A. Giustina (ed.). Boston: Kluwer Academic, 2001, pp. 1–11.

16. Cooper, D.M. New horizons in pediatric exercise research. In: *New horizons in pediatric exercise science.* C.J.R. Blimkie and O. Bar-Or (eds.). Champaign, IL: Human Kinetics, 1995, pp. 1–24.

17. Costin, G., F.R.K. Kaufman, and J. Brasel. Growth hormone secretory dynamics in subjects with normal stature. *J. Pediatr.* 115:537–544, 1989.

18. Courteix, D., C. Jaffre, P. Obert, L. Lespessailles, and L. Benhamou. Skeletal maturation and somatic growth in elite girl gymnasts: A 3-year longitudinal study [abstract]. *Pediatr. Exerc. Sci.* 1:264–265, 1999.

19. Crepaz, R., W. Pitscheider, G. Radetti, C. Paganini, L. Gentili, G. Morini, E. Braito, et al. Cardiovascular effects of high-dose growth hormone treatment in growth-hormone deficient children. *Pediatr. Cardiol.* 16:223–227, 1995.

20. Cuttler, L. The regulation of growth hormone secretion. *Endocrinol. Metab. Clin. North Am.* 25:541–572, 1996.

21. Daly, R.M., P.A. Rich, and R. Klein. Hormonal responses to physical training in high level prepubertal male gymnasts. *Eur. J. Appl. Physiol.* 79:74–81, 1998.

22. Daubeney, P.E.F., E.S. McCaughey, C. Chase, J.M. Walker, Z. Slavik, P.R. Betts, and S.A. Webber. Cardiac effects of growth hormone in short normal children: Results after four years of treatment. *Arch. Dis. Child.* 72:337–339, 1995.

23. Donath, M.Y., R. Jenni, H.-P. Brunner, M. Anrig, S. Kohli, Y. Glatz, and E.R. Froesch. Cardiovascular and metabolic effects of insulin-like growth factor I at rest and during exercise in humans. *J. Clin. Endocrinol. Metab.* 81:4089–4094, 1996.

24. Eliakim, A., J.A. Brasel, T.J. Barstow, S. Mohan, and D.M. Cooper. Peak oxygen uptake, muscle volume, and the growth hormone–insulin-like growth factor-I axis in adolescent males. *Med. Sci. Sports Exerc.* 30:512–517, 1998.

25. Eliakim, A., J. Brasel, S. Mohan, T.J. Barstow, N. Berman, and D.M. Cooper. Physical fitness, endurance training, and the growth hormone–insulin like growth factor I system in adolescent females. *J. Clin. Endocrinol. Metab.* 81:3986–3992, 1996.

26. Eliakim, A., T.P. Scheet, R. Newcomb, S. Mohan, and D.M. Cooper. Fitness, training, and the growth hormone–insulin-like growth factor I axis in prepubertal girls. *J. Clin. Endocrinol. Metab.* 86:2797–2802, 2001.

27. Eriksson, B.O., B. Persson, and J.I. Thorell. The effects of repeated prolonged exercise on plasma growth hormone, insulin, glucose, free fatty acids, glycerol, and beta-hydroxybutyric acid in 13-year-old boys and in adults. *Acta Paediatr. Scand. Suppl.* 217:142–146, 1971.

28. Falk, B., and O. Bar-Or. Longitudinal changes in peak aerobic and anaerobic mechanical power of circumpubertal boys. *Pediatr. Exerc. Sci.* 5:318–331, 1993.

29. Fazio, S., D. Sabatini, B. Capaldo, C. Vigorito, A. Giordano, R. Guida, F. Pardo, et al. A preliminary study of growth hormone in the treatment of dilated cardiomyopathy. *N. Engl. J. Med.* 334:809–814, 1996.

30. Geffner, M.E. The growth without growth hormone syndrome. *Endocrinol. Metab. Clin. North Am.* 25:649–664, 1996.

31. Georgopoulos, N., M. Markou, A. Theodoropoulou, P. Paraskevopoulou, L. Vakow, Z. Kazantzi, M. Leglise, et al. Growth and pubertal development in elite female rhythmic gymnasts. *J. Clin. Endocrinol. Metab.* 84:4525–4530, 1999.

32. Gianotti, L., S. Fassino, G.A. Daga, F. Lanfranco, C. DeBacco, J. Ramunni, E. Arvat, et al. Effects of free fatty acids and acipimox, a lipolysis inhibitor, on the somatotroph responsiveness to GHRH in anorexia nervosa. *Clin. Endocrinol.* 52:713–720, 2000.

33. Golden, N.H., P. Kreitzer, M.S. Jacobson, F.I. Chasalow, J. Schebendach, S.M. Freedman, and I.R. Shenker. Disturbances of growth hormone secretion and action in adolescents with anorexia nervosa. *J. Pediatr.* 125:655–660, 1994.

34. Goldspink, G., and S.Y. Yang. Effects of activity on growth factor expression. *Int. J. Sport Nutr. Metab.* 11:521–527, 2001.

35. Hauspie, R.C., M. Vercanteren, and C. Susanne. Secular changes in growth and maturation: An update. *Acta Paediatr. Suppl.* 423:20–27, 1997.

36. Hefti, M.A., B.A. Harder, H.M. Eppenberger, and M.C. Schaub. Signaling pathways in cardiac myocyte hypertrophy. *J. Mol. Cell Cardiol.* 29:2873–2892, 1997.

37. Hopkins, N.J., P.M. Jakeman, S.C. Hughes, and J.M.P. Holly. Changes in circulating insulin-like growth factor-binding protein-1 (IGBP-1) during prolonged exercise: Effect of carbohydrate feeding. *J. Clin. Endocrinol. Metab.* 79:1887–1890, 1994.

38. Horswill, C.A., W.B. Zipf, C.L. Kien, and E.B. Kahle. Insulin's contribution to growth in children and potential for exercise to mediate insulin's action. *Pediatr. Exerc. Sci.* 9:18–32, 1997.

39. Hutler, M., D. Schnabel, D. Staab, A. Tacke, U. Wahn, D. Bonin, and R. Beneke. Effect of growth hormone on exercise tolerance in children with cystic fibrosis. *Med. Sci. Sports Exerc.* 34:567–572, 2002.

40. Jahreis, G., E. Kauf, G. Frohner, and H.E. Schmidt. Influence of intensive exercise on insulin-like growth factor I, thyroid and steroid hormones in female gymnasts. *Growth Regulation* 1:95–99, 1991.

41. Jonkman, F.A.M., G. De Jong, and P.M. Fioretti. Growth hormone in the treatment of heart failure: A new tool for the future? *Eur. Heart J.* 18:181–184, 1997.

42. Katzmarzyk, P.T., R.M. Malina, and G.P. Beunen. The contribution of biological maturation to the strength and motor fitness of children. *Ann. Hum. Biol.* 24:493–505, 1997.

43. Kibler, W.B., and T.J. Chandler. Musculoskeletal adaptations and injuries associated with intense participation in youth sports. In: *Intensive participation in children's sports.* B.R. Cahill and A.J. Pearl (eds.). Champaign, IL: Human Kinetics, 1993, pp. 203–216.

44. Lacey, K.A., K. Hewison, and J.M. Parkin. Exercise as a screening test for growth hormone deficiency in children. *Arch. Dis. Child.* 48:508–512, 1973.

45. Leger, J., C. Garel, A. Fjellestad-Paulsen, M. Hassan, and P. Czernichow. Human growth hormone treatment of short-stature children born small for gestational age: Effect on muscle and adipose tissue mass during a 3-year treatment period and after 1 year's withdrawal. *J. Clin. Endocrinol. Metab.* 83:3512–3516, 1998.

46. Leger, J., C. Garel, I. Legrand, A. Paulsen, M. Hassan, and P. Czernichow. Magnetic resonance imaging evaluation of adipose tissue and muscle tissue mass in children with growth hormone deficiency, Turner's syndrome, and intrauterine growth retardation during the first year of treatment with GH. *J. Clin. Endocrinol. Metab.* 78:904–909, 1994.

47. Leigh, S.R., and P.B. Park. Evolution of human growth prolongation. *Am. J. Phys. Anthropol.* 107:331–350, 1998.

48. Lombardi, G., and A. Colao. Physiologic effect of growth hormone on the heart. In: *Growth hormone and the heart.* A. Giustina (ed.). Boston: Kluwer Academic, 2002, pp. 113–122.

49. Malina, R.M. Growth and maturation: Do regular physical activity and training for sport have a significant influence? In: *Paediatric exercise science and medicine.* N. Armstrong and W. van Mechelen (eds.). Oxford: Oxford University Press, 2000, pp. 95–106.

50. Malina, R.M. Growth and maturation of young athletes—Is training for sport a factor? In: *Sports and children.* K.-M. Chan and L.J. Micheli (eds.). Hong Kong: Williams & Wilkins, 1998, pp. 133–161.

51. Malina, R.M. Research on current trends in auxology. *Anthropol. Anz.* 48:209–227, 1990.

52. Malina, R.M. Tracking of physical activity and physical fitness across the life span. *Res. Q. Exerc. Sport* 67 (Suppl. 3): 48–57, 1996.

53. Malina, R.M., and G. Beunen. Matching opponents in youth sports. In: *The child and adolescent athlete.* O. Bar-Or (ed.). Oxford: Blackwell Science, 1996, pp. 202–213.

54. Malina, R.M., and C. Bouchard. *Growth, maturation, and physical activity.* Champaign, IL: Human Kinetics, 1991.

55. Mansfield, M.J., and S.J. Emans. Growth in female gymnasts: Should training decrease during puberty? *J. Pediatr.* 122: 237–240, 1993.

56. Marin, G., H.M. Domene, K.M. Barnes, B.J. Blackwell, F.G. Cassorla, and G.B. Cutler. The effect of estrogen priming and puberty on the growth hormone response to standardized treadmill exercise and arginine-insulin in normal boys and girls. *J. Clin. Endocrinol. Metab.* 79:537–541, 1994.

57. Matsudo, V.K.R. Prediction of future athletic excellence. In: *The child and adolescent athlete.* O. Bar-Or (ed.). Oxford: Blackwell Science, 1996, pp. 92–109.

58. Menon, R.K., and M.A. Sperling. Insulin as a growth factor. *Endocrinol. Metab. Clin. North Am.* 25:633–648, 1996.

59. Mirwald, R.L., D.A. Bailey, N. Cameron, and R.L. Rasmussen. Longitudinal comparison of aerobic power in active and inactive boys age 7.0 to 17.0 years. *Ann. Hum. Biol.* 8: 404–414, 1981.

60. Muller, E.E., and V. Locatelli. Undernutrition and pituitary function: Relevance to the pathophysiology of some neuroendocrine alterations of anorexia nervosa. *J. Endocrinol.* 132:327–329, 1992.

61. Nemet, D., Y. Oh, H.-S. Kim, M.A. Hill, and D.M. Cooper. Effect of intense exercise on inflammatory cytokines and growth mediators in adolescent boys. *Pediatrics* 110:681–689, 2002.

62. Nieman, D.C., D.A. Henson, L.L. Smith, A.C. Utter, D.M. Vinci, J.M. Davis, D.E. Kaminsky, et al. Cytokine changes after a marathon race. *J. Appl. Physiol.* 91: 109–114, 2001.

63. Parks, J.S., H. Abdul-Latif, E. Kinoshita, L.R. Meacham, R.W. Pfaffle, and M.R. Brown. Genetics of growth hormone gene expression. *Horm. Res.* 40:54–61, 1993.

64. Poehlman, E.T., and K.C. Copeland. Influences of physical activity on insulin-like growth factor-I in healthy younger and older men. *J. Clin. Endocrinol. Metab.* 71:1468–1473, 1990.

65. Rankinen, T., L. Perusse, R. Rauramaa, M.A. Rivera, O. Wolfarth, and C. Bouchard. The human gene map for performance and health-related fitness phenotypes: The 2001 update. *Med. Sci. Sports Exerc.* 34:1219–1233, 2002.

66. Roelen, C.A., W.R. de Vries, H.P. Koppeschaar, C. Vervoorn, J.H. Thijssen, and M.A. Blankenstein. Plasma insulin-like growth factor-I and high affinity growth hormone–binding protein levels increase after two weeks of strenuous physical training. *Int. J. Sports Med.* 18:238–241, 1997.

67. Roemmich, J.N., and W.E. Sinning. Weight loss and wrestling training: Effects on growth-related hormones. *J. Appl. Physiol.* 82:1760–1764, 1997.

68. Rosenfeld, R.G., and P. Cohen. Disorders of growth hormone/insulin-like growth factor secretion and action. In: *Pediatric endocrinology.* 2nd edition. M.A. Sperling (ed.). Philadelphia: Saunders, 2002, pp. 289–322.

69. Rousseau, G.G. Growth hormone gene regulation by transacting factor. *Horm. Res.* 37 (Suppl. 3):88–92, 1992.

70. Rowland, T.W., A.H. Morris, D.E. Biggs, and E.O. Reiter. Cardiac effects of growth hormone treatment for short stature in children. *J. Pediatr. Endocrinol.* 4:19–23, 1991.

71. Roy, M.-A., D. Bernard, B. Roy, and G. Marcotte. Body checking in PeeWee hockey. *Phys. Sportsmed.* 17:119–126, 1989.

72. Rubin, S.A., P. Buttrick, A. Malhotra, S. Melmed, and M.C. Fishbein. Cardiac physiology, biochemistry, and morphology in response to excess growth hormone in the rat. *J. Mol. Cell Cardiol.* 22:429–438, 1990.

73. Sacca, L., A. Cittadini, and S. Fazio. Growth hormone and the heart. *Endocrinol. Rev.* 15:555–573, 1994.

74. Sargeant, A. Short-term muscle power in children and adolescents. In: *Advances in pediatric sport sciences: Vol. 3. Biological issues.* O. Bar-Or (ed.). Champaign, IL: Human Kinetics, 1989, pp. 41–66.

75. Sartorio, A., E. Palmieri, V. Vangeli, G. Conte, M. Narici, and G. Faglia. Plasma and urinary GH following a standardized exercise protocol to assess GH production in short children. *J. Endocrinol. Invest.* 24:515–521, 2002.

76. Scheet, T.P., P.J. Mills, M.G. Ziegler, J. Stoppani, and D.M. Cooper. Effect of exercise on cytokines and growth mediators in prepubertal children. *Pediatr. Res.* 46:429–434, 1999.

77. Seip, R.L., A. Weltman, D. Goodman, and A.D. Rogol. Clinical utility of cycle exercise for the physiologic assessment of growth hormone release in children. *Am. J. Dis. Child.* 144:998–1000, 1990.

78. Selye, H. *The physiology and pathology of exposure to stress.* Montreal: Acta Medica, 1950.

79. Slack, J.M.W. The mysterious mechanism of growth. *Curr. Biol.* 6:348, 1996.

80. Smith, A.T., D.R. Clemmons, L.E. Underwood, V. Ben-Ezra, and R. McMurray. The effect of exercise on plasma somatomedin-C/insulin like growth factor I concentration. *Metabolism* 36:533–537, 1987.

81. Spagnoli, A., and R.G. Rosenfeld. The mechanisms by which growth hormone brings about growth. *Endocrinol. Metab. Clin. North Am.* 25:615–629, 1996.

82. Suei, K., L. McGillis, R. Calvert, and O. Bar-Or. Relationship among muscle endurance, explosiveness, and strength in circumpubertal boys. *Pediatr. Exerc. Sci.* 10:48–56, 1998.

83. Theintz, G.E., H. Howald, U. Weiss, and P.C. Sizonenko. Evidence for a reduction of growth potential in adolescent female gymnasts. *J. Pediatr.* 122:306–313, 1993.

84. Uberti, E.C.D., P. Franceschetti, and M.R. Ambrosio. Growth hormone and skeletal muscle function. In: *Growth hormone and the heart.* A. Giustina (ed.). Boston: Klewer Academic, 2002, pp. 125–149.

85. Vercauteren, M., and C. Susanne. The secular trend of height and menarche in Belgium: Are there any signs of a future stop? *Eur. J. Pediatr.* 144:306–309, 1985.

86. Wales, J.K.H. A brief history of the study of human growth dynamics. *Ann. Hum. Biol.* 25:175–184, 1998.

87. Weeke, J., and H.J.G. Gundersen. The effect of heating and central cooling on serum TSH, GH, and norepinephrine in resting man. *Acta Physiol. Scand.* 117:33–39, 1983.

88. Weiss, R.E., and S. Refetoff. Effect of thyroid hormone on growth. *Endocrinol. Metab. Clin. North Am.* 25:719–730, 1996.

89. Wells, H.G. *The food of the gods.* London: Unwin, 1925.

90. Weltman, A., J.Y. Weltman, R. Schurrer, W.S. Evans, J.D. Veldhuis, and A.D. Rogol. Endurance training amplifies the pulsatile release of growth hormone effects of training intensity. *J. Appl. Physiol.* 72:2188–2196, 1992.

91. Wirth, A., E. Trager, K. Scheele, D. Mayer, K. Diehm, K. Reischle, and H. Weicker. Cardiopulmonary adjustment and metabolic response to maximal and submaximal physical exercise of boys and girls at different stages of maturity. *Eur. J. Appl. Physiol.* 39:229–240, 1978.

Capítulo 3

1. Ahima, R.S., D. Prabakaran, and C. Mantzoros. Role of leptin in the neuroendocrine response to fasting. *Nature* 382:250–252, 1996.

2. Ahmed, M.L., K.K. Ong, D.J. Morrell, L. Cox, N. Drayer, L. Perry, et al. Longitudinal study of leptin concentrations during puberty: Sex differences and relationships to changes in body composition. *J. Clin. Endocrinol. Metab.* 84:899–905, 1999.

3. Allen, D.B. Effects of fitness training on endocrine systems in children and adolescents. *Adv. Pediatr.* 46:41–66, 1999.

4. Amiel, S.A., R.S. Sherwin, D.C. Simonson, A.A. Lauritano, and W.V. Tamborlane. Impaired insulin action in puberty: A contributing factor to poor glycemic control in adolescents with diabetes. *N. Engl. J. Med.* 315:215–219, 1986.

5. Apter, D., and E. Hermanson. Update on female pubertal development. *Curr. Opin. Obstet. Gynecol.* 14:475–481, 2002.

6. Armstrong, N., and J.R. Welsman. Peak oxygen uptake in relation to growth and maturation in 11- to 17-year-old humans. *Eur. J. Appl. Physiol.* 85:546–551, 2001.

7. Armstrong, N., J.R. Welsman, and B.J. Kirby. Peak oxygen uptake and maturation in 12-yr-olds. *Med. Sci. Sports Exerc.* 30:165–169, 1998.

8. Armstrong, N., J.R. Welsman, and B.J. Kirby. Performance on the Wingate anaerobic test and maturation. *Pediatr. Exerc. Sci.* 9:253–261, 1997.

9. Arslanian, S., and C. Suprasongsin. Testosterone treatment in adolescents with delayed puberty: Changes in body composition, protein, fat, and glucose metabolism. *J. Clin. Endocrinol. Metab.* 82:3213–3220, 1997.

10. Ashley, C.D., M.L. Kramer, and P. Bishop. Estrogen and substrate metabolism: A review of contradictory research. *Sports Med.* 29:221–227, 2000.

11. Baer, J.T. Endocrine parameters in amenorrheic and eumenorrheic adolescent female runners. *Int. J. Sports Med.* 14:191–195, 1993.

12. Bar, P.R., G.J. Amelink, and B. Oldenberg. Prevention of exercise-induced muscle membrane damage by oestradiol. *Life Sci.* 42:2677–2681, 1988.

13. Baxter-Jones, A.D.G., N. Helms, N. Maffuli, and M. Preece. Growth and development of males gymnasts, swimmers, soccer, and tennis players: A longitudinal study. *Ann. Hum. Biol.* 22:381–394, 1995.

14. Bethea, C.L., M. Pecins-Thompson, and W.E. Schutzer. Ovarian steroids and serotonin neural function. *Mol. Neurobiol.* 18:87–123, 1998.

15. Beunen, G., and R.M. Malina. Growth and physical performance relative to the timing of the adolescent spurt. *Exerc. Sport Sci. Rev.* 16:503–540, 1988.

16. Beunen, G., and T. Martine. Muscular strength development in children and adolescents. *Pediatr. Exerc. Sci.* 12:174–197, 2000.

17. Bhasin, S., L. Woodhouse, and T.W. Storer. Proof of the effect of testosterone on skeletal muscle. *J. Endocrinol.* 170:27–38, 2001.

18. Booth, A., G. Shelly, A. Mazur, G. Tharp, and R. Kittock. Testosterone and winning and losing in human competition. *Horm. Behav.* 23:556–571, 1989.

19. Boyden, T.W., R.W. Pamenter, P. Stanforth, T. Rotkis, and J.H. Wilmore. Sex steroids and endurance running in women. *Fertil. Steril.* 39:629–632, 1983.

20. Brook, C.G.D. Mechanisms of puberty. *Horm. Res.* 51(Suppl. 3):52–54, 1999.

21. Brooks-Gunn, J., M.P. Warren, J. Rosso, and J. Gargiulo. Validity of self-report measures of girls' pubertal status. *Child Develop.* 58:829–841, 1987.

22. Broulik, P.D., C.D. Kochakian, and J. Dubovsky. Influence of castration and testosterone propionate on cardiac output, renal blood flow, and blood volume in mice. *Proc. Soc. Exp. Med.* 144:671–673, 1973.

23. Buckley-Bleiler, R., R.J. Maughan, and P.M. Clarkson. Serum creatine kinase activity after isometric exercise in pre-menopausal and postmenopausal women. *Exp. Aging Res.* 15:195–198, 1989.

24. Caprio, S. Insulin: The other anabolic hormone of puberty. *Acta Paediatr. Suppl.* 433:84–87, 1999.

25. Charkoudian, N., and J.M. Johnson. Female reproductive hormones and thermoregulatory control of skin blood flow. *Exerc. Sport Sci. Rev.* 28:108–112, 2000.

26. Chehab F.F., K. Mounzih, R. Lu, and M.E. Lim. Early onset of reproductive function in normal female mice treated with leptin. *Science* 275:88–90, 1997.

27. Cheung, C.C., J.E. Thornton, J.L. Kuipjer, D. Weigle, D.K. Clifton, and R.A. Steiner. Leptin is a metabolic gate for the onset of puberty in the female rate. *Endocrinology* 138:855–888, 1997.

28. Christiansen, K. Behavioral effects of androgens in men and women. *J. Endocrinol.* 170:39–48, 2001.

29. Chumlea, W.C., C.M. Schubert, A.F. Roche, H.E. Kulin, P.A. Lee, J.M. Himes, and S.S. Sun. Age at menarche and racial comparisons in US girls. *Pediatrics* 111:110–113, 2003.

30. Clark, P.A., and A.D. Rogol. Growth hormone and sex steroid interactions at puberty. *Endocrinol. Metab. Clin. North Am.* 25:665–681, 1996.

31. Clayton, P.E., and J.A. Trueman. Leptin and puberty. *Arch. Dis. Child.* 83:1–9, 2000.

32. Coleman, L., and J. Coleman. The measurement of puberty: A review. *J. Adolesc.* 25:535–550, 2002.

33. Creatsas, G., N. Salakos, M. Averkiou, K. Miras, and D. Aravantinos. Endocrinological profile of oligomenorrheic strenuously exercising adolescents. *Int. J. Gynecol. Obstet.* 38: 215–221, 1992.

34. Cumming, G.R., D. Everatt, and L. Hastman. Bruce treadmill test in children: Normal values in a clinic population. *Am. J. Cardiol.* 41:69–75, 1978.

35. Dallman, P.R., and M.A. Siimes. Percentile curves for hemoglobin and red cell volume in infancy and childhood. *J. Pediatr.* 94:26–31, 1966.

36. Daniels, S.R., T.R. Kimball, J.A. Morrison, P. Khoury, S. Witt, and R.A. Meyer. Effect of lean body mass, fat mass, blood pressure, and sexual maturation on left ventricular mass in children and adolescents: Statistical, biological, and clinical significance. *Circulation* 92:3249–3254, 1995.

37. De Ste Croix, M.B.A., N. Armstrong, J.R. Welsman, and P. Sharpe. Longitudinal changes in isokinetic leg strength in 10–14-year-olds. *Ann. Hum. Biol.* 29:50–62, 2002.

38. Dorn, L.D., E.J. Susman, E.D. Nottelmann, G. Inoff-Germain, and G.P. Chrousus. Perceptions of puberty: Adolescent, parent, and health professional. *Dev. Psychol.* 26: 322–329, 1990.

39. Fahey, T.D., A. Del Valle-Zuris, G. Dehlsen, M. Trieb, and J. Seymour. Pubertal stage differences in hormonal and haematological responses to maximal exercise in males. *J. Appl. Physiol.* 46:823–827, 1979.

40. Falgairette, G., M. Bedu, N. Fellman, E. Van Praagh, and J. Coudert. Bioenergetic profile in 144 boys aged from 6 to 15 years with special reference to sexual maturation. *Eur. J. Appl. Physiol.* 62:151–156, 1991.

41. Falk, B., and O. Bar-Or. Longitudinal changes in peak aerobic and anaerobic mechanical power in circumpubertal boys. *Pediatr. Exerc. Sci.* 5:318–331, 1993.

42. Frank, G.R. The role of estrogen in pubertal skeletal physiology: Epiphyseal maturation and mineralization of the skeleton. *Acta Paediatr.* 84:627–630, 1995.

43. Frisch, R.E. Body fat, menarche, fitness and fertility. *Hum. Reprod.* 2:521–533, 1987.

44. Gardner, F.H., D.G. Nathan, S. Piomeeli, and J.F. Cummins. The erythrocythaemic effects of androgen. *Br. J. Haem.* 14: 611–615, 1968.

45. Geithner, C.A., B. Woynarowska, and R.M. Malina. The adolescent spurt and sexual maturation in girls active and not active in sport. *Ann. Hum. Biol.* 25:415–423, 1998.

46. Genazzani, A.R., F. Bernardi, P. Monteleone, S. Luisi, and M. Luisi. Neuropeptides, neurotransmitters, neurosteroids, and the onset of puberty. *Ann. N.Y. Acad. Sci.* 90:1–9, 2000.

47. Georgopoulos, N., M. Markou, A. Theodoropoulou, P. Paraskevopoulou, L. Vakow, Z. Kazantzi, M. Leglise, et al. Growth and pubertal development in elite female rhythmic gymnasts. *J. Clin. Endocrinol. Metab.* 84:4525–4530, 1999.

48. Gill, M.S., C.M. Hall, V. Tilimann, and P.E. Clayton. Constitutional delay in growth and puberty (CDGP) is associated with hypoleptinemia. *J. Clin. Endocrinol. Metab.*, in press.

49. Goran, M.I., and B.A. Gower. Longitudinal study on pubertal insulin resistance. *Diabetes* 50:2444–2450, 2001.

50. Gruber, C.J., W. Tschugguel, C. Schneeberger, and J.C. Huber. Production and actions of estrogens. *New Engl. J. Med.* 346:340–352, 2002.

51. Gutin, B., L. Ramsey, P. Barbeau, W. Cannady, M. Ferguson, M. Litaker, and S. Owens. Plasma leptin concentrations in obese children: Changes during 4 mo periods with and without physical training. *Am. J. Clin. Nutr.* 69:388–394, 1999.

52. Hackney, A.C. The male reproductive system and endurance exercise. *Med. Sci. Sports Exerc.* 28:180–189, 1996.

53. Hayward, C.S., C.M. Webb, and P. Collins. Effect of sex hormones on cardiac mass. *Lancet* 357:1354–1356, 2001.

54. Hickey, M.S., and D.J. Calsbeek. Plasma leptin and exercise. *Sports Med.* 31:583–589, 2001.

55. Hilton, L.K., and A.B. Loucks. Low energy availability, not exercise stress, suppresses the diurnal rhythm of leptin in healthy young women. *Am. J. Physiol. Endocrinol. Metab.* 278: E43–E49, 2000.

56. Hindmarsh, P., P.J. Smith, C.G.D. Brook, and D.C. Mathews. The relation between height velocity and growth hormone secretion in short prepubertal children. *J. Clin. Endocrinol. Metab.* 27:581–591, 1987.

57. Horlick, M.B., M. Rosenbaum, M. Nicolson, L.S. Levine, B. Fedun, J. Wang, R.N. Pierson, et al. Effect of puberty on the relationship between circulating leptin and body composition. *J. Clin. Endocrinol. Metab.* 85:2509–2518, 2000.

58. Janz, K.F., T.L. Burns, J.D. Witt, and L.T. Mahoney. Longitudinal analysis of scaling $\dot{V}O_2$ for differences in body size during puberty: The Muscatine Study. *Med. Sci. Sports Exerc.* 30:1436–1444, 1998.

59. Janz, K.F., J.D. Dawson, and L.T. Mahoney. Predicting heart growth during puberty: The Muscatine Study. *Pediatrics* 105: E63, 2000.

60. Ji, C.-Y. Age at spermarche and comparison of growth and performance of pre- and postspermarcheal Chinese boys. *Am. J. Hum. Biol.* 13:35–43, 2001.

61. Katch, V.L. Physical conditioning of children. *J. Adolesc. Health Care* 3:241–246, 1983.

62. Kendall, B., and R. Eston. Exercise-induced muscle damage and the potential role of estrogen. *Sports Med.* 32:103–123, 2002.

63. Kendrick, Z.V., C.A. Steffen, and W.L. Ramsey. Effect of estradiol on tissue glycogen metabolism in exercised oophorectomized rats. *J. Appl. Physiol.* 63:492–496, 1987.

64. Kiess, W., A. Reich, K. Meyer, A. Glasgow, J. Deutscher, J. Klammt, Y. Yang, et al. A role for leptin in sexual maturation and puberty? *Horm. Res.* 51(Suppl. 3):55–63, 1999.

65. Klein, K.O., J. Baron, and M.J. Colli. Estrogen levels in childhood determined by an ultrasensitive recombinant cell bioassay. *J. Clin. Invest.* 94:2475–2480, 1994.

66. Kobayashi, K., K. Kitamura, M. Miura, H. Sodeyama, Y. Murase, M. Miyashita, and H. Matsui. Aerobic power as related to body growth and training in Japanese boys: A longitudinal study. *J. Appl. Physiol.* 44:666–672, 1978.

67. Koenig, H., A. Goldstone, and C.Y. Lu. Testosterone-mediated sexual dimorphism of the rodent heart. *Circ. Res.* 50:782–787, 1982.

68. Koo, M.M., and T.E. Rohan. Accuracy of short-term recall of age at menarche. *Ann. Hum. Biol.* 24:61–64, 1997.

69. Kopp, W., W.F. Blum, S. von Prittwitz, A. Ziegler, H. Lubbert, G. Emmons, W. Herzog, et al. Low leptin levels predict amenorrhea in underweight and eating disordered females. *Mol. Psychiatry* 2:335–340, 1997.

70. Kraemer, R.R., E.O. Acevedo, L.B. Synovitz, E.P. Hebert, T. Gimpel, and V.D. Castracane. Leptin and steroid hormone responses to exercise in adolescent female runners over a 7-week season. *Eur. J. Appl. Physiol.* 86:85–91, 2001.

71. Krahenbuhl, G.S., J.S. Skinner, and W.M. Kohrt. Developmental aspects of maximal aerobic power in children. *Exerc. Sport Sci. Rev.* 13:503–538, 1985.

72. Kulin, H.E., and J. Muller. The biological aspects of puberty. *Pediatr. Rev.* 17:75–86, 1996.

73. Lamb, D.R. Androgens and exercise. *Med. Sci. Sports Exerc.* 7:105, 1975.

74. Litt, I.F. Amenorrhea in the adolescent athlete. *Postgrad. Med.* 80:245–253, 1986.

75. Loucks, A.B. Effects of exercise training on the menstrual cycle: Existence and mechanisms. *Med. Sci. Sports Exerc.* 22:275–280, 1990.

76. Loucks, A.B. The reproductive system and physical activity in adolescents. In: *New horizons in pediatric exercise science.* C.J.R. Blimkie and O. Bar-Or (eds.). Champaign, IL: Human Kinetics, 1995, pp. 27–37.

77. Loucks, A.B., M. Verdun, and E.M. Heath. Low energy availability, not stress of exercise, alters LH pulsativity in exercising women. *J. Appl. Physiol.* 84:37–46, 1998.

78. Malina, R.M. Growth and maturation of young athletes—Is training for sport a factor? In: *Sports and children.* K.-M. Chan and L.J. Micheli (eds.). Hong Kong: Williams & Wilkins, 1998, pp. 133–161.

79. Malina, R.M., G. Beunen, J. Lefevre, and B. Woynarowska. Maturity-associated variation in peak oxygen uptake in active adolescent boys and girls. *Ann. Hum. Biol.* 24:19–31, 1997.

80. Malina, R.M., and C. Bouchard. *Growth, maturation, and physical activity.* Champaign, IL: Human Kinetics, 1991.

81. Mantzoros, C.S., J.S. Flier, and A.D. Rogol. A longitudinal assessment of hormonal and physical alterations during normal puberty in boys: V. Rising leptin levels may signal the onset of puberty. *J. Clin. Endocrinol. Metab.* 82:1066–1070, 1997.

82. Marin, G., H.M. Dormene, K.M. Barnes, B.J. Blackwell, F.G. Cassorla, and G.B. Cutler. The effect of estrogen priming and puberty on the growth hormone response to standardized treadmill exercise and arginine-insulin in normal boys and girls. *J. Clin. Endocrinol. Metab.* 79:537–541, 1994.

83. Martha, P.M., K.M. Gorman, R.M. Blizzard, A.D. Rogol, and J.D. Veldhuis. Endogenous growth hormone secretion and clearance rates in normal boys, as determined by deconvolution analysis: Relationship to age, pubertal status, and body mass. *J. Clin. Endocrinol. Metab.* 74:336–344, 1992.

84. Mauras, N., A.D. Rogol, and J.D. Veldhuis. Specific, time-dependent actions of low-dose ethinyl estradiol administration on the episodic release of growth hormone, follicle-stimulating hormone, and luteinizing hormone in prepubertal girls with Turner syndrome. *J. Clin. Endocrinol. Metab.* 69:1053–1058, 1989.

85. Meineke, H.A., and R.C. Crafts. Further observations on the mechanism by which androgens and growth hormone influence erythropoiesis. *Ann. N.Y. Acad. Sci.* 149:298–307, 1968.

86. Mero, A. Blood lactate production and recovery from anaerobic exercise in trained and untrained boys. *Eur. J. Appl. Physiol.* 57:660–666, 1988.

87. Moran, A., D.R. Jacobs, J. Steinberger, C.-P. Hong, R. Prineas, R.V. Luepken, and A.R. Sinaiko. Insulin resistance during puberty: Results from clamp studies in 357 children. *Diabetes* 48:2039–2044, 1999.

88. Neu, C.M., F. Rauch, J. Rittweger, F. Manz, and E. Schoenau. Influences of puberty on muscle development at the forearm. *Am. J. Physiol. Endocrinol. Metab.* 283:E103–E107, 2002.

89. Nottin, S., A. Vinet, F. Stecken, L.-D. Nguyen, F. Duniss, A.-M. Lecoq, and P. Obert. Central and peripheral cardiovascular adaptions during a maximal cycle exercise in boys and men. *Med. Sci. Sports Exerc.* 34:456–463, 2002.

90. Ong, K.K.L., A.L. Ahmed, and D.B. Dunger. The role of leptin in human growth and puberty. *Acta Paediatr. Suppl.* 433:95–98, 1999.

91. Palmert, M.R., S. Radovich, and P.A. Boepple. Leptin levels in children with central precocious puberty. *J. Clin. Endocrinol. Metab.* 83:2260–2265, 1998.

92. Parker, M.W., A.J. Johanson, A.D. Rogol, D.L. Kaiser, and R.M. Blizard. Effect of testosterone on somatomedin-C concentrations in prepubertal boys. *J. Clin. Endocrinol. Metab.* 58:87–90, 1984.

93. Pearce, G., S. Bass, N. Young, C. Formica, and E. Seeman. Does weight-bearing exercise protect against the effects of exercise induced oligomenorrhea on bone density? *Osteoporos. Int.* 6:448–452, 1996.

94. Reisner, E.H. Tissue culture of bone marrow: II. Effect of steroid hormones on hematopoiesis in vitro. *Blood* 27:460–469, 1966.

95. Riley, J.L., M.E. Robinson, and E.A. Wise. A meta-analytic review of pain perception across the menstrual cycle. *Pain* 81:225–235, 1999.

96. Rinard, J., P.M. Clarkson, and L. Smith. Response of males and females to high-force eccentric exercise. *J. Sports Sci.* 18:229–236, 2000.

97. Roemmich, J.N., P.A. Clark, and S. Berr. Alterations in growth and body composition during puberty: II. Gender differences in leptin levels during puberty are related to the

subcutaneous fat depot and sex steroids. *Am. J. Physiol.* 275: E543, 1998.

98. Roemmich, J.N., and A.D. Rogol. Role of leptin during childhood growth and development. *Endocrinol. Metab. Clin. North Am.* 28:749–764, 1999.

99. Roemmich, J.N., and W.E. Sinning. Weight loss and wrestling training: II. Effects on growth-related hormones. *J. Appl. Physiol.* 82:1760–1764, 1997.

100. Rogers, M.A., G.A. Stull, and F.S. Apple. Creatine kinase isoenzyme activities in men and women following a marathon race. *Med. Sci. Sports Exerc.* 17:679–682, 1985.

101. Rogol, A.D. Growth at puberty: Interaction of androgens and growth hormone. *Med. Sci. Sports Exerc.* 26:767–770, 1994.

102. Rosenfield, R.L. Puberty in the female and its disorders. In: *Pediatric endocrinology.* 2nd edition. M.A. Sperling (ed.). Philadelphia: Saunders, 2002, pp. 455–518.

103. Round, J.M., D.A. Jones, J.W. Honour, and A.M. Nevill. Hormonal factors in the development of differences in strength between boys and girls during adolescence: A longitudinal study. *Ann. Hum. Biol.* 26:49–62, 1999.

104. Rowland, T.W. Adolescence: A "risk factor" for physical inactivity. *President's Council on Physical Fitness Sports Research Digest* June 1999, pp. 1–8.

105. Rowland, T., R. Bhargava, D. Parslow, and R. Heptulla. Cardiac responses to progressive cycle exercise in moderately obese adolescent females. *J. Adolesc. Health,* 32:422–427, 2003.

106. Rowland, T.W., G. Kline, D. Goff, L. Martel, and L. Ferrone. One mile run performance and cardiovascular fitness in children. *Arch. Pediatr. Adolesc. Med.* 153:845–849, 1999.

107. Rowland, T., K. Miller, P. Vanderburgh, D. Goff, L. Martel, and L. Ferrone. Cardiovascular fitness in premenarcheal girls and young women. *Int. J. Sports Med.* 20:117–121, 1999.

108. Rowland, T.W., A.H. Morris, J.F. Kelleher, B.L. Haag, and E.O. Reiter. Serum testosterone response to training adolescent runners. *Am. J. Dis. Child.* 142:165–169, 1988.

109. Rowland, T., B. Popowski, and L. Ferrone. Cardiac response to maximal upright cycle exercise in healthy boys and men. *Med. Sci. Sports Exerc.* 29:1146–1151, 1997.

110. Salbe, A.D., M. Nicolson, and E. Ravussin. Total energy expenditure and the level of physical activity correlate with plasma leptin concentrations in five-year-old children. *J. Clin. Invest.* 99:592–595, 1997.

111. Scaramella, T.J., and W.A. Brown. Serum testosterone and aggressiveness in hockey players. *Psychosom. Med.* 40: 262–265, 1978.

112. Scheuer, J., A. Malhotra, T.F. Schaible, and J. Capasso. Effects of gonadectomy and hormonal replacement on rat hearts. *Circ. Res.* 61:12–19, 1987.

113. Schoenau, E., C.M. Neu, E. Mokou, G. Wassmer, and F. Manz. Influence of puberty on muscle area and cortical bone of the forearm in boys and girls. *J. Clin. Endocrinol. Metab.* 85:1095–1098, 2000.

114. Scott, E.C., and F.E. Johnston. Critical fat, menarche, and the maintenance of menstrual cycles: A critical review. *J. Adolesc. Health Care* 2:249–260, 1982.

115. Shahidi, N.T. Androgens and erythropoiesis. *N. Engl. J. Med.* 289:72–80, 1973.

116. Strauss, R.H., R.R. Lanese, and W.B. Malarkey. Weight loss in amateur wrestlers and its effect on serum testosterone levels. *J. Am. Med. Assoc.* 254:3337–3338, 1985.

117. Tanner, J.M. Growth and endocrinology of the adolescent. In: *Endocrine and genetic disease of children and adolescence.* 2nd edition. L.I. Gardner (ed.). Philadelphia: Saunders, 1975, pp. 14–63.

118. Thong, F.S., C. McLean, and T.E. Graham. Plasma leptin in female athletes: Relation with body fat, reproductive, nutritional, and endocrine factors. *J. Appl. Physiol.* 88:2037–2044, 2000.

119. Ulloa-Aguirre, A., C.M. Christie, and E. Garcia-Rubi. Testosterone and oxandronlone (a non-aromatizable androgen) specifically amplify the mass and rate of growth hormone (GH) release secreted per burst without altering GH secretory burst duration or frequency of the GH half life. *J. Clin. Endocrinol. Metab.* 71:846–854, 1990.

120. Urban, R.J., Y.H. Bodengurg, C. Gilkison, J. Foxworth, A.R. Coggan, R.R. Wolfe, and A. Ferrnado. Testosterone administration to elderly men increases skeletal muscle strength and protein synthesis. *Am. J. Physiol.* 269:E820–E826, 1995.

121. Van der Meulen, J.H., H. Kuipers, and J. Drukker. Relationship between exercise-induced muscle damage and enzyme release in rats. *J. Appl. Physiol.* 71:999–1004.

122. Viru, A., L. Laaneots, K. Karelson, T. Smirnova, and M. Viru. Exercise-induced hormonal responses in girls at different stages of sexual maturation. *Eur. J. Appl. Physiol.* 77:401–408, 1998.

123. Vranic, M., and D. Wasserman. Exercise, fitness, and diabetes. In: *Exercise, fitness, and health: A consensus of current knowledge.* C. Bouchard, R.J. Shephard, T. Stephens, J.R. Sutton, and B.D. McPherson (eds.). Champaign, IL: Human Kinetics, 1990, pp. 467–490.

124. Warren, M.P. The effects of exercise on pubertal progression and reproductive function in girls. *J. Clin. Endocrinol. Metab.* 51:1150–1156, 1980.

125. Warren, M.P., and A. Stiehl. Exercise and female adolescents: Effects on the reproductive and skeletal systems. *J. Am. Med. Women's Assoc.* 54:115–120, 1999.

126. Weber, G., W. Kartodihardjo, and V. Klissouras. Growth and physical training with reference to heredity. *J. Appl. Physiol.* 40:211–220, 1976.

127. Weimann, E. Gender-related differences in elite gymnasts: The female athlete triad. *J. Appl. Physiol.* 92:2146–2152, 2002.

128. Weise, M., E. Graeme, and D.P. Merke. Pubertal and gender-related changes in the sympathoadrenal system in healthy children. *J. Clin. Endocrinol. Metab.* 87:5038–5043, 2002.

129. Welsman, J., N. Armstrong, and B. Kirby. Serum testosterone is not related to peak $\dot{V}O_2$ and submaximal blood lactate responses in 12–16-year-old males. *Pediatr. Exerc. Sci.* 6: 120–127, 1994.

130. Williams, J.R., and N. Armstrong. The influence of age and sexual maturation on child's blood lactate responses to exercise. *Pediatr. Exerc. Sci.* 3:111–120, 1991.

131. Williams, J.R., N. Armstrong, E.M. Winter, and N. Crichton. Changes in peak oxygen uptake with age and sexual maturation: Physiologic fact or statistical anomaly? In: *Children and exercise XVI.* J. Coudert and E. Van Praagh (eds.). Paris: Masson, 1992, pp. 35–37.

Capítulo 4

1. Asano, K., and K. Hirakoba. Respiratory and circulatory adaptation during prolonged exercise in 10–12-year-old children and adults. In: *Children and sport.* J. Ilmarinen and I. Valimaki (eds.). Berlin: Springer-Verlag, 1984, pp. 119–128.

2. Åstrand, P.O. *Experimental studies of physical working capacity in relation to sex and age.* Copenhagen: Munksgaard, 1952.

3. Bar-Or, O. *Sports medicine for the practitioner.* New York: Springer-Verlag, 1983, pp. 311–314.

4. Bell, R.D., J.D. MacDougall, R. Billeter, and H. Howald. Muscle fiber types and morphometric analysis of skeletal muscle in six-year-old children. *Med. Sci. Sports Exerc.* 12: 28–31, 1980.

5. Berg, A., and J. Keul. Biochemical changes during exercise in children. In: *Young athletes: A biological, psychological, and educational perspective.* R.M. Malina (ed.). Champaign, IL: Human Kinetics, 1988, pp. 61–67.

6. Berg, A., S.S. Kim, and J. Keul. Skeletal muscle enzyme activities in healthy young subjects. *Int. J. Sports Med.* 7: 236–239, 1986.

7. Boisseau, N., and P. Delamarche. Metabolic and hormonal responses to exercise in children and adolescents. *Sports Med.* 30:405–422, 2000.

8. Booth, F.W. Physical activity as a stimulus to changes in gene expression in skeletal muscle. In: *Biological effects of physical activity.* Champaign, IL: Human Kinetics, 1989, pp. 91–104.

9. Brooks, G.A., and J. Mercier. Balance of carbohydrate and lipid utilization during exercise: The "crossover" concept. *J. Appl. Physiol.* 76:2253–2261, 1994.

10. Carlson, J.S., and G.A. Naughton. Assessing accumulated oxygen deficit in children. In: *Pediatric anaerobic performance.* E. Van Praagh (ed.). Champaign, IL: Human Kinetics, 1998, pp. 119–136.

11. Chia, M., N. Armstrong, and D. Childs. The assessment of children's anaerobic performance using modifications of the Wingate anaerobic test. *Pediatr. Exerc. Sci.* 9:80–90, 1997.

12. Cooper, D.M., and T.J. Barstow. Magnetic resonance imaging and spectroscopy in studying exercise in children. *Exerc. Sport Sci. Rev.* 24:475–499, 1996.

13. Couture, P., and A.J. Hulbert. On the relationship between body mass, tissue metabolic rate, and sodium pump activity in mammalian liver and kidney cortex. *Am. J. Physiol.* 268: R641–R650, 1995.

14. Coyle, E.F. Physical activity as a metabolic stressor. *Am. J. Clin. Nutr.* 72(Suppl.):512S–520S, 2000.

15. Coyle, E.F., A.E. Jeukendrup, A.J.M. Wagenmakers, and W.H.M. Saris. Fatty oxidation is directly regulated by carbohydrate metabolism during exercise. *Am. J. Physiol.* 273: E268–E275, 1997.

16. Cumming, G.R., L. Hastman, J. McCort, and S. McCullough. High serum lactates do occur in young children after maximal work. *Int. J. Sports Med.* 1:66–69, 1980.

17. Cunningham, L.N. Relationship of running economy, ventilatory threshold, and maximal O_2 consumption to running performance in high school females. *Res. Q. Exerc. Sport* 61: 369–374, 1990.

18. Cureton, K., R. Boileau, T. Lohman, and J. Misner. Determinants of distance running performance in children: Analysis of a path model. *Res. Q. Exerc. Sport* 48:270–279, 1971.

19. Davies, C.T.M., C. Barnes, and S. Godfrey. Body composition and maximal exercise performance in children. *Hum. Biol.* 44:195–214, 1972.

20. Delamarche, P., M. Monnier, and A. Gratas-Delamarche. Glucose and free fatty acid utilization during prolonged exercise in prepubertal boys in relation to catecholamine responses. *Eur. J. Appl. Physiol.* 65:66–72, 1992.

21. Docherty, D., and C.A. Gaul. Relationship of body size, physique, and composition to physical performance in young boys and girls. *Int. J. Sports Med.* 12:525–532, 1991.

22. Dunaway, G.A., T.P. Kasten, G.A. Nickols, and J.A. Chesky. Regulation of skeletal muscle 6-phosphofructo-1-kinase during aging and development. *Mech. Ageing Develop.* 36: 13–23, 1986.

23. Duncan, G.E., and E.T. Howley. Metabolic and perceptual responses to short-term cycle training in children. *Pediatr. Exerc. Sci.* 10:110–122, 1998.

24. Duncan, G.E., and E.T. Howley. Substrate metabolism during exercise in children and the "crossover concept." *Pediatr. Exerc. Sci.* 11:12–21, 1999.

25. Dyck, D.J., S.J. Peters, P.S. Wendly, A. Chesley, E. Hultman, and L.L. Spreit. Regulation of muscle glycogen phosphorylase activity during intense cycling with elevated FFA. *Am. J. Physiol.* 270:E116–E125, 1996.

26. Emmett, B., and P.W. Hochachka. Scaling of oxidative and glycolytic enzymes in mammals. *Resp. Physiol.* 45:261–272, 1981.

27. Eriksson, B.O. Physical training, oxygen supply, and muscle metabolism in 11–13-year-old boys. *Acta Physiol. Scand. Suppl.* 384:1–48, 1972.

28. Eriksson, B.O., B.D. Gollnick, and B. Saltin. Muscle metabolism and enzyme activities after training in boys 11–13 years old. *Acta Physiol. Scand.* 87:485–497, 1973.

29. Eriksson, B.O., J. Karlsson, and B. Saltin. Muscle metabolites during exercise in pubertal boys. *Acta Paediatr. Scand. Suppl.* 217:154–157, 1971.

30. Eriksson, B.O., and B. Saltin. Muscle metabolism in boys 11 to 16 years compared to adults. *Acta Paediatr. Belg.* 28(Suppl.): 257–265, 1974.

31. Falgairette, G., M. Bedu, N. Fellman, E. Van Praagh, and J. Coudert. Bio-energetic profile in 144 boys aged from 6 to 15 years. *Eur. J. Appl. Physiol.* 62:151–156, 1991.

32. Falgairette, G., P. Duche, M. Bedu, N. Fellman, and J. Coudert. Bioenergetic characteristics in prepubertal swimmers. *Int. J. Sports Med.* 14:444–448, 1993.

33. Falk, B., and O. Bar-Or. Longitudinal changes in peak aerobic and anaerobic mechanical power of circumpubertal boys. *Pediatr. Exerc. Sci.* 5:318–331, 1993.

34. Fellman, N., B. Beaum, and J. Coudert. Blood lactate after maximal and supramaximal exercise in 10- to 12-year-old Bolivian boys. *Int. J. Sports Med.* 15:S90–S95, 1994.

35. Gastin, P.B. Energy system interaction and relative contribution during maximal exercise. *Sports Med.* 31:725–741, 2001.

36. Gollnick, P.D., R.B. Armstrong, C.W. Saubert, K. Piehl, and B. Saltin. Enzyme activity and fiber composition in skeletal muscle of untrained and trained men. *J. Appl. Physiol.* 33:312–319, 1972.

37. Haller, R.G., and S.F. Lewis. Human respiratory chain disorders: Implication for muscle oxidative metabolism. In: *Biochemistry of exercise VII.* A.L. Taylor, P.D. Gollnick, H.J. Green, C.D. Ianuzzo, E.G. Noble, G. Metivier, and J.R. Sutton. Champaign, IL: Human Kinetics, 1990, pp. 251–264.

38. Haralambie, G. Activites enzymatiques dans le muscle squelettique des enfants de divers ages [Enzymatic activity in the skeletal muscle of children of various ages]. In: *Le sports et l'énfant.* Montpellier: Euromed, 1980, pp. 243–258.

39. Haralambie, G. Enzyme activities in skeletal muscle of 13–15 year old adolescents. *Bull. Eur. Physiopathol. Respir.* 18:65–74, 1982.

40. Haralambie, G. Skeletal muscle enzyme activities in female subjects of various ages. *Bull. Eur. Physiopathol. Respir.* 15:259–267, 1979.

41. Hargreaves, M. Interactions between muscle glycogen and blood glucose during exercise. *Exerc. Sport Sci. Rev.* 25:21–39, 1997.

42. Hebestreit, H., F. Meyer, H. Htay, G.J. Heigenhauser, and O. Bar-Or. Plasma metabolites, volume and electrolytes following 30-s high-intensity exercise in boys and men. *Eur. J. Appl. Physiol.* 72:563–569, 1996.

43. Heusner, A.A. Energy metabolism and body size: II. Dimensional analysis and energetic nonsimilarity. *Resp. Physiol.* 48:13–25, 1982.

44. Hicks, A.L., J. Kent-Braun, and D.S. Ditor. Sex differences in human skeletal muscle fatigue. *Exerc. Sport Sci. Rev.* 29:109–112, 2001.

45. Hoelzer, D.R., G.P. Dalsky, W.E. Clutter, S.D. Shah, J.H. Holloszy, and P.E. Cryer. Glucoregulation during exercise: Hypoglycemia is prevented by redundant glucoregulatory systems, sympathochromaffin activation, and changes in islet hormone secretion. *J. Clin. Invest.* 77:212–221, 1986.

46. Holliday, M.A., D. Potter, A. Jarrah, and S. Bearg. The relation of metabolic rate to body weight and organ size. *Pediatr. Res.* 1:185–195, 1967.

47. Holloszy, J.O. Utilization of fatty acids during exercise. In: *Biochemistry of exercise VII.* A.W. Taylor, P.D. Gollnick, H.J. Green, C.D. Ianuzzo, E.G. Noble, G. Metivier, and J.R. Sutton (eds.). Champaign, IL: Human Kinetics, 1990, pp. 314–323.

48. Holloszy, J.O., and E.F. Coyle. Adaptations of skeletal muscle to endurance exercise and their metabolic consequences. *J. Appl. Physiol.* 56:831–838, 1984.

49. Hoppeler, H., H. Howald, K. Conley, S.L. Lindstedt, H. Claassen, P. Vock, and E.R. Weibel. Endurance training in humans: Aerobic capacity and the structure of skeletal muscle. *J. Appl. Physiol.* 59:320–327, 1985.

50. Hoppeler, H., P. Luthi, H. Claasen, E.R. Weibel, and H. Howald. The ultrastructure of the normal human muscle: A morphometric analysis of untrained men, women, and well-trained orienteers. *Pflugers Arch.* 244:217–227, 1973.

51. Karlsson, J., L.-O. Nordesjö, L. Jorfeldt, and B. Saltin. Muscle lactate, ATP, and CP levels during exercise after physical training in man. *J. Appl. Physiol.* 33:199–203, 1972.

52. Knoebel, L.K. Energy metabolism. In: *Physiology.* E.E. Selkurt (ed.). Boston: Little Brown, 1963, pp. 564–579.

53. Komi, P.V., and J. Karlsson. Skeletal muscle fiber types, enzyme activities, and physical performance in young males and females. *Acta Physiol. Scand.* 103:210–218, 1978.

54. Krebs, H.A. Body mass and tissue respiration. *Biochim. Biophys. Acta* 4:249–269, 1950.

55. Kunkel, H.O., J.F. Spalding, G. de Franciscis, and M.F. Futrell. Cytochrome oxidase activity and body weight in rats and in three species of larger animals. *Am. J. Physiol.* 186:203–206, 1956.

56. Kuno, S., H. Takahashi, K. Fujimoto, H. Akikma, M. Miyamura, I. Nemoto, Y. Itai, et al. Muscle metabolism during exercise using phosphorus-31 nuclear magnetic resonance spectroscopy in adolescents. *Eur. J. Appl. Physiol.* 70:301–304, 1995.

57. Lehmann, M., J. Keul, and U. Korsten-Reck. The influence of graduated treadmill exercise on plasma catecholamines, aerobic and anaerobic capacity in boys and adults. *Eur. J. Appl. Physiol.* 47:301–311, 1981.

58. Lewis, S.F., and R.G. Haller. Disorders of muscle glycogenolysis/glycolysis: The consequences of substrate-limited oxidative metabolism in humans. In: *Biochemistry of exercise VII.* A.W. Taylor, P.D. Gollnick, H.J. Green, C.D. Ianuzzo, E.G. Noble, G. Metivier, and J.R. Sutton (eds.). Champaign, IL: Human Kinetics, 1990, pp. 211–226.

59. Lexell, J., M. Sjostrom, A. Nordlund, and C.C. Taylor. Growth and development of human muscle: A quantitative morphological study of whole vastus lateralis from childhood to adult age. *Muscle Nerve* 15:404–409, 1992.

60. Lundberg, A., B.O. Eriksson, and G. Mellgren. Metabolic substrates, muscle fiber composition, and fiber size in late walking and normal children. *Eur. J. Pediatr.* 130:79–92, 1979.

61. Macek, M., and J. Vavra. Prolonged exercise in prepubertal boys: I. Cardiovascular and metabolic adjustment. *Eur. J. Appl. Physiol.* 35:291–298, 1976.

62. Mahon, A.D., P. Del Corral, C.A. Howe, G.E. Duncan, and M. Ray. Physiological correlates of 3-kilometer running

performance in male children. *Int. J. Sports Med.* 17:580–584, 1996.

63. Malina, R.M., and C. Bouchard. *Growth, maturation, and physical activity.* Champaign, IL: Human Kinetics, 1991.

64. Martinez, L.R., and E.M. Haymes. Substrate utilization during treadmill running in prepubertal girls and women. *Med. Sci. Sports Exerc.* 24:975–983, 1991.

65. McArdle, W.D., F.I. Katch, and V.L. Katch. *Exercise physiology: Energy, nutrition, and human performance.* Philadelphia: Lea & Febiger, 1981.

66. Mero, A. Blood lactate production and recovery from anaerobic exercise in trained and untrained boys. *Eur. J. Appl. Physiol.* 57:660–666, 1988.

67. Murphy, S.E. *The relationship between aerobic and anaerobic power in untrained pre- and post-menarcheal females.* Unpublished master's thesis, University of Massachusetts, Amherst, 2000.

68. Naughton, G.A., and J.S. Carlson. The accumulated oxygen deficit measure and its application in pediatric exercise science. *Pediatr. Exerc. Sci.* 10:13–20, 1998.

69. Noakes, T.D. Physiological models to understand exercise fatigue and the adaptations that predict or enhance athletic performance. *Scand. J. Med. Sci. Sports* 10:123–145, 2000.

70. Oertel, G. Morphometric analysis of normal skeletal muscles in infancy, childhood, and adolescence: An autopsy study. *J. Neurol. Sci.* 88:303–313, 1988.

71. Paterson, D.H., and D.A. Cunningham. Development of anaerobic capacity in early and late maturing boys. In: *Children and exercise XI.* R.A. Binkhorst (ed.). Champaign, IL: Human Kinetics, 1985, pp. 119–128.

72. Peterson, S.R., C.A. Gaul, M.M. Stanton, and C.C. Hanstock. Skeletal muscle metabolism during short-term, high-intensity exercise in prepubertal and pubertal girls. *J. Appl. Physiol.* 87:2151–2156, 1999.

73. Pfitzinger, P., and P. Freedson. Blood lactate response to exercise in children: Part I. Peak lactate concentration. *Pediatr. Exerc. Sci.* 9:210–222, 1997.

74. Pianosi, P., L. Seargeant, and J.C. Haworth. Blood lactate and pyruvate concentrations, and their ratio during exercise in healthy children: Developmental perspectives. *Eur. J. Appl. Physiol.* 71:518–522, 1995.

75. Pluto, R., and P. Burger. Normal values of catecholamines in blood plasma determined by high-performance liquid chromatography with amperometric detection. *Int. J. Sports Med.* 9:75–78, 1988.

76. Porter, R.K., and M.D. Brand. Cellular oxygen consumption depends on body mass. *Am. J. Physiol.* 268:R641–R650, 1995.

77. Prasad, N., K.D. Coutts, D. Jespersen, L. Wolski, and T. Cooper. Relationship between aerobic and anaerobic exercise capacities in pre-pubertal children [abstract]. *Med. Sci. Sports Exerc.* 27:S115, 1995.

78. Randle, P.J., E.A. Newsholme, and P.B. Garland. Regulation of glucose uptake by muscle: Effects of fatty acids, ketone bodies, and pyruvate, of alloxan-diabetes and starvation, on the uptake and metabolic fate of glucose in rat heart and diaphragm muscles. *Biochem. J.* 93:652–664, 1964.

79. Ratel, S., P. Duché, A. Hennegrave, E. Van Praagh, and M. Bedu. Acid-base balance during repeated cycling sprints in boys and men. *J. Appl. Physiol.* 92:479–485, 2002.

80. Riddell, M.C., O. Bar-Or, H.P. Schwarcz, and G.J.F. Heigenhauser. Substrate utilization during exercise with [^{13}C]-glucose ingestion in boys. *Eur. J. Appl. Physiol. Occup. Physiol.,* in press. 83:441-448, 2000.

81. Riddell, M.C., O. Bar-Or, B. Wilk, M.L. Parolin, and G.J.F. Heigenhauser. Substrate utilization during exercise with glucose and glucose plus fructose ingestion in boys ages 10–14 yr. *J. Appl. Physiol.* 90:903–911, 2001.

82. Riner, W., and R. Boileau. Energy sources during prolonged physical activity in girls and boys [abstract]. *Pediatr. Exerc. Sci.* 13:286–287, 2001.

83. Rouslin, W. The mitochondrial ATPase in slow and fast heart rate hearts. *Am. J. Physiol.* 252:H622–H627, 1987.

84. Rowland, T.W., and L.N. Cunningham. Influence of aerobic and anaerobic fitness on ventilatory anaerobic threshold in children [abstract]. *Med. Sci. Sports Exerc.* 28(Suppl.):S147, 1996.

85. Rowland, T.W., G. Kline, D. Goff, L. Martel, and L. Ferrone. One-mile run performance and cardiovascular fitness in children. *Arch. Pediatr. Adolesc. Med.* 153:845–849, 1999.

86. Rowland, T.W., and T.A. Rimany. Physiological responses to prolonged exercise in premenarcheal and adult females. *Pediatr. Exerc. Sci.* 7:183–191, 1995.

87. Saltin, B., and P.D. Gollnick. Skeletal muscle adaptability: Significance for metabolism and performance. In: *Handbook of physiology.* L.D. Peachey, R. Adrian, and S.R. Geiger (eds.). Baltimore: Williams & Wilkins, 1983, pp. 555–631.

88. Saris, W.H.M., A.M. Noordeloos, B.E. Ringnalda, M.A. Van't Hof, and R.A. Binkhorst. In: *Children and exercise XI.* R.A. Binkhorst, H.C.G. Kemper, and W.H.M. Saris (eds.). Champaign, IL: Human Kinetics, 1985, pp. 151–160.

89. Schmidt-Nielsen, K. *Scaling: Why is animal size so important?* Cambridge: Cambridge University Press, 1984.

90. Shephard, R.J., C. Allen, O. Bar-Or, C.T.M. Davies, S. Degre, R. Hedman, K. Ishii, et al. The working capacity of Toronto schoolchildren. *Can. Med. Ass. J.* 100:560–566, 1969.

91. Shulman, R.G., and D.L. Rothman. The "glycogen shunt" in exercising muscle: A role for glycogen in muscle energetics and fatigue. *Proc. Nat. Acad. Sci.* 98:457–461, 2001.

92. Somero, G.N., and J.J. Childress. A violation of the metabolism–size scaling paradigm: Activities of glycolytic enzymes in muscle increase in larger-size fish. *Physiol. Zool.* 53: 322–337, 1980.

93. Spriet, L.L., R.A. Howlett, and G.J.F. Heigenhauser. An enzymatic approach to lactate production in human skeletal muscle during exercise. *Med. Sci. Sports Exerc.* 32:756–763, 2000.

94. Stear, K., J.S. Carlson, and G.A. Naughton. Developmental characteristics of anaerobic capacity in children. In: *Proceeding: International Conference of Science and Medicine in Sport.* Queensland: Australian Sports Medicine Federation, 1994, pp. 288–289.

95. Suarez, R.K. Upper limits to mass-specific metabolic rates. *Annu. Rev. Physiol.* 58:583–605, 1996.

96. Suei, K., R. McGillis, R. Calvert, and O. Bar-Or. Relationships among muscle endurance, explosiveness, and strength in circumpubertal boys. *Pediatr. Exerc. Sci.* 10:48–56, 1998.

97. Taylor, D.J., G.J. Kemp, C.H. Thompson, and G.K. Radda. Ageing effects on oxidative function of skeletal muscle in vivo. *Mol. Cell. Biochem.* 174:321–324, 1997.

98. Thorstensson, A., B. Sjodin, and J. Karlsson. Enzymatic activities and muscle strength after sprint training in man. *Acta Physiol. Scand.* 94:313–318, 1975.

99. Van Ekeren, G.J., E.A.M. Cornelissen, A.M. Stadhouders, and R.C.A. Sengers. Increased volume density of peripheral mitochondria in skeletal muscle of children with exercise intolerance. *Eur. J. Pediatr.* 150:744–750, 1991.

100. Van Praagh, E., M. Bedu, G. Falgairette, N. Fellman, and J. Coudert. *Oxygen uptake during a 30-s supramaximal exercise in 7- to 15-year-old boys.* Congress of Pediatric Work Physiology, September 11–15, 1989, Budapest, Hungary.

101. Van Praagh, E., N. Fellman, M. Bedu, G. Falgairette, and J. Coudert. Gender difference in the relationship of anaerobic power to body composition in children. *Pediatr. Exerc. Sci.* 2:336–348, 1990.

102. Vissing, J., H. Galbo, and R.G. Haller. Paradoxically enhanced glucose production during exercise in humans with blocked glycolysis caused by muscle phosphofructokinase deficiency. *Neurology* 47:766–771, 1996.

103. Weise, M., E. Graeme, and D.P. Merke. Pubertal and gender-related changes in the sympathoadrenal system in healthy children. *J. Clin. Endocrinol. Metab.* 87:5038–5043, 2002.

104. Welsman, J.R., and N. Armstrong. Assessing postexercise lactates in children and adolescents. In: *Pediatric anaerobic performance.* E. Van Praagh (ed.). Champaign, IL: Human Kinetics, 1998, pp. 137–190.

105. Williams, J.R., and N. Armstrong. The influence of age and sexual maturation on children's blood lactate responses to exercise. *Pediatr. Exerc. Sci.* 3:111–120, 1991.

106. Wilmore, J.H., and D.L. Costill. *Physiology of sport and exercise.* Champaign, IL: Human Kinetics, 1994.

107. Zanconato, S., S. Buchthal, T.J. Barstow, and D.M. Cooper. ^{31}P-magnetic resonance spectroscopy of leg muscle metabolism during exercise in children and adults. *J. Appl. Physiol.* 74:2214–2218, 1993.

Capítulo 5

1. Alexander, R., A.S. Jayes, G.M.O. Maloiy, and E.M. Winter. Allometry of the leg muscles of mammals. *J. Zool. Soc. London* 194:539–552, 1981.

2. Allor, K.M., and J.M. Pivarnik. Relationship between aerobic fitness and physical activity in sixth grade girls [abstract]. *Pediatr. Exerc. Sci.* 13:91, 2001.

3. American Alliance for Health, Physical Education, Recreation and Dance. *Health related physical fitness: Test manual.* Reston, VA: Author, 1980.

4. Anderson, S.D., and S. Godfrey. Cardio-respiratory response to treadmill exercise in normal children. *Clin. Sci.* 40:433–442, 1971.

5. Armon, Y., D.M. Cooper, R. Flores, S. Zanconato, and T.S. Barstow. Oxygen uptake dynamics during high-intensity exercise in children and adults. *J. Appl. Physiol.* 70:841–848, 1991.

6. Armstrong, N., and J. Welsman. Assessment and interpretation of aerobic fitness in children and adolescents. *Exerc. Sport Sci. Rev.* 22:435–475, 1994.

7. Armstrong, N., and J.R. Welsman. Cardiovascular responses to submaximal treadmill running in 11- to 13-year-olds. *Acta Paediatr.* 91:125–131, 2002.

8. Armstrong, N., and J. Welsman. Development of aerobic fitness. *Pediatr. Exerc. Sci.* 12:128–149, 2000.

9. Armstrong, N., and J.R. Welsman. Peak oxygen uptake in relation to growth and maturation in 11- to 17-year-old humans. *Eur. J. Appl. Physiol.* 85:546–551, 2001.

10. Armstrong, N., and J. Welsman. *Young people and physical activity.* Oxford: Oxford University Press, 1997.

11. Armstrong, N., J. Welsman, and B. Kirby. Physical activity, peak oxygen uptake, and performance on the Wingate anaerobic test in 12-year-olds. *Acta Kines. Univers. Tartu* 3:7–21, 1998.

12. Armstrong, N., J. Welsman, and R. Winsley. Is peak $\dot{V}O_2$ a maximal index of children's aerobic fitness? *Int. J. Sports Med.* 17:356–359, 1996.

13. Asano, K., and K. Hirakoba. Respiratory and circulatory adaptation during prolonged exercise in 10–12-year-old children and in adults. In: *Children and sport.* J. Ilmarinen and I. Valimaki (eds.). Berlin: Springer-Verlag, 1984, pp. 119–128.

14. Benecke, R., H. Heck, V. Schwarz, and R. Leithauser. Maximal lactate steady state during the second decade of age. *Med. Sci. Sports Exerc.* 28:1474–1478, 1996.

15. Berthouze, S.E., P.M. Minaire, J. Castells, T. Busso, L.V. Bico, and J.-R. Lacour. Relationship between mean habitual daily energy expenditure and maximum oxygen uptake. *Med. Sci. Sports Exerc.* 27:1170–1179, 1995.

16. Billat, L.V. Use of blood lactate measurements for prediction of exercise performance and for control of training. *Sports Med.* 22:157–175, 1996.

17. Billat, L.V., V., A. Gratas-Delamarche, and M. Monner. A test to approach maximal lactate steady state in 12-year-old boys and girls. *Arch. Physiol. Biochem.* 103:65–72, 1995.

18. Blimkie, C.J.R., P. Roche, and O. Bar-Or. The anaerobic-to-aerobic power ratio in adolescent boys and girls. In: *Children and exercise XII.* J. Rutenfranz, R. Mocellin, and F. Klimt (eds.). Champaign, IL: Human Kinetics, 1986, pp. 31–37.

19. Calder, W.A. *Size, function, and life history.* Cambridge, MA: Harvard University Press, 1984, pp. 21–22.

20. Campbell, M.K. *Biochemistry.* Philadelphia: Saunders College Publishing, 1991, pp. 216–227.

21. Cheatham, C.C., A.D. Mahon, J.D. Brown, and D.R. Bolster. Cardiovascular responses during prolonged exercise

at ventilatory thresholds in boys and men. *Med. Sci. Sports Exerc.* 32:1080–1087, 2000.

22. Conley, K.E., W.F. Kemper, and G.J. Crowther. Limits to sustainable muscle performance: Interaction between glycolysis and oxidative phosphorylation. *J. Exp. Biol.* 204: 3189–3194, 2001.

23. Cooper, D.M., C. Berry, L. Lamarra, and K. Wasserman. Kinetics of oxygen uptake at the onset of exercise as a function of growth in children. *J. Appl. Physiol.* 59:211–217, 1985.

24. Cooper, D.M., D. Weiler-Ravell, B.J. Whipp, and K. Wasserman. Aerobic parameters of exercise as a function of body size during growth of children. *J. Appl. Physiol.* 56:628–634, 1984.

25. Corbin, C.B., R.P. Pangrazi, and G.J. Welk. Toward an understanding of appropriate physical activity levels for youth. *President's Council on Physical Fitness and Sports Research Digest,* 1984.

26. Cumming, G.R., and L.M. Borysyk. Criteria for maximal oxygen uptake in men over 40 in a population survey. *Med. Sci. Sports Exerc.* 14:18–22, 1972.

27. Cureton, K., P. Bishop, P. Hutchinson, H. Newland, S. Vickery, and L. Zwiren. Sex differences in maximal oxygen uptake effect of equating hemoglobin concentration. *Eur. J. Appl. Physiol.* 54:656–660, 1986.

28. Cureton, K.J., M.A. Sloniger, D.M. Black, W.P. McCormack, and D.A. Rowe. Metabolic determinants of the age-related improvement in one-mile run/walk performance in youth. *Med. Sci. Sports Exerc.* 29:259–267, 1997.

29. Daniels, S.R., T.R. Kimball, J.A. Morrison, P. Khoury, S. Witt, and R.A. Meyer. Effect of lean body mass, fat mass, blood pressure, and sexual maturation on left ventricular mass in children and adolescents. *Circulation* 92:3249–3254, 1995.

30. Davies, K.J.A., L. Packer, and G.A. Brooks. Biochemical adaptation to mitochondria, muscle, and whole-animal respiration to endurance training. *Arch. Biochem. Biophys.* 209:539–554, 1981.

31. de Simone, G., R.B. Devereux, S.R. Daniels, G. Mureddu, M.J. Roman, T.R. Kimball, R. Greco, et al. Stroke volume and cardiac output in normotensive children and adults. *Circulation* 95:1837–1843, 1997.

32. Dishman, R.K., and M. Steinhardt. Reliability and concurrent validity for a 7-day recall of physical activity in college students. *Med. Sci. Sports Exerc.* 20:14–15, 1988.

33. Drinkwater, B.L. Women and exercise: Physiologic aspects. *Exerc. Sport Sci. Rev.* 12:21–51, 1984.

34. Eriksson, B.O., and G. Koch. Effect of physical training on hemodynamic response during submaximal and maximal exercise in 11–13-year-old boys. *Acta Physiol. Scand.* 87: 27–39, 1973.

35. Fawkner, S.G., and N. Armstrong. Assessment of critical power with children. *Pediatr. Exerc. Sci.* 14:259–268, 2002.

36. Fawkner, S.G., N. Armstrong, C.R. Potter, and J.R. Welsman. Oxygen uptake kinetics in children and adolescents after the onset of moderate-intensity exercise. *J. Sport Sci.* 20:319–326, 2002.

37. Gaesser, G.A., and D.C. Poole. The slow component of oxygen uptake kinetics. *Exerc. Sport Sci. Rev.* 24:35–70, 1996.

38. Gaesser, G.A., and L.A. Wilson. Effects of continuous and interval training on the parameters of the power–endurance time relationship for high-intensity exercise. *Int. J. Sports Med.* 9:417–421, 1988.

39. Godfrey, S., C.T.M. Davies, E. Wozniak, and C.A. Barnes. Cardio-respiratory responses to exercise in normal children. *Clin. Sci.* 40:419–431, 1971.

40. Hebestreit, H., S. Kriemler, R.L. Hughson, and O. Bar-Or. Kinetics of oxygen uptake at the onset of exercise in boys and men. *J. Appl. Physiol.* 85:1833–1841, 1998.

41. Hill, D.W. The critical power concept: A review. *Sports Med.* 16:237–254, 1993.

42. Hill, D.W., R.P. Steward, and C.J. Lane. Application of the critical power concept to young swimmers. *Pediatr. Exerc. Sci.* 7:281–293, 1995.

43. Hochachka, P.W. The biochemical limits of muscular work. In: *Biochemistry of exercise XII.* A.W. Taylor, P.D. Gollnick, H.J. Green, C.D. Ianuzzo, E.G. Noble, G. Metivier, and J.R. Sutton (eds.). Champaign, IL: Human Kinetics, 1990, pp. 1–9.

44. Holliday, M.A., D. Potter, A. Jarrah, and S. Bearg. The relationship of metabolic rate to body weight and organ size. *Pediatr. Res.* 1:185–195, 1967.

45. Honig, C.R., R.J. Connett, and T.E.J. Gayeski. O_2 transport and its interaction with metabolism: A systems view of aerobic capacity. *Med. Sci. Sports Exerc.* 24:47–53, 1992.

46. Jenkins, D.G., and B.M. Quigley. Endurance training enhances critical power. *Med. Sci. Sports Exerc.* 24:1283–1289, 1992.

47. Jenkins, D.G., and B.M. Quigley. The y-intercept of the critical power function as a measure of anaerobic work capacity. *Ergonomics* 34:13–22, 1991.

48. Kanaley, J.A., and R.A. Boileau. The onset of anaerobic threshold at three stages of physical maturity. *J. Sports Med.* 28:367–374, 1988.

49. Katsura, T. Influences of age and sex on cardiac output during submaximal exercise. *Ann. Physiol. Anthrop.* 5:39–57, 1986.

50. Kayser, K. *Height and weight in human beings: Autopsy report.* Munich: Oldenbourg, 1987.

51. Kemper, H.C.G., J.W.R. Twisk, L.L.J. Koppes, W. van Mechelen, and G.B. Post. A 15-year physical activity pattern is positively related to aerobic fitness in young males and females (13–27 years). *Eur. J. Appl. Physiol.* 84:395–402, 2001.

52. Kemper, H.C.G., R. Verschuur, and L. de Mey. Longitudinal changes of aerobic fitness in youth ages 12 to 23. *Pediatr. Exerc. Sci.* 1:257–270, 1989.

53. Krahenbuhl, G.S., D.W. Morgan, and R.P. Pangrazi. Longitudinal changes in distance running performance of young males. *Int. J. Sports Med.* 10:92–96, 1989.

54. Krahenbuhl, G.S., J.S. Skinner, and W.M. Kohrt. Developmental aspects of maximal aerobic power in children. *Exerc. Sport Sci. Rev.* 13:503–538, 1985.

55. Loftin, M., P. Strikmiller, B. Warren, L. Myers, L. Schroth, J. Pittman, D. Hatsha, et al. Comparison and relationship of $\dot{V}O_2$ peak and physical activity patterns in elementary and high school females. *Pediatr. Exerc. Sci.* 10:153–163, 1998.

56. Lohman, T.G. *Advances in body composition assessment.* Champaign, IL: Human Kinetics, 1992, p. 82.

57. Macek, M., and J. Vavra. Oxygen uptake and heart rate with transition from rest to maximal exercise in prepubertal boys. In: *Children and exercise IX.* K. Berg (ed.). Baltimore: University Park Press, 1980, pp. 64–68.

58. Macek, M., J. Vavra, and I. Novosadova. Prolonged exercise in prepubertal boys: I. Cardiovascular and metabolic adjustment. *Eur. J. Appl. Physiol.* 35:291–298, 1976.

59. Malcolm, D.D., T.L. Burns, L.T. Mahoney, and R.M. Lauer. Factors affecting left ventricular mass in childhood: The Muscatine Study. *Pediatrics* 92:703–709, 1993.

60. Malina, R.M., and C. Bouchard. *Growth, maturation, and physical activity.* Champaign, IL: Human Kinetics, 1991, pp. 115–132.

61. McLellan, T.M., and K.S.Y. Cheung. A comparative evaluation of the individual anaerobic threshold and the critical power. *Med. Sci. Sports Exerc.* 24:543–550, 1992.

62. Mocellin, R., M. Heusgen, and H.P. Gildein. Anaerobic threshold and maximal steady state blood lactate in prepubertal boys. *Eur. J. Appl. Physiol.* 62:56–60, 1991.

63. Morgan, D.W. Economy of locomotion. In: *Paediatric exercise science and medicine.* N. Armstrong and W. van Mechelen (eds.). Oxford: Oxford University Press, 2000, pp. 183–190.

64. Morrow, J.R., and P.S. Freedson. Relationship between habitual physical activity and aerobic fitness in adolescents. *Pediatr. Exerc. Sci.* 6:315–329, 1994.

65. Myers, J., D. Walsh, M. Sullivan, and V. Froelicher. Effect of sampling on variability and plateau in oxygen uptake. *J. Appl. Physiol.* 68:404–410, 1990.

66. Nagasawa, H., Y. Arakiki, and T. Nakajima. Longitudinal observations of left ventricular end diastolic dimension in children using echocardiography. *Pediatr. Cardiol.* 17: 169–174, 1996.

67. Nevill, A.M. Evidence of an increasing proportion of leg muscle mass to body mass in male adolescents and its implications on performance. *J. Sports Sci.* 12:163–164, 1994.

68. Noakes, T.D. Implications of exercise testing for prediction of athletic performance: A contemporary perspective. *Med. Sci. Sports Exerc.* 20:319–330, 1988.

69. Nottin, S., V. Agnes, F. Stecken, L.-D. Nguyen, F. Ounissi, A.-M. Lecoq, and P. Obert. Central and peripheral cardiovascular adaptations during maximal cycle exercise in boys and men. *Med. Sci. Sports Exerc.* 33:456–463, 2002.

70. Nottin, S., A. Vinet, F. Stecken, L.-D. N'Guyen, F. Ounissi, A.-M. Lecoq, and P. Obert. Central and peripheral cardiovascular adaptations to exercise in endurance-trained children. *Acta Physiol. Scand.* 175:85–92, 2002.

71. Obert, P., C. Clezíou, R. Candau, D. Courteix, A.-M. Lecoq, and P. Guenon. The slow component of $\dot{V}O_2$ uptake kinetics during high-intensity exercise in trained and untrained prepubertal children. *Int. J. Sports Med.* 21:31–36, 2000.

72. Obert, P., S. Mandigout, S. Nottin, A. Vinet, L.-D. N'Guyen, and A.-M. Lecoq. Cardiovascular response to endurance training in children: Effect of gender. *Eur. J. Clin. Invest.,* 33: 199-208, 2003.

73. Paffenbarger, R.S., R.T. Hyde, and A.L. Wing. Physical activity and physical fitness as determinants of health and longevity. In: *Exercise, fitness, and health: A consensus of current knowledge.* C. Bouchard, R.J. Shephard, T. Stephens, J.R. Sutton, and B.D. McPherson (eds.). Champaign, IL: Human Kinetics, 1990, pp. 33–48.

74. Pettersen, S.A., P.M. Fredriksen, and F. Ingjer. The correlation between peak oxygen uptake ($\dot{V}O_2$ peak) and running performance in children and adolescents: Aspects of different units. *Scand. J. Med. Sci. Sports* 11:223–228, 2001.

75. Poole, D.C., S.A. Ward, G.W. Gardner, and B.J. Whipp. Metabolic and respiratory profile of the upper limits for prolonged exercise in man. *Ergonomics* 31:1265–1279, 1988.

76. Reybrouck, T., M. Weymans, H. Stijns, J. Knops, and L. vander Hauwaert. Ventilatory anaerobic threshold for evaluating exercise performance in healthy children: Age and sex differences. *Eur. J. Appl. Physiol.* 54:278–284, 1985.

77. Riner, W.F., M. McCarthy, L.V. DeCillis, and D.S. Ward. Response of children and adolescents to onset of exercise. In: *Children and exercise XIX.* N. Armstrong, B. Kirby, and J. Welsman (eds.). London: Spon, 1997, pp. 248–252.

78. Riopel, D.A., A.B. Taylor, and A.R. Hohn. Blood pressure, heart rate, pressure–rate product, and electrocardiographic changes in healthy children during treadmill exercise. *Am. J. Cardiol.* 44:697–704, 1979.

79. Rowland, T.W. Does peak $\dot{V}O_2$ reflect $\dot{V}O_2$ max in children? Evidence from supramaximal testing. *Med. Sci. Sports Exerc.* 25:689–693, 1993.

80. Rowland, T.W. Effect of prolonged inactivity on aerobic fitness of children. *J. Sports Med. Phys. Fitness* 34:147–155, 1994.

81. Rowland, T.W. Performance fitness in children as a model for fatigue, or, what good is allometry, anyway? *Pediatr. Exerc. Sci.* 7:1–4, 1995.

82. Rowland, T.W. Physical activity, fitness, and health in children: A close look. *Pediatrics* 93:669–671, 1994.

83. Rowland, T., and J.W. Blum. Cardiac dynamics during upright cycle exercise in boys. *Am. J. Hum. Biol.* 12:749–757, 2000.

84. Rowland, T.W., and L.N. Cunningham. Oxygen uptake plateau during maximal treadmill exercise in children. *Chest* 101:485–489, 1992.

85. Rowland, T., D. Goff, L. Martel, and L. Ferrone. Estimation of maximal stroke volume from submaximal values [abstract]. *Pediatr. Exerc. Sci.* 11:279, 1999.

86. Rowland, T., D. Goff, L. Martel, and L. Ferrone. Influence of cardiac functional capacity on gender differences in maximal oxygen uptake in children. *Chest* 117:629–635, 2000.

87. Rowland, T., D. Goff, L. Martel, L. Ferrone, and G. Kline. Normalization of maximal cardiovascular variables for body size in premenarcheal girls. *Pediatr. Cardiol.* 21:429–432, 2000.

88. Rowland, T., G. Kline, D. Goff, L. Martel, and L. Ferrone. One-mile run performance and cardiovascular fitness of children. *Arch. Pediatr. Adolesc. Med.* 153:845–849, 1999.

89. Rowland, T., G. Kline, D. Goff, L. Martel, and L. Ferrone. Physiologic determinants of maximal aerobic power in healthy 12-year-old boys. *Pediatr. Exerc. Sci.* 11:317–326, 1999.

90. Rowland, T., K. Miller, P. Vanderburgh, D. Goff, L. Martel, and L. Ferrone. Cardiovascular fitness in premenarcheal girls and young women. *Int. J. Sports Med.* 21:117–121, 1999.

91. Rowland, T., B. Popowski, and L. Ferrone. Cardiac responses to maximal upright cycle exercise in healthy boys and men. *Med. Sci. Sports Exerc.* 29:1146–1151, 1997.

92. Rowland, T.W., and T.A. Rimany. Physiological responses to prolonged exercise in premenarcheal and adult females. *Pediatr. Exerc. Sci.* 7:183–191, 1995.

93. Rowland, T., V. Unnithan, B. Fernhall, T. Baynard, and C. Lange. Left ventricular response to dynamic exercise in young cyclists. *Med. Sci. Sports Exerc.* 34:637–642, 2002.

94. Sady, S. Transient oxygen uptake and heart rate responses at the onset of relative endurance exercise in prepubertal boys and adult men. *Int. J. Sports Med.* 2:240–244, 1981.

95. Saltin, B. Cardiovascular and pulmonary adaptation to physical activity. In: *Exercise, fitness, and health: A consensus of current knowledge.* C. Bouchard, R.J. Shephard, T. Stephens, J.R. Sutton, and B.D. McPherson (eds.). Champaign, IL: Human Kinetics, 1990, pp. 187–203.

96. Saltin, B. Physiological adaptation to physical conditioning. *Acta Med. Scand. Suppl.* 711:11–24, 1986.

97. Schmidt-Nielsen, K. *Scaling: Why is animal size so important?* Cambridge: Cambridge University Press, 1984.

98. Shephard, R.J., C. Allen, and O. Bar-Or. The working capacity of Toronto school children. *Can. Med. Assoc. J.* 100:560–566, 1969.

99. Sparling, P.B. A meta-analysis of studies comparing maximal oxygen uptake in men and women. *Res. Q.* 51:542–552, 1980.

100. Sunnegardh, J., and L.-E. Bratteby. Maximal oxygen uptake, anthropometry, and physical activity in a randomly selected sample of 8- and 13-year-old children in Sweden. *Eur. J. Appl. Physiol.* 56:266–272, 1987.

101. Turley, K.R., and J.H. Wilmore. Cardiovascular responses to submaximal exercise in 7- to 9-yr-old boys and girls. *Med. Sci. Sports Exerc.* 29:824–832, 1997.

102. Vanden Eynde, B., D. Van Gerven, D. Vienne, M. Vuylsteke-Wauters, and J. Ghesquiere. Endurance fitness and peak height velocity in Belgian boys. In: *Children and exercise XIII.* S. Oseid and K.-H. Carlson (eds.). Champaign, IL: Human Kinetics, 1989, pp. 19–26.

103. Vinet, A., S. Mandigout, S. Nottin, L.-D. Nguyen, A.-M. Lecoq, D. Courteix, and P. Obert. Influence of body composition, hemoglobin concentration, cardiac size and function on gender differences in maximal oxygen uptake in prepubertal children. *Chest,* in press. 124: 1494-1499, 2003.

104. Washington, R.L., J.C. van Gundy, C. Cohen, H.M. Sondheimer, and R.R. Wolfe. Normal aerobic and anaerobic exercise data for North American school-age children. *J. Pediatr.* 112:223–233, 1988.

105. Welsman, J.R., N. Armstrong, M. Bell, P. Sharpe, and R.J. Winsley. Scaling the relationship between MRI determined leg volume, leg muscle volume, and peak $\dot{V}O_2$ in girls [abstract]. *Pediatr. Exerc. Sci.* 8:177–178, 1996.

106. Welsman, J.R., N. Armstrong, B.J. Kirby, A.M. Nevill, and E. Winter. Scaling peak $\dot{V}O_2$ for differences in body size. *Med. Sci. Sports Exerc.* 28:259–265, 1996.

107. Welsman, J.R., N. Armstrong, B.J. Kirby, R.J. Winsley, G. Parsons, and P. Sharpe. Exercise performance and magnetic resonance imaging–determined thigh muscle volume in children. *Eur. J. Appl. Physiol.* 76:92–97, 1997.

108. Weymans, M., T. Reybrouck, H. Stijns, and J. Knops. Influence of age and sex on the ventilatory anaerobic threshold in children. In: *Children and exercise XI.* R.B. Binkhorst, H.C.G. Kemper, and W.H.M. Saris (eds.). Champaign, IL: Human Kinetics, 1985, pp. 114–118.

109. Whipp, B.J. Developmental aspects of oxygen uptake kinetics in children. In: *Children and exercise XIX.* N. Armstrong, B. Kirby, and J. Welsman (eds.). London: Spon, 1997, pp. 233–247.

110. Williams, J.R., and N. Armstrong. Relationship of maximal lactate steady state to performance at fixed blood lactate reference values in children. *Pediatr. Exerc. Sci.* 3:333–341, 1991.

111. Zanconato, S., D.M. Cooper, and Y. Armon. Oxygen cost and oxygen uptake dynamics and recovery with 1 minute of exercise in children and adults. *J. Appl. Physiol.* 71:993–998, 1991.

112. Zanconato, S., G. Riedy, and D.M. Cooper. Calf muscle cross-sectional area and peak oxygen uptake and work rate in children and adults. *Am. J. Physiol.* 267:R720–R725, 1994.

Capítulo 6

1. Adams, T.D., F.G. Yanowitz, A.G. Fisher, J.D. Ridges, A.G. Nelson, A.D. Hagan, R.R. Williams, et al. Hereditability of cardiac size: An echocardiographic and electrocardiographic study of monozygotic and dizygotic twins. *Circulation* 71: 39–44, 1985.

2. Alpert, B.S., N.L. Flood, W.B. Strong, E.V. Dover, R.H. DuRant, A.M. Martin, and D.L. Booker. Responses to ergometer exercise in a healthy biracial population of children. *J. Pediatr.* 101:538–545, 1982.

3. Alyono, D., W.S. Ring, and M.R. Anderson. Left ventricular adaptation to volume overload from large aortocaval fistula. *Surgery* 96:360–367, 1970.

4. Armstrong, N., and J.R. Welsman. Cardiovascular response to submaximal treadmill running in 11- to 13-year-olds. *Acta Paediatr.* 91:125–131, 2002.

5. Asano, K., and K. Hirakoba. Respiratory and circulatory adaptation during prolonged exercise in 10–12-year-old children and adults. In: *Children and sport.* J. Ilmarinen and I. Valimaki (eds.). Berlin: Springer-Verlag, 1984, pp. 119–128.

6. Baraldi, E., D.M. Cooper, S. Zanconato, and Y. Arman. Heart rate recovery from 1 minute of exercise in children and adults. *Pediatr. Res.* 29:575–579, 1991.

7. Barber, G. Cardiovascular function. In: *Paediatric exercise science and medicine.* N. Armstrong and W. van Mechelen (eds.). Oxford: Oxford University Press, 2000, pp. 57–64.

8. Bar-Or, O. *Pediatric sports medicine for the practitioner.* New York: Springer-Verlag, 1983.

9. Bar-Or, O., R.J. Shephard, and C.L. Allen. Cardiac output of 10- to 13-year-old boys and girls during submaximal exercise. *J. Appl. Physiol.* 30:219–223, 1971.

10. Batterham, A.M., K.P. George, G. Whyte, S. Sharma, and W. McKenna. Scaling cardiac structural data by body dimensions: A review of theory, practice, and problems. *Int. J. Sports Med.* 20:495–502, 1999.

11. Bevegard, B.S., and J.T. Shepherd. Regulation of the circulation during exercise in man. *Physiol. Rev.* 47:178–213, 1967.

12. Bielen, E.C., R.H. Fagard, and A.K. Amery. Inheritance of acute cardiac changes during bicycle exercise: An echocardiographic study in twins. *Med. Sci. Sports Exerc.* 23:1254–1259, 1991.

13. Bielen, E., R. Fagard, and A. Amery. Inheritance of heart structure and physical exercise capacity: A study of left ventricular structure and exercise capacity in 7-year-old twins. *Eur. Heart J.* 11:7–16, 1990.

14. Binak, K., T.J. Rega, and R.C. Christensen. Arteriovenous fistula: Hemodynamic effects of occlusion and exercise. *Am. Heart J.* 60:495–502, 1960.

15. Blimkie, C.J.R., D.A. Cunningham, and P.M. Nichol. Gas transport capacity and echocardiographically determined cardiac size in children. *J. Appl. Physiol.* 49:994–998, 1980.

16. Braunwald, E., S.J. Sarnoff, and W.N. Stainsby. Determinants of duration and mean rate of ventricular ejection. *Circ. Res.* 6:319–325, 1958.

17. Burch, G.E., and T.D. Giles. A critique of the cardiac index. *Am. Heart J.* 32:425–426, 1971.

18. Cassone, R., G. Germano, S. Dalmaso, R. Corretti, C. Astarita, P. Chieco, and V. Corsi. Evaluation of cardiac dynamics during isometric exercise in young female athletes: An echocardiographic study. *J. Sports Med.* 21:359–364, 1981.

19. Cheatham, C.C., A.D. Mahon, J.D. Brown, and D.R. Bolster. Cardiovascular responses during prolonged exercise at ventilatory threshold in boys and men. *Med. Sci. Sports Exerc.* 32:1080–1087, 2000.

20. Clark, D.A., J.S. Schroder, and R.B. Griepp. Cardiac transplantation in man: Review of first three years' experience. *Am. J. Med.* 54:563–576, 1973.

21. Clausen, J.P. Circulatory adjustments to dynamic exercise and effect of physical training in normal subjects and in patients with coronary artery disease. *Progr. Cardiovasc. Dis.* 17:459–495, 1976.

22. Colan, S.D., I.A. Parness, P.J. Spevak, and S.P. Sanders. Developmental modulation of myocardial mechanics: Age- and growth-related alterations in afterload and contractility. *J. Am. Coll. Cardiol.* 19:619–629, 1992.

23. Cyran, S.E., F.W. James, S. Daniels, W. Mays, R. Shukla, and S. Kaplan. Comparison of the cardiac output and stroke volume response to upright exercise in children with valvular and subvalvular aortic stenosis. *J. Am. Coll. Cardiol.* 11:651–658, 1988.

24. Daniels, S.R., T.R. Kimball, J.A. Morrison, P. Khoury, and R.A. Meyer. Indexing left ventricular mass to account for differences in body size in children and adolescents without cardiovascular disease. *Am. J. Cardiol.* 76:669–701, 1995.

25. Daniels, S.R., T.R. Kimball, J.A. Morrison, P. Khoury, S. Witt, and R.A. Meyer. Effect of lean body mass, fat mass, blood pressure, and sexual maturation on left ventricular mass in children and adolescents. *Circulation* 92:3249–3254, 1995.

26. Delp, M.D. Control of skeletal muscle perfusion at the onset of dynamic exercise. *Med. Sci. Sports Exerc.* 31:1011–1018, 1999.

27. de Simone, G., R.B. Devereux, S.R. Daniels, G.F. Mureddu, M.J. Roman, T.R. Kimball, R. Greco, et al. Stroke volume and cardiac output in normotensive children and adults. *Circulation* 95:1837–1843, 1997.

28. Donald, D.E., and J.T. Shepherd. Sustained capacity for exercise in dogs after complete denervation. *Am. J. Cardiol.* 14:853–859, 1964.

29. Ensing, G.J., C.T. Heise, and D.J. Driscoll. Cardiovascular response to exercise after the Mustard operation for simple and complex transposition of the great vessels. *Am. J. Cardiol.* 62:617–622, 1988.

30. Eriksson, B.O., and G. Koch. Effect of physical training on hemodynamic response during submaximal and maximal exercise in 11–13-year-old boys. *Acta Physiol. Scand.* 87:27–39, 1973.

31. Falk, B. Temperature regulation. In: *Paediatric exercise science and medicine.* N. Armstrong and W. van Mechelen (eds.). Oxford: Oxford University Press, 2000, pp. 221–239.

32. Gotshall, R.W., T.A. Bauer, and S.L. Fahrner. Cycling cadence alters exercise hemodynamics. *Int. J. Sports Med.* 17:17–21, 1996.

33. Green, D.J., G. O'Driscoll, B.A. Blanksby, and R.R. Taylor. Control of skeletal muscle blood flow during dynamic exercise. *Sports Med.* 21:119–146, 1996.

34. Gumbiner, C.H., and H.P. Gutgesell. Response to isometric exercise in children and young adults with aortic regurgitation. *Am. Heart J.* 106:540–547, 1983.

35. Gutgesell, H.P., and C.M. Rembold. Growth of the human heart relative to body surface area. *Am. J. Cardiol.* 65:662–668, 1990.

36. Guyton, A.C. Regulation of cardiac output. *N. Engl. J. Med.* 277:805–812, 1967.

37. Guyton, A.C., B.H. Douglas, and J.B. Langston. Instantaneous increase in circulatory pressure and cardiac output at onset of muscular activity. *Circ. Res.* 11:431–441, 1962.

38. Hakumaki, M.O.K. Seventy years of the Bainbridge reflex. *Acta Physiol. Scand.* 130:177–185, 1987.

39. Hill, A.V., C.H.N. Long, and H. Lupton. Muscular exercise, lactic acid, and the supply and utilization of oxygen: Parts VII–VIII. *Proc. Royal Soc. Br.* 97:155–176, 1924.

40. Holloszy, J.O., and E.F. Coyle. Adaptations of skeletal muscle to endurance exercise and their metabolic consequences. *J. Appl. Physiol.* 56:831–838, 1984.

41. Holmgren, A., and C.O. Ovenfors. Heart volume at rest and during muscular work in the supine and sitting positions. *Acta Med. Scand.* 167:267–276, 1960.

42. Ianuzzo, C.D., S. Blank, N. Hamilton, P. O'Brien, V. Chen, S. Brotherton, and T.A. Salerno. The relationship of myocardial chronotropism to the biochemical capacities of mammalian hearts. In: *Biochemistry of exercise VII.* A.W. Taylor, P.D. Gollnick, H.J. Green, C.D. Ianuzzo, E.G. Noble, G. Metivier, and J.R. Sutton (eds.). Champaign, IL: Human Kinetics, 1990, pp. 145–163.

43. Karpovich, V. Textbook fallacies regarding the development of the child's heart. (Originally published in *Research Quarterly,* vol. 8, 1937.) Reprinted in *Pediatr. Exerc. Sci.* 3:278–282, 1991.

44. Katori, R. Normal cardiac output in relation to age and body size. *Tokohu J. Exp. Med.* 128:377–387, 1979.

45. Keul, J., H.-H. Dickhuth, G. Simon, and M. Lehmann. Effect of static and dynamic exercise on heart volume, contractility, and left ventricular dimensions. *Circ. Res.* 48(Suppl. I):I162–I170, 1981.

46. Kimball, T.R., W.A. Mays, P.R. Khoury, R. Mallie, and R.P. Claytor. Echocardiographic determination of left ventricular preload, afterload, and contractility during and after exercise. *J. Pediatr.* 122:S89–S94, 1993.

47. Kirby, B.J., N. Armstrong, and J.R. Welsman. Cardiac output response to submaximal exercise in adolescents [abstract]. *Med. Sci. Sports Exerc.* 29(Suppl.):S2, 1997.

48. Koch, G., J. Mobert, and E.-M. Oyen. Cardiovascular adjustment to supine versus seated posture in prepubertal boys. In: *Children and exercise XIX.* N. Armstrong, B. Kirby, and J. Welsman (eds.). London: Spon, 1997, pp. 424–428.

49. Krovetz, L.J., T.G. McLoughlin, M.B. Mitchell, and G.L. Scheibler. Hemodynamic findings in normal children. *Pediatr. Res.* 1:122–130, 1967.

50. Laird, W.P., D.D. Fixler, and F.D. Huffines. Cardiovascular response to isometric exercise in normal adolescents. *Circulation* 59:651–654, 1979.

51. Laughlin, M.H., and W.G. Schrage. Effects of muscle contraction on skeletal muscle blood flow: When is there a muscle pump? *Med. Sci. Sports Exerc.* 31:1027–1035, 1999.

52. Lind, A.R., S.H. Taylor, P.W. Humphries, B.M. Kennelly, and K.W. Donald. The circulatory effects of sustained voluntary muscle contraction. *Clin. Sci.* 27:229–244, 1964.

53. Linden, R.J. The size of the heart. *Cardioscience* 5:225–233, 1994.

54. Locke, J.E., S. Einsig, and J.H. Moller. Hemodynamic response to exercise in normal children. *Am. J. Cardiol.* 41:1278–1285, 1978.

55. Mahon, A.D., C.S. Anderson, K.A. Shores, and M.J. Brooker. Heart rate recovery from submaximal exercise in boys and girls [abstract]. *Pediatr. Exerc. Sci.* 12:319, 2001.

56. Malcolm, D.D., T.L. Burns, L.T. Mahoney, and R.M. Lauer. Factors affecting left ventricular mass in childhood: The Muscatine Study. *Pediatrics* 92:703–709, 1993.

57. Matthews, K.A., and C.M. Stoney. Influence of sex and age on cardiovascular responses during stress. *Psychosom. Med.* 50:46–56, 1988.

58. Mitchell, J.H. Neural control of the circulation during exercise. *Med. Sci. Sports Exerc.* 22:141–154, 1990.

59. Nau, K.L., V.L. Katch, R.H. Beekman, and M. Dick. Acute intra-arterial blood pressure response to bench press weight lifting in children. *Pediatr. Exerc. Sci.* 2:37–45, 1990.

60. Nelson, R.R., F.L. Gobel, C.R. Jorgensen, K. Wang, Y. Wang, and H.L. Taylor. Hemodynamic predictors of myocardial consumption during static and dynamic exercise. *Circulation* 50:1179–1189, 1974.

61. Nidorf, S.M., M.H. Picard, M.O. Triulz, J.D. Thomas, J. Newell, M.E. King, and A.E. Weyman. New perspectives in the assessment of cardiac chamber dimensions during development and adulthood. *J. Am. Coll. Cardiol.* 19:983–988, 1992.

62. Noakes, T.D. Physiological models to understand exercise fatigue and the adaptations that predict or enhance athletic performance. *Scand. J. Med. Sci. Sports* 10:123–145, 2000.

63. Notarius, C.F., and S. Magder. Central venous pressure during exercise: Role of the muscle pump. *Can. J. Physiol. Pharmacol.* 74:647–651, 1996.

64. Nottin, S., V. Agnes, F. Stecken, L.-D. N'Guyen, F. Ounissi, A.-M. Lecoq, and P. Obert. Central and peripheral cardiovascular adaptations during maximal cycle exercise in boys and men. *Med. Sci. Sports Exerc.* 33:456–463, 2002.

65. Ohuchi, H., H. Suzuki, K. Yasuda, Y. Arakaki, S. Echigo, and T. Kamija. Heart rate recovery after exercise and cardiac nervous activity in children. *Pediatr. Res.* 47:329–335, 2000.

66. O'Leary, D.S. Autonomic mechanisms of muscle metaboreflex control of heart rate. *J. Appl. Physiol.* 74:1748–1754, 1993.

67. Paavolainen, L.M., A.T. Nummela, and H.K. Rusko. Neuromuscular characteristics and muscle power as determinants of 5 km running performance. *Med. Sci. Sports Exerc.* 31:124–130, 1999.

68. Palmer, G.J., M.G. Ziegler, and C.R. Lake. Responses of norepinephrine and blood pressure to stress increase with age. *J. Gerontol.* 33:482–487, 1978.

69. Patterson, S.W., and E.H. Starling. On the mechanical factors which determine the output of the ventricles. *J. Physiol.* 48: 357–359, 1914.

70. Petrofsky, J.S., and C.A. Phillips. The physiology of static exercise. *Exerc. Sport Sci. Rev.* 14:1–44, 1986.

71. Pokan, R., S.P. von Duvillard, P. Hofman, G. Smekal, F.M. Fruhwald, R. Gasser, H. Tschan, et al. Change in left atrial and ventricular dimensions during and immediately after exercise. *Med. Sci. Sports Exerc.* 32:1719–1728, 2000.

72. Raven, P.B., and G.H.J. Stevens. Cardiovascular function and prolonged exercise. In: *Perspectives in exercise science and sports medicine: Vol. 1. Prolonged exercise.* D.R. Lamb and R. Murray (eds.). Indianapolis: Benchmark Press, 1988, pp. 43–74.

73. Riopel, D.A., A.B. Taylor, and A.R. Hohn. Blood pressure, heart rate, pressure–rate product and electrocardiographic changes in healthy children during treadmill exercise. *Am. J. Cardiol.* 44:697–704, 1979.

74. Ross, J., J.W. Linhart, and E. Braunwald. Effects of changing heart rate in man by electrical stimulation of the right atrium. *Circulation* 32:549–558, 1965.

75. Rowell, L.B., and D.S. O'Leary. Reflex control of the circulation during exercise: Chemoreflexes and mechanoreflexes. *J. Appl. Physiol.* 69:407–418, 1990.

76. Rowell, L.B., D.S. O'Leary, and D.L. Kellogg. Integration of cardiovascular control systems in dynamic exercise. In: *Handbook of physiology: Regulation and integration of multiple systems.* L.B. Rowell and J.T. Shepherd (eds.). Bethesda, MD: American Physiological Society, 1996, pp. 771–781.

77. Rowland, T.W. Cardiovascular function. In: *Paediatric exercise science and medicine.* N. Armstrong and W. van Mechelen (eds.). Oxford: Oxford University Press, 2000, pp. 163–171.

78. Rowland, T.W. The circulatory response to exercise: Role of the peripheral pump. *Int. J. Sports Med.* 22:558–565, 2001.

79. Rowland, T.W. Post-exercise echocardiography in prepubertal boys. *Med. Sci. Sports Exerc.* 19:393–397, 1987.

80. Rowland, T., and J.W. Blum. Cardiac dynamics during upright cycle exercise in boys. *Am. J. Hum. Biol.* 12:749–757, 2000.

81. Rowland, T.W., and L.N. Cunningham. Heart rate deceleration during treadmill exercise in children [abstract]. *Pediatr. Exerc. Sci.* 5:463, 1993.

82. Rowland, T., A. Garrison, and A. Delulio. Circulatory responses to progressive exercise: Insights from positional differences. *Int. J. Sports Med.*, 24:512–517, 2003.

83. Rowland, T., D. Goff, L. Martel, and L. Ferrone. Influence of cardiac functional capacity on gender differences in maximal oxygen uptake in children. *Chest* 117:629–635, 2000.

84. Rowland, T., D. Goff, L. Martel, L. Ferrone, and G. Kline. Normalization of maximal cardiovascular variables for body size in premenarcheal girls. *Pediatr. Cardiol.* 21:429–432, 2000.

85. Rowland, T., and R. Lisowski. Determinants of diastolic cardiac filling during exercise. *J. Sports Med. Phys. Fitness,* 43:380–385, 2003.

86. Rowland, T., and R. Lisowski. Hemodynamic responses to increasing cycling cadence in 11-year-old boys: Role of the skeletal muscle pump. *Int. J. Sports Med.* 22:405–409, 2001.

87. Rowland, T., E. Mannie, and L. Gawle. Dynamics of left ventricular diastolic filling during exercise: A Doppler echocardiographic study of 10–14-year-old boys. *Chest* 120:145–150, 2001.

88. Rowland, T., and P. Obert. Doppler echocardiography for the estimation of cardiac output with exercise. *Sports Med.* 32:973–986, 2002.

89. Rowland, T.W., and B. Popowski. Comparison of bioimpedance and Doppler cardiac output during exercise in children [abstract]. *Pediatr. Exerc. Sci.* 9:188–189, 1996.

90. Rowland, T., J. Potts, G. Sandor, D. Goff, and L. Ferrone. Cardiac responses to progressive exercise in normal children: A synthesis. *Med. Sci. Sports Exerc.* 31:253–259, 2000.

91. Rowland, T.W., and T.A. Rimany. Physiological responses to prolonged exercise in premenarcheal and adult females. *Pediatr. Exerc. Sci.* 7:183–191, 1995.

92. Rushmer, R.F., and O.A. Smith. Cardiac control. *Physiol. Rev.* 39:41–68, 1959.

93. Saltin, B. Cardiovascular and pulmonary adaptation to physical activity. In: *Exercise, fitness, and health: A consensus of current knowledge.* C. Bouchard, R.J. Shephard, T. Stephens, J.R. Sutton, and B.D. McPherson (eds.). Champaign, IL: Human Kinetics, 1990, pp. 187–203.

94. Schmidt-Nielsen, K. *Scaling: Why is animal size so important?* Cambridge: Cambridge University Press, 1984.

95. Senior, D.G., K.L. Waters, M. Cassidy, T. Crucitti, H. Shapiro, and A.L. Riba. Effect of aerobic training on left ventricular diastolic filling. *Conn. Med.* 53:67–70, 1989.

96. Smith, D.L., B.E. Kocher, A.L. Kolesnikoff, and T.W. Rowland. Cardiovascular responses to isometric contractions in girls and young women [abstract]. *Med. Sci. Sports Exerc.* 32: S95, 2000.

97. Smith, E.E., A.C. Guyton, and R.D. Manning. Integrated mechanisms of cardiovascular response and control during exercise in the normal human. *Progr. Cardiovasc. Dis.* 18: 421–443, 1976.

98. Sproul, A., and E. Simpson. Stroke volume and related hemodynamic data in normal children. *Pediatrics* 33: 912–918, 1964.

99. Starnes, J.W. Myocardial metabolism during exercise. In: *Cardiovascular response to exercise.* G.F. Fletcher (ed.). Mount Kisco, NY: Futura, 1994, pp. 3–13.

100. Stead, E.A., and J.V. Warren. Cardiac output in man. *Arch. Intern. Med.* 80:237–248, 1954.

101. Strong, W.B., M.D. Miller, M. Striplin, and M. Salehbhai. Blood pressure response to isometric and dynamic exercise in healthy black children. *Am. J. Dis. Child.* 132:587–591, 1978.

102. Takaishi, T., T. Sugiura, K. Katayama, Y. Sato, N. Shima, T. Yamamoto, and T. Moritani. Changes in blood volume and oxygenation level in a working muscle during a crank cycle. *Med. Sci. Sports Exerc.* 33:520–528, 2002.

103. Tschakovsky, M.E., J.K. Shoemaker, and R.L. Hughson. Vasodilation and muscle pump contribution to immediate exercise hyperemia. *Am. J. Physiol.* 271:H1697–H1701, 1996.

104. Turley, K.R. Cardiovascular responses to exercise in children. *Sports Med.* 24:241–257, 1997.

105. Turley, K.R., D.E. Martin, E.D. Marvin, and K.S. Cowley. Heart rate and blood pressure responses to static handgrip exercise of different intensities: Reliability and adult versus child differences. *Pediatr. Exerc. Sci.* 14:45–55, 2002.

106. Turley, K.R., and J.H. Wilmore. Cardiovascular responses to submaximal exercise in 7- to 9-year-old boys and girls. *Med. Sci. Sports Exerc.* 29:824–832, 1997.

107. Turley, K.R., and J.H. Wilmore. Ratio scaling of submaximal cardiovascular data: Is it appropriate? [abstract]. *Med. Sci. Sports Exerc.* 30(Suppl.):S242, 1998.

108. Udelson, J.F., S.L. Bacharach, P.O. Cannon, and R.O. Bonow. Minimum left ventricular pressure during beta-adrenergic stimulation in human subjects. *Circulation* 82:1174–1182, 1990.

109. Verhaaren, H.A., R.M. Schieken, P. Schwartz, M. Mosteller, D. Mathys, H. Maes, G. Beunen, et al. Cardiovascular reactivity in isometric exercise and mental arithmetic in children. *J. Appl. Physiol.* 76:146–150, 1994.

110. Vinet, A., S. Mandigout, S. Nottin, L.-D. Nguyen, A.-M. Lecoq, D. Courteix, and P. Obert. Influence of body composition, hemoglobin concentration, cardiac size and function on gender differences in maximal oxygen uptake in prepubertal children. *Chest,* 124:1494-1499, 2003.

111. Walloe, L., and J. Wesche. The course and magnitude of blood flow changes in the human quadriceps muscles during and following rhythmic exercise. *J. Physiol.* 405:257–273, 1988.

112. Warburton, D.E.R., M.J.F. Haykowski, and H.A. Quinney. Reliability and validity of measures of cardiac output during incremental to maximal aerobic exercise: I. Conventional techniques. *Sports Med.* 27:23–41, 1999.

113. Warburton, D.E.R., M.J.F. Haykowski, and H.A. Quinney. Reliability and validity of measures of cardiac output during incremental to maximal exercise: II. Novel techniques and new advances. *Sports Med.* 27:241–260, 1999.

114. Washington, R.L., J.C. van Gundy, C. Cohen, H.M. Sondheimer, and R.R. Wolfe. Normal aerobic and anaerobic exercise data for North American school age children. *J. Pediatr.* 112:223–233, 1988.

115. Williamson, J.W., A.C.L. Nobrega, and P.K. Winchester. Instantaneous heart rate increase with dynamic exercise: Central command and muscle heart reflex contribution. *J. Appl. Physiol.* 78:1273–1279, 1995.

Capítulo 7

1. Andersen, K.L., V. Seliger, J. Rutenfranz, and S. Messel. Physical performance capacity of children in Norway: Part III. Respiratory responses to graded exercise loadings—population parameters in a rural community. *Eur. J. Appl. Physiol.* 33:265–274, 1974.

2. Armon, Y., D.M. Cooper, and S. Zanconato. Maturation of ventilatory responses to 1-minute exercise. *Pediatr. Res.* 29:362–368, 1991.

3. Armstrong, N., B.J. Kirby, A.M. McManus, and J.R. Welsman. Prepubescents' ventilatory responses to exercise with reference to sex and body size. *Chest* 112:1554–1560, 1997.

4. Asano, K., and K. Hirakoba. Respiratory and circulatory adaptation during prolonged exercise in 10–12-year-old children and in adults. In: *Children and sport.* J. Ilmarinen and I. Valimaki (eds.). Berlin: Springer-Verlag, 1984, pp. 119–128.

5. Asmussen, E. Control of ventilation in exercise. *Exerc. Sport Sci. Rev.* 11:24–54, 1983.

6. Asmussen, E., N.H. Secher, and E.A. Andersen. Heart rate and ventilation frequency in dimension-independent variables. *Eur. J. Appl. Physiol.* 46:379–386, 1981.

7. Åstrand, P.O. *Experimental studies of physical working capacity in relation to sex and age.* Copenhagen: Munksgaard, 1952.

8. Boileau, R.A., A. Bonen, V.H. Heyward, and B.H. Massey. Maximal aerobic capacity on the treadmill and bicycle ergometer of boys 11–14 years of age. *J. Sports Med.* 17:153–162, 1977.

9. Boule, M., C. Gaultier, and F. Girard. Breathing pattern during exercise in untrained children. *Resp. Physiol.* 75:225–234, 1989.

10. Byrne-Quinn, E., J.V. Weil, I.E. Sodal, G.F. Filley, and R.F. Grover. Ventilatory control in the athlete. *J. Appl. Physiol.* 30:91–98, 1971.

11. Cassels, D.E., and M. Morse. *Cardiopulmonary data for children and young adults.* Springfield, IL: Charles C Thomas, 1962, pp. 52–57.

12. Cooper, D.M., M.R. Kaplan, L. Baumgarten, D. Weiler-Ravell, B.J. Whipp, and K. Wasserman. Coupling of ventilation and CO_2 production during exercise in children. *Pediatr. Res.* 21:568–572, 1987.

13. Dempsey, J.A., E. Aaron, and B.J. Martin. Pulmonary function and prolonged exercise. In: *Perspectives in exercise science and sports medicine: Vol. 1. Prolonged exercise.* D.L. Lamb and R. Murray (eds.). Indianapolis: Benchmark Press, 1988, pp. 75–124.

14. Dempsey, J.A., S.K. Powers, and N. Gledhill. Discussion: Cardiovascular and pulmonary adaptation to physical activity. In: *Exercise, fitness, and health: A consensus of current knowledge.* C. Bouchard, R.J. Shephard, T. Stephens, J.R. Sutton, and B.D. McPherson (eds.). Champaign, IL: Human Kinetics, 1990, pp. 205–215.

15. Eriksson, B.O., G. Grimby, and B. Saltin. Cardiac output and arterial blood gases during exercise in pubertal boys. *J. Appl. Physiol.* 31:348–352, 1971.

16. Forster, H.V. Exercise hyperpnea: Where do we go from here? *Exerc. Sport Sci. Rev.* 28:133–137, 2000.

17. Gadhoke, S., and N.L. Jones. The responses to exercise in boys aged 9–15 years. *Clin. Sci.* 37:789–801, 1969.

18. Gaultier, C., L. Perret, M. Boule, A. Buvry, and F. Girard. Occlusion pressure and breathing pattern in healthy children. *Respir. Physiol.* 46:71–80, 1981.

19. Godfrey, S. *Exercise testing in children*. London: Saunders, 1974.

20. Gratas-Delamarche, A., J. Mercier, M. Ramonatxo, J. Dassonville, and C. Prefaut. Ventilatory response of prepubertal boys and adults to carbon dioxide at rest and during exercise. *Eur. J. Appl. Physiol.* 66:25–30, 1993.

21. Harms, C.A., S.R. McLaran, G.A. Nickele, D.F. Pegelow, W.B. Nelson, and J.A. Dempsey. Effect of exercise-induced arterial O_2 saturation on $\dot{V}O_2$max in women. *Med. Sci. Sports Exerc.* 32:1101–1108, 2000.

22. Harms, C.A., S.R. McLaran, G.A. Nickele, D.F. Pegelow, W.B. Nelson, and J.A. Dempsey. Exercise-induced arterial hypoxaemia in healthy young women. *J. Physiol.* 5–7: 619–628, 1998.

23. Hebestreit, H., F. Meyer, H. Htay, G.J. Heigenhauser, and O. Bar-Or. Plasma metabolites, volume and electrolytes following 30-s high intensity exercise in boys and men. *Eur. J. Appl. Physiol.* 72:563–569, 1996.

24. Johnson, R.L., H.F. Taylor, and W.H. Lawson. Maximal diffusing capacity of the lung for carbon monoxide. *J. Clin. Invest.* 44:349–355, 1965.

25. Kawakami, Y., T. Yoshikawa, A. Shida, Y. Asanuma, and M. Murao. Control of breathing in young twins. *J. Appl. Physiol.* 53:537–542, 1982.

26. Lanteri, C.J., and P.D. Sly. Changes in respiratory mechanics with age. *J. Appl. Physiol.* 74:369–378, 1993.

27. Laursen, P.B., G.C.K. Tsang, G.J. Smith, M.V. van Velzen, B.B. Ignatova, E.B. Sprules, K.S. Chu, et al. Incidence of exercise-induced arterial hypoxemia in prepubescent females. *Pediatr. Pulm.* 34:37–41, 2002.

28. Lyons, H.A., and R.W. Tanner. Total lung volume and its subdivisions in children: Normal standards. *J. Appl. Physiol.* 17:601–604, 1962.

29. Macek, M., and J. Vavra. Anaerobic threshold in children. In: *Children and exercise XI*. R.A. Binkhorst, H.C.G. Kemper, and W.H.M. Saris (eds.). Champaign, IL: Human Kinetics, 1985, pp. 110–113.

30. Mahler, D.A., E.D. Moritz, and J. Loke. Ventilatory responses at rest and during exercise in marathon runners. *J. Appl. Physiol.* 52:388–392, 1982.

31. McGurk, S.P., B.A. Blanksby, and M.J. Anderson. The relationship between carbon dioxide sensitivity and sprint or endurance performance in young swimmers. *Br. J. Sports Med.* 29:129–133, 1995.

32. Mercier, J., A. Varrag, M. Romaonatxo, B. Mecier, and C. Prefaut. Influence of anthropometric characteristics on changes in maximal exercise ventilation and breathing pattern during growth in boys. *Eur. J. Appl. Physiol.* 63: 235–241, 1991.

33. Morse, M., F.W. Schultz, and D.E. Cassells. Relation of age to physiological responses of the older boy (10–17 years) to exercise. *J. Appl. Physiol.* 1:683–709, 1949.

34. Nagano, Y., R. Baba, K. Kuraishi, T. Yasuda, M. Ikoma, K. Nishibata, M. Yokota, et al. Ventilatory control during exercise in normal children. *Pediatr. Res.* 43:704–707, 1998.

35. Ohkuwa, T., N. Fuisuka, T. Utuno, and M. Miyamura. Ventilatory response to hypercapnia in sprint and long-distance swimmers. *Eur. J. Appl. Physiol.* 43:235–241, 1980.

36. Ohuchi, H., K. Yoshihiro, H. Tasato, Y. Arakaki, and T. Kamiya. Ventilatory response and arterial blood gases during exercise in children. *Pediatr. Res.* 45:389–396, 1999.

37. Paterson, D.H., D.A. Cunningham, and A. Donnen. The effect of different treadmill speeds on the variability of $\dot{V}O_2$max in children. *Eur. J. Appl. Physiol.* 47:113–122, 1981.

38. Radford, E.P. Ventilation standards for use in artificial respiration. *J. Appl. Physiol.* 5:451–460, 1954.

39. Ratel, S., P. Duché, A. Hennegrave, E. van Praagh, and M. Bedu. Acid-base balance during repeated cycling sprints in boys and men. *J. Appl. Physiol.* 92:479–485, 2002.

40. Robinson, S. Experimental studies of physical fitness in relation to age. *Arbeitsphysiologie* 10:318–323, 1938.

41. Rowland, T.W., and L.N. Cunningham. Development of ventilatory responses to exercise in normal white children. *Chest* 11:327–332, 1997.

42. Rowland, T.W., and G.M. Green. The influence of biological maturation and aerobic fitness on ventilatory responses to treadmill exercise. In: *Exercise physiology: Current selected research*. C.O. Dotson and J.H. Humphrey (eds.). New York: AMS Press, 1990, pp. 51–59.

43. Rowland, T.W., and T.A. Rimany. Physiological responses to prolonged exercise in premenarcheal and adult females. *Pediatr. Exerc. Sci.* 7:183–191, 1995.

44. Schmidt-Nielsen, K. *Scaling: Why is animal size so important?* Cambridge: Cambridge University Press, 1984, pp. 99–103.

45. Shephard, R.J., C. Allen, O. Bar-Or, C.T.M. Davies, S. Degre, R. Hedman, and K. Ishi. The working capacity of Toronto schoolchildren, part II. *Can. Med. Assoc. J.* 100: 705–714, 1969.

46. Shephard, R.J., and O. Bar-Or. Alveolar ventilation in near maximum exercise: Data on pre-adolescent children and young adults. *Med. Sci. Sports* 2:83–92, 1970.

47. Taussig, L.M., K. Cota, and W. Kaltenborg. Different mechanical properties of the lung in boys and girls. *Am. Rev. Resp. Dis.* 123:640–643, 1981.

48. Welsman, J., S. Fawkner, and N. Armstrong. Respiratory response to non-steady-state exercise in children and adults [abstract]. *Pediatr. Exerc. Sci.* 13:263–264, 2001.

49. Whipp, B.J., and S.A. Ward. Respiratory responses of athletes to exercise. In: *Oxford textbook of sports medicine*. M. Harries, C. Williams, W.D. Stanish, and L.J. Micheli (eds.). Oxford: Oxford University Press, 1994, pp. 13–26.

50. Zanconato, S., D.M. Cooper, T.J. Barstow, and E. Landaw. $^{13}CO_2$ washout dynamics during intermittent exercise in children and adults. *J. Appl. Physiol.* 73:2476–2482, 1992.

Capítulo 8

1. Ariens, G.A.M., W. van Mechelen, H.C.G. Kemper, and J.W.R. Twisk. The longitudinal development of running

economy in males and females aged between 13 and 27 years: The Amsterdam Growth and Health Study. *Eur. J. Appl. Physiol.* 76:214–220, 1997.

2. Armstrong, N., J.R. Welsman, and B.J. Kirby. Submaximal exercise and maturation in 12-year-olds. *J. Sport Sci.* 17: 107–114, 1999.

3. Åstrand, P.O. *Experimental studies of physical working capacity in relation to sex and age.* Copenhagen: Munksgaard, 1952.

4. Ayub, B.V., and O. Bar-Or. Relative contribution of body mass and adiposity in energy cost of walking in children [abstract]. *Pediatr. Exerc. Sci.* 11:79–80, 1999.

5. Basmajian, J. Motor learning and control: A working hypothesis. *Arch. Phys. Med. Rehabil.* 58:38–41, 1977.

6. Bosco, C., and P.V. Komi. Influence of aging on the mechanical behavior of leg extensor muscles. *Eur. J. Appl. Physiol.* 45:200–219, 1980.

7. Bowen, T.R., S.R. Cooley, P.W. Castagno, F. Miller, and J. Richards. A method of normalization of oxygen cost and consumption in normal children while walking. *J. Pediatr. Orthop.* 18:589–593, 1998.

8. Calder, W.A. *Size, function, and life history.* Cambridge, MA: Harvard University Press, 1984.

9. Cooper, D.M., D. Weiler-Ravell, B.J. Whipp, and K. Wasserman. Aerobic parameters of exercise as a function of growth in children. *J. Appl. Physiol.* 56:628–634, 1984.

10. Cunningham, L.N. Relationship of running economy, ventilatory threshold, and maximal oxygen consumption to running performance in high school females. *Res. Q. Exerc. Sport* 61:369–374, 1990.

11. Cureton, K.J., M.A. Sloniger, D.M. Black, W.P. McCormack, and D.A. Rowe. Metabolic determinants of the age related improvement in one-mile run/walk performance in youth. *Med. Sci. Sports Exerc.* 29:259–267, 1997.

12. Davies, C.T.M. Metabolic cost of exercise and physical performance in children with some observations on external loading. *Eur. J. Appl. Physiol.* 45:95–102, 1980.

13. Davies, M.J., M.T. Mahar, and L.N. Cunningham. Running economy: Comparison of body mass adjustment methods. *Res. Q. Exerc. Sport* 68:177–181, 1997.

14. Ebbeling, C.J., J. Hamill, P.S. Freedson, and T.W. Rowland. An examination of efficiency during walking in children and adults. *Pediatr. Exerc. Sci.* 4:36–49, 1992.

15. Frost, G., J. Dowling, K. Dyson, and O. Bar-Or. Cocontraction in three age groups of children during treadmill locomotion. *J. Electromyogr. Kinesiol.* 7:179–186, 1997.

16. Grossner, C.M., E.M. Johnson, and M.E. Cabrera. Economy and efficiency in female adolescents and young adults matched for height and weight [abstract]. *Pediatr. Exerc. Sci.* 15:103–104, 2003.

17. Hamar, D., L. Komadel, and O. Kuthanova. Mechanical efficiency of muscular work and economy of walking and running. In: *Children and exercise XIII.* S. Oseid and K.-H. Carlson (eds.). Champaign, IL: Human Kinetics, 1989, pp. 39–45.

18. Holliday, M.A., D. Potter, A. Jarrah, and S. Bearg. The relation of metabolic rate to body weight and organ size. *Pediatr. Res.* 1:185–195, 1967.

19. Knutzen, K.M., and L. Martin. Using biomechanics to explore children's movement. *Pediatr. Exerc. Sci.* 14:222–247, 2002.

20. Krahenbuhl, G.S., D.W. Morgan, and R.P. Pangrazi. Longitudinal changes in distance running performance of young males. *Int. J. Sports Med.* 10:92–96, 1989.

21. Krahenbuhl, G.S., and R. Pangrazi. Characteristics associated with running performance in young boys. *Med. Sci. Sports Exerc.* 15:486–490, 1983.

22. Krahenbuhl, G.S., R.P. Pangrazi, and E.A. Chomokas. Aerobic responses of young boys to submaximal running. *Res. Q. Exerc. Sport* 50:413–421, 1979.

23. Kram, R. Muscular force or work: What determines the metabolic energy cost of running? *Exerc. Sport Sci. Rev.* 28: 138–143, 2000.

24. Kram, R., and C.R. Taylor. Energetics of running: A new perspective. *Nature* 346:265–267, 1990.

25. Maffeis, C., Y. Schutz, F. Schena, M. Zafanello, and L. Pinelli. Energy expenditure during walking and running in obese and nonobese prepubertal children. *J. Pediatr.* 123:193–199, 1993.

26. Maliszewski, A.F., and P.S. Freedson. Is running economy different between adults and children? *Pediatr. Exerc. Sci.* 8: 351–360, 1996.

27. McDougall, J.D., P.D. Roche, O. Bar-Or, and J.R. Moroz. Maximal aerobic capacity of Canadian school children: Prediction based on age-related oxygen cost of running. *Int. J. Sports Med.* 4:194–198, 1983.

28. McMurray, R.G., J.S. Harrell, S.I. Bangdiwala, S. Deng, and C. Baggett. Factors contributing to the energy expenditure of youth during cycling and running. *Pediatr. Exerc. Sci.* 11: 122–128, 1999.

29. Minetti, A.E., L.P. Ardigo, and F. Saibene. Mechanical determinants of the minimum cost of gradient running in humans. *J. Exp. Biol.* 195:211–225, 1994.

30. Morgan, D.W. Economy of locomotion. In: *Paediatric exercise science and medicine.* N. Armstrong and W. van Mechelen (eds.). Oxford: Oxford University Press, 2000, pp. 183–190.

31. Morgan, D.W., W. Tseh, W. Caputo, J.L. Craig, D.J. Keefer, and P.E. Martin. Effect of step length manipulation on the aerobic demand of walking in young children [abstract]. *Pediatr. Exerc. Sci.* 11:271–272, 1999.

32. Morgan, D.W., W. Tseh, W. Caputo, J.L. Craig, D.J. Keefer, and P.E. Martin. Sex differences in running economy of younger children. *Pediatr. Exerc. Sci.* 11:122–128, 1999.

33. Moritani, T., L. Oddson, A. Thorstensson, and P.O. Åstrand. Neural and biomechanical differences between men and young boys during a variety of motor tasks. *Acta Physiol. Scand.* 137:347–355, 1989.

34. Perkins, C.D., K.M. Allor, L.J. Sam, and J.M. Pivarnik. Treadmill economy in girls and women matched for height and weight [abstract]. *Med. Sci. Sports Exerc.* 32:S71, 2000.

35. Petray, C.K., and G.S. Krahenbuhl. Running training, instruction on running technique, and running economy in 10-year-old males. *Res. Q. Exerc. Sport* 56:251–255, 1985.

36. Pivarnik, J.M., and N.W. Sherman. Responses of aerobically fit men and women to uphill/downhill walking and slow jogging. *Med. Sci. Sports Exerc.* 22:127–130, 1990.

37. Rall, J.A. Energetic aspects of skeletal muscle contraction: Implications of fiber types. *Exerc. Sport Sci. Rev.* 13:313–374, 1985.

38. Roberts, T.J., M.S. Chen, and C.R. Taylor. Energetics of bipedal running: I. Metabolic cost of generating force. *J. Exp. Biol.* 201:2745–2751, 1998.

39. Robinson, S. Experimental studies of physical fitness in relation to age. *Arbeitsphysiologie* 10:251–253, 1938.

40. Rogers, D.M., K.R. Turley, K.I. Kujawa, K.M. Harper, and J.H. Wilmore. Allometric scaling factors for oxygen uptake during exercise in children. *Pediatr. Exerc. Sci.* 7:12–25, 1995.

41. Rowland, T.W., J.A. Auchinachie, T.J. Keenan, and G.M. Green. Physiological responses to treadmill running in adult and prepubertal males. *Int. J. Sports Med.* 8:292–297, 1987.

42. Rowland, T.W., J.A. Auchinachie, T.J. Keenan, and G.M. Green. Submaximal running economy and treadmill performance in prepubertal boys. *Int. J. Sports Med.* 9:187–194, 1988.

43. Rowland, T.W., and A. Boyajian. Aerobic response to endurance exercise training in children. *Pediatrics* 96:654–658, 1995.

44. Rowland, T.W., L.N. Cunningham, L. Martel, P. Vanderburgh, T. Manos, and N. Charkoudian. Gender effects on submaximal energy expenditure in children. *Int. J. Sports Med.* 18:420–425, 1997.

45. Rowland, T.W., J.S. Staab, V.B. Unnithan, J.M. Rambusch, and S.F. Siconolfi. Mechanical efficiency during cycling in prepubertal and adult males. *Int. J. Sports Med.* 11:452–455, 1990.

46. Schepens, B., P.A. Willems, and G.A. Cavagna. The mechanics of running in children. *J. Physiol.* 509:927–940, 1998.

47. Schmidt-Nielsen, K. *Scaling: Why is animal size so important?* Cambridge: Cambridge University Press, 1984, pp. 165–181.

48. Sjodin, B., and J. Svedenhag. Oxygen uptake during running as related to body mass in circumpubertal boys: A longitudinal study. *Eur. J. Appl. Physiol.* 65:150–157, 1992.

49. Taylor, C.R., N.C. Heglund, and G.M.O. Maloiy. Energetics and mechanics of terrestrial locomotion: I. Metabolic energy consumption as a function of speed and body size in birds and mammals. *J. Exp. Biol.* 97:1–21, 1982.

50. Thompson, E.M. *A study of the energy expenditure and mechanical efficiency of young girls and adult women.* Doctoral dissertation, Columbia University Press, New York, 1940.

51. Thorstensson, A. Effects of moderate external loading on the aerobic demand of submaximal running in men and 10-year-old boys. *Eur. J. Appl. Physiol.* 55:569–574, 1986.

52. Unnithan, V.B., and R.G. Eston. Stride frequency and submaximal treadmill running economy in adults and children. *Pediatr. Exerc. Sci.* 2:149–155, 1990.

53. Unnithan, V.B., J.A. Timmons, R.T. Brogan, J.Y. Paton, and T.W. Rowland. Submaximal running economy in run-trained prepubertal boys. *J. Sports Med. Phys. Fitness* 36:16–23, 1996.

54. van Mechelen, W., H.C.G. Kemper, and J. Twisk. The development of running economy from 13–27 years of age [abstract]. *Med. Sci. Sports Exerc.* 26:S205, 1994.

55. Walker, J.L., T.D. Murray, A.S. Jackson, J.R. Morrow, and T.J. Michaud. The energy cost of horizontal walking and running in adolescents. *Med. Sci. Sports Exerc.* 31:311–322, 1999.

56. Waters, R.L., H.J. Hislop, L. Thomas, and J. Campbell. Energy cost of walking in normal children and teenagers. *Dev. Med. Child Neurol.* 25:184–188, 1983.

57. Webber, L.M., W.C. Byrnes, T.W. Rowland, and V.L. Foster. Serum creatine kinase activity and delayed onset muscle soreness in prepubescent children: A preliminary study. *Pediatr. Exerc. Sci.* 1:351–359, 1989.

58. Welsman, J.R., and N. Armstrong. Longitudinal changes in submaximal oxygen uptake in 11- to 13-year-olds. *J. Sport Sci.* 18:183–189, 2000.

59. Wickstrom, R.L. *Fundamental motor patterns.* 3rd edition. Philadelphia: Lea & Febiger, 1983.

60. Workman, J.M., and B.W. Armstrong. Oxygen cost of treadmill walking. *J. Appl. Physiol.* 18:798–803, 1963.

61. Zanconato, S., D.M. Cooper, and Y. Armon. Oxygen cost and oxygen uptake dynamics and recovery with one minute of exercise in children and adults. *J. Appl. Physiol.* 71:993–998, 1991.

Capítulo 9

1. Almuzaini, K.S. Optimal peak and mean power on the Wingate test: Relationship with sprint ability, vertical jump, and standing long jump in boys. *Pediatr. Exerc. Sci.* 12:349–359, 2000.

2. American Alliance for Health, Physical Education, Recreation and Dance. *Youth fitness testing manual.* Washington, DC: Author, 1980.

3. Armstrong, N., J.R. Welsman, and M.Y.H. Chia. Short term power output in relation to growth and maturation. *Br. J. Sports Med.* 35:118–124, 2001.

4. Asmussen, E. Growth in muscular strength and power. In: *Physical activity, human growth and development.* G.L. Rarick (ed.). New York: Academic Press, 1973, pp. 60–79.

5. Asmussen, E., and K.R. Heeboll-Nielsen. A dimensional analysis of physical performance and growth in boys. *J. Appl. Physiol.* 7:593–603, 1955.

6. Bailey, R.C., J. Olson, S.L. Pepper, J. Porszasz, T.J. Barstow, and D.M. Cooper. The level and tempo of children's physical activities: An observational study. *Med. Sci. Sports Exerc.* 27:1033–1041, 1995.

7. Baranowski, T., P. Hooks, Y. Tsong, C. Cieslik, and P.R. Nader. Aerobic physical activity among third- to sixth-grade children. *J. Dev. Behav. Pediatr.* 8:203–206, 1987.

8. Bar-Or, O. Anaerobic performance. In: *Measurement in pediatric exercise science.* D. Docherty (ed.). Champaign, IL: Human Kinetics, 1996, pp. 161–181.

9. Bar-Or, O. *Pediatric sports medicine for the practitioner.* New York: Springer-Verlag, 1983, pp. 311–314.

10. Bar-Or, O. The Wingate anaerobic test: An update on methodology, reliability, and validity. *Sports Med.* 4:381–394, 1987.

11. Bar-Or, O., V. Unnithan, and C. Illescas. Physiologic considerations in age group swimming. In: *Medicine and science in aquatic sports.* M. Miyashita, Y. Mutoh, and A.B. Richardson (eds.). Basel: Karger, 1994, pp. 199–205.

12. Berg, A., S.S. Kim, and J. Keul. Skeletal muscle enzyme activities in healthy young subjects. *Int. J. Sports Med.* 7:236–239, 1986.

13. Beunen, G., M. Thomis, H. Maes, R. Loos, M. Peeters, and R. Vlietinck. Genetics of isometric strength and power [abstract]. *Pediatr. Exerc. Sci.* 13:263, 2001.

14. Blimkie, C.J.R. Age- and sex-associated variation in strength during childhood: Anthropometric, morphological, neurological, biomechanical, endocrinologic, genetic, and physical activity correlates. In: *Perspectives in exercise science and sports medicine: Vol. 2. Youth, exercise, and sport.* C.V. Gisolfi and D.R. Lamb (eds.). Indianapolis: Benchmark Press, 1989, pp. 99–164.

15. Blimkie, C.J.R., P. Roache, J.T. Hay, and O. Bar-Or. Anaerobic power of arms in teenage boys and girls: Relationship to lean tissue. *Eur. J. Appl. Physiol.* 57:677–683, 1988.

16. Bobbert, M.F., and A.J. van Soest. Why do people jump the way they do? *Exerc. Sport Sci. Rev.* 29:95–102, 2001.

17. Chelly, S.M., and C. Denis. Leg power and hopping stiffness: Relationship with sprint running performance. *Med. Sci. Sports Exerc.* 33:326–333, 2001.

18. Chia, M., N. Armstrong, and D. Childs. The assessment of children's anaerobic performance using modifications of the Wingate anaerobic test. *Pediatr. Exerc. Sci.* 9:80–90, 1997.

19. Costill, D.L., J. Daniels, W. Evans, W. Fink, and G. Krahenbuhl. Skeletal muscle enzymes and fiber composition in male and female track athletes. *J. Appl. Physiol.* 40:149–154, 1976.

20. Counil, F.-P., A. Varray, C. Karila, M. Hayot, M. Voisin, and C. Prefaut. Wingate test performance in children with asthma: Aerobic or anaerobic limitation? *Med. Sci. Sports Exerc.* 29:430–435, 1997.

21. Cumming, G.R. Correlation of athletic performance and aerobic power in 12–17-year-old children with bone age, calf muscle, total body potassium, heart volume, and two indices of anaerobic power. In: *Pediatric work physiology.* O. Bar-Or (ed.). Natanya, Israel: Wingate Institute, 1973, pp. 109–134.

22. De Ste Croix, M.B.A., N. Armstrong, M.Y.H. Chia, J.R. Welsman, G. Parsons, and P. Sharpe. Changes in short-term power output in 10- to 12-year-olds. *J. Sport Sci.* 19:141–148, 2001.

23. Doré, E., M. Bedu, N.M. Franca, and E. Van Praagh. Anaerobic cycling performance characteristics in prepubescent, adolescent, and young adult females. *Eur. J. Appl. Physiol.* 84:476–481, 2001.

24. Doré, E., O. Diallo, N.M. Franca, M. Bedu, and E. Van Praagh. Dimensional changes cannot account for all differences in short-term cycling power during growth. *Int. J. Sports Med.* 21:360–365, 2000.

25. Dowson, M.N., M.E. Nevill, H.K. Lakomy, A.M. Nevill, and R.J. Hazeldine. Modelling the relationship between isokinetic muscle strength and sprint running performance. *J. Sport Sci.* 16:257–265, 1998.

26. Emmett, B., and P.W. Hochachka. Scaling of oxidative and glycolytic enzymes in mammals. *Resp. Physiol.* 45:261–272, 1981.

27. Eriksson, B.O., and B. Saltin. Muscle metabolism in boys 11 to 16 years compared to adults. *Acta Paediatr. Belg.* 28(Suppl.):257–265, 1974.

28. Fawkner, S.G., N. Armstrong, D.J. Childs, and J.R. Welsman. Reliability of the visually identified ventilatory threshold and v-slope in children. *Pediatr. Exerc. Sci.* 14:181–192, 2002.

29. Ferretti, G., M.V. Narici, T. Binzoni, L. Gariod, J.F. Le Bas, H. Reutenauer, and P. Cerretelli. Determinants of peak muscle power: Effects of age and physical conditioning. *Eur. J. Appl. Physiol.* 68:111–115, 1994.

30. Gamstorp, J. *Paediatric neurology.* 2nd edition. London: Butterworths, 1985, pp. 49–50.

31. Garcia, A., J. Calleja, F.M. Antolin, and J. Berciano. Peripheral motor and sensory nerve conduction studies in normal infants and children. *Clin. Neurophysiol.* 111:513–520, 2000.

32. Gastin, P.B. Energy system interaction and relative contribution during maximal exercise. *Sports Med.* 31:725–741, 2001.

33. Gaul, C.A., D. Docherty, and R. Cicchini. Differences in anaerobic performance between boys and men. *Int. J. Sports Med.* 16:451–455, 1995.

34. Gilliam, T.B., P.S. Freedson, D.L. Geenan, and B. Shahraray. Physical activity patterns determined by heart rate monitoring in 6- to 7-year-old children. *Med. Sci. Sports Exerc.* 13:65–67, 1981.

35. Haralambie, G. Activites enzymatiques dans le muscle squelettique des enfants de divers ages [Enzymatic activity in the skeletal muscle of children of various ages]. In: *Le sport et l'enfant.* Montpelier: Euromed, 1980, pp. 243–258.

36. Hebestreit, H., K.-I. Mimura, and O. Bar-Or. Recovery of muscle power after high intensity short-term exercise: Comparing boys and men. *J. Appl. Physiol.* 74:2875–2880, 1993.

37. Hebestreit, H., B. Staschen, and A. Hebestreit. Ventilatory threshold: A useful method to determine aerobic fitness in children? *Med. Sci. Sports Exerc.* 32:1964–1969, 2000.

38. Klausen, K., B. Schibye, and B. Rasmussen. A longitudinal study of changes in physical performance of 10- to 15-year-old girls and boys. In: *Children and exercise XIII.* S. Oseid

and K.-H. Carlsen (eds.). Champaign, IL: Human Kinetics, 1989, pp. 113–122.

39. Kukolj, M., R. Ropret, D. Ugarkovic, and S. Jaric. Anthropometric, strength, and power predictors of sprinting performance. *J. Sports Med. Phys. Fitness* 39:120–122, 1990.

40. Kurokawa, K., E. Tanaka, H. Yamashita, T. Nakayama, H. Maruyama, M. Yukawa, T. Kohriyama, et al. Age-related changes in amplitude ratio, duration ratio, and area ratio in nerve conduction studies. *Jpn. J. Geriat.* 32:547–552, 1995.

41. Lexell, J., M. Sjostrom, A. Nordlund, and C.C. Taylor. Growth and development of human muscle: A quantitative morphological study of whole vastus lateralis from childhood to adult age. *Muscle Nerve* 15:404–409, 1992.

42. Mahon, A.D., and C.C. Cheatham. Ventilatory threshold in children: A review. *Pediatr. Exerc. Sci.* 14:16–29, 2002.

43. Malina, R.M., and C. Bouchard. *Growth, maturation, and physical activity.* Champaign, IL: Human Kinetics, 1991.

44. Martin, J.C., and R.M. Malina. Developmental variation in anaerobic performance associated with age and sex. In: *Pediatric anaerobic performance.* E. Van Praagh (ed.). Champaign, IL: Human Kinetics, 1998, pp. 45–64.

45. Mercier, B., J. Mercier, P. Granier, D. LeGallais, and C. Prefaut. Maximal anaerobic power: Relation to anthropometric characteristics during growth. *Int. J. Sports Med.* 13:21–26, 1992.

46. Mero, A. Power and speed training in childhood. In: *Pediatric anaerobic performance.* E. Van Praagh (ed.). Champaign, IL: Human Kinetics, 1998, pp. 241–267.

47. Mero, A., L. Jaakola, and P.V. Komi. Relationships between muscle fibre characteristics and physical performance capacity in trained athletic boys. *J. Sports Sci.* 9:161–171, 1991.

48. Mero, A., H. Kauhanen, E. Peltola, T. Vuorimaa, and P.V. Komi. Physiological performance capacity in different prepubescent athletic groups. *J. Sports Med. Phys. Fitness* 30:57–66, 1990.

49. Mero, A., P.V. Komi, and R.J. Gregor. Biomechanics of sprint running. *Sports Med.* 13:376–392, 1992.

50. Mero, A., P. Luhtanen, J.T. Viitasalo, and P.V. Komi. Relationships between the maximal running velocity, muscle fibre characteristics, force production, and force relaxation of sprinters. *Scand. J. Sport Sci.* 3:16–22, 1981.

51. Nummela, A., A. Mero, J. Stray-Gunderson, and H. Rusko. Important determinants of anaerobic running performance in male athletes and nonathletes. *Int. J. Sports Med.* 17 (Suppl. 2):S91–S96, 1996.

52. Oertel, G. Morphometric analysis of normal skeletal muscles in infancy, childhood and adolescence: An autopsy study. *J. Neurol. Sci.* 88:303–313, 1988.

53. Ohuchi, H., T. Nakajima, M. Kawade, M. Matsuda, and T. Kamiya. Measurement and validity of the ventilatory threshold in patients with congenital heart disease. *Pediatr. Cardiol.* 17:7–14, 1996.

54. Ross, A., and M. Leveritt. Long-term metabolic and skeletal muscle adaptations to short-sprint training. *Sports Med.* 31: 1063–1082, 2001.

55. Rowland, T.W. *Exercise and children's health.* Champaign, IL: Human Kinetics, 1990.

56. Santos, A.M.C., J.R. Welsman, M.B.A. De Ste Croix, and N. Armstrong. Age- and sex-related differences in optimal peak power. *Pediatr. Exerc. Sci.* 14:202–212, 2002.

57. Sargeant, A.J. Anaerobic performance. In: *Paediatric exercise science and medicine.* N. Armstrong and W. van Mechelen (eds.). Oxford: Oxford University Press, 2000, pp. 143–152.

58. Sargent, L.W. The physical test of a man. *Am. Phys. Educ. Rev.* 26:188–194, 1921.

59. Schmidt-Nielsen, K. *Scaling: Why is animal size so important?* Cambridge: Cambridge University Press, 1984, pp. 176–180.

60. Shephard, R.J. *Physical activity and growth.* Chicago: Year Book Medical, 1982, chapter 6:107-125.

61. Shephard, R.J., H. Lavallee, and R. LaBarre. On the basis of data standardization in prepubescent children. In: *Kinanthropometry II.* M. Ostyn (ed.) Basel: Karger, 1980, pp. 306–316.

62. Simoneau, J.-A., and C. Bouchard. The effects of genetic variation on anaerobic performance. In: *Pediatric anaerobic performance.* E. Van Praagh (ed.). Champaign, IL: Human Kinetics, 1998, pp. 5–22.

63. Singh, T.P., V. Joshi, N. Sullivan, and B. Perry. A comparison of methodologies to detect ventilatory anaerobic threshold in children [abstract]. *Pediatr. Exerc. Sci.* 9:93–94, 1997.

64. Thorland, W.G., G.O. Johnson, C.J. Cisar, T.J. Housh, and G.D. Tharp. Strength and anaerobic responses of elite young female sprint and distance runners. *Med. Sci. Sports Exerc.* 19:56–61, 1987.

65. Van Ingen Schenau, G.J., J.J. de Koning, and G. de Groot. Optimisation of sprinting performance in running, cycling and speed skating. *Sports Med.* 17:259–275, 1994.

66. Van Praagh, E. Development of anaerobic function during childhood and adolescence. *Pediatr. Exerc. Sci.* 12:150–173, 2000.

67. Van Praagh, E., M. Bedu, G. Falgairette, N. Fellman, and J. Coudert. *Oxygen uptake during a 30-s supramaximal test in 7- to 15-year-old boys.* Congress of Pediatric Work Physiology, September 11–15, 1989, Budapest, Hungary.

68. Van Praagh, E., and E. Doré. Short-term muscle power during growth and maturation. *Sports Med.* 32:701–728, 2002.

69. Van Praagh, E., G. Falgairette, M. Bedu, N. Fellman, and J. Coudert. Laboratory and field tests in 7-year-old boys. In: *Children and exercise XIII.* S. Oseid and K.-H. Carlsen (eds.). Champaign, IL: Human Kinetics, 1989, pp. 11–17.

70. Van Praagh, E., N. Fellman, M. Bedu, M. Delaitre, B. Beaune, and J. Coudert. Analysis of "anaerobic fitness" in 7- and 12-year-old boys [abstract]. *Pediatr. Exerc. Sci.* 8:92, 1996.

71. Van Praagh, E., N. Fellman, M. Bedu, G. Falgairette, and J. Coudert. Gender difference in the relationship of anaerobic power output to body composition in children. *Pediatr. Exerc. Sci.* 2:336–348, 1990.

72. Van Praagh, E., and N.M. França. Measuring maximal short-term power output during growth. In: *Pediatric anaerobic performance*. E. Van Praagh (ed.). Champaign, IL: Human Kinetics, 1998, pp. 155–189.

73. Welsman, J.R., N. Armstrong, B.J. Kirby, R.J. Winsley, G. Parsons, and P. Sharpe. Exercise performance and magnetic resonance imaging–determined thigh muscle volume in children. *Eur. J. Appl. Physiol.* 76:92–97, 1997.

74. Weyand, P.G., C.S. Lee, R. Martinez-Ruiz, M.W. Bundle, M.J. Bellizzi, and S. Wright. High-speed running performance is largely unaffected by hypoxic reductions in aerobic power. *J. App. Physiol.* 86:2059–2064, 1999.

75. Weyand, P.G., D.B. Sternlight, M.J. Bellizzi, and S. Wright. Faster top running speeds are achieved with greater ground forces not more rapid leg movements. *J. Appl. Physiol.* 89: 1991–1999, 2000.

76. Wilkie, D.R. Man as a source of mechanical power. *Ergonomics* 3:1–8, 1960.

77. Young, W., B. McLean, and J. Ardagna. Relationship between strength qualities and sprinting performance. *J. Sports Med. Phys. Fitness* 35:13–19, 1995.

Capítulo 10

1. Apple, F.S., M.A. Rogers, D.C. Casal, W.M. Sherman, and J.L. Ivy. Creatine kinase-MB isoenzyme adaptations in stressed human skeletal muscle of marathon runners. *J. Appl. Physiol.* 59:149–153, 1985.

2. Asmussen, E. Growth in muscular strength and power. In: *Physical activity: Human growth and development*. G. Rarick (ed.). New York: Academic Press, 1973, pp. 60–79.

3. Asmussen, E., and K.R. Heeboll-Nielsen. A dimensional analysis of physical performance and growth in boys. *J. Appl. Physiol.* 7:593–603, 1955.

4. Backman, E., and K.G. Henriksson. Skeletal muscle characteristics in children 9–15 years old: Force, relaxation rate, and contraction time. *Clin. Physiol.* 8:521–527, 1988.

5. Baltzopoulos, V., and E. Kellis. Isokinetic strength during childhood and adolescence. In: *Pediatric anaerobic performance*. E. Van Praagh (ed.). Champaign, IL: Human Kinetics, 1998, pp. 225–240.

6. Belanger, A.Y., and A.J. McComas. Contractile properties of human skeletal muscle in childhood and adolescence. *Eur. J. Appl. Physiol.* 58:563–567, 1989.

7. Beunen, G., M. Thomis, M. Peeters, H. Maes, A.L. Claessens, and R. Vlietinck. Genetics of strength and power characteristics in children and adolescents. *Pediatr. Exerc. Sci.* 15: 128–138, 2003.

8. Blimkie, C.J.R. Age- and sex-associated variation in strength during childhood: Anthropometric, morphological, neurologic, biochemical, endocrinologic, genetic, and physical activity correlates. In: *Perspectives in exercise science and sports medicine: Vol. 2. Youth, exercise, and sport*. C.V. Gisolfi and D.R. Lamb (eds.). Indianapolis: Benchmark Press, 1989, pp. 99–164.

9. Blimkie, C.J.R., and D.G. Sale. Strength development and trainability during childhood. In: *Pediatric anaerobic performance*. E. Van Praagh (ed.). Champaign, IL: Human Kinetics, 1998, pp. 193–224.

10. Brodie, D.A., J. Burnie, R.G. Eston, and J.A. Royce. Isokinetic strength and flexibility characteristics in pre-adolescent boys. In: *Children and exercise XII*. J. Rutenfranz, R. Mocellin, and F. Klimt (eds.). Champaign, IL: Human Kinetics, 1986, pp. 309–319.

11. Byrnes, W.C., and P.C. Clarkson. Delayed onset muscle soreness and training. *Clin. Sports Med.* 5:605–613, 1986.

12. Davies, C.T.M. Strength and mechanical properties of muscle in children and young adults. *Scand. J. Sports Sci.* 7: 11–15, 1985.

13. Davies, C.T.M., M.J. White, and K. Young. Muscle function in children. *Eur. J. Appl. Physiol.* 52:111–114, 1983.

14. De Ste Croix, M.B.A., N. Armstrong, and J.R. Welsman. Concentric isokinetic leg strength in pre-teen, teenage, and adult males and females. *Biol. Sport* 16:75–86, 1999.

15. De Ste Croix, M.B.A., N. Armstrong, J.R. Welsman, and P. Sharpe. Longitudinal changes in isokinetic leg strength in 10–14-year-olds. *Ann. Hum. Biol.* 29:50–62, 2002.

16. Duarte, J.A., J.F. Magalhaes, L. Monteiro, A. Almeida-Dias, J.M.C. Soares, and H.J. Appell. Exercise-induced signs of muscle overuse in children. *Int. J. Sports Med.* 20:103–108, 1999.

17. Eyre, J.A., S. Miller, and V. Rambusch. Constancy of central conduction delays during development in man: Investigation of motor and somatosensory pathways. *J. Physiol.* 434: 441–452, 1991.

18. Fietzek, U.M., F. Heinen, S. Berweck, S. Maute, A. Hufschmidt, J. Schulte-Motning, C.H. Lucking, et al. Development of the corticospinal system and hand motor function: Central conduction times and motor performance tests. *Dev. Med. Child Neurol.* 42:220–227, 2000.

19. Froberg, K., and O. Lammert. Development of muscle strength during childhood. In: *The child and adolescent athlete*. O. Bar-Or (ed.). Oxford: Blackwell Science, 1996, pp. 42–53.

20. Gandevia, S.C. Spinal and supraspinal factors in human muscle fatigue. *Physiol. Rev.* 81:1725–1789, 2001.

21. Garcia, A., J. Calleja, F.M. Antolin, and J. Berciana. Peripheral motor and sensory nerve conduction studies in normal infants and children. *Clin. Neurophys.* 111:513–520, 2000.

22. Gaul, C. Muscular strength and endurance. In: *Measurement in pediatric exercise science*. D. Docherty (ed.). Champaign, IL: Human Kinetics, 1996, pp. 225–258.

23. Going, S.B., B.H. Massey, T.B. Hoshizaki, and T.G. Lohman. Maximal voluntary static strength production characteristics of skeletal muscle in children 8–11 years of age. *Res. Q. Exerc. Sport* 58:115–123, 1987.

24. Green, H.J. Manifestations and sites of neuromuscular fatigue. In: *Biochemistry of exercise VII*. A.W. Taylor, P.D. Gollnick, H.J. Green, C.O. Ianuzzo, E.G. Noble, G. Metivier, and J.R. Sutton (eds.). Champaign, IL: Human Kinetics, 1990, pp. 13–36.

25. Hebestreit, H., F. Meyer, G.J.F. Heigenhauser, and O. Bar-Or. Plasma metabolites, volume and electrolytes following

30-s high intensity exercise in boys and men. *Eur. J. Appl. Physiol.* 72:563–569, 1996.

26. Heinen, F., U.M. Fietzek, S. Berweck, A. Hufschmidt, G. Deuschl, and R. Korinthenberg. Fast corticospinal system and motor performance in children: Conduction proceeds skill. *Pediatr. Neurol.* 19:217–221, 1998.

27. Jansson, E., and C. Sylven. Creatine kinase MB and citrate synthetase in type I and type II muscle fibers in trained and untrained men. *Eur. J. Appl. Physiol.* 54:207–209, 1985.

28. Jaric, S. Role of body size in the relation between muscle strength and movement performance. *Exerc. Sport Sci. Rev.* 31:8–12, 2003.

29. Jaric, S., D. Ugarkovic, and M. Kukolj. Evaluation of methods for normalizing muscle strength in elite and young athletes. *J. Sports Med. Phys. Fitness* 42:141–151, 2002.

30. Jones, D.A., and J.M. Round. Strength and muscle growth. In: *Paediatric exercise science and medicine.* N. Armstrong and W. van Mechelen (eds.). Oxford: Oxford University Press, 2000, pp. 133–142.

31. Kanehisa, H., S. Ikegawa, N. Isunoda, and T. Fukunaga. Strength and cross-sectional area of knee extensor muscles in children. *Eur. J. Appl. Physiol.* 68:402–405, 1994.

32. Kanehisa, H., H. Okuyama, S. Ikegawa, and T. Fukunaga. Fatigability during repetitive maximal knee extensions in 14-year-old boys. *Eur. J. Appl. Physiol.* 72:170–174, 1995.

33. Lang, H.A., A. Puusa, P. Hynninen, V. Kuusela, V. Jantti, and M. Sillanpaa. Evolution of nerve conduction velocity in later childhood and adolescence. *Muscle Nerve* 8:38–43, 1985.

34. Malina, R.M., and C. Bouchard. *Growth, maturation and physical activity.* Champaign, IL: Human Kinetics, 1991.

35. Malmstrom, J.-E., and L. Lindstrom. Propagation velocity of muscle action potentials in the growing normal child. *Muscle Nerve* 20:403–410, 1997.

36. Marginson, V.F., R.G. Eston, and C.G. Parfitt. A comparison of soreness and strength loss in children and adults following high-impact eccentric exercise [abstract]. *Pediatr. Exerc. Sci.* 13:87, 2001.

37. McComas, A.J., V. Galea, and H. de Bruin. Motor unit populations in healthy and diseased muscles. *Phys. Ther.* 73:868–877, 1993.

38. McComas, A.J., R.E.P. Sica, and F. Petito. Muscle strength in boys of different ages. *J. Neurol. Neurosurg. Psychiatr.* 36:171–173, 1973.

39. Neu, C.M., F. Rauch, J. Rittweger, F. Manz, and E. Schoenau. Influence of puberty on muscle development at the forearm. *Am. J. Physiol. Endocrinol. Metab.* 283:E103–E107, 2002.

40. Nevill, A.M., R.L. Holder, A. Baxter-Jones, J.M. Round, and D.A. Jones. Modeling developmental changes in strength and aerobic power in children. *J. Appl. Physiol.* 84:963–970, 1998.

41. Noakes, T.D. Effect of exercise on serum enzyme activities in humans. *Sports Med.* 4:245–267, 1987.

42. Oertel, G. Morphometric analysis of normal skeletal muscles in infancy, childhood and adolescence. *J. Neurol. Sci.* 88:303–313, 1988.

43. Patten, C., G. Kamen, and D.M. Rowland. Adaptations in maximal motor unit discharge rate to strength training in young and older adults. *Muscle Nerve* 24:542–550, 2001.

44. Pette, D. Plasticity in skeletal cardiac and smooth muscle. Historical perspectives: Plasticity of mammalian skeletal muscle. *J. Appl. Physiol.* 90:1119–1124, 2001.

45. Ramos, E., W.R. Frontera, A. Llopart, and D. Feliciano. Muscle strength and hormonal levels in adolescence: Gender related differences. *Int. J. Sports Med.* 19:526–531, 1998.

46. Rauch, F., C.M. Neu, G. Wassmer, B. Beck, G. Rieger-Wettengl, E. Rietschel, F. Manz, et al. Muscle analysis by measurement of maximal isometric grip force: New reference data and clinical applications in pediatrics. *Pediatr. Res.* 51:505–510, 2002.

47. Rowe, S.A., K.G. Zahka, N. Hu, E.B. Clark, and W.E. Jacobus. Cardiac function and creatine kinase in the developing chick heart [abstract]. *Am. J. Cardiol.* 60:635, 1987.

48. Seger, J.Y., and A. Thorstensson. Muscle strength and electromyogram in boys and girls followed through puberty. *Eur. J. Appl. Physiol.* 81:54–61, 2000.

49. Seger, J.Y., and A. Thorstensson. Muscle strength and myoelectric activity in prepubertal and adult males and females. *Eur. J. Appl. Physiol.* 69:81–87, 1994.

50. Shephard, R.J., H. Lavallee, and R. LaBarre. On the basis of data standardization in prepubescent children. In: *Kinanthropometry II.* M. Ostyn (ed.). Basel: Karger, 1980, pp. 306–316.

51. Sinaki, M., P.J. Limburg, P.C. Wollan, J.W. Rogers, and P.A. Murtaugh. Correlation of trunk muscle strength with age in children 5 to 18 years old. *Mayo Clin. Proc.* 71:1047–1054, 1996.

52. Soares, J.M.C., P. Mota, J.A. Duarte, and H.J. Appell. Children are less susceptible to exercise-induced muscle damage than adults: A preliminary investigation. *Pediatr. Exerc. Sci.* 8:361–367, 1996.

53. Webber, L.M., W.C. Byrnes, T.W. Rowland, and V.L. Foster. Serum creatine kinase activity and delayed onset muscle soreness in prepubescent children: A preliminary study. *Pediatr. Exerc. Sci.* 1:351–359, 1989.

54. Wickiewicz, T.L., R.R. Roy, P.L. Powell, and V.R. Edgerton. Muscle metabolism of the human lower limb. *Clin. Orthop. Rel. Res.* 179:275–283, 1983.

55. Winter, D.A. *Biomechanics of human movement.* New York: Wiley, 1983, chapter 6, pp. 108–126.

56. Woods, J.A., R.R. Pate, and M.L. Burgess. Correlates to performance on field tests of muscular strength. *Pediatr. Exerc. Sci.* 4:302–311, 1992.

Capítulo 11

1. Aagaard, P. Training-induced changes in neural function. *Exerc. Sport Sci. Rev.* 31:61–67, 2003.

2. Aagaard, P., E.B. Simonsen, J.L. Andersen, P. Magnusson, and P. Dyhre-Poulson. Increased rate of force development and neural drive of human skeletal muscle following resistance training. *J. Appl. Physiol.* 93:1318–1326, 2002.

3. Bar-Or, O. Trainability of the prepubescent child. *Phys. Sportsmed.* 17:65–81, 1989.

4. Bawa, P. Neural control of motor output: Can training change it? *Exerc. Sport Sci. Rev.* 30:59–63, 2002.

5. Bhasin, S., T.W. Storer, N. Berman, C. Callegari, B. Clevenger, J. Phillips, T.J. Brunnell, et al. The effects of supraphysiologic doses of testosterone on muscle size and strength in normal men. *N. Engl. J. Med.* 335:107, 1996.

6. Blimkie, C.J.R., and O. Bar-Or. Trainability of muscle strength, power and endurance in childhood. In: *The child and adolescent athlete.* O. Bar-Or (ed.). Oxford: Blackwell Science, 1996, pp. 113–129.

7. Blimkie, C.J.R., and D.G. Sale. Strength development and trainability in children. In: *Pediatric anaerobic performance.* E. Van Praagh (ed.). Champaign, IL: Human Kinetics, 1998, pp. 193–224.

8. Booth, F.W. Perspectives on molecular and cellular exercise physiology. *J. Appl. Physiol.* 65:1461–1471, 1988.

9. Brand, T., and M.D. Schneider. Peptide growth factors as determinants of myocardial development and hypertrophy. In: *Cardiovascular response to exercise.* G.F. Fletcher (ed.). Mount Kisco, NY: Futura, 1994, pp. 59–99.

10. Broulik, P.D., C.D. Kochakian, and J. Dubovsky. Influence of castration and testosterone propionate on cardiac output, renal blood flow, and blood volume in mice. *Proc. Soc. Exp. Biol. Med.* 144:671–673, 1973.

11. Buttrick, P.M. Role of hemodynamic load in the genesis of cardiac hypertrophy. In: *Cardiovascular response to exercise.* G.F. Fletcher (ed.). Mount Kisco, NY: Futura, 1994, pp. 101–110.

12. Cahill, B.R., J.E. Misner, and R.A. Boileau. The clinical importance of the anaerobic energy system and its assessment in human performance. *Am. J. Sports Med.* 25:863–872, 1997.

13. Cameron, J.D., and A.M. Dart. Exercise training increases total systemic arterial compliance in humans. *Am. J. Physiol.* 266:H693–H701, 1994.

14. Colan, S.D. Mechanics of left ventricular systolic and diastolic function in physiologic hypertrophy of the athlete's heart. *Cardiol. Clin.* 15:355–372, 1997.

15. Convertino, V.A. Blood volume responses to training. In: *Cardiovascular response to exercise.* G.F. Fletcher (ed.). Mount Kisco, NY: Futura, 1994, pp. 207–221.

16. Convertino, V.A., P.J. Brock, L.C. Keil, E.M. Bernauer, and J.E. Greenleaf. Exercise training–induced hypervolemia: Role of plasma albumen, rennin, and vasopressin. *J. Appl. Physiol.* 48:665–669, 1990.

17. Cooper, D.M., D. Moromisato, S. Zanconato, M. Moromisato, S. Jensen, and J.A. Brasel. Effect of growth hormone suppression on exercise training and growth responses in young rats. *Pediatr. Res.* 35:223–227, 1994.

18. Cronin, J.B., P.J. McNair, and R.N. Marshall. Is velocity-specific strength training important in improving functional performance? *J. Sports Med. Phys. Fitness* 42:267–273, 2002.

19. Delecluse, C. Influence of strength training on sprint running performance. *Sports Med.* 24:147–156, 1997.

20. DeMaria, A.N., A. Neumann, P.J. Schubart, G. Lee, and D.T. Mason. Systematic correlation of cardiac chamber size and ventricular performance determined with echocardiography and alterations in heart rate in normal persons. *Am. J. Cardiol.* 43:1–9, 1979.

21. Deschenes, M.R., C.M. Maresh, J.F. Crivello, L.E. Armstrong, W.J. Kraemer, and J. Covault. The effect of exercise training of different intensities on neuromuscular junction morphology. *J. Neurocytol.* 22:603–615, 1993.

22. Diallo, O., E. Doré, C. Hautier, P. Duché, and E. Van Praagh. Effects of jump and sprint training on athletic performance in prepubertal boys [abstract]. *Med. Sci. Sports Exerc.* 31(Suppl.):S317, 1999.

23. Diallo, O., E. Doré, C. Hautier, P. Duché, and E. Van Praagh. Effects of 10-week training and 8-week detraining on athletic performance in prepubertal boys [abstract]. *Pediatr. Exerc. Sci.* 11:287–288, 1999.

24. Eliakim, A., T. Scheet, N. Allmendinger, J.A. Brasel, and D.M. Cooper. Training, muscle volume, and energy expenditure in nonobese American girls. *J. Appl. Physiol.* 90:35–44, 2001.

25. Eriksson, B.O., P.D. Gollnick, and B. Saltin. Muscle metabolism and enzyme activities after training in boys 11–13 years old. *Acta Physiol. Scand.* 87:485–497, 1973.

26. Eriksson, B.O., and G. Koch. Effect of physical training on hemodynamic response during submaximal and maximal exercise in 11–13-year-old boys. *Acta Physiol. Scand.* 87:27–39, 1973.

27. Fagard, F.H. Impact of different sports and training on cardiac structure and function. *Cardiol. Clin.* 15:397–412, 1997.

28. Fahey, T.D., A.D. Valle-Zuris, G. Oehlsen, M. Trieb, and J. Seymour. Pubertal stage differences in hormonal and hematological responses to maximal exercise in males. *J. Appl. Physiol.* 46:823–827, 1979.

29. Faigenbaum, A.D. Strength training for children and adolescents. *Clin. Sports Med.* 19:593–619, 2000.

30. Falk, B., O. Bar-Or, and J.D. McDougall. Aldosterone and prolactin response to exercise in the heat in circumpubertal boys. *J. Appl. Physiol.* 71:1741–1745, 1991.

31. Falk, B., and G. Tenenbaum. The effectiveness of resistance training in children: A meta-analysis. *Sports Med.* 22:176–186, 1996.

32. Ferguson, S., N. Gledhill, V.K. Jamnik, C. Wiebe, and N. Payne. Cardiac performance in endurance-trained and moderately active young women. *Med. Sci. Sports Exerc.* 33:1114–1119, 2001.

33. Fleck, S.J. Cardiovascular adaptations to resistance training. *Med. Sci. Sports Exerc.* 20(Suppl.):S146–S151, 1988.

34. Fleck, S.J., and W.J. Kraemer. *Designing resistance training programs.* Champaign, IL: Human Kinetics, 1987, chapter 7, pp. 149-175.

35. Follard, L., B. Leach, T. Little, K. Hawkes, S. Myerson, H. Montgomery, and D. Jones. Angiotensin-converting enzyme genotype affects the response of human skeletal muscle to functional overload. *Exp. Physiol.* 85:575–579, 2000.

36. Fournier, M., J. Ricci, A.W. Taylor, R.J. Ferguson, R.R. Montpetit, and B.R. Chaitman. Skeletal muscle adaptation in adolescent boys: Sprint and endurance training and detraining. *Med. Sci. Sports Exerc.* 14:453–456, 1982.

37. Fukunaga, T., K. Funato, and S. Ikegawa. The effects of resistance training on muscle area and strength in prepubertal age. *Ann. Physiol. Anthropol.* 11:357–364, 1992.

38. Geenen, D.L., A. Malhotra, P.M. Buttrick, and J. Scheuer. Increased heart rate prevents the isomyosin shift after cardiac transplantation in the rat. *Circ. Res.* 70:554–558, 1992.

39. Goldspink, G., and S.Y. Yang. Effects of activity on growth factor expression. *Int. J. Sports Nutr. Metab.* 11:S21–S27, 2001.

40. Gollnick, P.D., R.B. Armstrong, C.W. Saubert, K. Piehl, and B. Saltin. Enzyme activity and fiber composition in skeletal muscle of untrained and trained men. *J. Appl. Physiol.* 33: 312–319, 1972.

41. Grodjinovsky, A., O. Inbar, R. Dotan, and O. Bar-Or. Training effect on the anaerobic performance of children as measured by the Wingate anaerobic test. In: *Children and exercise IX.* K. Berg and B.O. Eriksson (eds.). Baltimore: University Park Press, 1980, pp. 139–145.

42. Gustafsson, T., and W.E. Kraus. Exercise-induced angiogenesis-related growth and transcription factors in skeletal muscle and their modification in muscle pathology. *Front. Biosci.* 6:75–89, 2001.

43. Gutin, B., N. Mayers, J.A. Levy, and M.V. Herman. Physiologic and echocardiographic studies in age-group runners. In: *Competitive sports for children and youth.* E.W. Brown and C.F. Branta (eds.). Champaign, IL: Human Kinetics, 1988, pp. 117–128.

44. Hakkinen, K., and A. Pakarinen. Acute hormonal responses to heavy resistance exercise in men and women at different ages. *Int. J. Sports Med.* 16:507–513, 1995.

45. Hefti, M.A., B.A. Harder, H.M. Eppenberger, and M.C. Schaub. Signaling pathways in cardiac myocyte hypertrophy. *J. Mol. Cell Cardiol.* 29:2873–2892, 1997.

46. Holloszy, J.O., and E.F. Coyle. Adaptations of skeletal muscle to endurance exercise and their metabolic consequences. *J. Appl. Physiol.* 56:831–838, 1984.

47. Hoppeler, H., H. Howald, K. Conley, S.L. Lindstedt, H. Claasen, P. Vock, and E.R. Weibel. Endurance training in humans: Aerobic capacity and structure of skeletal muscle. *J. Appl. Physiol.* 59:320–327, 1985.

48. Hopper, M.K., A.R. Coggin, and E.F. Coyle. Exercise stroke volume relative to plasma volume expansion. *J. Appl. Physiol.* 64:404–408, 1988.

49. Housh, T.J., R.J. Hughes, G.O. Johnson, D.J. Housh, L.L. Wagner, J.P. Weir, and S.A. Evans. Age-related increases in the shoulder strength of high school wrestlers. *Pediatr. Exerc. Sci.* 2:240–243, 1988.

50. Housh, T.J., J.R. Stout, D.J. Housh, and G.O. Johnson. The covariate influence of muscle mass on isokinetic peak torque in high school wrestlers. *Pediatr. Exerc. Sci.* 7: 176–182, 1995.

51. Ianuzzo, C.D., P.J. O'Brien, T.A. Salerno, and M.H. Laughlin. Effects of chronic tachycardia on the myocardium. In: *Cardiovascular response to exercise.* G.F. Fletcher (ed.). Mount Kisco, NY: Futura, 1994, pp. 111–140.

52. Ignico, A.A., and A.D. Mahon. The effects of a physical fitness program on low-fit children. *Res. Q. Exerc. Sport* 66: 85–90, 1995.

53. Ikai, M., and T. Fukunaga. A study on training effect on strength per unit cross-sectional area of muscle by means of ultrasonic measurement. *Eur. J. Appl. Physiol.* 28:173–180, 1970.

54. Jacobs, I., M. Esbjornsson, C. Sylven, I. Holm, and E. Jansson. Sprint training effects on muscle myoglobin, enzymes, fiber types, and blood lactate. *Med. Sci. Sports Exerc.* 19:368–374, 1987.

55. Jansson, E., M. Esbjornsson, I. Holm, and E. Jacobs. Increase in the proportion of fast-twitch muscle fibers by sprint training in males. *Acta Physiol. Scand.* 140:359–363, 1990.

56. Ji, L.L., D.L.F. Lennon, R.G. Kochan, F.J. Nagle, and H.A. Lardy. Enzymatic adaptation to physical training under beta-blockade in the rat. Evidence of a beta-adrenergic mechanism in skeletal muscle. *J. Clin. Invest.* 78:771–778, 1986.

57. Jungersten, L., A. Ambring, B. Wall, and A. Wennmalm. Both physical fitness and acute exercise regulate nitric oxide formation in healthy humans. *J. Appl. Physiol.* 82: 760–764, 1997.

58. Kamen, G., C.A. Knight, D.P. Laroche, and D.G. Asermley. Resistance training increases vastus lateralis motor unit firing rates in young and old adults [abstract]. *Med. Sci. Sports Exerc.* 30(Suppl.):S337, 1998.

59. Katch, V.L. Physical conditioning of children. *J. Adolesc. Health Care* 3:241–246, 1983.

60. Kingwell, B.A. Nitric oxide as a metabolic regulator during exercise: Effects of training in health and disease. *Clin. Exp. Pharmacol. Physiol.* 27:239–250, 2000.

61. Kobayashi, K., K. Kitamura, M. Miura, H. Sodeyama, Y. Murase, M. Moyashita, and H. Matsui. Aerobic power as related to body growth and training in Japanese boys: A longitudinal study. *J. Appl. Physiol.* 44:666–672, 1978.

62. Koch, G. Aerobic power, lung dimensions, ventilatory capacity, and muscle blood flow in 12–16-year-old boys with high physical activity. In: *Children and exercise IX.* K. Berg and B.O. Eriksson (eds.). Baltimore: University Park Press, 1980, pp. 99–108.

63. Koch, G., and L. Rocker. Plasma volume and intravascular protein masses in trained boys and fit young men. *J. Appl. Physiol.* 43:1085–1088, 1977.

64. Kraemer, W.J. Endocrine responses to resistance exercise. *Med. Sci. Sports Exerc.* 20(Suppl.):S152–S157, 1988.

65. Kraemer, W., A. Fry, P. Frykman, B. Conroy, and J. Hoffman. Resistance training and youth. *Pediatr. Exerc. Sci.* 1:336–350, 1989.

66. Krip, B., N. Gledhill, V. Jamnik, and D. Warburton. Effect of alterations in blood volume on cardiac function during maximal exercise. *Med. Sci. Sports Exerc.* 29:1469–1476, 1997.

67. Leveritt, M., P.J. Abernethy, B.K. Barry, and P.A. Logan. Concurrent strength and endurance training: A review. *Sports Med.* 28:413–427, 1999.

68. Linossier, M.T., D. Denis, D. Dormois, A. Geyssant, and J.R. Lacour. Ergometric and metabolic adaptation to a 5 s sprint training programme. *Eur. J. Appl. Physiol.* 68:408–414, 1993.

69. Lortie, G., J.A. Simoneau, P. Hamel, M.R. Boulay, F. Landry, and C. Bouchard. Responses of maximal aerobic power and capacity to aerobic training. *Int. J. Sports Med.* 5:232–236, 1984.

70. Malina, R.M. Darwinian fitness, physical fitness and physical activity. In: *Application of biological anthropology to human affairs.* C.G.N. Mascie-Taylor and G.W. Lasker (eds.). Cambridge: Cambridge University Press, 1991, pp. 143–184.

71. Mandigout, S., A. Melin, A.M. Lecoq, D. Courteix, and P. Obert. Effect of gender in response to an aerobic training programme in prepubertal children. *Acta Paediatr.* 90:9–15, 2001.

72. Marcus, C., P.C. Gillette, and A. Garson. Intrinsic heart rate in children and young adults: An index of sinus node function isolated from autonomic control. *Am. Heart J.* 112: 911–916, 1990.

73. Maroun, M.J., S. Mehta, R. Turcotte, M.G. Cosio, and S.N. Hussain. Effects of physical conditioning on endogenous nitric oxide output during exercise. *J. Appl. Physiol.* 79: 1219–1225, 1995.

74. McArdle, W.D., K.I. Katch, and V.L. Katch. *Exercise physiology: Energy, nutrition, and human performance.* Philadelphia: Lea & Febiger, 1981, chapter 20, pp. 266–285.

75. McManus, A.M., N. Armstrong, and C.A. Williams. Effect of training on the anaerobic power and anaerobic performance of prepubertal girls. *Acta Paediatr.* 86:456–459, 1997.

76. Mero, A. Blood lactate production and recovery from anaerobic exercise in trained and untrained boys. *Eur. J. Appl. Physiol.* 57:660–666, 1988.

77. Mero, A. Power and speed training during childhood. In: *Pediatric anaerobic performance.* E. Van Praagh (ed.). Champaign, IL: Human Kinetics, 1998, pp. 241–267.

78. Mero, A., H. Kauhanen, E. Peltola, T. Vuorimaa, and P.V. Komi. Physiological performance capacity in different prepubescent athletic groups. *J. Sports Med. Phys. Fitness* 30:57–66, 1990.

79. Mersch, F., and H. Stoboy. Strength training and muscle hypertrophy in children. In: *Children and exercise XIII.* S. Oseid and K.-H. Carlsen (eds.). Champaign, IL: Human Kinetics, 1989, pp. 165–182.

80. Mobert, J., G. Koch, O. Humplik, and E.-M. Oyen. Cardiovascular adjustment to supine and seated postures: Effect of physical training. In: *Children and exercise XIX.* N. Armstrong, B.J. Kirby, and J.R. Welsman (eds.). London: Spon, 1997, pp. 429–433.

81. Mosher, R.E., E.C. Rhodes, H.A. Wenger, and B. Filsinger. Interval training: The effects of a 12-week programme on elite prepubertal male soccer players. *J. Sports Med.* 25:5–9, 1985.

82. Nottin, S., A. Vinet, F. Stecken, L.-D. N'guyen, F. Ounissi, A.-M. Lecoq, and P. Obert. Central and peripheral cardiovascular adaptations to exercise in endurance-trained children. *Acta Physiol. Scand.* 175:85–92, 2002.

83. Obert, P., S. Mandigout, S. Nottin, A. Vinet, L.-D. N'Guyen, and A.-M. Lecoq. Cardiovascular response to endurance training in children: Effect of gender. *Eur. J. Clin. Invest.,* 33:199–208, 2003.

84. Obert, P., S. Mandigout, A. Vinet, and D. Courteix. Effect of a 13-week aerobic training programme on the maximal power developed during a force-velocity test in prepubertal boys and girls. *Int. J. Sports Med.* 22:442–446, 2001.

85. Ogawa, T., R.J. Spina, W.H. Martin, W.M. Kohrt, K.B. Schechtman, J.O. Holloszy, and A.A. Ehsani. Effects of aging, sex, and physical training on cardiovascular responses to exercise. *Circulation* 86:494–503, 1992.

86. Ozmun, J.C., A.E. Mikesky, and P.R. Surburg. Neuromuscular adaptations following prepubescent strength training. *Med. Sci. Sports Exerc.* 26:510–514, 1994.

87. Pate, R.R., and D.S. Ward. Endurance exercise trainability in children and youth. In: *Advances in sports medicine and fitness, vol. 3.* W.A. Grana, J.A. Lombardo, B.J. Sharkey, and J.A. Stone (eds.). Chicago: Year Book Medical, 1990, pp. 37–55.

88. Patten, C., G. Kamen, and D.M. Rowland. Adaptations in maximal motor unit discharge rate to strength training in young and older adults. *Muscle Nerve* 24:542–550, 2001.

89. Payne, V.G., and J.R. Morrow. The effect of physical training on prepubescent $\dot{V}O_2$max: A meta-analysis. *Res. Q.* 64: 305–313, 1993.

90. Payne, V.G., J.R. Morrow, L. Johnson, and S.N. Dalton. Resistance training in children and youth: A meta-analysis. *Res. Q. Exerc. Sport* 68:80–88, 1997.

91. Perrault, H.M., and R.A. Turcotte. Do athletes have the "athlete heart"? *Prog. Pediatr. Cardiol.* 2:40–50, 1993.

92. Prado, L.S. Lactate, ammonia and catecholamine metabolism after anaerobic training. In: *Children and exercise XIX.* N. Armstrong, B. Kirby, and J. Welsman (eds.). London: Spon, 1997, pp. 306–312.

93. Pullinen, T., A. Mero, P. Huttunen, A. Pakarinen, and P.V. Komi. Resistance exercise–induced hormonal responses in men, women, and pubescent boys. *Med. Sci. Sports Exerc.* 34: 806–813, 2002.

94. Ramsay, J.A., C.J.R. Blimkie, K. Smith, S. Garner, J.D. MacDougall, and D.G. Sale. Strength training effects in prepubescent boys. *Med. Sci. Sports Exerc.* 22:605–614, 1970.

95. Rich, C., and E. Cafarelli. Submaximal motor unit firing rates after 8 weeks of isometric resistance training. *Med. Sci. Sports Exerc.* 32:190–196, 2000.

96. Rotstein, A., R. Dotan, O. Bar-Or, and G. Tenenbaum. Effects of training on anaerobic threshold, maximal aerobic power and anaerobic performance of preadolescent boys. *Int. J. Sports Med.* 7:281–286, 1986.

97. Rowland, T.W. Aerobic response to endurance training in prepubescent children: A critical analysis. *Med. Sci. Sports Exerc.* 17:493–497, 1985.

98. Rowland, T.W. Cardiac characteristics of the child endurance athlete. In: *Youth sports—Perspectives for a new century.* R.M. Malina and M.A. Clark (eds.). Monterey, CA: Coaches Choice, pp. 53-68, 2003.

99. Rowland, T.W. The "trigger hypothesis" for aerobic trainability: A 14-year follow-up. *Pediatr. Exerc. Sci.* 9:1–9, 1997.

100. Rowland, T.W., and A. Boyajian. Aerobic response to endurance training in children. *Pediatrics* 96:654–658, 1995.

101. Rowland, T.W., D. Goff, and B. Popowski. Cardiac responses to exercise in child distance runners. *Int. J. Sports Med.* 19: 385–390, 1998.

102. Rowland, T.W., L. Martel, P. Vanderburgh, T. Manos, and N. Charkoudian. The influence of short-term aerobic training on blood lipids in healthy 10–12-year-old children. *Int. J. Sports Med.* 17:487–492, 1996.

103. Rowland, T.W., and M.W. Roti. Cardiac responses to progressive upright exercise in adult male cyclists. *J. Sports Med. Phys. Fitness,* in press.

104. Rowland, T.W., M. Wehnert, and K. Miller. Cardiac responses to exercise in competitive child cyclists. *Med. Sci. Sports Exerc.* 32:747–752, 2000.

105. Sadoshima, J.I., Y. Xu, H.S. Slater, and S. Izumo. Autocrine release of angiotensin II mediates stretch-induced hypertrophy of cardiac myocytes in vitro. *Cell* 75:977–984, 1993.

106. Sale, D.G. Neural adaptation to resistance training. *Med. Sci. Sports Exerc.* 20(Suppl.):S135–S145, 1988.

107. Sale, D. Strength training in children. In: *Perspectives in exercise science and sports medicine: Vol. 2. Youth, exercise, and sport.* G. Gisolfi and D. Lamb (eds.). Indianapolis: Benchmark Press, 1989, pp. 165–216.

108. Sale, D.G., and L.L. Spreit. Skeletal muscle function and energy production. In: *Perspectives in exercise science and sports medicine: Vol. 9. Exercise and the female—A life span approach.* O. Bar-Or, D.R. Lamb, and P.M. Clarkson (eds.). Carmel, IN: Cooper, 1996, pp. 289–363.

109. Saltin, B., L.H. Hartely, A. Kilbom, and I. Åstrand. Physical training in sedentary middle-aged and older men: II. Oxygen uptake, heart rate and blood lactate concentrations at submaximal and maximal exercise. *Scand. J. Clin. Lab. Invest.* 24:323–334, 1969.

110. Sargeant, A.J., P. Dolan, and A. Thorne. Effects of supplementary physical activity on body composition, aerobic, and anaerobic power in 13-year-old boys. In: *Children and exercise XI.* R.A. Binkhorst, H.C.G. Kemper, and W.H. Saris (eds.). Champaign, IL: Human Kinetics, 1985, pp. 140–150.

111. Schaible, T.F., G. Malhotra, G. Ciambrone, and J. Scheuer. The effects of gonadectomy on left ventricular function and cardiac contractile proteins in male and females rats. *Circ. Res.* 54:38–49, 1984.

112. Scheuer, J. Factors contributing to the myocardial adaptations of long-term physical exercise. In: *Cardiovascular response to exercise.* G.F. Fletcher (ed.). Mount Kisco, NY: Futura, 1994, pp. 141–151.

113. Selye, H. *The physiology and pathology of exposure to stress.* Montreal: Acta Medica, 1950.

114. Servidio, F.J., R.L. Bartels, R.L. Hamlin, D. Teske, T. Shaffer, and A. Servidio. The effects of weight training using Olympic style lifts on various physiological variables in pre-pubertal boys [abstract]. *Med. Sci. Sports Exerc.* 17:288, 1985.

115. Shapiro, L.M. The morphologic consequences of systemic training. *Cardiovasc. Clin.* 15:373–379, 1997.

116. Shore, S., and R.J. Shephard. Immune responses to exercise and training: A comparison of children and young adults. *Pediatr. Exerc. Sci.* 10:210–226, 1998.

117. Simoneau, J.-A., D.A. Hood, and D. Pette. Species-specific responses in enzyme activities of anaerobic and aerobic energy metabolism to increased contractile activity. In: *Biochemistry of exercise VII.* A.W. Taylor, P.D. Gollnick, H.J. Green, C.D. Ianuzzo, E.G. Noble, G. Metivier, and J.R. Sutton (eds.). Champaign, IL: Human Kinetics, 1990, pp. 95–104.

118. Sinha-Hikim, I., J. Artza, L. Woodhouse, N. Gonzalez-Cadavid, A.B. Singh, M.I. Lee, T.W. Storer, et al. Testosterone-induced increase in muscle size in healthy young men is associated with muscle fiber hypertrophy. *Am. J. Physiol. Endocrinol. Metab.* 283:E154–E164, 2002.

119. Sjodin, B., and J. Svedenhag. O₂ uptake during running as related to body mass in circumpubertal boys: A longitudinal study. *Eur. J. Appl. Physiol.* 65:150–157, 1992.

120. Stachenfeld, N.S., H.S. Taylor, and D.L. Keefe. Mechanisms for estrogen and progesterone effects on plasma volume [abstract]. *Med. Sci. Sports Exerc.* 35:S198, 2003.

121. Tesch, P.A. Skeletal muscle adaptations consequent to long-term heavy resistance exercise. *Med. Sci. Sports Exerc.* 20(Suppl.):S132–S134, 1988.

122. Thomis, M.A., G.P. Beunen, H.H. Maes, C.J. Blimkie, M. Van Leemputte, A.L. Claessens, G. Marchal, et al. Strength training: Importance of genetic factors. *Med. Sci. Sports Exerc.* 30:724–731, 1998.

123. Tolfrey, K., I.G. Campbell, and A.M. Batterham. Aerobic trainability of prepubertal boys and girls. *Pediatr. Exerc. Sci.* 10:248–263, 1998.

124. Turcotte, L.P. Mitochondria: Biogenesis, structure, and function—Symposium introduction. *Med. Sci. Sports Exerc.* 35: 82–85, 2003.

125. Van Praagh, E. Development of anaerobic function during childhood and adolescence. *Pediatr. Exerc. Sci.* 12:150–173, 2000.

126. Varnauskas, E., P. Bjorntorp, M. Fahlen, J. Prerovsky, and J. Stenberg. Effects of physical training on exercise blood flow and enzymatic activity in skeletal muscle. *Cardiovasc. Res.* 4:418–422, 1970.

127. Vrijens, J. Muscle strength development in the pre- and post-pubertal age. *Med. Sport* 11:152–158, 1978.

128. Wagner, P.D. Skeletal muscle angiogenesis: A possible role for hypoxia. *Adv. Exp. Med. Biol.* 502:21–38, 2001.

129. Watt, P.W., F.J. Kelly, D.F. Goldspink, and G. Goldspink. Exercise-induced morphological and biochemical changes in skeletal muscles of the rat. *J. Appl. Physiol.* 53:1144–1151, 1982.

130. Weber, G., W. Kartodihardjo, and V. Klissouras. Growth and physical training with reference to heredity. *J. Appl. Physiol.* 40:211–215, 1976.

131. Welsman, J.R., N. Armstrong, and S. Withers. Responses of young girls to two modes of aerobic training. *Br. J. Sports Med.* 31:139–142, 1997.

132. Williams, C.A., N. Armstrong, and J. Powell. Aerobic responses of prepubertal boys to two modes of training. *Br. J. Sports Med.* 34:168–173, 2000.

133. Williford, H.N., D.L. Blessing, and W.J. Duey. Exercise training in black adolescents: Changes in blood lipids and $\dot{V}O_2$max. *Ethnicity Dis.* 6:279–285, 1996.

134. Wilmore, J.H., and D.L. Costill. *Physiology of sport and exercise.* Champaign, IL: Human Kinetics, 1994, chapter 10, pp. 215-238.

135. Woods, D.R., S.E. Humphries, and H.E. Montgomery. The ACE I/D polymorphism and human physical performance. *Trends Endocrinol. Metab.* 11:416–420, 2000.

136. Yoshizawa, S., H. Honda, N. Nakamura, K. Itoh, and N. Watanabe. Effects of an 18-month endurance run training program on maximal aerobic power in 4- to 6-year-old girls. *Pediatr. Exerc. Sci.* 9:33–43, 1997.

Capítulo 12

1. Armstrong, L.E., D.L. Costill, and W.J. Fink. Influence of diuretic-induced dehydration on competitive running performance. *Med. Sci. Sports Exerc.* 17:456–461, 1985.

2. Armstrong, L.E., and C.M. Maresh. Exercise-heat tolerance of children and adolescents. *Pediatr. Exerc. Sci.* 7:239–252, 1995.

3. Asano, K., and K. Hirakoba. Respiratory and circulatory adaptation during prolonged exercise in 10–12-year-old children and adults. In: *Children and sport.* J. Ilmarinen and I. Valimaki (eds.). Berlin: Springer-Verlag, 1984, pp. 119–128.

4. Bar-Or, O. Temperature regulation during exercise in children and adolescents. In: *Perspectives in exercise science and sports medicine: Vol. 2. Youth, exercise, and sport.* C.V. Gisolfi and D.R. Lamb (eds.). Indianapolis: Benchmark Press, 1989, pp. 335–368.

5. Bar-Or, O. Thermoregulation in females from a life span perspective. In: *Perspectives in exercise science and sports medicine: Vol. 9. Exercise and the female—A lifespan approach.* O. Bar-Or, D.R. Lamb, and P.M. Clarkson (eds.). Carmel, IN: Cooper, 1996, pp. 249–288.

6. Bar-Or, O., R. Dotan, O. Inbar, A. Rotshtein, and H. Zonder. Voluntary hypohydration in 10- to 12-year-old boys. *J. Appl. Physiol.* 48:104–108, 1980.

7. Brenner, I.K.M., S. Thomas, and R.J. Shephard. Spectral analysis of heart rate variability during heat exposure and repeated exercise. *Eur. J. Appl. Physiol.* 76:145–156, 1997.

8. Caputa, M., G. Feistkorn, and C. Jessen. Effects of brain and trunk temperatures on exercise performance in goats. *Pflugers Arch.* 406:184–189, 1986.

9. Cheatham, C.C., A.D. Mahon, J.D. Brown, and D.R. Bolster. Cardiovascular responses during prolonged exercise at ventilatory thresholds in boys and men. *Med. Sci. Sports Exerc.* 32:1080–1087, 2000.

10. Cooper, T., V.L. Williams, and C.R. Hanlon. Cardiac and peripheral vascular responses to hyperthermia induced by blood stream heating. *J. Thorac. Cardiovasc. Surg.* 44:667–673, 1962.

11. Coyle, E.F., and J. Gonzalez-Alonso. Cardiovascular drift during prolonged exercise: New perspectives. *Exerc. Sport Sci. Rev.* 29:88–92, 2001.

12. Craig, F.V., and E.G. Cummings. Dehydration and muscular work. *J. Appl. Physiol.* 21:670–674, 1966.

13. Davies, C.T.M. Thermal responses to exercise in children. *Ergonomics* 24:55–61, 1981.

14. Drinkwater, B.L., I.C. Kepprat, J.E. Denton, J.L. Crist, and S.M. Horvath. Response of prepubertal girls and college women to work in the heat. *J. Appl. Physiol.* 43:1046–1053, 1977.

15. Falk, B. Temperature regulation. In: *Paediatric exercise science and medicine.* N. Armstrong and W. van Mechelen (eds.). Oxford: Oxford University Press, 2000, pp. 223–242.

16. Falk, B., O. Bar-Or, R. Calvert, and J.D. MacDougall. Sweat gland response to exercise in the heat among pre-, mid-, and late pubertal boys. *Med. Sci. Sports Exerc.* 24:313–319, 1992.

17. Faulkner, J.A. Heat and contractile properties of skeletal muscle. In: *Environmental physiology: Ageing, heat and altitude.* S.M. Horvath and M.K. Yosek (eds.). New York: Elsevier/North Holland, 1981, pp. 191–203.

18. Febbraio, M.A. Does muscle function and metabolism affect exercise performance in the heat? *Exerc. Sport Sci. Rev.* 28:171–176, 2000.

19. Febbraio, M.A., M.F. Carey, R.J. Snow, C.G. Stathis, and M. Hargreaves. Influence of elevated muscle temperature on metabolism during intense dynamic exercise. *Am. J. Physiol.* 271:R1251–R1255, 1996.

20. Fink, W.J., D.L. Costill, and P.J. Handel. Leg muscle metabolism during exercise in the heat and cold. *Eur. J. Appl. Physiol. Occup. Physiol.* 34:183–190, 1975.

21. Fritzche, R.G., T.W. Switzer, B.J. Hogkinson, and E.F. Coyle. Stroke volume decline during prolonged exercise is influenced by the increase in heart rate. *J. Appl. Physiol.* 86:799–805, 1999.

22. Galloway, S.D.R., and R.J. Maughan. Effects of ambient temperature on the capacity to perform prolonged exercise in man. *J. Physiol.* 489:35–36, 1995.

23. Gonzalez-Alonso, J., R. Mora-Rodriguez, P.R. Below, and E.F. Coyle. Dehydration markedly impairs cardiovascular function in hyperthermic endurance athletes during exercise. *J. Appl. Physiol.* 82:1229–1236, 1997.

24. Gonzalez-Alonso, J., C. Teller, S.L. Anderson, F.B. Jensen, T. Hyldig, and B. Nielsen. Influence of body temperature on

the development of fatigue during prolonged exercise in the heat. *J. Appl. Physiol.* 86:1032–1039, 1999.

25. Greenleaf, J.E. Problem: Thirst, drinking behavior, and involuntary dehydration. *Med. Sci. Sports Exerc.* 24:645–656, 1992.

26. Greenleaf, J.E., P.J. Brock, L.C. Keil, and J.T. Morse. Drinking and water balance during exercise and heat acclimation. *J. Appl. Physiol.* 54:414–419, 1983.

27. Hargreaves, M., and M. Febbraio. Limits to exercise in the heat. *Int. J. Sports Med.* 19:S115–S116, 1998.

28. Haymes, E.M., E.R. Buskirk, J.L. Hodgson, H.M. Lundegren, and W.C. Nicholas. Heat tolerance of exercising lean and heavy prepubertal girls. *J. Appl. Physiol.* 36:566–571, 1974.

29. Jokinen, E., I. Valimaki, K. Antila, A. Seppanen, and J. Tuominen. Children in sauna: Cardiovascular adjustment. *Pediatrics* 86:282–288, 1990.

30. Kenney, W.L., and P. Chiu. Influence of age on thirst and fluid intake. *Med. Sci. Sports Exerc.* 33:1524–1532, 2001.

31. Meyer, F., and O. Bar-Or. Fluid and electrolyte loss during exercise: The paediatric angle. *Sports Med.* 18:4–9, 1994.

32. Meyer, F., O. Bar-Or, D. MacDougall, and G.J.F. Heigenhauser. Sweat electrolyte loss during exercise in the heat: Effects of gender and maturation. *Med. Sci. Sports Exerc.* 24: 776–781, 1992.

33. Moore, F.T., S.A. Marable, and E. Ogden. Contractility of the heart in abnormal temperatures. *Ann. Thorac. Surg.* 2: 446–450, 1966.

34. Nadel, E.R. Temperature regulation and prolonged exercise. In: *Perspectives in exercise science and sports medicine: Vol. 1. Prolonged exercise.* D.R. Lamb and R. Murray (eds.). Indianapolis: Benchmark Press, 1988, pp. 125–151.

35. Nadel, E.R., E. Cafarelli, M.F. Roberts, and C.B. Wenger. Circulatory regulation during exercise in different ambient temperatures. *J. Appl. Physiol.* 46:430–437, 1979.

36. Nielsen, B., J.R.S. Hales, S. Strange, K.J. Christensen, J. Warberg, and B. Saltin. Human circulatory and thermoregulatory adaptations with acclimation and exercise in a hot, dry environment. *J. Physiol.* 460:467–485, 1993.

37. Nielsen, B., T. Hyldig, F. Bidstrup, J. Gonzalez-Alonso, and G.R.J. Christoffersen. Brain activity and fatigue during prolonged exercise in the heat. *Pflugers Arch.* 442:41–48, 2001.

38. Nielsen, B., G. Savard, E.A. Richter, M. Hargreaves, and B. Saltin. Muscle blood flow and muscle metabolism during exercise and heat stress. *J. Appl. Physiol.* 69:1040–1046, 1990.

39. Noakes, T.D. Physiological models to understand exercise fatigue and the adaptations that predict or enhance athletic performance. *Scand. J. Med. Sci. Sports* 10:123–145, 2000.

40. Nose, H., and T. Akira. Integrative regulation of body temperature and body fluid in humans exercising in a hot environment. *Int. J. Biometeorol.* 40:42–49, 1997.

41. Parkin, J.M., M.F. Carey, S. Zhao, and M.A. Febbraio. Effect of ambient temperature on human skeletal muscle metabo-

lism during fatiguing submaximal exercise. *J. Appl. Physiol.* 86:902–908, 1999.

42. Rees, J., and S. Shuster. Pubertal induction of sweat gland activity. *Clin. Sci.* 60:689–692, 1981.

43. Rivera Brown, A.M., R. Gutierrez, J.C. Gutierrez, W.R. Frontera, and O. Bar-Or. Drink composition, voluntary drinking, and fluid balance in exercising, trained, heat acclimatized boys. *J. Appl. Physiol.* 86:78–84, 1999.

44. Rivera Brown, A.M., T.W. Rowland, F. Ramirez-Marrero, G. Santacama, and A. Vann. Exercise tolerance in hot and humid climates: Comparison between active, heat-acclimated girls and women [abstract]. *Med. Sci. Sports Exerc.* 35:S198, 2003.

45. Rivera Brown, A.M., M. Torres, F. Ramirez-Marrero, and O. Bar-Or. Drink composition, voluntary drinking, and fluid balance in exercising trained heat-acclimatized girls [abstract]. *Med. Sci. Sports Exerc.* 31:S92, 1999.

46. Rowell, L.B. Human cardiovascular adjustments to exercise and thermal stress. *Physiol. Rev.* 54:75–159, 1974.

47. Rowell, L.B., H.J. Marx, R.A. Bruce, R.D. Conn, and F. Kusumi. Reductions in cardiac output, central blood volume, and stroke volume with thermal stress in normal men during exercise. *J. Clin. Invest.* 45:1801–1816, 1966.

48. Rowland, T.W., J.A. Auchinachie, T.J. Keenan, and G.M. Green. Physiologic responses to treadmill running in adult and prepubertal males. *Int. J. Sports Med.* 8:292–297, 1987.

49. Rowland, T.W., and T.A. Rimany. Physiological responses to prolonged exercise in premenarcheal and adult females. *Pediatr. Exerc. Sci.* 7:183–191, 1995.

50. Saltin, B., and J. Stenberg. Circulatory response to prolonged severe exercise. *J. Appl. Physiol.* 19:833–838, 1964.

51. Savard, G.K., B. Nielsen, I. Laszcynska, B.E. Larsen, and B. Saltin. Muscle blood flow is not reduced in humans during moderate exercise and heat stress. *J. Appl. Physiol.* 64:649–657, 1988.

52. Sawka, M.N., S.J. Mountain, and W.A. Latzka. Hydration effects on thermoregulation and performance in the heat. *Comp. Biochem. Physiol.* 128:679–690, 2001.

53. Sawka, M.N., and A.J. Young. Physical exercise in hot and cold climates. In: *Exercise and sport science.* W.E. Garrett and D.J. Kirkendall (eds.). Philadelphia: Lippincott Williams & Wilkins, 2000, pp. 385–400.

54. Shibasaki, M., Y. Inoue, N. Kondo, and A. Iwata. Thermoregulatory responses of prepubertal boys and young men to moderate exercise. *Eur. J. Appl. Physiol.* 75:212–218, 1997.

55. Suzuki, Y. Human physical performance and cardiocirculatory response to hot environments during upright cycling. *Ergonomics* 23:527–542, 1980.

56. Wagner, J.A., S. Robinson, S.P. Tzankoff, and R.P. Marino. Heat tolerance and acclimatization to work in the heat in relation to age. *J. Appl. Physiol.* 33:616–622, 1972.

57. Yang, K., C. Mei, Q. Zhou, Y. Jia, and C. Yu. Investigation on the hemodynamic alterations and their mechanisms during

heat stroke under hot environment. *J. Yongji Med. Univ.* 6: 48–52, 1986.

Capítulo 13

1. Arai, Y., J.P. Saul, and P. Albrecht. Modulation of cardiac autonomic activity during and immediately after exercise. *Am. J. Physiol.* 256:H132–H141, 1989.

2. Arnold, R.W., J.A. Dwyer, A.B. Gould, G.G. Hohberger, and P.A. Low. Sensitivity to vasovagal maneuvers in normal children and adults. *Mayo Clin. Proc.* 66:797–804, 1991.

3. Asmussen, E. Growth in muscular strength and power. In: *Physical activity: Human growth and development.* G. Rarick (ed.). New York: Academic Press, 1973, pp. 60–79.

4. Bar-Or, O. Age-related changes in exercise perception. In: *Physical work and effort.* G. Borg (ed.). Oxford: Pergamon Press, 1977, pp. 255–266.

5. Bar-Or, O., and D.S. Ward. Rating of perceived exertion in children. In: *Advances in pediatric sport sciences: Vol. 3. Biological issues.* O. Bar-Or (ed.). Champaign, IL: Human Kinetics, 1989, pp. 151–168.

6. Beunen, G., and M. Thomis. Genetic determinants of sports participation and daily physical activity. *Int. J. Obes. Relat. Metab. Disord.* 23:S55–S63, 1999.

7. Borg, G. Perceived exertion as an indicator of somatic stress. *J. Rehabil. Med.* 2:92–98, 1970.

8. Cheatham, C.C., A.D. Mahon, J.D. Brown, and D.R. Bolster. Cardiovascular responses during prolonged exercise at ventilatory threshold in boys and men. *Med. Sci. Sports Exerc.* 32:1080–1087, 2000.

9. Cooper, D.M., R.C. Bailey, T.J. Barstow, and N. Berman. Spectral analysis of spontaneous patterns of physical activity in children [abstract]. *Med. Sci. Sports Exerc.* 27(Suppl.):S165, 1995.

10. Darr, K.C., D.R. Bassett, B.J. Morgan, and D.P. Thomas. Effect of age and training status on heart rate recovery after peak exercise. *Am. J. Physiol.* 254:H340–H343, 1988.

11. Epstein, L.H., and R.R. Wing. Aerobic exercise and weight. *Addict. Behav.* 5:371–388, 1980.

12. Eston, R., and K.L. Lamb. Effort perception. In: *Paediatric exercise science and medicine.* N. Armstrong and W. van Mechelen (eds.). Oxford: Oxford University Press, 2000, pp. 85–94.

13. Febbraio, M.A. Does muscle function and metabolism affect exercise performance in the heat? *Exerc. Sport Sci. Rev.* 28: 171–176, 2000.

14. Finley, J.P., S.T. Nugent, and W. Hellenbrand. Heart rate variability in children: Spectral analysis of developmental changes between 5 and 24 years. *Can. J. Physiol. Pharmacol.* 65:2048–2052, 1987.

15. Hunt, J.R., C.A. Zito, J. Erjavec, and L.K. Johnson. Severe or marginal iron deficiency affects spontaneous physical activity in rats. *Am. J. Clin. Nutr.* 59:413–418, 1994.

16. Lamb, K.L. Children's ratings of effort during cycle ergometry: An examination of the validity of two effort rating scales. *Pediatr. Exerc. Sci.* 7:407–421, 1995.

17. Lehmann, M., J. Keul, and U. Korsten-Reck. The influence of graduated treadmill exercise on plasma catecholamines, aerobic and anaerobic capacity in boys and adults. *Eur. J. Appl. Physiol.* 47:301–311, 1981.

18. Mahon, A.D. Assessment of perceived exertion during exercise in children. In: *Children and exercise XIX, vol. 2.* J. Welsman, N. Armstrong, and B. Kirby (eds.). Exeter, UK: Washington Singer Press, 1997, pp. 25–32.

19. Mahon, A.D., G.E. Duncan, C.A. Howse, and P. Del Corrall. Blood lactate and perceived exertion relative to ventilatory threshold: Boys versus men. *Med. Sci. Sports Exerc.* 29: 1332–1337, 1997.

20. Mahon, A.D., J.A. Gay, and K.Q. Stolen. Differentiated ratings of perceived exertion at ventilatory threshold in children and adults. *Eur. J. Appl. Physiol.* 18:115–120, 1998.

21. Mandigout, S., A. Melin, L.D. Nguyen, L. Fauchier, and P. Obert. Effect of an endurance training program on heart rate variability in prepubertal boys and girls [abstract]. *Pediatr. Exerc. Sci.* 13:281–287, 2001.

22. McManus, A.M., N. Armstrong, B.J. Kirby, and J.R. Welsman. Ratings of perceived exertion in prepubescent girls and boys. In: *Children and exercise XIX.* N. Armstrong, B. Kirby, and J. Welsman (eds.). London: Spon, 1997, pp. 253–257.

23. Melanson, E.L. *Heart rate variability: Relationship to physical activity level, response to training, and effect of maturation.* Doctoral thesis, University of Massachusetts, Amherst, 1998.

24. Myashita, M., K. Onodera, and I. Tabata. How Borg's scale has been applied to Japanese. In: *The perception of exertion in physical work.* G. Borg and D. Ottoson (eds.). Basingstoke, UK: Macmillan, 1986, pp. 27–34.

25. Nielsen, B., T. Hyldig, F. Bidstrup, J. Gonzalez-Alonso, and G.R.J. Christoffersen. Brain activity and fatigue during prolonged exercise in the heat. *Pflugers Arch.* 442:41–48, 2001.

26. Noakes, T.D. Physiological models to understand exercise fatigue and the adaptations that predict or enhance athletic performance. *Scand. J. Med. Sci. Sports* 10:123–145, 2000.

27. Ohuchi, H., H. Suzuki, K. Yasuda, Y. Arakaki, S. Echigo, and T. Kamiya. Heart rate recovery after exercise and cardiac autonomic nervous activity in children. *Pediatr. Res.* 47: 329–335, 2000.

28. Palmer, G.J., M.G. Ziegler, and C.R. Lake. Responses of norepinephrine and blood pressure to stress increase with age. *J. Gerontol.* 33:482–487, 1978.

29. Panksepp, J., S. Siviy, and L. Normansell. The psychobiology of play: Theoretical and methodological perspectives. *Neurosci. Biobehav. Rev.* 8:465–492, 1984.

30. Rowland, T.W. The biological basis of physical activity. *Med. Sci. Sports Exerc.* 30:392–399, 1998.

31. Rowland, T.W. *Exercise and children's health.* Champaign, IL: Human Kinetics, 1990.

32. Rowland, T.W., C.M. Maresh, N. Charkoudian, P.M. Vanderburgh, J.W. Castellani, and L.E. Armstrong. Plasma norepinephrine responses to cycle exercise in boys and men. *Int. J. Sports Med.* 17:22–26, 1996.

33. Shephard, R.J., J.-C. Jequier, H. Lavallee, R. Labarre, and M. Rajic. Habitual physical activity: Effects of sex, milieu, season and required activity. *J. Sports Med.* 20:55–66, 1980.

34. Thor, D.H., and W.R. Holloway. Social play in juvenile rats: A decade of methodological and experimental research. *Neurosci. Biobehav. Rev.* 8:455–464, 1984.

35. Thorburn, A.W., and J. Proietto. Biological determinants of spontaneous physical activity. *Obes. Rev.* 1:87–94, 2000.

36. Tolfrey, K., and J. Mitchell. Rating of perceived exertion at standard and relative exercise intensities in prepubertal, teenage and young adult males. *J. Sports Sci.* 14:101–102, 1996.

37. Wade, M.G., M.J. Ellis, and R.E. Bohrer. Biorhythms in the activity of children during free play. *J. Exp. Anal. Behav.* 20: 155–162, 1973.

38. Weise, M., G. Eisenhofer, and D.P. Merke. Pubertal and gender-related changes in the sympathoadrenal system in healthy children. *J. Clin. Endocrinol. Metab.* 87:5038–5043, 2002.

39. Winsley, R. Acute and chronic effects of exercise on heart rate variability in adults and children: A review. *Pediatr. Exerc. Sci.* 14:328–344, 2002.

40. Yamamoto, K., M. Miyachi, T. Saitoh, A. Yoshoka, and S. Onodera. Effects of endurance training on resting and post-exercise cardiac autonomic control. *Med. Sci. Sports Exerc.* 33:1496–1502, 2001.

41. Yeragani, V.K., R. Pohl, R. Berger, R. Balon, and K. Srinivasan. Relationship between age and heart rate variability in supine and standing postures: A study of spectral analysis of heart rate. *Pediatr. Cardiol.* 15:14–20, 1994.

ÍNDICE REMISSIVO

Nota: as letras *f* e *t* em itálico que acompanham os números de páginas referem-se a figuras e tabelas, respectivamente.

W

SOBRE O AUTOR

Thomas W. Rowland, Doutor em Medicina, é diretor do departamento de cardiologia pediátrica do Baystate Medical Center, em Springfield, Massachusetts, onde fundou um laboratório para testes de exercício. Autor do livro *Exercise and Children's Health* e editor do jornal *Pediatric Exercise Science* durante os últimos 15 anos, ele possui ampla experiência em pesquisa sobre a fisiologia do exercício em crianças.

O Dr. Rowland foi presidente da Sociedade Norte-Americana de Medicina do Exercício Pediátrico (NASPEM) e participou do conselho administrativo do Colégio Americano de Medicina do Esporte (ACSM). Ele é ex-presidente da filial do ACSM na Nova Inglaterra e recebeu o Prêmio Honorário do ACSM em 1993.

Após receber os títulos de Bacharel em Ciências e Doutor em Medicina da University of Michigan em 1965 e 1969, o Dr. Rowland foi assistente e professor associado de Pediatria da Faculdade de Medicina da University of Massachusetts em Worchester (1977 a 1990) e assistente e professor clínico associado de Pediatria na Faculdade de Medicina da Tufts University em Boston (1975 até o presente momento). Ele é professor de Pediatria na Faculdade de Medicina da Tufts University e professor adjunto de Ciência do Exercício na University of Massachusetts.

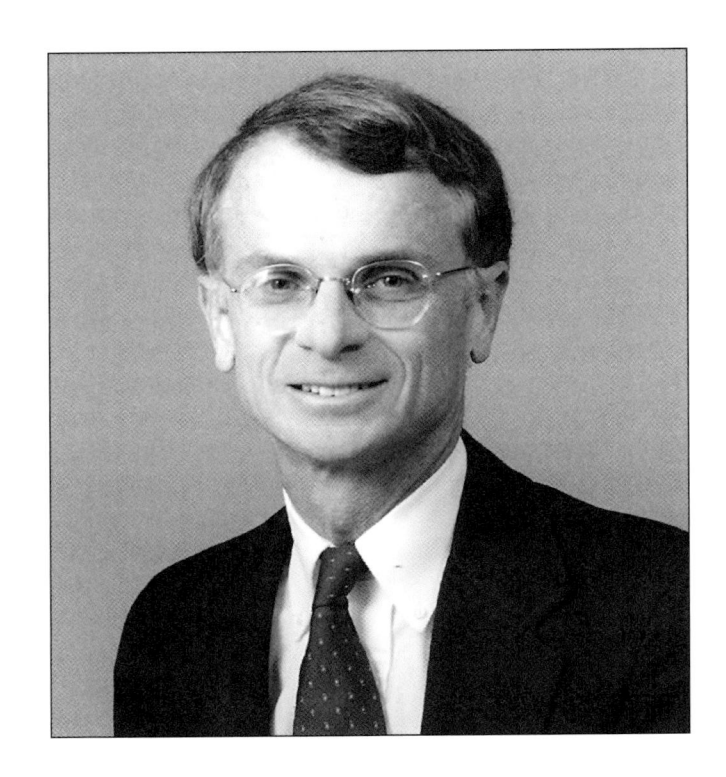

Além de conduzir extensas pesquisas, o Dr. Rowland escreve e dá conferências sobre a fisiologia do exercício desenvolvimental, os efeitos do estilo de vida sobre a função cardiovascular em crianças, a deficiência de ferro em atletas adolescentes e os determinantes do desempenho no exercício em crianças.